常见疾病

用药手册

主编 魏 理 简晓顺

SPM
南方传媒

广东科技出版社
全国优秀出版社

· 广州 ·

图书在版编目（CIP）数据

常见疾病用药手册 / 魏理, 简晓顺主编. —广州 : 广东
科技出版社, 2023.7

　ISBN 978-7-5359-7939-1

　Ⅰ. ①常⋯　Ⅱ. ①魏⋯②简⋯　Ⅲ. ①常见病—用
药法—手册　Ⅳ. ①R452-62

中国版本图书馆CIP数据核字（2022）第156359号

常见疾病用药手册

Changjian Jibing Yongyao Shouce

出 版 人：严奉强
责任编辑：丁嘉凌
装帧设计：创溢文化
责任校对：陈　静　曾乐慧　李云柯　于强强　廖婷婷
责任印刷：彭海波
出版发行：广东科技出版社
　　　　　（广州市环市东路水荫路11号　邮政编码：510075）
销售热线：020-37607413
https://www.gdstp.com.cn
E-mail: gdkjbw@nfcb.com.cn
经　　销：广东新华发行集团股份有限公司
印　　刷：广州一龙印刷有限公司
　　　　　（广州市增城区荔新九路43号1幢自编101房　邮政编码：511340）
规　　格：787 mm×1 092 mm　1/16　印张58.5　字数1 170千
版　　次：2023年7月第1版
　　　　　2023年7月第1次印刷
定　　价：198.00元

如发现因印装质量问题影响阅读，请与广东科技出版社印制室联系调换（电话：020-37607272）。

编委会名单（按姓氏笔画排序）

序

习近平总书记强调，科技创新、科学普及是实现创新发展的两翼，要把科学普及放在与科技创新同等重要的位置。近年来，国家各医药部门按照党中央的要求，面向社会大众，深入推进健康科普工作，以"健康中国"为目标，在各个层面做了很多有益的尝试。多年以来，我一直在不同层面呼吁加强医学科普宣传，尤其是让公众都积极地参与进来，提升公众学习医学常识的意识，这些努力将对公众健康起到重要的作用。我的体会是，不仅对公众，而且对大医院的专科医师也需要进行正确的用药科普教育，因为专科医师只精通其本领域的药物，对其他领域的用药及其相互作用了解甚少。

药师是医务工作团队的重要组成部分，他们在药学科普工作中担负着重大责任，例如为患者发放药品时的发药交代、在药学查房时对患者进行用药宣教、药学门诊和其他各种途径的科普宣传等，这些工作逐渐得到大众的认可。在此基础上，广东省药理学会科学普及专业委员会响应国家对医学科普工作的要求，结合专业特点，组织富有经验的药学专家团队编写了《常见疾病用药手册》。该书以严谨、科学及实用为原则，以常见疾病为导向，向公众普及常见疾病的临床表现、用药特点及原则、常用药物、用药关怀等知识，简明而实用，对助力医学科普工作具有重要的意义。

在此，我向广大药学工作者对本书的贡献表示敬意。希望药学工作者共同携手，立足专业，为大众健康作出更大的贡献！

钟南山

2022年8月9日

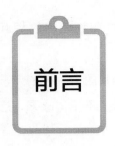

前言

　　医药卫生事业关系到人民群众身心健康，是公共服务的重要内容。随着医药科技的高速发展，临床上不断涌现出大量治疗各种疾病的新药。由广东省药理学会科学普及专业委员会牵头，组织富有临床经验的医师及临床药学专家，以严谨、科学、实用为原则，参考各学科诊治指南、药品标准和说明书、药典等资料，共同编写了《常见疾病用药手册》一书，主要用于为广大患者及其家属、社会药店药师、基层医疗机构医务工作者提供用药指引和参考。

　　本书按常见疾病类别分章节介绍用药知识，主要内容包括疾病简介、临床表现、用药特点及原则、常用药物、用药关怀五部分。

　　【疾病简介】简要介绍疾病的概念、流行病学资料、病因、发病机制等内容。

　　【临床表现】简要介绍疾病的临床表现。

　　【用药特点及原则】简要介绍患者体质特征、对应疾病各种表现的常用药物。

　　【常用药物】以表格形式列出治疗该病常用药物的分类、药理作用及用法用量。

　　【用药关怀】从药师视角介绍各种药物的使用注意事项，如饮食、作息建议，如何预防、监护不良反应，与食物或药物之间的相互作用等。

在本书的编写及校对过程中，尽管来自各医疗机构和医学院校的专家对所编写内容进行了反复的讨论和推敲，但仍难免存在诸多不足与疏漏，恳请广大读者给予指正，并提出宝贵意见，我们将不胜感激。

编者

2022年6月

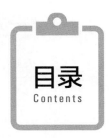

目录
Contents

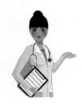

第一章

呼吸系统疾病用药

第一节 支气管哮喘

【疾病简介】

支气管哮喘简称哮喘，是由多种细胞（如嗜酸性粒细胞、肥大细胞、T淋巴细胞、中性粒细胞、平滑肌细胞、气管上皮细胞等）和细胞组分参与的气管慢性炎症性疾病，可分为急性发作期、非急性发作期（即慢性持续期）和临床缓解期。

哮喘是一种常见的慢性呼吸道疾病，也是一种复杂的、具有多基因遗传倾向的疾病。哮喘的发生受人群携带的哮喘易感基因与环境因素的影响。环境因素包括过敏原性因素（如尘螨、宠物、花粉、油漆、饲料、食物、药物等）和非过敏原性因素（如空气污染、吸烟、剧烈运动、肥胖等）。近年来，哮喘患病率在全球范围内有逐年增长的趋势。

【临床表现】

哮喘的临床表现主要为反复发作的喘息、气急、伴或不伴胸闷或咳嗽等症状，常在夜间及凌晨发作或加重，同时伴有气管高反应性和可变的气流受限，多数患者可自行缓解或经治疗后缓解。

【用药特点及原则】

（一）治疗目标

目前哮喘尚不能根治，但长期规范化治疗可以使大多数患者的哮喘得到良好或完全的临床控制。哮喘的治疗目标是长期控制症状、预防未来风险的发生，即在使用最小有效剂量药物治疗或不用药物的基础上，能使患者保持正常活动水平。

（二）非药物治疗

脱离过敏原，避免接触其他非特异性刺激因素，戒烟或避免香烟暴露，进行规律的体育活动和保持健康饮食等行为可减轻哮喘患者的症状、减少未来哮喘急性发作的风险。

（三）用药原则

哮喘的治疗药物包括控制性药物和缓解性药物。前者是指需要长期使用的药物，用于哮喘维持临床控制，如吸入性糖皮质激素（inhaled corticosteroids，ICS）、白三烯调节剂、长效 β_2 受体激动剂、缓释茶碱、色苷酸钠等，其中ICS已成为目前哮喘长期治疗的首选药物。后者是指按需使用的药物，用于缓解哮喘急性发作症状，如短效 β_2 受体激动剂、短效吸入性抗胆碱药、短效茶碱、全身用糖皮质激素。当患者的哮喘处于临床缓解期时，可考虑停用药物治疗，推荐的药物减量方案通常是首先减少激素用量（口服或吸入），再减少激素的使用频次（由每日2次减至每日1次），然后再减去与激素合用的控制药物，以最低剂量ICS维持治疗直到最终停止治疗。

【常用药物】

药理分类	药物	药理作用	用法用量
全身用糖皮质激素	泼尼松龙	抑制嗜酸性粒细胞、中性粒细胞等炎性细胞的迁移和活化；抑制前列腺素与白三烯等细胞因子的生成；抑制炎症介质的释放；提高支气管平滑肌细胞β_2受体应激性	口服，每日20～40mg，5～7日为1个疗程，症状缓解后逐渐减量至停用；对于需长期口服糖皮质激素维持治疗的激素依赖型哮喘，每日维持剂量一般≤10mg，每日或隔日给药1次
	甲泼尼龙		口服，每日16～32mg，疗程同泼尼松龙
吸入性糖皮质激素	丙酸氟替卡松气雾剂	可能通过抑制磷脂酶A_2而抑制白三烯炎性介质合成而起作用	成人及16岁以上哮喘患者，每次100～1000μg，每日2次，依疾病严重程度决定适宜的开始剂量　　1～16岁哮喘患者，每次50～100μg，每日2次
	丙酸倍氯米松气雾剂	具有抗炎、抗过敏、止痒及减少渗出等作用，能抑制支气管渗出物生成，消除支气管黏膜肿胀，解除支气管痉挛	一般成人每次喷药50～100μg，每日3～4次，重症患者用全身性糖皮质激素控制后再用本品治疗，每日最大量不超过1000μg；儿童用量按年龄酌减，每日最大量不超过400μg，症状缓解后逐渐减量
	布地奈德粉吸入剂	具有抗过敏和抗炎作用，能缓解速发型及迟发型超敏反应所引起的支气管阻塞，对气管高反应性患者，能降低气管对组胺和乙酰胆碱的反应	剂量应个体化，一般成人每日100～1600μg，分1～2次给予，在重度哮喘和哮喘加重期时，每日剂量分3～4次给予可能对某些患者有益

药理分类	药物	药理作用	用法用量
吸入性糖皮质激素	吸入用布地奈德混悬液	具有抑制呼吸道炎症反应、减轻呼吸道高反应性、缓解支气管痉挛等作用	起始剂量、严重哮喘期或减少口服糖皮质激素时的剂量，成人每次1～2mg，每日2次；儿童每次0.5～1mg，每日2次 维持剂量应个体化，保持无症状的最低剂量，成人每次0.5～1mg，每日2次；儿童每次0.25～0.5mg，每日2次
短效β$_2$受体激动剂	沙丁胺醇气雾剂	可激动支气管β$_2$肾上腺素受体，激活腺苷酸环化酶，促进环磷酸腺苷生成，松弛平滑肌	一般作为临时用药，有哮喘发作预兆或哮喘发作时，喷雾吸入，每次吸入100～200μg，即1～2喷，必要时可每隔4～8h吸入1次，但24h内不宜超过8喷
	硫酸特布他林雾化液	通过选择性兴奋β$_2$受体扩张支气管，可增强由于阻塞性肺病降低的黏液纤毛清洁功能，从而加速清除黏液分泌物	只能通过雾化器给药，无需稀释备用 剂量应个体化 成人及20kg以上儿童：经雾化器吸入1个小瓶即5mg（2mL）的药液，每日可给药3次 20kg以下的儿童：经雾化器吸入半个小瓶即2.5mg（1mL）的药液，每日最多可给药4次

药理分类	药物	药理作用	用法用量
短效β₂受体激动剂	盐酸丙卡特罗粉雾剂	可选择性激动β₂肾上腺素受体而松弛支气管平滑肌 对抗原激发后的即时型及迟发型气管阻力增高都有抑制作用 促进支气管黏膜纤毛运动	经口腔吸入使用，通常成人每次吸入20μg（2吸）；儿童每次吸入10μg（1吸） 可根据年龄和症状适当增减剂量
	盐酸丙卡特罗片/胶囊/颗粒		成人：口服，每次50μg，每日2次，或每晚睡前50μg 6岁以上儿童：口服，每次25μg，每日2次，或每晚睡前25μg，儿童可根据年龄和症状适当增减
	盐酸丙卡特罗口服溶液	为选择性β₂受体激动剂，可扩张支气管	成人：每次10mL，每日1～2次 6岁以上儿童：常用剂量为每次25μg（相当于口服溶液5mL），每日1次，睡前口服，或每日2次，早、晚（睡前）口服 不满6岁的幼儿：每次1.25μg/kg（相当于口服溶液0.25mL/kg），每日2～3次 可根据年龄和症状适当增减
长效β₂受体激动剂	盐酸妥洛特罗片	为选择性β₂受体激动剂，可扩张支气管	口服，成人每次1～2片，每日2次；儿童每次0.02mg/kg，每日2次，吞服或含服

药理分类	药物	药理作用	用法用量
长效β₂受体激动剂	盐酸班布特罗胶囊	为特布他林的前体药物，可松弛支气管平滑肌，抑制内源性致痉挛物质的释放，减轻水肿及增强黏膜纤毛的廓清能力	每晚睡前口服1次。成人初始剂量为10mg，根据临床效果，在用药1～2周后可增加到20mg。肾功能不全（肌酐清除率＜50mL/min）的患者，建议初始剂量为5mg
	富马酸福莫特罗吸入粉雾剂	福莫特罗为长效选择性β₂肾上腺素受体激动剂，可扩张支气管，且呈剂量依赖性，通过抑制肥大细胞释放组胺和白三烯而抗炎	吸入给药，剂量应个体化，尽量使用最低有效剂量。成人常规剂量为每次4.5～9μg，每日1～2次，早晨和（或）晚间给药；有些患者需提高剂量，每次9～18μg，每日1～2次，每日最多可吸36μg；哮喘夜间发作，可于晚间给药1次
短效抗胆碱药	吸入用异丙托溴铵溶液	拮抗气管平滑肌M₃胆碱受体，抑制胆碱能神经对气管平滑肌的作用，松弛平滑肌，扩张气管	维持治疗：成人（包括老人）和12岁以上青少年，每次500μg，每日3～4次。急性发作：成人（包括老人）和12岁以上青少年，每次500μg，病情稳定前可重复给药，给药间隔由医师决定。尚无12岁以下儿童使用的临床经验
	异丙托溴铵气雾剂		规格每支10mL，成人及学龄儿童推荐剂量，每次2喷，每日4次，需要增加药物剂量者，一般每日的剂量不宜超过12喷。6岁以下儿童应在医生指导下用药

续表

药理分类	药物	药理作用	用法用量
短效抗胆碱药+β₂受体激动剂	吸入用复方异丙托溴铵溶液	异丙托溴铵通过拮抗气管平滑肌M_3胆碱受体，抑制胆碱能神经对气管平滑肌的作用，松弛平滑肌，扩张气管 沙丁胺醇通过激动支气管β_2肾上腺素受体，激活腺苷酸环化酶，促进环磷酸腺苷生成，松弛平滑肌	成人（包括老年人）和12岁以上青少年，急性发作期，大部分情况下2.5mL即能缓解症状，对于严重病例，可使用5mL进行治疗；维持治疗期，每次2.5mL，每日3~4次 缺少儿童用药资料，不适用于儿童患者
	复方异丙托溴铵气雾剂		成人（包括老年人）：每次2喷，每日4次，最大剂量为24h内12喷
吸入糖皮质激素+长效β₂受体激动剂	沙美特罗替卡松粉吸入剂	沙美特罗为长效选择性β_2肾上腺素受体激动剂，通过阻止肺组织释放组胺和白细胞介素而抗炎，可抑制抗原诱发的气管反应性增高 丙酸氟替卡松为合成甾体类皮质激素，吸入后可作用于多种炎性细胞和炎性介质，具有肺部抗炎作用，可改善哮喘症状和控制症状恶化	经口吸入，成人及12岁以上青少年推荐剂量（沙美特罗/丙酸氟替卡松）为每次吸入$50\mu g/250\mu g$，或每次吸入$50\mu g/500\mu g$，每日2次；4~11岁儿童，每次吸入$50\mu g/100\mu g$，每日2次

药理分类	药物	药理作用	用法用量
吸入糖皮质激素+长效β₂受体激动剂	布地奈德福莫特罗粉吸入剂	布地奈德为肾上腺皮质激素，可减轻哮喘症状，阻缓病情加重 福莫特罗为长效选择性β₂肾上腺素受体激动剂，可扩张支气管，且呈剂量依赖性，通过抑制肥大细胞释放组胺和白三烯而抗炎 两者通过不同的方式对减轻哮喘症状产生协同作用	用于成人、12岁及以上青少年哮喘维持治疗（另配迅速起效的支气管扩张剂作为缓解药）：吸入给药，规格（布地奈德/福莫特罗）为每吸160μg/4.5μg，每次1～2吸，每日2次，部分成人患者可能需要每次4吸，每日2次；规格（布地奈德/福莫特罗）为每吸320μg/9μg，每次1吸，每日2次；当每日2次剂量可有效控制症状时，应逐渐减少剂量至最低有效剂量，甚至每日1次 用于成人、12岁及以上青少年哮喘维持、缓解治疗：吸入给药，规格（布地奈德/福莫特罗）为每吸80μg/4.5μg、160μg/4.5μg，推荐剂量为每次1吸，每日2次（早、晚各1次）；或每次2吸，每日1次（早上或晚上）；部分患者可增加至每次2吸，每日2次 用于12岁及以上青少年哮喘维持、缓解治疗：吸入给药，规格（布地奈德/福莫特罗）为每吸80μg/4.5μg，剂量同成人 出现症状时，额外加1吸，如使用后数分钟内症状未缓解，需再加1吸。每次使用本品进行缓解治疗时不能超过6吸，每日总剂量不超过8吸，但可暂时使用至12吸 12岁以下儿童不建议使用本品进行哮喘维持、缓解治疗

续表

药理分类	药物	药理作用	用法用量
吸入糖皮质激素+长效β₂受体激动剂	倍氯米松福莫特罗吸入气雾剂	丙酸倍氯米松具有抗炎、抗过敏等作用，能抑制支气管渗出物，消除支气管黏膜肿胀，解除支气管痉挛 福莫特罗具有舒张支气管平滑肌、缓解支气管平滑肌痉挛及抗变态反应的作用	成年人：每次1喷或2喷（每喷含丙酸倍氯米松100μg和富马酸福莫特罗6μg），每日2次，每日最大剂量为4喷 18岁以下人群不推荐使用
茶碱类	茶碱缓释制剂	直接松弛支气管平滑肌，通过抑制磷酸二酯酶提高细胞内的环磷酸腺苷（cAMP）含量，降低气管平滑肌张力，对处于收缩痉挛状态的支气管作用尤为明显 促进内源性肾上腺素与去甲肾上腺素释放，扩张支气管 抑制肥大细胞和嗜碱性粒细胞释放组胺，具有抗炎作用 增强膈肌收缩力，改善呼吸功能 为嘌呤受体阻滞药，可对抗腺嘌呤等物质对呼吸道平滑肌的收缩作用	缓释片：口服，起始剂量为每次100~200mg，每日2次，早、晚用100mL温水送服，根据疗效和病情调整剂量，每日最大剂量为900mg，分2次服用 缓释胶囊：口服，每次200~300mg，每12h服用1次，肝肾功能不全者、55岁以上尤其是男性和伴慢性肺部疾病者应酌情调整剂量或延长用药间隔时间

续表

药理分类	药物	药理作用	用法用量
茶碱类	氨茶碱	为茶碱与乙二胺复盐，药理作用主要来自茶碱，乙二胺使其水溶性增强，药理作用同茶碱	普通片剂：口服，成人每次100～200mg，每日300～600mg，最大剂量为每次500mg，每日1000mg；儿童每次3～5mg/kg，每日3次 缓释片：每次100～300mg，每日2次 口服溶液：成人每6～8h服用1次，起始每日最大剂量为350mg（以无水氨茶碱计，下同）；3日后若能耐受，每日最大剂量为466.7mg；再3日后若能耐受，每日最大剂量为700mg；新生儿、婴儿和儿童口服溶液具体用量遵医嘱
白三烯调节剂	孟鲁司特	为选择性白三烯受体拮抗剂，可特异性地拮抗半胱氨酸白三烯受体，抑制LTC_4、LTD_4、LTE_4与其结合	片剂：口服，成人、15岁及以上儿童每次10mg，每日1次 咀嚼片：口服，2～5岁儿童，每次4mg，每日1次；6～14岁儿童，每次5mg，每日1次 颗粒剂：1～5岁儿童，每次4mg，每日1次 老年人、肾功能不全者、轻至中度肝功能不全者无需调整剂量

【用药关怀】

药物	用药关怀
泼尼松龙	・长期应用可引起一系列不良反应，其严重程度与用药剂量及用药时间成正比，如向心性肥胖、满月脸、骨质疏松、自发性骨折甚至骨坏死、代谢紊乱（水电解质、血糖、血脂）、诱发或加重感染、诱发或加剧胃十二指肠溃疡，甚至造成消化道大出血或穿孔等
甲泼尼龙	・儿童长期应用影响生长和发育，应监测其生长和发育情况 ・减量应在严密观察病情与糖皮质激素反应的前提下进行个体化处理，避免出现停药反应和反跳现象
丙酸氟替卡松气雾剂	・可能会出现口腔和咽部白色念珠菌感染（鹅口疮）、声嘶，吸入后应用清水漱口 ・吸入本品后可能发生反常性的支气管痉挛伴随哮喘加重，这种情况下，应立即吸入速效的支气管扩张剂，并停用本品，及时就医 ・接受长期吸入皮质激素治疗的患儿应定期监测身高 ・治疗期间不应突然停药 ・活动性或静止期的肺结核患者慎用 ・尚无足够的证据证明妊娠期内使用丙酸氟替卡松的安全性
丙酸倍氯米松气雾剂	・吸入后应用清水漱口 ・对个别患者有刺激感，或导致咽喉部出现白色念珠菌感染，吸入后立即用清水漱口可减轻刺激感 ・本品只用于慢性哮喘，急性发作时应使用其他平喘药，待控制症状后再加用本品气雾吸入 ・偶见声嘶或口干，少数可因变态反应引起皮疹 ・当性状发生改变时禁用 ・妊娠期妇女、婴儿慎用 ・活动性肺结核、静止期肺结核患者慎用 ・兼具预防和治疗作用，用药后应在哮喘控制良好的情况下逐渐停用

药物	用药关怀
布地奈德粉吸入剂/吸入用布地奈德混悬液	· 每次用药后必须用清水漱口 · 可能会出现口腔和咽喉部念珠菌感染、轻度咽喉刺激、咳嗽、声嘶 · 吸入用药也可产生全身效应，尤其是在长期使用高剂量治疗时，这些效应包括肾上腺素抑制、儿童和青少年生长迟缓、骨密度降低、白内障以及青光眼 · 不应用于快速缓解急性支气管痉挛或者其他哮喘急性发作，此时需吸入短效支气管扩张剂 · 肺结核患者慎用 · 运动员慎用 · 妊娠期妇女、哺乳期妇女仅在必要时使用
沙丁胺醇气雾剂	· 常见不良反应为头痛、恶心、震颤、心率加快或心律不齐；少见头晕、目眩、口咽发干 · 可能会造成骨骼肌轻微震颤，双手最明显，该作用呈剂量相关性，为骨骼肌的直接作用，不是中枢神经系统的直接兴奋作用 · 如出现皮肤瘙痒、风疹、皮肤发红、眼睑肿胀、嘴唇肿胀、脸或咽喉肿胀、血压降低、虚脱、喘息、呼吸短促（反常性支气管痉挛），应立即停用本品，并就医 · 长期用药可产生耐药性，降低药效
硫酸特布他林雾化液	· 常见震颤、头痛、低钾血症、心动过速、心悸、肌肉痉挛等不良反应 · 严重的心血管疾病、未得到控制的甲状腺毒症、未经治疗的低钾血症及易患闭角型青光眼的患者应谨慎使用 · 可能增加高血糖风险，伴有糖尿病的患者在开始使用特布他林时应监测血糖 · 对驾驶汽车和操作机械能力没有影响或影响可忽略 · 运动员慎用 · 妊娠期妇女应在医生指导下权衡利弊使用；不推荐哺乳期妇女使用

药物	用药关怀
盐酸丙卡特罗粉雾剂/片剂/胶囊剂/颗粒剂/口服溶液	·不良反应包括口干、鼻塞、倦怠、恶心、胃部不适、肌颤、头痛、眩晕或耳鸣，亦可发生皮疹、心律失常、心悸、面部潮红等反应，偶有天门冬氨酸氨基转移酶（AST）、丙氨酸氨基转移酶（ALT）、乳酸脱氢酶（LDH）上升等肝功能异常表现 ·有可能引起心律失常，服用时应予注意 ·甲状腺功能亢进、高血压、心脏病、糖尿病患者慎用 ·因本品会抑制过敏引起的皮肤反应作用，在进行皮肤试验前12h应中止给药 ·妊娠期妇女、计划怀孕的妇女慎用；哺乳期妇女若服用本品，需中断哺乳
盐酸妥洛特罗片	·个别患者偶有手颤、心悸、心动过速、头晕、恶心、胃部不适等不良反应，一般停药后即自行消失；如出现过敏反应，立即停止用药 ·急性哮喘等呼吸系统疾病、冠心病、心功能不全、高血压、甲状腺功能亢进、胃炎、胃溃疡、十二指肠溃疡、糖尿病患者慎用 ·妊娠期妇女及哺乳期妇女慎用 ·肠梗阻患儿慎用，3个月以内婴儿禁用
盐酸班布特罗胶囊	·常见不良反应为行为异常（如躁动）、震颤、头痛、睡眠障碍、心悸、肌肉痉挛，偶见心动过速、心律失常，不良反应强度具有剂量依赖性，通常在治疗1～2周后可产生耐受性 ·甲状腺功能亢进患者、易患闭角型青光眼的患者、妊娠早期妇女、妊娠晚期妇女慎用 ·糖尿病患者使用时应加强血糖控制 ·2岁以下儿童剂量尚未确定，老年人无需调整剂量 ·开始用药后，即使哮喘症状减轻，仍建议继续进行抗炎治疗 ·制剂可能含有乳糖，遗传性半乳糖不耐受症、乳糖酶缺乏症、葡萄糖-半乳糖吸收障碍综合征患者禁用 ·妊娠期前3个月、哺乳期妇女慎用
富马酸福莫特罗吸入粉雾剂	·常见不良反应为心悸、头痛、震颤，偶见心动过速、肌肉痉挛、易激动、躁动不安、睡眠紊乱 ·福莫特罗能引起QT间期延长，伴有QT间期延长及使用影响QT间期药物治疗的患者慎用 ·具有升高血糖效用，用药初期，糖尿病患者应监测血糖

药物	用药关怀
富马酸福莫特罗吸入粉雾剂	· 妊娠期妇女、计划怀孕的妇女慎用 · 缺乏新生儿和6岁以下儿童使用本品的安全性和有效性数据，不推荐使用 · 制剂可能含有乳糖，对乳糖过敏、半乳糖不耐受症、乳糖酶缺乏症、葡萄糖-半乳糖吸收障碍患者禁用
异丙托溴铵	· 常见不良反应为头痛、咽喉刺激、咳嗽、口干、胃肠动力障碍（包括便秘、腹泻和呕吐）、恶心和头晕 · 对阿托品或其衍生物（如活性成分异丙托溴铵）过敏者禁用 · 使用时可能会出现速发型超敏反应，极少数出现荨麻疹、血管神经性水肿、皮疹、支气管痉挛、口咽部水肿及过敏反应等 · 青光眼、前列腺肥大、尿潴留患者禁用 · 在使用异丙托溴铵期间可能会出现头晕、调节障碍、瞳孔散大和视物模糊，在驾驶汽车或操作机械时应引起注意 · 妊娠期妇女、计划怀孕的妇女用药前应权衡利弊；哺乳期妇女慎用 · 如出现矛盾性支气管痉挛应立即停药，使用吸入性短效支气管扩张剂，并就医 · 6岁以下儿童应在医生监护下使用定量气雾剂型
沙美特罗替卡松粉吸入剂	· 使用后应用清水漱口 · 常见不良反应为口咽部念珠菌病、头痛、声嘶/发音困难、肌肉痉挛、关节痛，偶见皮肤过敏反应、呼吸困难、白内障、高血糖、震颤、心悸、心动过速、心房颤动、咽喉刺激、挫伤 · 不应超过推荐剂量，且不应与其他长效 β_2 受体激动剂合用 · 本品不适用于缓解急性哮喘发作，急性哮喘发作时应使用短效支气管扩张剂（如沙丁胺醇） · 如出现矛盾性支气管痉挛应立即停药，使用吸入性短效支气管扩张剂，并就医 · 儿童长期使用应定期监测身高 · 定期测定骨密度、进行眼科检查，监测肺功能、血压、心率 · 制剂含有乳糖，对乳糖、牛奶过敏者禁用 · 活动性和非活动性肺结核，呼吸道真菌、细菌、病毒及其他感染者慎用 · 心血管疾病、糖尿病、甲状腺功能亢进、低血钾倾向患者慎用

续表

药物	用药关怀
布地奈德 福莫特罗粉 吸入剂	·使用后应用清水漱口 ·常见不良反应为口咽部念珠菌感染、头痛、震颤、心悸、轻度喉部刺激、咳嗽、声音嘶哑，偶见攻击行为、焦虑、精神运动功能亢进、睡眠障碍、头晕、视力模糊、心动过速、恶心、瘀斑、肌肉痉挛 ·如出现矛盾性支气管痉挛应立即停药，使用吸入性短效支气管扩张剂，并就医 ·对布地奈德、福莫特罗或吸入乳糖（含少量牛乳蛋白质）有过敏反应者禁用 ·运动员慎用；有肥大性阻塞性心肌病、特发性瓣膜下主动脉狭窄、严重高血压、动脉瘤、QT间期延长或其他严重心血管疾病（如缺血性心脏病、快速性心律失常、严重心力衰竭）者，以及糖尿病患者、未治疗的低钾血症患者、嗜铬细胞瘤患者、甲状腺毒症患者慎用 ·在停用本品时需要逐渐减少剂量，不能突然停止使用 ·吸入布地奈德也可导致全身作用（特别是在长期高剂量使用的情况下），但与口服肾上腺皮质激素类药物相比，发生率低很多 ·儿童长期使用应定期监测身高，如生长变缓，则应重新评估治疗 ·妊娠期和哺乳期妇女仅在利大于弊时方可使用 ·对驾驶汽车和操作机械能力没有影响或影响可忽略
倍氯米松 福莫特罗 吸入气雾剂	·不用于哮喘初始治疗 ·使用后应用清水漱口或刷牙 ·常见不良反应为咽炎、口腔念珠菌病、肺炎、头痛、发声困难；长期高剂量吸入倍氯米松可能产生全身效应，如肾上腺皮质抑制、骨密度降低、儿童和青少年生长迟缓、白内障和青光眼等；过敏反应包括皮疹，荨麻疹，瘙痒，眼睛、面部、口唇、咽喉部红斑和水肿 ·不推荐18岁以下儿童与青少年使用 ·心律失常、特发性主动脉瓣下狭窄、肥大性阻塞性心肌病、重度心脏病、闭塞性血管疾病、已知或可疑QT间期延长、甲状腺功能亢进、糖尿病（监测血糖）、嗜铬细胞瘤和未经治疗的低钾血症患者慎用 ·使用本品期间不可无故突然中断治疗

药物	用药关怀
茶碱缓释制剂/氨茶碱	·不良反应与个体对茶碱的清除速率有关，毒性常在药物血清浓度为15～20 μg/mL时出现，常见失眠、易激动、恶心、呕吐 ·用药期间应定期监测血药浓度，以保证最大疗效且不使血药浓度过高 ·对本品过敏或不能耐受者，以及活动性溃疡、未控制的惊厥性疾病、急性心肌梗死伴血压下降者禁用 ·高血压、心力衰竭、低氧血症、持续高热、有消化性溃疡病史、肝肾功能不全者，以及新生儿、老人、妊娠期和哺乳期妇女慎用 ·缓释制剂不适用于哮喘持续状态或急性支气管痉挛发作者 ·本品可致心律失常和（或）使原有的心律失常恶化，若心率和（或）心律有任何改变均应进行监测
孟鲁司特	·耐受性良好，不良反应轻微，通常不需要终止治疗 ·不用于治疗急性哮喘发作，仅用于对轻度、中度和稳定期哮喘的控制，哮喘患者应在睡前服用 ·罕见的遗传性半乳糖不耐受症、乳糖酶缺乏症或葡萄糖-半乳糖吸收障碍综合征患者禁用 ·对驾驶汽车和操作机械的能力可能无影响或存在微小的影响；然而，也有个别嗜睡和头晕的报道 ·服用本品的成人、青少年和儿童患者可出现神经精神不良事件 ·对阿司匹林敏感的患者在服用本品时应避免继续使用阿司匹林或非甾体抗炎药 ·除非明确需要服药，妊娠期妇女应避免服用本品；哺乳期妇女慎用 ·临床研究显示，本品不影响儿童的生长；6个月以下儿童用药的安全性和有效性尚不明确 ·本品起效慢，一般连用4～6周显效

第二节 慢性阻塞性肺疾病

【疾病简介】

慢性阻塞性肺疾病（chronic obstructive pulmonary disease，COPD）是一种常见的、可以预防和治疗的肺部疾病，以持续呼吸症状和气流受限为特征，病情呈进行性发展，通常是由明显暴露于有毒颗粒或气体引起的气管和（或）肺泡异常导致。COPD主要累及肺部，但也可以引起肺部以外各器官的损伤。COPD属于一种慢性病，疾病急性发作或肺功能进行性减退会严重影响患者日常工作和生活质量，从而导致患者自身经济和社会负担加重。

【临床表现】

COPD起病缓慢，病程较长，主要症状包括慢性咳嗽、咳痰、气短及呼吸困难、喘息和胸闷。其中慢性咳嗽常为首发症状，随病程发展，可能会终身不愈，常在早晨咳嗽明显，且大多数患者伴有咳痰，特别是清晨排痰较多，一般为白色黏液或浆液性泡沫样痰，急性加重时可有脓性痰。气短及呼吸困难则是COPD的标志性症状，早期仅在剧烈活动后出现，随着病程进展会逐渐加重，可能在日常活动中甚至休息时都会出现气短，部分患者特别是重度或急性加重时可出现喘息症状。除上述症状外，COPD还会有体重下降、食欲减退、外周肌肉萎缩和功能障碍、精神抑郁和（或）焦虑等全身性症状。

【用药特点及原则】

（一）治疗目标

COPD不能根治，但能够通过长期规范的治疗减轻患者的症状，降低肺功能下降的速度，延长生命，提高生活质量。无论是稳定期还是急性加重期，

COPD的治疗都是综合性治疗，除了药物治疗，还包括减少危险因素的暴露（如戒烟，避免吸二手烟，避免或防止吸入粉尘、烟雾及有害气体）、接种疫苗、氧疗、肺康复锻炼、合理膳食等。

（二）稳定期药物治疗

COPD稳定期药物治疗主要是为了预防和控制症状，减少急性加重发作频率，降低严重程度，提高运动耐力和生活质量。COPD稳定期初始药物治疗是根据COPD临床严重程度采取相应的分组来选择的，随后根据患者对初始药物治疗的反应进行维持原方案或调整方案治疗。这些药物包括支气管扩张剂（β_2受体激动剂、抗胆碱药、茶碱类药物）、吸入性糖皮质激素、磷酸二酯酶-4抑制剂、祛痰药、抗氧化剂等，另外定期接种流感、肺炎链球菌等疫苗对于预防COPD患者急性加重发作也有益处。有些研究表明，使用一些抗菌药物可能会降低病情恶化的风险，如易发生急性加重的患者，使用阿奇霉素或红霉素1年可降低急性加重发生的风险。

（三）急性加重期药物治疗

COPD急性加重期表现为咳嗽、咳痰、呼吸困难较平时加重、痰量增多或咳黄痰，有的患者甚至需要改变用药方案，其原因主要是细菌或病毒感染，根据病情严重程度可门诊或住院治疗。治疗目标是最小化本次急性加重的影响，预防急性加重的再次发生。治疗药物包括支气管扩张剂（短效β_2受体激动剂、短效抗胆碱药、茶碱类药物）、抗生素、口服糖皮质激素或联合吸入糖皮质激素、祛痰药。

 【常用药物】

药理分类	药物	药理作用	用法用量
吸入性糖皮质激素+长效β_2受体激动剂	沙美特罗替卡松粉吸入剂	参照本章第一节支气管哮喘	经口吸入，每次吸入50μg/500μg（沙美特罗/丙酸氟替卡松），每日2次 肾功能不全者和老年人无需调整剂量

续表

药理分类	药物	药理作用	用法用量
吸入性糖皮质激素+长效β₂受体激动剂	布地奈德福莫特罗粉吸入剂	参照本章第一节支气管哮喘	吸入给药 规格（布地奈德/福莫特罗）为每吸160μg/4.5μg：每次2吸，每日2次 规格（布地奈德/福莫特罗）为每吸320μg/9μg：每次1吸，每日2次 老年人无需调整剂量
长效β₂受体激动剂+长效抗胆碱药	茚达特罗格隆溴铵吸入粉雾剂用胶囊	茚达特罗对细胞内腺苷酸环化酶有活化作用，从而升高cAMP水平，松弛支气管平滑肌并抑制细胞释放速发型超敏反应介质，吸入后在肺内局部发挥支气管扩张作用 格隆溴铵是长效乙酰胆碱受体拮抗剂，可特异性结合并抑制支气管平滑肌分布的M₃型乙酰胆碱受体，从而扩张气管	经口吸入，不得口服 用特定药粉吸入器吸入给药，推荐剂量为每次吸入1粒胶囊的内容物，每日1次，推荐在每日同一时间给药，用药剂量不得在1日内超过1次限量 轻至中度肝肾功能损害者可按推荐剂量使用本品
	乌美溴铵维兰特罗吸入粉雾剂	乌美溴铵为长效毒蕈碱受体拮抗剂，主要通过竞争性抑制乙酰胆碱与呼吸道平滑肌上M₃型毒蕈碱受体的结合而发挥支气管扩张作用 维兰特罗是选择性长效β₂肾上腺素受体激动剂，对细胞内腺苷酸环化酶有活化作用，从而升高cAMP水平，松弛支气管平滑肌并抑制细胞释放速发型超敏反应介质	经口吸入，成人每次吸入62.5μg/25μg（乌美溴铵/维兰特罗），每日1次，推荐在每日同一时间给药，每日最大剂量为62.5μg/25μg 65岁以上患者，轻度或中度肝功能、肾功能不全患者无需调整剂量

药理分类	药物	药理作用	用法用量
长效β₂受体激动剂+长效抗胆碱药	噻托溴铵奥达特罗吸入喷雾剂	噻托溴铵为长效毒蕈碱受体拮抗剂，对M₁~M₅型毒蕈碱受体具有相似的亲和力，可通过竞争性抑制乙酰胆碱和呼吸道平滑肌上的M₃受体结合而扩张支气管 奥达特罗是长效β₂肾上腺素受体激动剂，对人β₂肾上腺受体具有高亲和力和高选择性，局部吸入后可结合并活化气管中β₂肾上腺素受体，激活细胞内腺苷酸环化酶，使cAMP水平升高，从而松弛气管平滑肌，扩张支气管	只能吸入使用，成人推荐剂量为5μg/5μg（噻托溴铵/奥达特罗），每次2喷，每日1次，在每日同一时间给药，不得超过推荐剂量
吸入性糖皮质激素+长效β₂受体激动剂+长效抗胆碱药（三联用药）	氟替美维吸入粉雾剂	为糠酸氟替卡松、乌美溴铵和维兰特罗组成的复方制剂 糠酸氟替卡松具有抗炎活性，尚不清楚其治疗COPD的确切作用机制 乌美溴铵为长效毒蕈碱受体拮抗剂，主要通过竞争性抑制乙酰胆碱与呼吸道平滑肌上M₃型毒蕈碱受体的结合而发挥支气管扩张作用 维兰特罗是选择性长效β₂肾上腺素受体激动剂，对细胞内腺苷酸环化酶有活化作用，从而升高cAMP水平，松弛支气管平滑肌并抑制细胞释放速发型超敏反应介质	仅用于经口吸入 每次1吸，每日1次，每日最多不超过10次

药理分类	药物	药理作用	用法用量
吸入性糖皮质激素+长效β₂受体激动剂+长效抗胆碱药（三联用药）	布地格福吸入气雾剂	主要成分为布地奈德、格隆溴铵、福莫特罗 布地奈德是一种糖皮质激素，经气管吸入后具有依赖性抗炎作用，可减轻COPD症状 格隆溴铵是长效乙酰胆碱受体拮抗剂，可抑制支气管平滑肌M₃型胆碱受体，从而扩张气管 福莫特罗是选择性β₂肾上腺素受体激动剂，能舒张支气管平滑肌，缓解痉挛	每次2吸，每日2次
长效β₂受体激动剂	马来酸茚达特罗粉吸入粉雾剂用胶囊	茚达特罗对细胞内腺苷酸环化酶有活化作用，从而升高cAMP水平，松弛支气管平滑肌并抑制细胞释放速发型超敏反应介质 吸入茚达特罗后，其在肺内局部发挥支气管扩张作用	只能吸入给药，成人推荐剂量为每次吸入1粒150μg胶囊的内容物，每日1次，需严格遵医嘱增加剂量，应在每日同一时间用药 轻度或中度肝功能、肾功能不全患者无需调整剂量
短效β₂受体激动剂	沙丁胺醇气雾剂	参照本章第一节支气管哮喘	主要用于缓解症状，按需使用，每次吸入100~200μg，即1~2喷，必要时可每隔4~8h吸入1次，但24h内不宜超过8喷
	硫酸特布他林雾化液		剂量应个体化，经雾化器吸入5mg（2mL）的药液，每日可以给药3次
短效抗胆碱药	吸入用异丙托溴铵溶液	参照本章第一节支气管哮喘	每次500μg，病情稳定前可重复给药，具体给药间隔遵医嘱

药理分类	药物	药理作用	用法用量
短效抗胆碱药+β₂受体激动剂	吸入用复方异丙托溴铵溶液	异丙托溴铵通过拮抗气管平滑肌M₃胆碱受体，抑制胆碱能神经对气管平滑肌的作用，松弛平滑肌，扩张气管	每次2.5mL，每日3~4次
	复方异丙托溴铵气雾剂	沙丁胺醇通过激动支气管β₂肾上腺素受体，激活腺苷酸环化酶，促进环磷酸腺苷生成，松弛平滑肌	成人（包括老年人）每次2喷，每日4次，最大剂量为24h内12喷
长效抗胆碱药	噻托溴铵粉吸入剂	与呼吸道平滑肌M₃胆碱受体相结合，舒张支气管平滑肌，扩张气管	只能用药粉吸入器吸入给药，推荐剂量为每次吸入1粒胶囊内容物，每日1次 胶囊不得吞服
	噻托溴铵喷雾剂		只能吸入给药，推荐剂量为每次吸入2喷（噻托溴铵5μg），每日1次，建议在每日同一时间给药
茶碱类药物	茶碱缓释制剂	参照本章第一节支气管哮喘	参照本章第一节支气管哮喘
	氨茶碱		普通片剂：口服，成人每次100~200mg，每日300~600mg，最大剂量为每次500mg，每日1000mg 缓释片：口服，成人每次100~300mg，每日2次 口服溶液：成人每6~8h服用1次，起始每日最大剂量为350mg；3日后若能耐受，每日最大剂量为466.7mg；再3日后若能耐受，每日最大剂量为700mg

续表

药理分类	药物	药理作用	用法用量
复方制剂	复方甲氧那明胶囊	甲氧那明可抑制支气管痉挛，缓解哮喘发作时的咳嗽 那可丁为外周镇咳药，可抑制咳嗽 氨茶碱可抑制支气管痉挛，还可抑制支气管黏膜肿胀，缓解哮喘发作时的咳嗽，使痰易咳出 氯苯那敏具有抗组胺作用 四药联用不仅可以减轻咽喉及支气管炎症等引起的咳嗽，而且可以缓解哮喘发作时的咳嗽，有利于排痰	15岁及以上患者：每日3次，每次2粒，餐后服用，可根据年龄与病情适当增减 8～15岁患者：每日3次，每次1粒
祛痰药	氨溴索	氨溴索为溴己新的体内代谢物，为黏液溶解药，可增加呼吸道黏膜浆液腺的分泌，减少黏液腺分泌，从而降低痰液黏度，促进肺表面活性物质的分泌，增加支气管纤毛运动，使痰液易于咳出	片剂、泡腾片：每次30～60mg，每日3次，餐后服用 分散片：口服，每次30mg，每日3次；若每次60mg，每日2次，可提高疗效 缓释片、缓释胶囊：每次75mg，每日1次
	溴己新	具有较强的黏痰溶解能力，可使痰中的多糖纤维裂解，稀化痰液，还能抑制黏液腺和杯状细胞中糖蛋白的合成，从而使痰液中的唾液酸减少，痰液黏度降低，有利于咳出痰液	口服给药，每次8～16mg，每日3次

续表

药理分类	药物	药理作用	用法用量
	乙酰半胱氨酸	黏液稀化剂，巯基可使痰液中黏蛋白的双硫键断裂，降低痰黏度，使黏痰容易咳出	口服给药，每次600mg，每日1~2次，或每次200mg，每日3次
祛痰药	桉柠蒎肠溶软胶囊	由桃金娘科桉属、芸香科桔属及松科松属植物的提取物组成，主要成分为桉油精、柠檬烯及α-蒎烯，为黏液溶解性祛痰药 本品能使小鼠气管段分泌量增加，改善气管黏膜纤毛运动，促进呼吸道腺体的分泌作用，并使黏液移动速度增加，有利于咳出痰液 本品还具有抗炎作用，能通过减轻支气管黏膜肿胀面，起到舒张支气管的作用	急性加重期用药：每次0.3g，每日3~4次 长期用药：每次0.3g，每日2次
祛痰药	羧甲司坦	为黏液调节药，主要在细胞水平上影响支气管腺体分泌，使低黏度的唾液黏蛋白分泌增加，而高黏度的岩藻黏蛋白分泌减少，从而使痰液的黏滞性降低，有利于咳出痰液	片剂：口服，2~5岁儿童，每次125mg（半片）；6~12岁儿童，每次250mg（1片）；12岁以上青少年及成人，每次500mg（2片），每日3次 颗粒剂：口服，成人每次1包，每日3次 口服溶液：成人每次10mL（0.5g），每日3次 泡腾片：温开水溶解后服用，成人每次1片，每日1~2次；儿童每日30mg/kg，分3~4次口服

续表

药理分类	药物	药理作用	用法用量
口服糖皮质激素	泼尼松龙	参照本章第一节支气管哮喘	每日30～40mg，5～14日为1个疗程
	甲泼尼龙		每日24～32mg，5～14日为1个疗程

👨‍⚕️ 【用药关怀】

药物	用药关怀
沙美特罗替卡松粉吸入剂	· 参照本章第一节支气管哮喘
布地奈德福莫特罗粉吸入剂	
茚达特罗格隆溴铵吸入粉雾剂用胶囊	· 本药仅用于经口吸入给药，胶囊不得口服 · 常见上呼吸道感染、鼻咽炎、泌尿道感染、鼻窦炎、鼻炎、超敏反应、高血糖和糖尿病、头晕、头痛、咳嗽、口咽部疼痛包括喉部刺激、消化不良、膀胱梗阻和尿潴留、发热、胸痛等不良反应 · 闭角型青光眼、尿潴留、不稳定性缺血性心脏病、左心室衰竭、有心肌梗死病史、心律失常、有QT间期延长综合征病史或QT间期延长的患者慎用 · 使用本品的糖尿病患者应密切监测血糖 · 罕见的遗传性半乳糖不耐受症、乳糖酶缺乏症或葡萄糖-半乳糖吸收障碍综合征患者禁用 · 对驾驶汽车和操作机械能力没有影响或影响可忽略，但发生头晕可能影响驾驶汽车和操作机械能力 · 不适用于治疗哮喘，也不适用于治疗支气管痉挛急性发作

药物	用药关怀
乌美溴铵维兰特罗吸入粉雾剂	· 本品禁用于治疗哮喘 · 常见尿道感染、鼻窦炎、鼻咽炎、咽炎、上呼吸道感染、头痛、咳嗽、口咽疼痛、便秘、口干等不良反应；也可能会发生过敏反应，如速发型超敏反应、血管性水肿、皮疹和荨麻疹 · 严重乳蛋白过敏患者禁用 · 本品禁用于缓解急性症状，即不可用于支气管痉挛急性发作的补救治疗 · 心血管疾病（尤其是冠状动脉功能不全、心律失常和高血压）、闭角型青光眼、尿潴留患者慎用 · 本品对驾驶汽车和操作机械能力没有影响或影响可忽略
噻托溴铵奥达特罗吸入喷雾剂	· 本品只能吸入使用，且不得超过推荐剂量，每日使用次数不得超过1次 · 偶见头晕、头痛、心动过速、咳嗽、发声困难、口干等不良反应，给药后也可能发生过敏反应，包括荨麻疹、血管性水肿、皮疹、支气管痉挛、严重速发型过敏反应或瘙痒 · 本品不得用于治疗哮喘，也不适用于支气管痉挛急性发作的治疗，即不可用作急救治疗药物 · 闭角型青光眼、前列腺增生或膀胱颈梗阻患者慎用
氟替美维吸入粉雾剂	· 本品仅用于经口吸入，吸入后，应用清水漱口，且不要将水咽下 · 本品不适用于减轻急性支气管痉挛或治疗哮喘 · 常见不良反应有鼻咽炎、头痛、上呼吸道感染、尿路感染、口腔及咽喉念珠菌病、咳嗽、口咽疼痛、便秘、关节痛、背痛，给药后也可能发生过敏反应，如速发型超敏反应、血管性水肿、皮疹和荨麻疹 · 对乳蛋白重度过敏者禁用。制剂含有乳糖，存在半乳糖不耐受、拉普乳糖酶缺乏或葡萄糖-半乳糖吸收不良等罕见遗传性疾病的患者不应使用本品 · 患有不稳定或危及生命的心血管疾病、惊厥性疾病、甲状腺功能亢进、对长效 β_2 受体激动剂异常反应、肺结核或存在慢性或未控制感染、闭角型青光眼、尿潴留者慎用 · 使用本品的糖尿病患者应密切监测血糖 · 对驾驶汽车和操作机械能力没有影响或影响可忽略 · 应在医生指导下停药，否则可能导致症状复发

药物	用药关怀
布地格福吸入气雾剂	·不适用于急性支气管痉挛或COPD急性加重（即急救治疗） ·甲状腺功能亢进患者和严重心血管疾病患者慎用 ·本品引起血钾降低通常为一过性，不需补钾治疗 ·运动员慎用 ·仅在预期获益超过潜在风险的情况下，妊娠期妇女才可使用本品
马来酸茚达特罗吸入粉雾剂用胶囊	·本品仅用于特定的药粉吸入器经口吸入给药，胶囊不得口服 ·常见不良反应有鼻咽炎、上呼吸道感染、咳嗽、头痛及肌肉痉挛，也可能出现速发型超敏反应，如有过敏反应表现，特别是呼吸或吞咽困难，舌、唇和颜面肿胀，以及荨麻疹、皮疹，应该立即停用本品 ·未使用长期哮喘控制药物的哮喘患者禁用所有长效β_2肾上腺素受体激动剂，本品不适用于治疗哮喘 ·心血管疾病，尤其是冠状动脉功能不全、心律失常和高血压患者慎用 ·本品对驾驶汽车和操作机械能力几乎无影响
沙丁胺醇气雾剂	·参照本章第一节支气管哮喘
硫酸特布他林雾化液	
异丙托溴铵	
噻托溴铵粉吸入剂/喷雾剂	·不良反应有口干、头晕、头痛、咳嗽、咽炎、发声困难、便秘、皮疹、瘙痒、尿潴留、排尿困难 ·闭角型青光眼、前列腺增生或膀胱颈梗阻、近6个月内发生过心肌梗死、不稳定型或危及生命的心律失常、需干预处理或在过去1年中药物治疗发生变化的心律失常患者、过去1年内因心力衰竭住院的患者慎用 ·本品不适用于缓解急性支气管痉挛 ·本品可引起头晕、视物模糊，可能影响驾驶汽车或操作机械能力

续表

药物	用药关怀
茶碱缓释制剂/氨茶碱	• 参照本章第一节支气管哮喘
复方甲氧那明胶囊	• 偶见皮疹、皮肤发红、瘙痒、恶心、呕吐、食欲不振、眩晕、心悸及排尿困难，停药后消失；亦有头晕、嗜睡、口干和乏力的报道 • 哺乳期妇女、哮喘危象患者、严重心血管疾病患者、未满8岁的婴幼儿禁用，妊娠期妇女慎用 • 服用本品出现皮疹、皮肤发红、呕吐、食欲不振、眩晕、排尿困难等症状时，应停止服药并就医 • 有心脏疾患、高血压、高龄、青光眼、甲状腺功能亢进、排尿困难者及正在接受治疗者遵医嘱服用 • 本品有时会引起困倦，可能影响驾驶汽车或操作机械能力
氨溴索	• 偶见皮疹、恶心、胃部不适、食欲缺乏、腹痛、腹泻等不良反应，还可能会出现过敏反应（如过敏性休克、血管性水肿、荨麻疹和瘙痒）、胃肠道不良反应（如呕吐和消化不良） • 应避免与中枢性镇咳药（如右美沙芬等）同时使用，以免痰液堵塞气管 • 肝肾功能不全者、支气管运动功能受阻或伴有过多分泌物的患者、胃溃疡患者、青光眼患者慎用；妊娠期妇女及哺乳期妇女慎用
溴己新	• 偶见恶心、腹痛，尤其是上腹部疼痛、呕吐、腹泻等不良反应；可能使血清转氨酶暂时升高 • 胃炎或胃溃疡患者、肾功能损伤或严重肝病患者、支气管运动功能受阻或伴有大量分泌物的患者慎用 • 制剂可能含有乳糖，遗传性半乳糖不耐受症、乳糖酶缺乏症或葡萄糖-半乳糖吸收障碍症的患者不得服用本品

药物	用药关怀
乙酰半胱氨酸	• 偶见恶心、呕吐、上腹部不适、腹泻、咳嗽等不良反应，一般减量或停药后即可缓解；罕见皮疹和支气管痉挛等过敏反应 • 胃溃疡、胃炎、有消化性溃疡病史者、支气管哮喘或有支气管痉挛史者、伴有严重呼吸功能不全的老年人慎用 • 本品不应与镇咳药合用，因镇咳药对咳嗽反射的抑制作用可能导致支气管分泌物积聚 • 本品与铁、铜等金属，以及橡胶、氧气、氧化物接触可发生不可逆性结合而失效，应避免与其接触
桉柠蒎肠溶软胶囊	• 本品宜于餐前30min用凉水送服，禁用热水送服，且不可打开胶囊或嚼破后服用 • 不良反应有过敏反应（如皮疹、面部水肿、呼吸困难、循环障碍）、胃肠道不适 • 妊娠期妇女和哺乳期妇女慎用
羧甲司坦	• 可能会出现头痛、缺乏食欲、胃痛、胃部不适、恶心、腹泻、胃肠道出血、皮疹等不良反应 • 消化性溃疡活动期患者禁用；2岁以下儿童、妊娠期妇女和哺乳期妇女慎用 • 应避免与强效镇咳药同时使用，以免痰液堵塞气管 • 用药7日后，若症状未缓解，应立即就医
泼尼松龙	• 参照本章第一节支气管哮喘
甲泼尼龙	

第三节 上呼吸道感染

【疾病简介】

急性上呼吸道感染简称上感，为鼻腔、咽或喉部急性炎症的总称。主要病原体是病毒，少数是细菌。

【临床表现】

1．普通感冒：主要表现为鼻部症状，如打喷嚏、鼻塞、流清水样鼻涕，也可表现为咳嗽、咽干、咽痒或烧灼感、鼻后滴漏感。体检可见鼻腔黏膜充血、水肿等。

2．急性病毒性咽炎和喉炎：主要表现为咽痒或烧灼感，咽痛不明显。

3．急性疱疹性咽峡炎：主要表现为咽痛、发热、畏光、流泪、咽及结膜明显充血。

4．急性咽结膜炎：主要表现为发热、咽痛等。

5．急性咽扁桃体炎：主要表现为咽部明显充血；扁桃体肿大和充血，表面有黄色脓性分泌物等。

【用药特点及原则】

（一）一般对症治疗

注意休息，戒烟，多饮水，保持室内空气流通，防止继发性细菌感染。对有急性咳嗽、鼻后滴漏等症状的患者可予伪麻黄碱治疗以减轻鼻部充血，必要时加用解热镇痛类药物。

（二）合理用药原则

上呼吸道感染的药物应以对症治疗为主，无明确指征不能滥用抗生素。目前尚无专门针对上呼吸道感染的特异性抗病毒药物，普通感冒患者无需全身使用抗病毒药物，流感患者需要及时应用抗流感病毒药物。

 【常用药物】

药理分类	药物	药理作用	用法用量
解热镇痛药	布洛芬	通过抑制环氧合酶，减少前列腺素的合成，从而起到镇痛、抗炎作用 通过下丘脑体温调节中枢而起解热作用	混悬滴剂/混悬液：口服，儿童每次5～10mg/kg，必要时每6～8h可重复使用，每24h不超过4次 片剂：12岁以上青少年及成人每次0.2g，若持续疼痛或发热，可间隔4～6h重复用药1次，每24h不超过4次 缓释制剂：成人每次0.3～0.4g，每日2次（早、晚各1次）
	对乙酰氨基酚	通过抑制下丘脑体温调节中枢前列腺素合成酶，减少前列腺素E_1的合成和释放，导致外周血管扩张、出汗而起解热作用	12岁及以下儿童：口服，每次10～15mg/kg，每4h服用1次，每24h内不得超过4次 12岁以上青少年及成人：口服，每次0.5g（1片），若持续发热或疼痛，可间隔4～6h重复用药1次，每24h内不得超过4次
	对乙酰氨基酚/伪麻黄碱/右美沙芬±氯苯那敏/±苯海拉明		复方制剂有多种不同规格，具体用量遵医嘱

药理分类	药物	药理作用	用法用量
镇咳药	喷托维林	中枢和外周镇咳药,镇咳作用较可待因弱,无成瘾性,还有微弱的阿托品样作用 吸收后可轻度抑制支气管内感受器,减弱咳嗽反射,并能松弛支气管平滑肌,降低气管阻力	成人:每次25mg,每日3~4次 5岁以上儿童:每次6.25~12.5mg,每日2~3次
	右美沙芬	为中枢性镇咳药,可抑制延脑咳嗽中枢而产生镇咳作用,强度与可待因相等或比之稍强,无成瘾性	普通胶囊、片剂、分散片:口服,成人每次15~30mg,每日3~4次 溶液剂:成人每次10~20mL,每日3~4次 混悬液:成人每次10mL,每日2次 糖浆剂:成人每次15mL,每日3次 儿童具体用量遵医嘱
祛痰药	氨溴索	参照本章第二节慢性阻塞性肺疾病	参照本章第二节慢性阻塞性肺疾病
	羧甲司坦		2~5岁儿童:每次125mg,每日3次 6~12岁儿童:每次250mg,每日3次 12岁以上青少年及成人:每次500mg,每日3次
	桉柠蒎肠溶软胶囊		成人:用法参照本章第二节慢性阻塞性肺疾病 4~10岁儿童:急性患者每次0.12g,每日3~4次;慢性患者每次0.12g,每日2次

药理分类	药物	药理作用	用法用量
减鼻充血药	麻黄碱（滴鼻液）	通过激动α受体引起血管收缩，从而减小鼻腔黏膜体积，其对血管的收缩作用比较持久且缓和，对鼻黏膜上皮纤毛活动影响少，改善鼻腔通气，促进鼻窦引流，并可减轻局部炎症	滴鼻液（1%）：成人每次每鼻孔2～4滴，每日3～4次 儿童慎用
抗组胺药	苯海拉明	有抗组胺作用，可与组织释放的组胺竞争效应细胞上的H_1受体，从而抑制过敏反应发作 抑制中枢神经活动，从而起到镇静催眠作用 有加强镇咳药的作用，也有抗眩晕、抗震颤麻痹作用	成人：口服，每次25mg，每日2～3次 2～6岁儿童：口服，每次6.25mg，每4～6h服用1次 6～12岁儿童：每次12.5～25mg，每4～6h服用1次 儿童每日最大剂量为150mg
	氯苯那敏	能竞争性阻断变态反应靶细胞上组胺H_1受体，使组胺不能与H_1受体结合，从而抑制过敏反应发作 具有抑制中枢和抗胆碱作用，故服药后可能出现困倦感、口干、便秘、痰液变稠及鼻黏膜干燥等不良反应	成人：每次4mg，每日3次

药理分类	药物	药理作用	用法用量
抗组胺药	氯雷他定	具有选择性地拮抗外周组胺H₁受体的作用，其抗组胺作用起效快、药效强、作用时间持久 无镇静作用，无抗毒蕈碱样胆碱作用	成人：每次10mg，每日1次 2～12岁（≤30kg）儿童：每次5mg，每日1次 12岁以上青少年及2～12岁（＞30kg）儿童剂量同成人
	地氯雷他定	非镇静性的长效组胺拮抗剂，具有强效、选择性地拮抗外周H₁受体的作用，具有抗过敏、抗组胺及抗炎作用	成人、12岁及以上青少年：每次5mg，每日1次 1～5岁儿童：每次1.25mg，每日1次 6～11岁儿童：每次2.5mg，每日1次
抗菌药	阿莫西林	通过抑制细菌细胞壁的合成来发挥杀菌作用 对大多数革兰阳性菌和革兰阴性菌都有杀灭作用	成人：口服，每次0.5g～1g，每6～8h服用1次 儿童（颗粒剂）：口服，每日20～40mg/kg，每8h服用1次；新生儿和早产儿每次口服50mg；3个月以下婴儿每日30mg/kg，每12h服用1次
	头孢克肟	通过抑制细菌细胞壁的合成而产生杀菌活性	成人及30kg以上儿童：每次0.05～0.1g，每日2次，成人重症感染者，可增加到每次0.2g，每日2次 30kg及以下儿童：每次1.5～3mg/kg，每日2次，对于重症或效果不明显病例，每次6mg/kg，每日2次
	头孢呋辛酯		用于成人轻度至中度慢性支气管炎急性发作：每次250mg或500mg，每日2次 用于成人及12岁以上青少年莱姆病：每次500mg，每日2次，服用14日 儿童：每次125mg或每次10mg/kg，每日2次，每日最大剂量为250mg

续表

药理分类	药物	药理作用	用法用量
抗菌药	阿奇霉素	通过和50S核糖体的亚单位结合及阻碍细菌转肽过程，从而抑制细菌蛋白质的合成	成人：口服，总剂量1500mg，每日1次，每日500mg，连续3日；或连续5日，每日1次，首日500mg，第2～5日，每次250mg 儿童：口服，总剂量30mg/kg，每日1次，每次10mg/kg，连续3日；或连续5日，每日1次，首日10mg/kg，第2～5日，每日5mg/kg
抗病毒药	奥司他韦	通过抑制神经氨酸酶，可以抑制成熟的流感病毒脱离宿主细胞，从而改变流感病毒在感染细胞内的聚集和释放，抑制流感病毒在人体内的传播	用于抗病毒感染：成人每次75mg，每日2次，连续5日；15kg及以下儿童每次30mg，每日2次；15～23kg儿童每次45mg，每日2次；23～40kg儿童每次60mg，每日2次；40kg及以上儿童每次75mg，每日2次 用于预防病毒感染：成人推荐剂量为每次75mg，每日1次，至少连续10日（有研究表明连用本品6周安全、有效，服药期间可持续发挥预防病毒感染作用）；15kg及以下儿童每次30mg，每日1次；15～23kg儿童每次45mg，每日1次；23～40kg儿童每次60mg，每日1次；40kg以上儿童每次75mg，每日1次，持续7～10日 1岁以下儿童慎用或遵医嘱使用

药理分类	药物	药理作用	用法用量
抗病毒药	阿比多尔	通过抑制流感病毒脂膜与宿主细胞的融合，阻断病毒的复制	成人每次0.2g，每日3次，服用5日（在俄罗斯，本品可用于2岁以上儿童流感，我国尚无相关儿童临床研究数据）

 【用药关怀】

药物	用药关怀
布洛芬	·少数患者可出现恶心、呕吐、胃烧灼感、轻度消化不良、胃肠道溃疡及出血、转氨酶升高、头痛、头晕、耳鸣、视力模糊、精神紧张、嗜睡、下肢水肿或体重骤增等不良反应 ·对其他非甾体抗炎药过敏者、对阿司匹林过敏的哮喘患者、严重肝肾功能不全者、严重心力衰竭者、既往有与使用非甾体抗炎药治疗相关的上消化道出血或穿孔史者、活动性消化性溃疡者或既往有消化性溃疡史者、胃肠道出血或穿孔者禁用 ·不能与其他解热镇痛药（如某些复方抗感冒药）同服 ·最好在餐中或餐后立即服用，缓释制剂必须整粒吞服，不得打开胶囊或溶解后服用 ·服用本品期间不得饮酒或含有酒精的饮料 ·本品为对症治疗药物，用于解热，连续使用不超过3日；用于止痛，连续使用不超过5日；若症状未缓解应咨询医生或药师
对乙酰氨基酚	·偶见皮疹、荨麻疹、药物热、血小板减少症及白细胞减少症（如粒细胞减少），长期大量用药可能导致肝肾功能异常 ·不能与其他解热镇痛药（如某些复方抗感冒药）同服 ·服药期间禁止饮酒 ·N-乙酰半胱氨酸是本品中毒的拮抗剂，宜尽早应用，12h内应用疗效满意，超过24h疗效较差

药物	用药关怀
喷托维林	·偶有便秘、轻度头痛、头晕、嗜睡、口干、恶心、腹胀、皮肤过敏等不良反应 ·青光眼患者、心力衰竭者、妊娠期妇女及哺乳期妇女禁用 ·服药后可能会出现嗜睡，禁止驾驶汽车或操作机械 ·本品仅对症治疗，若连用7日症状无明显改善，应立即就医
右美沙芬	·可能出现头晕、头痛、嗜睡、易激动、嗳气、食欲减退、便秘、恶心、皮肤过敏，停药后上述反应可自行消失 ·大剂量用药可引起神志不清、支气管痉挛、呼吸抑制 ·过敏体质者、肝肾功能不全者、妊娠期妇女、哮喘患者、痰多者慎用 ·如用药7日后症状未缓解，需停药就医 ·服药期间不得驾驶汽车或操作机械 ·有精神病史者、妊娠期前3个月的妇女及哺乳期妇女禁用
氨溴索 羧甲司坦 桉柠蒎肠溶软胶囊	·参照本章第二节慢性阻塞性肺疾病
麻黄碱 （滴鼻液）	·偶见一过性轻微烧灼感、干燥感、头痛、头晕、心率加快，长期使用可致心悸、焦虑不安、失眠等 ·滴鼻液仅供滴鼻，切忌口服，滴鼻时应采取立式或坐式 ·连续使用不得超过3日，以免产生反跳现象，出现更为严重的鼻塞 ·儿童，妊娠期妇女及冠心病、高血压、甲状腺功能亢进、糖尿病、闭角型青光眼患者慎用，鼻腔干燥、萎缩性鼻炎者禁用
苯海拉明	·常见头晕、头昏、恶心、呕吐、食欲缺乏、嗜睡等不良反应，偶见皮疹、粒细胞减少 ·服药期间不得驾驶汽车或操作机械 ·肾功能障碍者、老年人、妊娠期妇女及哺乳期妇女慎用 ·对其他乙醇胺类药物高度过敏者、新生儿、早产儿、重症肌无力者禁用

药物	用药关怀
氯苯那敏	• 可能出现嗜睡、口渴、多尿、咽喉痛、困倦、虚弱感、心悸、皮肤瘀斑、出血倾向等不良反应 • 服药期间不得驾驶汽车或操作机械 • 新生儿，早产儿，妊娠期妇女，哺乳期妇女及膀胱颈梗阻、幽门十二指肠梗阻、甲状腺功能亢进、青光眼、消化性溃疡、高血压和前列腺肥大者慎用 • 本品不能与含抗组胺药物的复方抗感冒药同服
氯雷他定	• 常见不良反应有乏力、头痛、嗜睡、口干、胃肠道不适（包括恶心、胃炎）以及皮疹等 • 做任何皮肤过敏性试验前48h应停止使用本品，以免阻止或减少阳性反应的发生 • 妊娠期妇女及哺乳期妇女慎用 • 肝脏及肾脏功能不全者应减少用量，建议每次10mg，每2日服用1次，或遵医嘱使用
地氯雷他定	• 主要不良反应为口干、嗜睡、困倦、乏力等 • 做任何皮肤过敏性试验前48h应停止使用本品，以免阻止或减少阳性反应的发生 • 若发生嗜睡或头晕，应避免驾驶汽车或操作机械
阿莫西林	• 偶见胃肠道功能紊乱、荨麻疹、皮疹及其他过敏反应，过敏反应多发生在具有哮喘、枯草热、荨麻疹等过敏史的患者，停药后可自行消失 • 青霉素过敏者禁用 • 一旦发生严重青霉素过敏反应（过敏性休克），必须及时抢救，立即给患者肌内注射肾上腺素，同时静脉滴注大剂量肾上腺皮质激素，呼吸困难者予以氧气吸入或人工呼吸，喉头水肿明显者，应及时行气管切开

药物	用药关怀
头孢克肟	• 主要不良反应包括腹泻、皮疹、临床检查值异常等 • 有青霉素过敏史患者慎用 • 本人或其父母、兄弟中具有易引起支气管哮喘、皮疹、荨麻疹等过敏症状体质的患者慎用 • 对于严重肾功能障碍患者，应根据肾功能状况适当减量，给药间隔适当延长 • 不要将牛奶和果汁与药物混合后放置
头孢呋辛酯	• 可能会出现胃肠道紊乱，包括腹泻和恶心、腹部疼痛，嗜酸性粒细胞增多和一过性肝酶水平升高，嗜酸性粒细胞增多，头痛、头晕等 • 有过敏史的患者慎用，有青霉素过敏性休克史的患者禁用头孢菌素类药物 • 首次用药后30min内，严密观察，出现过敏性休克者予以紧急处理 • 有严重肾功能损害者，应延长用药间隔 • 本品片剂不可掰碎服用；餐后服用可获得最佳吸收效果
阿奇霉素	• 最常见的不良反应有腹泻/稀便、恶心、腹痛、皮疹、瘙痒等 • 对阿奇霉素、红霉素、其他大环内酯类或酮内酯类药物过敏的患者禁用 • 以前使用阿奇霉素后有胆汁淤积性黄疸、肝功能不全病史的患者禁用 • 本品不能与含铝和镁的抗酸药同服 • 进食可能影响本品的吸收，应在餐前1h或餐后2h服用 • 用药期间若发生过敏反应（如血管神经性水肿、Steven-Johnson综合征等），或出现任何过敏反应征象，应立即停药，并与医生联系
奥司他韦	• 本品不能取代流感疫苗，其使用不影响每年接种流感疫苗 • 常见不良反应有恶心、呕吐、腹泻、支气管炎、腹痛、头晕、咳嗽、失眠、眩晕、疲乏等 • 应警惕部分病例可能会出现精神神经性不良事件，如幻觉、谵妄和行为异常 • 1岁以下婴儿及健康状况差、伴有免疫抑制、合并慢性心脏和（或）呼吸道疾病的患者慎用 • 妊娠期妇女、哺乳期妇女及13岁以下儿童用于预防时，其安全性和有效性尚未明确，应谨慎给药 • 可以与食物同服或分开服用；在无颗粒剂可用的紧急情况下，吞咽胶囊困难者可用胶囊配制或急用口服混悬剂

药物	用药关怀
阿比多尔	·可能出现恶心、腹泻、头晕和血清转氨酶升高等不良反应 ·国内人体生物等效性试验中，服药3h后部分健康受试者出现心动过缓（心率＜60次/min，且心率降低2～24次/min）的情况 ·妊娠期妇女、哺乳期妇女、严重肾功能不全者慎用或遵医嘱使用 ·本品对于有窦房结病变或心功能不全患者的意义尚不明确，建议该类人群慎用本品

第四节 咳嗽

 【疾病简介】

咳嗽是呼吸道疾病中最常见的症状之一，是人体的一种反射性防御动作，借以排除呼吸道中的异物及分泌物，消除呼吸道刺激因子，在防御呼吸道感染方面具有重要意义。但是，咳嗽也有不利的一面，它可使呼吸道内的感染扩散，使胸腔内压增高，加重心脏负担，对心力衰竭患者不利。剧烈咳嗽还可能导致已受损的呼吸道出血、胸膜下气肿泡破裂，发生自发性气胸。长期咳嗽是导致肺气肿的一个因素。频繁的咳嗽也可引起呕吐，影响睡眠，消耗体力。

咳嗽根据病程长短分为：

1．急性咳嗽：是指3周以内的咳嗽，常见于呼吸道感染，临床症状较轻，给予止咳化痰、消炎等对症治疗可明显缓解症状。

2．亚急性咳嗽：持续时间超过3周，且在8周以内的咳嗽，病因较为复杂。

3．慢性咳嗽：持续时间超过8周的咳嗽。

【临床表现】

（一）急性咳嗽

1．普通感冒：除咳嗽外，还伴有其他上呼吸道相关症状，如流涕、打喷嚏、鼻塞、鼻后滴漏感、咽喉刺激感或不适，全身症状少见。但流行性感冒除咳嗽外，发热、肌肉疼痛等全身症状常见。

2．急性气管-支气管炎：初期常表现为上呼吸道感染，随后咳嗽可逐渐加剧，伴或不伴咳痰，细菌感染者常咳黄脓痰。病程常自限，全身症状可在数日内消失，但咳嗽、咳痰一般持续2～3周，婴幼儿和年老体弱者可发展为迁延性支气管炎。

（二）亚急性咳嗽

1．感染后咳嗽（PIC）：当呼吸道感染的急性期症状消失后，咳嗽仍然迁延不愈，多表现为刺激性干咳或咳少量白色黏痰，通常持续3～8周。

2．迁延性感染性咳嗽：常有黄脓痰等感染征象。

（三）慢性咳嗽

1．上气道咳嗽综合征（UACS）：亦称鼻后滴漏综合征（PNDS），发作性或持续性咳嗽，以白天为主，入睡后较少。有鼻部和（或）咽喉疾病的临床表现和病史。

2．咳嗽变异性哮喘（CVA）：一种特殊类型的哮喘，主要表现为刺激性咳嗽，通常咳嗽比较剧烈，主要是夜间咳嗽，无明显喘息、气促等症状或体征，但有气管高反应性。

3．嗜酸性粒细胞性支气管炎（EB）：主要症状是慢性刺激性咳嗽，干咳或咳少量白色黏痰，可在白天或夜间咳嗽。油烟、灰尘、异味或冷空气等因素常诱发咳嗽。无气喘、呼吸困难等症状，也无气管高反应性证据。

4．胃食管反流性咳嗽（GERC）：典型症状为胃灼热感（胸骨后灼烧感）、反酸、嗳气等，不少患者以咳嗽为唯一表现，咳嗽大多发生于白天或直立位，干咳或咳少量白色黏痰，进食酸性、油腻食物易诱发或加重咳嗽。

5. 变应性咳嗽（AC）：慢性咳嗽，多为刺激性干咳，痰嗜酸性粒细胞正常，无气管高反应性。

 【用药特点及原则】

（一）治疗原则

在治疗咳嗽时，首先要找出病因，在治疗原发病的基础上，选择恰当的止咳祛痰药，并注意护理。当呼吸道黏膜受到异物、炎症、分泌物或过敏性因素等刺激时，即反射性地引起咳嗽，有助于排除自外界侵入呼吸道的异物或分泌物，消除呼吸道刺激因子。顽固性咳嗽可以选择中枢镇咳达到止咳目的，咳痰量多时不能单独使用止咳药，应合用化痰药。

（二）对因治疗

1. 急性咳嗽。

（1）普通感冒治疗以对症治疗为主，抗菌药物不能缩短病程或减轻症状，不推荐使用；推荐由第一代抗组胺药物、减充血剂联合镇咳药物的复方制剂治疗伴有咳嗽的普通感冒；咳嗽剧烈者可使用中枢性镇咳药或外周镇咳药。

（2）急性气管-支气管炎以对症治疗为主。剧烈干咳者可适当应用镇咳药；痰不易咳出者使用祛痰药；有明确细菌感染征象，如咳脓性痰或外周血白细胞计数增高者，可考虑给予口服抗菌药物；未得到病原菌阳性结果前，伴喘息的急性支气管炎成人患者，使用β受体激动剂可能受益。

2. 亚急性咳嗽。

（1）PIC多能自行缓解，咳嗽症状明显者可短期应用镇咳药、抗组胺药加减充血剂（如复方甲氧那明等）。病毒感染后咳嗽不必使用抗菌药物治疗。

（2）迁延性感染性咳嗽需要进行抗感染治疗，必要时转诊至专科医院。

一旦诊断为百日咳，应尽早开始大环内酯类抗生素治疗。

3. 慢性咳嗽。

（1）UACS。

a. 非变应性鼻炎患者首选第一代抗组胺药和减充血剂。

b. 变应性鼻炎患者首选鼻腔吸入性糖皮质激素和口服第二代抗组胺药治疗；白三烯受体拮抗剂治疗亦有效。

c. 慢性鼻窦炎、细菌性鼻窦炎抗菌药物应覆盖革兰阳性菌、阴性菌及厌氧菌，急性发作者疗程≥2周，慢性者建议酌情延长；联合鼻腔吸入性糖皮质激素，疗程≥3个月。

（2）CVA，治疗原则与典型哮喘相同。

a. 首选ICS和支气管舒张剂（β受体激动剂）治疗，疗程≥8周，部分患者需要长期治疗。

b. 复方制剂，如布地奈德福莫特罗、沙美特罗替卡松，使用方便，能有效缓解咳嗽症状。

c. 白三烯受体拮抗剂治疗有效，可以作为CVA治疗的一种选择。

d. 必要时先短期口服小剂量糖皮质激素，待咳嗽缓解后再改为ICS吸入。

（3）EB对糖皮质激素反应良好，首选ICS治疗。

（4）GERC。

a. 抑酸药为标准治疗方法，常选用质子泵抑制剂或H_2受体拮抗剂。

b. 大部分GERC患者有食管运动功能障碍，可在使用抑酸药基础上联合胃肠动力药。

（5）AC可选择糖皮质激素或抗组胺药物治疗。ICS治疗4周以上，治疗初期可短期口服糖皮质激素（3~5日）。

【常用药物】

药理分类	药物	药理作用	用法用量
中枢性镇咳药	右美沙芬	参照本章第三节上呼吸道感染	参照本章第三节上呼吸道感染
	可待因	对延髓的咳嗽中枢有选择性的抑制作用，镇咳作用强而迅速，也有镇痛作用 能抑制支气管腺体的分泌，使痰液黏稠，难以咳出，故不宜用于多痰黏稠的患者	片剂：口服，成人每次15～30mg，每日30～90mg；最大口服剂量为每次100mg，每日250mg 缓释片：必须整片吞服，不可掰开或嚼碎，成人用药剂量同片剂；用于儿童镇痛每次0.5～1.0mg/kg，每日3次；用于儿童镇咳时剂量为镇痛剂量的1/3～1/2 口服溶液：为复方制剂，含磷酸可待因1.0mg/mL，盐酸麻黄碱0.6mg/mL，愈创木酚磺酸钾14mg/mL，盐酸曲普利啶0.14mg/mL；成人及12岁以上青少年每次10～15mL，每日3次
外周镇咳药	那可丁	外周镇咳药，可抑制肺牵张反射引起的咳嗽，镇咳作用一般维持4h，无耐受性和依赖性	片剂：口服，成人每次10～20mg，每日3次 糖浆剂（100mL）：成人每次4～10mL，每日3次
	苯丙哌林	阻断肺及胸膜感受器的传入感觉神经冲动，同时也直接对镇咳中枢产生抑制作用，并具有罂粟样平滑肌解痉作用	口服，成人每次20～40mg，每日3次

续表

药理分类	药物	药理作用	用法用量
中枢性/外周镇咳药	喷托维林	参照本章第三节上呼吸道感染	参照本章第三节上呼吸道感染
复方制剂	复方甲氧那明胶囊	参照本章第二节慢性阻塞性肺疾病	参照本章第二节慢性阻塞性肺疾病
祛痰药	氨溴索	参照本章第二节慢性阻塞性肺疾病	参照本章第二节慢性阻塞性肺疾病
	溴己新		
	乙酰半胱氨酸		
	羧甲司坦		
	桉柠蒎肠溶软胶囊		
短效β₂受体激动剂	沙丁胺醇气雾剂	参照本章第一节支气管哮喘	参照本章第一节支气管哮喘及第二节慢性阻塞性肺疾病
	硫酸特布他林雾化液		
	盐酸丙卡特罗粉雾剂		
	盐酸丙卡特罗片/胶囊/颗粒/口服溶液		
	盐酸妥洛特罗片		

药理分类	药物	药理作用	用法用量
短效M胆碱阻断药	吸入异丙托溴铵溶液	参照本章第一节支气管哮喘	参照本章第一节支气管哮喘及第二节慢性阻塞性肺疾病
	异丙托溴铵气雾剂		参照本章第一节支气管哮喘
短效抗胆碱药+β₂受体激动剂	吸入用复方异丙托溴铵溶液	参照本章第一节支气管哮喘	参照本章第一节支气管哮喘及第二节慢性阻塞性肺疾病
	复方异丙托溴铵气雾剂		
吸入糖皮质激素+长效β₂受体激动剂	沙美特罗替卡松粉吸入剂	参照本章第一节支气管哮喘	参照本章第一节支气管哮喘
	布地奈德福莫特罗粉吸入剂		
	倍氯米松福莫特罗吸入气雾剂		
茶碱类	茶碱缓释制剂	参照本章第一节支气管哮喘	参照本章第一节支气管哮喘
	氨茶碱		
	多索茶碱	通过抑制平滑肌细胞内的磷酸二酯酶等作用，松弛平滑肌，从而达到抑制哮喘的作用	片剂：口服，成人通常每次0.2～0.4g，每日2次，重症哮喘患者应遵医嘱用药 注射剂：成人每次0.2g，每12h注射1次，以25%葡萄糖注射液稀释至40mL，缓慢静脉注射（注射时间＞20min）

药理分类	药物	药理作用	用法用量
吸入性糖皮质激素	丙酸氟替卡松气雾剂	参照本章第一节支气管哮喘	参照本章第一节支气管哮喘
	丙酸倍氯米松气雾剂		
	布地奈德粉吸入剂		
	吸入用布地奈德混悬液		
全身皮质激素	泼尼松龙	参照本章第一节支气管哮喘	参照本章第一节支气管哮喘
	甲泼尼龙		
白三烯受体调节剂	孟鲁司特	参照本章第一节支气管哮喘	参照本章第一节支气管哮喘
鼻喷剂	布地奈德鼻喷雾剂	一种糖皮质激素，在鼻炎治疗中的确切机制尚不完全清楚，可能与糖皮质激素的抗炎作用（如抑制炎性介质的释放和抑制细胞因子介导的免疫反应）相关	用于鼻炎，推荐起始剂量为每日256μg 此剂量可于早晨1次喷入（即早晨每侧鼻孔内喷入128μg）或早、晚分2次喷入（即早、晚2次，每次每侧鼻孔内喷入64μg）
	曲安奈德鼻喷雾剂	一种强效糖皮质激素，具有明显的抗过敏作用，可明显减轻过敏性鼻炎的鼻腔症状 糖皮质激素抗过敏的确切机制尚不清楚	成人和12岁以上青少年：每日1次，每次每侧鼻孔2喷（每日220μg），每日总剂量≤8喷 4~12岁的儿童：每日1次，每次每侧鼻孔1喷（每日110μg），最大推荐剂量为每日1次，每次每侧鼻孔2喷（每日220μg）

药理分类	药物	药理作用	用法用量
鼻喷剂	糠酸莫米松鼻喷雾剂	一种局部用糖皮质激素，发挥局部抗炎作用的剂量并不引起全身作用	成人：常用推荐剂量为每侧鼻孔2喷（每喷50μg），每日1次，症状被控制后，剂量可减至每侧鼻孔1喷（总剂量为100μg），即能维持疗效 3～11岁儿童：常用推荐剂量为每侧鼻孔1喷（每喷为50μg），每日1次（总剂量为100μg）
抗组胺药	苯海拉明	参照本章第三节上呼吸道感染	参照本章第三节上呼吸道感染
	氯苯那敏		
	氯雷他定		
	地氯雷他定		
质子泵抑制剂	奥美拉唑	质子泵抑制剂通过抑制胃酸的分泌，减少患者因胃酸反流导致的咳嗽症状	肠溶片/肠溶胶囊：每次20mg，每日1～2次，每日晨起或早、晚各1次吞服；疗程遵医嘱；症状控制后，可以每日10mg维持治疗，或遵医嘱
	兰索拉唑		肠溶胶囊：成人常用剂量为每次30mg（1粒），每日1次，连续服用6～8周 如用于维持治疗、高龄、有肝功能障碍、肾功能低下的患者，剂量减半
	泮托拉唑		肠溶片：每次40mg，每日1次，个别患者在其他治疗方法无效的情况下，可将剂量加倍，即每日80mg
	雷贝拉唑		肠溶片：维持治疗量为每次10mg或20mg，每日1次
	艾司奥美拉唑镁		肠溶片：每次20mg，每日1次

续表

药理分类	药物	药理作用	用法用量
H$_2$受体拮抗剂	雷尼替丁	H$_2$受体拮抗剂能竞争性拮抗H$_2$受体，能抑制组胺引起的胃酸分泌，对五肽促胃液素、M胆碱受体激动剂所引起的胃酸分泌有抑制作用 　　有很好的抑制胃酸作用，减少患者因胃酸反流导致的咳嗽症状	口服，每次150mg，每日2次，或每次300mg，睡前1次 　　用于维持治疗，口服，每次150mg，每晚1次 　　严重肾病患者，雷尼替丁的半衰期延长，剂量应减少，每次75mg，每日2次
	法莫替丁		口服，成人每次20mg，每日2次，24h内不超过40mg

 【用药关怀】

药物	用药关怀
右美沙芬	• 参照本章第三节上呼吸道感染
可待因	• 常见不良反应有恶心、呕吐、便秘、多汗、眩晕、头晕、过度镇静、嗜睡、呼吸困难 • 长期应用可引起依赖性，但常用量引起依赖性的倾向较其他吗啡类药物弱 • 已知为CYP2D6酶超快代谢者禁用 • 本品可透过胎盘使胎儿成瘾，引起新生儿的戒断症状，分娩期应用本品可引起新生儿呼吸抑制，哺乳期妇女禁用 • 服药期间不得驾驶汽车或操作机械 • 服用本品期间应忌酒 • 18岁以下青少年、儿童禁用可待因片 • 12岁以下儿童禁用可待因缓释片和口服溶液，12~18岁患慢性呼吸系统疾病的儿童、青少年不宜使用可待因缓释片和口服溶液

药物	用药关怀
那可丁	· 服药后有时可见轻微的恶心、头痛、嗜睡 · 不推荐儿童、妊娠期妇女及哺乳期妇女使用本品 · 大剂量用药可能兴奋呼吸，引起支气管痉挛 · 不宜与其他中枢兴奋药同用
苯丙哌林	· 服药后可出现一过性口咽发麻，此外，尚有乏力、头晕、上腹不适、食欲缺乏、皮疹等不良反应 · 服用时需整片吞服，切勿嚼碎，以免引起口腔麻木 · 妊娠期妇女及哺乳期妇女慎用，儿童用量请遵医嘱 · 服药期间如出现皮疹，应停药，并咨询医师或药师
喷托维林	· 参照本章第三节上呼吸道感染
复方甲氧那明胶囊	· 参照本章第二节慢性阻塞性肺疾病
氨溴索	
溴己新	
乙酰半胱氨酸	
羧甲司坦	
桉柠蒎肠溶软胶囊	
沙丁胺醇气雾剂	· 参照本章第一节支气管哮喘
硫酸特布他林雾化液	
盐酸丙卡特罗粉雾剂片剂/胶囊/颗粒/口服溶液	
盐酸妥洛特罗片	
异丙托溴铵	
沙美特罗替卡松粉吸入剂	

药物	用药关怀
布地奈德福莫特罗粉吸入剂	
倍氯米松福莫特罗吸入气雾剂	• 参照本章第一节支气管哮喘
茶碱缓释制剂/氨茶碱	
多索茶碱	• 少数患者服药后有心悸、窦性心动过速、上腹不适、纳差、恶心、呕吐、兴奋、失眠等症状，如过量服用可出现严重心律不齐、阵发性痉挛危象 • 茶碱类药物个体差异大，剂量亦要视个体病情变化选择最佳剂量和用药方法，并监测血药浓度（20μg/mL以上为中毒浓度） • 急性心肌梗死患者禁用 • 不得与其他黄嘌呤类药物同服，不要同时摄入含咖啡因的饮料或食品
丙酸氟替卡松气雾剂	
丙酸倍氯米松气雾剂	
布地奈德粉吸入剂	
吸入布地奈德混悬液	• 参照本章第一节支气管哮喘
泼尼松龙	
甲泼尼龙	
孟鲁司特	

药物	用药关怀
布地奈德鼻喷雾剂	· 长期高剂量用药，可能发生糖皮质激素的全身作用，如皮质醇增多症、肾上腺抑制和（或）儿童生长迟缓 · 对长期接受肾上腺皮质激素类药物治疗的儿童和青少年，无论所用药品为何种剂型，都建议定期监测其生长状况 · 伴有鼻部真菌感染和疱疹的患者应慎用 · 本品不可接触眼睛，若接触眼睛，立即用水冲洗
曲安奈德鼻喷雾剂	· 仅用于鼻腔喷雾，用药前要充分振摇瓶体 · 使用本品偶见鼻、咽部干燥或烧灼感，打喷嚏或轻微鼻出血，但一般不需要停药，随着身体对该药的适应，上述症状随之消失 · 若发现鼻分泌物呈黄色或绿色、感觉有异味，鼻子或咽部有较严重的刺痛感或流鼻血，应向医生咨询 · 鼻腔有细菌感染时，应配合适当的抗菌治疗 · 妊娠期妇女及哺乳期妇女慎用
糠酸莫米松鼻喷雾剂	· 每次用药前要充分振摇容器 · 不良反应可能有头疼、鼻出血、咽炎、鼻灼热感、鼻部刺激感及鼻溃疡等 · 对于涉及鼻黏膜的未经治疗的局部感染，不应使用本品 · 对于新近接受鼻部手术或鼻部有外伤的患者，在伤口愈合前不应使用鼻腔用糖皮质激素
苯海拉明	· 参照本章第三节上呼吸道感染
氯苯那敏	
氯雷他定	
地氯雷他定	

续表

药物	用药关怀
奥美拉唑	· 胃溃疡或疑似胃溃疡患者，若出现异常症状（如呕血、黑便等），应先排除恶性肿瘤的可能性，以免因用药减轻症状，延误诊断 · 本品耐受性良好，常见不良反应有腹泻、头痛、恶心、腹痛、胃肠胀气及便秘，偶见血清氨基转移酶升高、皮疹、眩晕、嗜睡、失眠等，这些不良反应通常是轻微的，可自动消失，与剂量无关 · 对艾司奥美拉唑及其他苯并咪唑类化合物过敏者禁用；禁止与奈非那韦联合使用 · 如果患者长期服用质子泵抑制剂，在用药过程中，要注意可能出现的骨折风险（尤其是老年患者）；定期监测血镁水平，防止低镁血症的出现 · 服用肠溶制剂时注意不要嚼碎，以免药物在胃内过早释放而影响疗效 · 本品基本不影响驾驶汽车或操作机械能力，可能会出现药物不良反应，如头晕和视觉障碍，如果受到影响，患者不应驾驶汽车或操作机械 · 妊娠期妇女用药机制尚未明确；哺乳期妇女、儿童禁用
兰索拉唑	· 服用时不要嚼碎，应整片用水吞服 · 常见不良反应有腹泻、口干、恶心、口舌炎、味觉异常、头晕、头痛等 · 老年患者、肝肾功能障碍的患者慎用 · 正在服用硫酸阿扎那韦的患者禁用本品
泮托拉唑	· 早餐前吞服，严禁咀嚼 · 常见不良反应有腹痛、腹泻、恶心、呕吐、头痛等 · 可能出现头晕和视觉障碍等不良反应，如果受到影响，患者在服药期间禁止驾驶汽车或操作机械
雷贝拉唑	· 在服用肠溶制剂时不能咀嚼或压碎，应整片吞服 · 常见不良反应有腹痛、腹泻、胃肠胀气、头痛等 · 应在停止服用质子泵抑制剂和抗生素4周以后，再进行^{13}C尿素呼吸试验，以检测幽门螺杆菌的根除效果 · 妊娠期妇女或计划怀孕的妇女使用本品前应权衡利弊；哺乳期妇女应避免使用本品，必须用药时，应停止哺乳

药物	用药关怀
艾司奥美拉唑镁	・药片应整片吞服，禁止咀嚼或压碎 ・常见不良反应有腹痛、便秘、腐恶、胃肠胀气、恶心、呕吐、口腔干燥综合征、头痛、嗜睡等 ・对于不能吞咽的患者，可将片剂溶于不含碳酸盐的水中，并通过胃管给药 ・轻至中度肾功能损害的患者无需调整剂量，严重肾功能不全的患者应慎用 ・轻至中度肝功能损害的患者无需调整剂量，对于严重肝功能损害的患者，艾司奥美拉唑镁肠溶片的剂量不应超过20mg ・尚未观察到本品对驾驶汽车或操作机械能力造成影响
雷尼替丁	・本品可引起类色变黑和舌发黑，易与黑便混淆，但停药后消失 ・本品不宜长期大剂量使用（不宜超过12周） ・胃溃疡患者用药前必须排除恶性肿瘤的可能性 ・常见不良反应有恶心、皮疹、便秘、乏力、头痛、头晕等 ・肝肾功能不全的患者慎用，本品对肝脏有一定毒性，但停药后即可恢复；重度肾功能损害者禁用 ・可阻碍维生素B_{12}的吸收，长期使用，可致维生素B_{12}缺乏症
法莫替丁	・常见不良反应有便秘、腹泻、头晕、头痛等 ・本品连续使用不得超过7日，若症状未缓解，应咨询医师或药师 ・肾功能不全的患者、肝功能不全的患者及儿童应慎用；严重肾功能不全者禁用 ・本品不宜与其他抗酸药合用，如含氢氧化铝、镁的抗酸药可降低法莫替丁的生物利用度，降低其吸收率和血药浓度

第五节 支气管炎

 【疾病简介】

支气管炎是由感染，物理、化学刺激或过敏因素引起的支气管黏膜的炎症，常发生于寒冷季节或气温突然变冷时。

【临床表现】

通常，支气管炎起病较急，以上呼吸道感染为首发症状，如鼻塞、咽痛，继之出现干咳或伴少量黏痰，痰量逐渐增多、咳嗽症状加剧，偶可见痰中带血。不能根据痰的性状判断是病毒或细菌引起的支气管炎。咳嗽和咳痰可持续2～3周才消失，通常<30日，但有研究显示，约1/4的患者咳嗽持续时间>30日。如果伴有支气管痉挛，可出现不同程度的胸闷、气喘。全身症状一般较轻，可有轻到中度发热，多在3～5日后降至正常体温。

 【用药特点及原则】

（一）一般对症治疗

急性气管–支气管炎与病毒感染最为相关，治疗策略在于最大限度地减轻症状。轻微咳嗽患者，日常活动及睡眠不受影响时，可选择观察。如果出现发热，用解热药有助于缓解不适。患者应适当休息、注意保暖、多饮水，避免吸入粉尘和刺激性气体。对于有显著喘鸣、活动后或夜间咳嗽明显患者可予对症治疗。

（二）合理用药原则

1．镇咳：对于频繁或剧烈咳嗽造成的不适，影响学习、生活、工作和睡眠，甚至可能引起气胸、肋骨骨折、晕厥等并发症的患者，可酌情应用右美沙芬、喷托维林或苯丙哌林等镇咳剂。痰多者不宜用可待因等强力镇咳药，以免影响痰液排出。对于从事高危险性职业（如驾驶员）的患者，慎用可待因或其他含阿片镇咳剂。可待因和右美沙芬使用时间不宜过长，因其可能出现药物依赖。

2．祛痰：复方氯化铵、溴己新、乙酰半胱氨酸、氨溴索和标准桃金娘油等均具化痰作用。

3．解痉抗过敏：对于支气管痉挛（喘鸣）的患者，可给予解痉平喘和抗过敏治疗，如氨茶碱、沙丁胺醇和马来酸氯苯那敏等。目前，尚无证据表明吸入或全身性使用肾上腺皮质激素类药物可有效治疗急性气管-支气管炎引起的咳嗽。

4．抗感染治疗：不推荐对无肺炎的急性单纯性气管-支气管炎进行常规抗菌药物治疗。对存在过去1年曾住院治疗、口服肾上腺皮质激素类药物、有糖尿病或充血性心力衰竭其中一项，且年龄≥80岁的患者，或者存在其中两项且年龄≥65岁的患者，可酌情使用抗菌药物，并且应权衡抗菌治疗的获益、潜在的不良反应及耐药性。一般可选用青霉素类、头孢菌素类、大环内酯类或氟喹诺酮类药物。

 【常用药物】

药理分类	药物	药理作用	用法用量
镇咳药	右美沙芬	为中枢性镇咳药，强度与可待因相等，无镇痛作用，无成瘾性	成人：每次10~15mg，每日3~4次 儿童：2岁以下不宜用；2~6岁，每次2.5~5mg，每日3~4次；6~12岁，每次5~10mg，每日3~4次

药理分类	药物	药理作用	用法用量
镇咳药	喷托维林	抑制咳嗽中枢，镇咳作用较可待因弱，无成瘾性 有局部麻醉作用和阿托品样作用，能松弛支气管平滑肌，抑制呼吸感受器	成人：口服，常用剂量为每次25mg，每日3~4次 儿童：口服，5岁以上儿童常用剂量为每次6.25~12.5mg，每日2~3次
	苯丙哌林	阻断来自肺、胸膜牵张感受器传入的感觉神经冲动 对支气管平滑肌有解痉作用 对咳嗽中枢有一定抑制作用，但不抑制呼吸	成人：每次20~40mg，每日3次 儿童：每次20mg，每日2~4次
祛痰药物	溴己新	黏痰溶解剂，抑制痰液中酸性黏多糖蛋白的合成，并可使痰中的黏蛋白纤维断裂，使气管、支气管分泌的流变学特征恢复正常，黏痰减少，痰液稀释，从而使痰易于咳出	成人：每次8~16mg，每日3次 儿童：6岁以上儿童每次4~8mg，每日3次
	氨溴索		成人：每次1片，每日3次 儿童：建议剂量为每日1.2~1.6mg/kg，餐后以液体送服
	桉柠蒎肠溶软胶囊	改善气管黏膜纤毛运动，促进呼吸道腺体的分泌作用，并使黏液移动速度增加，有助于排出痰液	成人：餐前30min凉开水送服，急性患者每次0.3g，每日3~4次；慢性患者每次0.3g，每日2次 不可打开胶囊或嚼破后服用

药理分类	药物	药理作用	用法用量
祛痰药物	乙酰半胱氨酸	黏痰溶解剂，具有较强的黏液溶解作用，能使痰中糖蛋白多肽链的二硫键（—S—S—）断裂，从而降低痰的黏滞性，使痰液化而易咳出	成人：口服，每次0.2g，每日2～3次；或每次0.6g，每日1～2次 儿童及青少年：2～5岁，每次0.1g，每日2～3次；6～14岁，每次0.1g，每日3～4次；14岁以上青少年，每次0.2g，每日2～3次
	羧甲司坦	痰液调节剂，主要作用于支气管腺体，使低黏度的唾液黏蛋白分泌增加，高黏度的岩藻黏蛋白产生减少，使痰液的黏稠性降低而易于咳出	成人及12岁以上青少年：口服，每次0.25～0.5g，每日3次 儿童：2～5岁，每次125mg，每日3次；6～12岁，每次250mg，每日3次
解痉抗过敏	沙丁胺醇气雾剂	能松弛气管平滑肌，对气管平滑肌上的β_2受体有较高的选择性，可稳定肥大细胞和嗜碱性粒细胞，抑制过敏介质的释放，从而减轻这些介质引起的气管痉挛	成人：每次100～200μg（1～2喷），每4～6h喷1次，24h内不超过12喷 儿童：儿童缓解症状或运动及接触过敏原之前10～15min给药，每次0.1～0.2mg
	马来酸氯苯那敏	作为组织胺H_1受体拮抗剂，本品能对抗过敏反应所致的毛细血管扩张，降低毛细血管的通透性，缓解支气管平滑肌收缩所致的喘息 本品抗组胺作用较持久，也具有明显的中枢抑制作用，能增加麻醉药、镇痛药、催眠药的作用 本品主要在肝脏代谢	成人每次1片，每日3次

续表

药理分类	药物	药理作用	用法用量
复方制剂	复方甲氧那明胶囊	可抑制支气管痉挛，缓解哮喘发作时的咳嗽 那可丁为外周镇咳药，可抑制咳嗽 氨茶碱可抑制支气管痉挛，还可抑制支气管黏膜肿胀，缓解哮喘发作时的咳嗽，使痰易于咳出	青少年与儿童：15岁及以上青少年，每次2粒，每日3次，餐后口服；8~15岁儿童，每次1粒，每日3次；可根据年龄与病情作适当的增减
	美敏伪麻溶液	氢溴酸右美沙芬为中枢性镇咳药，能直接作用于延脑咳嗽中枢抑制咳嗽反射，且无依赖性 马来酸氯苯那敏为抗组胺药，具有消除或减轻流泪、打喷嚏和流涕的作用	成人：每次10~15mL，每4~6h服用1次，24h内用药不超过4次 儿童：2~5岁儿童每次5mL，6~11岁儿童每次10mL，每4~6h服用1次，24h内用药不超过4次

 【用药关怀】

药物	用药关怀
右美沙芬	·黏痰多者慎用 ·妊娠期妇女慎用 ·偶见轻度口干、头晕、嗳气、恶心、便秘等阿托品样作用，停药后上述反应可自行消失 ·过量用药可引起兴奋、精神错乱和呼吸抑制
喷托维林	·可能出现便秘、轻度头痛、头晕、嗜睡、口干、恶心、腹泻、皮肤过敏等不良反应 ·青光眼、心力衰竭者，妊娠期妇女及哺乳期妇女禁用，用药后禁止驾驶汽车或操作机械

药物	用药关怀
苯丙哌林	·幽门、十二指肠及肠管闭塞的患者，以及下部尿路闭塞的患者、青光眼患者、严重的心脏病患者、对本品过敏者禁用 ·服药期间若出现皮疹，应停药 ·本品可引起眼调节障碍、困倦及眩晕，用药后禁止驾驶汽车或操作机械 ·本品对口腔黏膜有麻醉作用，应整片吞服，切勿嚼碎，以免引起口腔麻木
溴己新	·胃溃疡患者慎用 ·妊娠期妇女及哺乳期妇女慎用 ·脓性痰患者需加用抗生素控制感染 ·宜在餐后服用
氨溴索	·可能出现红斑、口干、便秘、流涎、咽干、流涕、呼吸困难、排尿困难、体温升高、畏寒以及黏膜反应等不良反应 ·对盐酸氨溴索或其他配方成分过敏者不宜使用 ·肾功能受损或重度肝病者、胃溃疡患者、支气管纤毛运动功能受阻及呼吸道出现大量分泌物的患者（恶性纤毛综合征患者等，有分泌物阻塞气管的危险）、青光眼患者慎用
桉柠蒎肠溶液软胶囊	·参照本章第二节慢性阻塞性肺疾病
乙酰半胱氨酸	·支气管哮喘患者慎用，如必须使用，在治疗期间应密切观察病情，如发生支气管痉挛，应立即终止治疗 ·有消化道溃疡病史者慎用 ·本品与铁、铜等金属，以及橡胶、氧气、氧化物接触，可发生不可逆性结合而失效，应避免与其接触 ·肝功能不全患者用药后血药浓度增高、药物消除半衰期延长，应适当减量

药物	用药关怀
羧甲司坦	· 可能出现恶心、胃部不适、腹泻、轻度头痛以及皮疹等不良反应 · 用药7日后，如症状未缓解，应立即就医 · 有消化道溃疡史者、妊娠期妇女、哺乳期妇女慎用 · 对本品过敏者禁用，过敏体质者慎用 · 本品性状发生改变时禁止使用 · 消化道溃疡活动期患者禁用
沙丁胺醇气雾剂	· 高血压、冠心病、糖尿病、甲状腺功能亢进等患者应慎用 · 长期使用可形成耐药性，不仅降低疗效，且有加重哮喘的危险，因此对经常使用本品者，应同时使用吸入或全身肾上腺皮质激素类药物进行治疗 · 若患者症状较重，需每日多次吸入，应同时监测最大呼气流速，并请专业医师指导治疗和用药
马来酸氯苯那敏	· 服药期间不得驾驶汽车或操作机械 · 新生儿、早产儿不宜使用 · 妊娠期妇女及哺乳期妇女慎用 · 膀胱颈梗阻、幽门十二指肠梗阻、甲状腺功能亢进、青光眼、消化性溃疡、高血压和前列腺肥大者慎用
复方甲氧那明胶囊	· 用药后出现皮疹、皮肤发红、呕吐、食欲不振、眩晕、排尿困难等症状时，应停止服药，并就医 · 有心脏疾患、高血压或高龄者，青光眼、甲状腺功能亢进、排尿困难者及正在接受治疗者需遵医嘱服用 · 服用本品后，有时会引起困倦，故用药后禁止驾驶汽车或操作机械
美敏伪麻溶液	· 心脏病、高血压、甲状腺疾病、糖尿病、前列腺肥大、青光眼、抑郁症、哮喘、肝功能不全、癫痫等患者及老年人应在医师指导下使用 · 痰多患者慎用 · 不能同时服用与本品成分相似的其他抗感冒药 · 用药期间不得饮酒或含有酒精的饮料

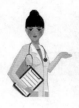

第二章

消化系统疾病用药

第一节 消化性溃疡

【疾病简介】

    消化性溃疡是指在各种致病因子的作用下，胃肠道黏膜发生炎性反应、坏死、脱落，从而形成溃疡，溃疡的黏膜坏死缺损穿透黏膜肌层，严重者可达固有肌层或更深。病变可发生于食管、胃或十二指肠，也可发生于胃空肠吻合口附近或含有胃黏膜的麦克尔憩室内，其中以胃、十二指肠最常见。

【临床表现】

    1. 周期性上腹疼痛反复发作，尤以十二指肠溃疡更为突出。中上腹部疼痛发作可持续几日、几周或更长，疼痛缓解时间也较长。

    2. 节律性溃疡疼痛，与饮食有明显的相关性。十二指肠溃疡的疼痛常在两餐之间发生，疼痛可持续不减直至下次进餐，服用制酸药物后可缓解。胃溃疡疼痛的发生较不规则，常在餐后1h内发生，经1~2h后逐渐缓解，直至下次进餐后重复出现上述节律。

    3. 疼痛部位。十二指肠溃疡的疼痛多出现于中上腹部、脐上方或在脐上方偏右处；胃溃疡疼痛也多出现在中上腹部，但部位稍偏高，或在剑突下，或在剑突下偏左处。

    4. 疼痛性质多呈钝痛、灼痛或饥饿样痛，一般较轻而能耐受，持续性剧痛提示溃疡穿透或穿孔。

【用药特点及原则】

（一）一般对症治疗

在消化性溃疡活动期，患者要注意休息，避免剧烈运动，避免刺激性饮食，同时应戒烟、戒酒。

（二）合理用药原则

1．消化性溃疡的一般治疗。抑酸治疗是缓解消化性溃疡症状、使溃疡愈合的最主要措施，质子泵抑制剂（PPI）是首选药物。抑酸治疗可降低胃内酸度，与溃疡（尤其是十二指肠溃疡）的愈合存在直接关系。

推荐PPI用于治疗胃泌素瘤或G细胞增生等致促胃泌素分泌增多而引起的消化性溃疡。对于胃泌素瘤的治疗，通常应用双倍标准剂量的PPI，每日分2次用药。若基础胃酸分泌量（BAO）＞10mmol/h，则还需增加剂量，以达到理想的抑酸效果。

其他抑酸药与抗酸药亦有助于缓解消化性溃疡的腹痛、反酸等症状，促进溃疡愈合。H_2受体拮抗剂的抑酸效果弱于PPI，常规采用标准剂量，每日2次，用其治疗十二指肠溃疡的疗程需要8周，用于治疗胃溃疡时疗程应延长。

2．消化性溃疡的抗幽门螺杆菌感染治疗。根除幽门螺杆菌（HP）感染应成为HP感染阳性消化性溃疡的基本治疗，是使溃疡愈合和预防溃疡复发的有效防治措施。

《幽门螺杆菌感染基层诊疗指南（2019年）》推荐了HP感染的根除治疗方案：铋剂+PPI+两种抗生素组成的四联疗法（参照本章第二节幽门螺杆菌感染）。

3．消化性溃疡的其他药物治疗。联合应用胃黏膜保护药可提高消化性溃疡的愈合质量，有助于减少溃疡复发。对于老年人消化性溃疡、难治性溃疡、巨大溃疡和复发性溃疡，建议在抑酸、抗HP感染治疗的同时，联合应用胃黏膜保护药。

【常用药物】

药理分类	药物	药理作用	用法用量
质子泵抑制剂	雷贝拉唑	质子泵（H⁺-K⁺-ATP酶）是胃壁细胞分泌胃酸（H⁺）的最后环节，质子泵抑制剂能与其不可逆结合，使其失去活性，从而有效地减少胃酸分泌	成人：晨服，活动性十二指肠溃疡和活动性良性胃溃疡患者，每次20mg，每日1次
	奥美拉唑		成人：晨服，胃、十二指肠溃疡患者，每次20mg，每日1次；十二指肠溃疡疗程通常为2～4周，胃溃疡疗程为4～8周；难治性溃疡患者，推荐每次20mg，每日2次，或每次40mg，每日1次
	艾司奥美拉唑		成人：晨服，每次20～40mg，每日1次
	兰索拉唑		成人：晨服，每次30mg，每日1次；十二指肠溃疡患者需连续服用4～6周，胃溃疡患者需连续服用6～8周
	泮托拉唑		成人：晨服，每次40mg，每日1次；个别病例，特别是在其他治疗方法无效的情况下，可将剂量加倍
抗酸药	碳酸氢钠	中和或缓冲胃酸，使胃内容物的pH升高，从而缓解胃酸过多的症状，但对胃酸的分泌没有直接影响，其抗酸作用缓慢而持久	成人：每次0.25～1g，每日3次
	氢氧化铝		氢氧化铝凝胶：每次5～8mL（0.2～0.32g），每日3次，推荐于餐前1h口服 氢氧化铝片：每次0.6～0.9g，每日3次，推荐于餐前1h口服
	硫糖铝		口服，成人每次1g，每日4次，餐前1h及睡前服用；儿童遵医嘱用药

续表

药理分类	药物	药理作用	用法用量
组胺H$_2$受体拮抗剂	西咪替丁	竞争性地阻断组胺与胃壁细胞上的H$_2$受体结合，有效地抑制基础胃酸分泌及由组胺、五肽促胃液素和食物刺激引起的胃酸分泌，降低胃酶的活性，还能抑制胃蛋白酶的分泌	成人：每次0.2～0.4g，每日2～4次，餐后及睡前服用，或每次0.8g，睡前一次性服用
	雷尼替丁		成人：每次0.15g，每日2次，于清晨和睡前服用
	法莫替丁		成人：每次20mg，每日2次

 【用药关怀】

药物	用药关怀
雷贝拉唑	·可能出现休克、肝功能障碍、皮疹、荨麻疹、便秘、腹泻、腹胀感、头痛、水肿、蛋白尿、全血细胞减少、白细胞减少或增多等不良反应 ·服用本品时，应定期进行血常规检查及血液生化学检查（如肝酶检查），发现异常，立即停止用药，并及时进行处理 ·肝功能损害患者慎用 ·正在服用硫酸阿扎那韦的患者禁用 ·本品可掩盖由胃癌引起的症状，故应在确诊为非恶性肿瘤的前提下开始服用 ·对于反流性食管炎的维持治疗，只适用于复发性和顽固性病例，无需进行维持治疗的患者应避免使用；在维持治疗期间，建议进行密切监测（如定期行内窥镜检查） ·临床使用本品期间应注意监测甲状腺功能 ·有药物过敏史、肝功能障碍的患者及老年患者慎用 ·妊娠期妇女或计划怀孕的妇女使用本品时，应在判断其治疗的获益明显大于风险的前提下方可用药；哺乳期妇女应避免使用本品，必须用药时，应停止哺乳 ·不推荐儿童使用本品

药物	用药关怀
奥美拉唑	·可能会出现腹泻、头痛、头晕、恶心、呕吐、腹痛、胃肠胀气、便秘、上呼吸道感染、皮疹、乏力、背痛及咳嗽等不良反应 ·治疗胃溃疡时，应首先排除溃疡性胃癌的可能，因用本品治疗可减轻其症状，从而延误治疗 ·与其他胃酸抑制剂一样，本品可能导致胃酸减少或者胃酸缺乏，从而抑制维生素B$_{12}$的吸收 ·治疗时可能会导致胃肠道感染风险轻微升高，在使用高剂量或持续时间>1年的情况下，可能会增加髋、腕和脊柱骨折的风险（尤其是老年患者） ·对奥美拉唑、其他苯并咪唑类化合物或本品中任何其他成分过敏者禁用，过敏反应可能包括速发型超敏反应、过敏性休克、血管性水肿、支气管痉挛、间质性肾炎和荨麻疹 ·与其他质子泵抑制剂一样，本品不应与阿扎那韦、奈非那韦合用 ·长期服用质子泵抑制剂，应定期监测血镁水平，防止低镁血症的出现 ·严重肾功能不全者及婴幼儿禁用；肝肾功能不全者、妊娠期妇女、哺乳期妇女慎用；儿童使用本品应遵医嘱
艾司奥美拉唑	·可能会出现头痛、腹泻、恶心、胃肠胀气、腹痛、便秘及口干等不良反应 ·对艾司奥美拉唑、其他苯并咪唑类化合物或本品中任何其他成分过敏者禁用 ·当出现任何报警症状（如显著的无意识的体重减轻、反复呕吐、吞咽困难、呕血或黑便），怀疑有胃溃疡或已患有胃溃疡时，应排除溃疡型胃癌等恶性肿瘤的可能性，因为使用艾司奥美拉唑镁肠溶片治疗可减轻症状，延误诊断 ·长期使用本品治疗的患者（特别是持续时间>1年的患者），要注意可能出现的骨折风险（尤其是老年患者），并定期监测血镁水平，防止低镁血症的出现 ·伴有罕见的遗传性疾病，如果糖耐受不良、葡萄糖半乳糖吸收障碍或蔗糖酶-异麦芽糖酶不足的患者，禁用本品 ·轻至中度肝功能损害的患者无需调整剂量；对于严重肝功能损害的患者，本品的剂量不应超过20mg，艾司奥美拉唑不可与奈非那韦合用，不建议艾司奥美拉唑和阿扎那韦联合使用 ·严重肾功能不全的患者、妊娠期妇女慎用；哺乳期妇女、儿童禁用

药物	用药关怀
兰索拉唑	・可出现皮疹、瘙痒、便秘、腹泻、腹痛、头痛、嗜睡等不良反应 ・服用肠溶制剂时禁止嚼碎，应整片用水吞服 ・使用本品可能掩盖胃癌症状，所以要在排除胃癌可能性的基础上方可给药 ・治疗过程中应注意观察，因长期使用的经验不足，暂不推荐用于维持治疗 ・肝功能障碍者及高龄者慎用；妊娠期妇女或计划怀孕的妇女，只有在判定治疗的获益超过危险性的情况下方可使用 ・本品不适用于哺乳期妇女，必须应用时应停止哺乳 ・对儿童用药的安全性尚未确定
泮托拉唑	・在应用本品治疗胃溃疡前，需排除胃与食管的恶性病变，以免因症状缓解而延误诊断 ・轻至中度肝功能受损患者无需调整剂量；对于重度肝功能受损患者，每日剂量应不超过20mg；治疗期间应定期进行肝酶监测，尤其是长期用药的情况；如果肝酶升高，应停止用药；在根除幽门螺杆菌感染的联合疗法中，有中至重度肝功能损害以及肾功能损害的患者禁用本品 ・使用质子泵抑制剂进行治疗时可能会导致细菌引起的胃肠道感染风险轻微升高 ・如果患者长期服用质子泵抑制剂，在用药过程中，要注意可能出现的骨折风险（尤其是老年患者），并定期监测血镁水平，防止低镁血症的出现 ・与所有胃酸抑制剂一样，本品可能导致胃酸减少或胃酸缺乏，从而抑制维生素B_{12}的吸收 ・妊娠期妇女应避免使用本品，哺乳期妇女应权衡利弊后，选择停止哺乳，或停止使用本品治疗；目前还没有将本品用于儿童的经验
碳酸氢钠	・长期或大量应用可致代谢性碱中毒；钠负荷过高可引起水肿等不良反应，妊娠期妇女慎用 ・6岁以下儿童不推荐使用，因儿童对腹部症状不易叙述清楚，易将本品所致腹胀、腹痛与其他腹部疾病混淆 ・少尿或无尿患者、钠潴留并有水肿患者、高血压患者慎用

药物	用药关怀
氢氧化铝	· 低磷血症患者、肾功能不全者、长期便秘者慎用 · 阑尾炎或急腹症时禁用，因服用氢氧化铝可使病情加重，增加阑尾穿孔的危险 · 为防止便秘，可与三硅酸镁或氧化镁交替服用 · 服药后1h内应避免服用其他药物，因氢氧化铝可与其他药物结合而降低吸收，影响疗效
硫糖铝	· 习惯性便秘者禁用 · 妊娠期前3个月、肝肾功能不全者慎用；甲状腺功能亢进、营养不良性佝偻病、磷酸盐过少的患者，不宜长期服用 · 连续应用不宜超过8周
西咪替丁	· 突然停药可能导致反跳现象，甚至引起慢性消化性溃疡穿孔 · 动物试验和临床均有应用本品导致急性胰腺炎的报道，故不宜用于急性胰腺炎患者 · 严重心脏及呼吸系统疾病、系统性红斑狼疮、使用西咪替丁导致骨髓毒性风险增高、器质性脑病、肝肾功能损害患者慎用 · 本品能通过胎盘屏障，并能进入乳汁，故妊娠期妇女和哺乳期妇女禁用 · 长期或加大剂量用药时，可能出现男性乳房肿胀、泌乳现象、性欲减退、腹泻、眩晕或头痛、肌痉挛或肌痛、皮疹、脱发等不良反应 · 儿童、老年患者应在医师指导下使用
雷尼替丁	· 对肝有一定毒性，但停药后即可恢复，肝肾功能不全患者慎用 · 可降低维生素B_{12}的吸收，长期使用可致维生素B_{12}缺乏症 · 可能出现恶心、皮疹、便秘、乏力、头痛、头晕等不良反应 · 疑为癌性溃疡者，使用前应先明确诊断，以免延误治疗 · 肝功能不全者及老年患者，偶见服药后出现定向力障碍、嗜睡、焦虑等精神症状；妊娠期妇女、哺乳期妇女以及8岁以下儿童禁用 · 老年人的肝肾功能降低，为保证用药安全，应调整剂量
法莫替丁	· 对本品过敏者、妊娠期妇女、哺乳期妇女及严重肾功能不全者禁用 · 婴幼儿、肝肾功能不全者慎用，老年人用药机制尚不明确 · 应排除胃癌的可能性后使用

第二节 幽门螺杆菌感染

 【疾病简介】

　　幽门螺杆菌（helicobacter pylori，HP）是一种革兰阴性螺旋状细菌，主要通过口-口途径在人与人之间传播。HP从口腔进入人体后特异性地定植于胃型上皮，定植后机体难以自发清除，从而造成持久或终生感染。HP感染几乎均可引起胃黏膜活动性炎症，部分患者在慢性活动性炎症的基础上还可发生消化性溃疡和胃癌等一系列疾病。

 【临床表现】

　　HP感染是人类最常见的慢性感染，其感染可导致不同结果，从无症状的慢性活动性胃炎、消化不良（约10%）、消化性溃疡（10%～15%）直至胃恶性肿瘤（约1%），并会产生相应临床表现。HP感染也与一些胃肠外的疾病发生有关，如不明原因缺铁性贫血、特发性血小板减少性紫癜等。

 【用药特点及原则】

（一）一般对症治疗

　　注意保证生活规律，劳逸结合，避免过度劳累和精神紧张，吃饭细嚼慢咽。有消化性溃疡者，溃疡活动期间建议戒烟，不要吃辛辣食物，不要饮浓茶、咖啡、酒等刺激性饮料。服用非甾体抗炎药或阿司匹林者应咨询相关医生。

（二）三联方案

　　由质子泵抑制剂（PPI）或铋剂联合两种抗生素组成，具体为PPI+克拉霉素+阿莫西林或PPI+克拉霉素+甲硝唑。近年来，我国幽门螺杆菌对克拉霉素、甲硝唑和左氧氟沙星（氟喹诺酮类）的耐药率呈上升趋势，幽门螺杆菌可对这些抗生素产生二重、三重或更多重耐药，传统抗生素耐药率逐年上升，导致传统三联方案根除率不断降低，传统三联方案在我国大部分地区不再适合作为一线HP根除方案。

（三）四联疗法

目前，推荐将铋剂四联疗法作为主要的经验性根除幽门螺杆菌方案，包括铋剂+PPI+两种抗生素。经典铋剂四联疗法由PPI+铋剂+四环素+甲硝唑组成，目前已有将铋剂、四环素和甲硝唑置于同一胶囊中的新型制剂（Pylera），有望在全球推广应用。

其中，抗生素组合方案有7种：①阿莫西林+克拉霉素；②阿莫西林+左氧氟沙星；③阿莫西林+呋喃唑酮；④阿莫西林+甲硝唑；⑤阿莫西林+四环素；⑥四环素+甲硝唑；⑦四环素+呋喃唑酮。

抗生素在餐后服用，PPI和铋剂均为每日2次，餐前30min服用，PPI可选择奥美拉唑、泮托拉唑、兰索拉唑、艾司奥美拉唑等。四联方案疗程一般为14日。

（四）补救治疗

第一次根除治疗失败的患者，医师可在剩余的治疗方案中选择另一种进行补救治疗。对多种抗生素耐药者，治疗前可做药敏试验来选择抗生素。当反复治疗失败的患者需要继续治疗时，医师会先对患者进行个体化整体评估，包括疾病本身、患者耐药性、依从性、治疗方案、治疗时机和治疗获益等诸多因素。

此外，对青霉素过敏的患者不应选用含有阿莫西林的治疗方法。

【常用药物】

药理分类	药物	药理作用	用法用量
质子泵抑制剂	艾司奥美拉唑	参照本章第一节消化性溃疡	成人：每次20mg，每日1~2次
	雷贝拉唑		成人：每次10~20mg，每日1次
	奥美拉唑		成人：每次20~40mg，每日1~2次
	兰索拉唑		成人：每次30mg，每日1次
	泮托拉唑		成人：每次40mg，每日1次
胶体铋剂	枸橼酸铋钾	在胃液pH条件下，本品可在溃疡表面或溃疡基底肉芽组织处形成一种坚固的氧化铋胶体沉淀，成为保护性薄膜，从而隔绝胃酸、酶及食物对溃疡黏膜的侵蚀作用	颗粒剂：成人每次1袋（1g）（以铋计0.11g），每日4次，餐前30min与睡前用开水送服；或每日2次，早、晚各服2袋 片剂：成人每次1片（0.3g）（以铋计0.11g），每日4次
	胶体果胶铋		成人：每次3粒（每粒以铋计50mg），每日4次，餐前1h及睡前服用 儿童用量酌减
抗生素	阿莫西林	为半合成青霉素类广谱β内酰胺类抗生素，抗菌作用源于干扰细菌细胞壁肽聚糖的生物合成	成人：每次1000mg，每日2次

药理分类	药物	药理作用	用法用量
抗生素	克拉霉素	为半合成大环内酯类抗生素，可与细菌核糖体50S亚基结合，从而抑制其蛋白合成而产生抗菌作用	成人及12岁以上青少年：每次500mg，每日2次 儿童：6个月以上12岁以下儿童，每日15mg/kg，分2次用药
	左氧氟沙星	为喹诺酮类抗生素，抑制细菌DNA复制、转录、修复和重组所需的拓扑异构酶IV和DNA旋转酶	成人：每次500mg，每日1次，或每次200mg，每日2次 18岁以下青少年与儿童禁用
	呋喃唑酮	为硝基呋喃类抗生素，干扰细菌氧化还原酶，从而阻断细菌的正常代谢	成人：每次100mg，每日2次 14岁以下儿童与青少年禁用
	甲硝唑	为硝基咪唑类抗生素，抑制细菌DNA的合成，从而干扰细菌的生长、繁殖，最后致细菌死亡	成人：每次400mg，每日3～4次
	四环素	为四环素类抗生素，抑制细菌肽链的增长和影响细菌蛋白质的合成	成人：每次500mg，每日3～4次

根除幽门螺杆菌四联疗法中抗生素组成剂量、用法和评价

方案	抗生素1	抗生素2	疗效	费用	不良反应率
1	阿莫西林，每次1000mg，每日2次	克拉霉素，每次500mg，每日2次	C，B	中～高	低
2	阿莫西林，每次1000mg，每日2次	左氧氟沙星，每次500mg，每日1次，或每次200mg，每日2次	C，B	低	中～高
3	阿莫西林，每次1000mg，每日2次	呋喃唑酮，每次100mg，每日2次	C，B	低	中～高
4	四环素，每次500mg，每日3～4次	甲硝唑，每次400mg，每日3～4次	C，B	低	中～高
5	四环素，每次500mg，每日3～4次	呋喃唑酮，每次100mg，每日2次	C，B	低～中	中
6	阿莫西林，每次1000mg，每日2次	甲硝唑，每次400mg，每日3～4次	C，B	低	中
7	阿莫西林，每次1000mg，每日2次	四环素，每次500mg，每日3～4次	C，B	低	中～高

注：标准剂量质子泵抑制剂+标准剂量铋剂（每日2次，餐前30min口服）+两种抗生素（餐后口服）；标准剂量质子泵抑制剂为艾司奥美拉唑20mg、雷贝拉唑10mg（或20mg）、奥美拉唑20mg、兰索拉唑30mg、泮托拉唑40mg、艾普拉唑5mg，以上选一；标准剂量铋剂为枸橼酸铋钾220mg（果胶铋标准剂量待确定）；疗效按Graham分级，C级为85%～89%，B级为90%～94%。

【用药关怀】

药物	用药关怀
枸橼酸铋钾	・服用本品期间不得服用其他铋剂，且不宜大剂量长期服用 ・血铋浓度超过0.1μg/mL时有发生神经毒性的危险，但从未发现服用本品的患者血铋浓度超过0.05μg/mL ・一般肝肾功能不全者应减量或慎用
胶体果胶铋	・服用本品期间，大便呈黑褐色为正常现象 ・本品连续服用不得超过7日 ・不得与牛奶同服，不能与强力抑酸剂同服，否则会降低疗效
阿莫西林	・有哮喘、湿疹、荨麻疹等过敏性疾病者应慎用 ・用药期间如果出现严重的持续性腹泻，可能是假膜性结肠炎，应立即停药，确诊后采用相应的抗生素治疗 ・本品注射剂溶解后应立即使用，溶解放置后致敏物质可能增多 ・本品在弱酸性葡萄糖溶液中分解较快，因此宜用中性液体作溶剂 ・肾功能严重损害者慎用 ・尚无本品在妊娠期妇女中应用的严格对照试验，所以妊娠期妇女仅在确有必要时使用本品 ・少量本品从乳汁中分泌，哺乳期妇女用药时宜停止哺乳
克拉霉素	・肾功能严重损害者、肌酐清除率＜30mL/min者，需调整剂量 ・本品与其他大环内酯类药物、林可霉素和克林霉素存在交叉耐药性 ・妊娠期妇女、哺乳期妇女、肝功能不全者、肾功能严重不全者慎用
左氧氟沙星	・严重肾功能不全者、有癫痫病及脑动脉硬化者慎用 ・老年人及肾功能不全者应调整剂量 ・用药期间多饮水，避免过度暴露于阳光下
呋喃唑酮	・肾功能不全者、葡萄糖-6-磷酸脱氢酶（G6PD）缺乏症患者、溃疡及哮喘患者慎用 ・服药期间和停药后5日内禁止饮酒

续表

药物	用药关怀
甲硝唑	· 有活动性中枢神经系统疾患和血液病者禁用 · 本品可引起周围神经炎和惊厥，遇此情况应考虑停药（或减量） · 可致血象改变、白细胞减少等，应予以注意 · 本品的代谢产物可使尿液呈深红色 · 合并肾功能衰竭者，给药间隔时间应由8h延长至12h · 本品经肝代谢，肝功能不全者药物可蓄积，应酌情减量
四环素	· 四环素盐酸盐的水溶性好，口服吸收快，生物利用度比四环素高，杂质较少，但四环素盐酸盐对消化道的刺激性比较大，服药时应多饮水，并避免卧床服药，以免药物滞留食管，形成溃疡 · 本品宜空腹服用 · 食物可阻滞本品的吸收，使其生物利用度显著下降 · 妊娠期妇女、哺乳期妇女及8岁以下儿童禁用；肝肾功能不全者慎用

注：质子泵抑制剂（艾司奥美拉唑、雷贝拉唑、奥美拉唑、兰索拉唑、泮托拉唑）用药关怀参照本章第一节消化性溃疡。

第三节 胃炎

 【疾病简介】

胃炎是各种原因引起的胃黏膜炎症，为最常见的消化系统疾病之一。按临床发病的缓急，一般可分为急性胃炎和慢性胃炎两大类型；按病因可分为幽门螺杆菌相关性胃炎、应激性胃炎、自身免疫性胃炎等。急性胃炎根据其病理改变可分为急性单纯性胃炎、急性糜烂出血性胃炎、急性化脓性胃炎、急性腐蚀性胃炎等，慢性胃炎根据其病理改变可分为非萎缩性胃炎、萎缩性胃炎和特殊类型胃炎三大类。各型胃炎的诊断和鉴别诊断主要依据胃镜检查。

【临床表现】

（一）急性胃炎

急性胃炎起病较急，临床症状轻重不一。最常见的为急性单纯性胃炎，主要表现为上腹痛、腹胀、嗳气、食欲减退、恶心、呕吐等。由沙门菌或金黄色葡萄球菌毒素所致者，多伴有腹泻、发热，甚至脱水、休克。急性糜烂出血性胃炎可有呕血和黑便。急性化脓性胃炎则以全身败血症和急性腹膜炎为主要临床表现。急性腐蚀性胃炎症状最为明显，表现为吞服腐蚀剂后口腔、咽喉、胸骨后、上腹部剧痛，伴恶心呕吐，甚至呕血。急性腐蚀性胃炎患者唇、口腔、咽喉黏膜可产生颜色不同的灼痂，有助于对各种腐蚀剂的鉴别。

（二）慢性胃炎

不同类型胃炎的临床表现会有所不同，但症状缺乏特异性，且轻重程度与病变严重程度常不一致。部分患者可无症状。

1. 大多数胃炎患者有上腹痛或不适感。上腹部疼痛多数无规律，与饮食无关。疼痛一般为弥漫性上腹部灼痛、隐痛、胀痛等。

2. 部分患者会有上腹饱胀感和早饱，尤其是餐后有明显的饱胀感，常常为胃内潴留食物、排空延迟、消化不良所致。早饱是指有明显饥饿感但进食后不久就有饱感，进食量明显减少。

3. 嗳气、反酸、恶心。嗳气表明胃内气体增多，经食管排出，使上腹饱胀感暂时缓解。反酸是由于胃酸分泌增多所致。

4. 其他严重萎缩性胃炎患者可有消瘦、舌炎、腹泻；自身免疫性胃炎患者伴有贫血。

【用药特点及原则】

（一）一般对症治疗

1．急性胃炎。

（1）一般治疗。卧床休息，祛除病因，清淡流质饮食或适当禁食。呕吐、腹泻明显者及时补充电解质和水。

（2）对症治疗。给予胃黏膜保护药和抑酸剂；细菌感染者应给予抗生素。

（3）特殊处理。急性化脓性胃炎应及早给予大剂量敏感抗生素，病变局部形成脓肿而药物治疗无效时，可行手术治疗。对于因吞服强酸、强碱所致的腐蚀性胃炎可服牛奶、蛋清或其他液态黏膜保护剂，剧痛时可给予吗啡等镇痛药。

2．慢性胃炎。

（1）一般治疗。戒烟忌酒；避免使用损害胃黏膜的药物，如阿司匹林、吲哚美辛、红霉素等；宜规律饮食，避免吃过热、过咸和辛辣食物；积极治疗慢性口、鼻、咽部感染病灶。

（2）对症治疗。

a. 保护胃黏膜药：常用的药物有胶体次枸橼酸铋、硫糖铝、麦滋林-S、氢氧化铝凝胶、胃膜素等。

b. 调整胃肠运动功能药物：上腹饱胀用多潘立酮等。以打嗝、腹胀或有反流现象为主者，可用胃肠动力药。

c. 抗生素：如果胃镜检查发现幽门螺杆菌阳性，应服用抗生素，如克拉霉素、阿莫西林等，都有清除HP的作用，一般可选用两种，常与胃黏膜保护药和抑酸剂联合应用（可参考本章第二节幽门螺杆菌感染）。

d. 降低胃酸药物：如碱化剂碳酸氢钠、氢氧化铝，H_2受体拮抗剂西咪替丁、雷尼替丁，质子泵抑制剂奥美拉唑、兰索拉唑等。

e. 止痛药：上腹疼痛较重者可口服阿托品、普鲁本辛、颠茄片或山莨菪碱，以减少胃酸分泌，缓解腹痛症状。

f．其他对症治疗药：可用助消化药，如胰酶、酵母片、乳酶生、二甲硅油片等。防止胆汁反流可服铝碳酸镁、考来烯胺以吸附胆汁；有呕血、便血者，可口服甲氰咪胍。

（二）合理用药原则

1．急性胃炎药物使用原则。

（1）抑酸：使用H_2受体拮抗剂或质子泵抑制剂，抑制胃酸分泌，不能口服者可静脉给药。

（2）保护胃黏膜：使用胶体铋剂或铝剂，对胃黏膜形成保护作用。

（3）止血：急性糜烂性胃炎常出现上消化道出血，可用H_2受体拮抗剂或质子泵抑制剂静脉滴注，达到迅速止血的效果。

（4）抗菌：一般情况下不必进行抗菌治疗。

2．慢性胃炎药物使用原则。

（1）证实幽门螺杆菌阳性的慢性胃炎，无论有无症状和并发症，均实行幽门螺杆菌根除治疗，采用铋剂四联HP根除方案（质子泵抑制剂+铋剂+两种抗生素），疗程为10日或14日。

（2）伴胆汁反流的慢性胃炎可应用胃肠动力药和（或）有结合胆酸作用的胃黏膜保护药。胃肠动力药（如盐酸伊托必利、莫沙必利和多潘立酮等）可防止或减少胆汁反流，而有结合胆酸作用的铝碳酸镁制剂可增强胃黏膜屏障并可结合胆酸，从而减轻或消除胆汁反流所致的胃黏膜损伤。

（3）服用引起胃黏膜损伤的药物（如阿司匹林）后出现慢性胃炎症状者，应加强抑酸和胃黏膜保护治疗。根据病情严重程度，选用H_2受体拮抗剂、质子泵抑制剂或胃黏膜保护药。

（4）有胃黏膜糜烂和（或）以上腹痛、上腹灼烧等症状为主者，可根据病情或症状严重程度选用胃黏膜保护药、抗酸药、质子泵抑制剂或H_2受体拮抗剂。

（5）有消化不良症状且伴明显精神心理因素的慢性胃炎患者可用抗抑郁药或抗焦虑药，如三环类抗抑郁药或选择性5-羟色胺再摄取抑制剂等。

（6）中药可用于慢性胃炎的治疗。多种中成药可缓解慢性胃炎的消化不良症状，甚至有助于改善胃黏膜病理情况，如摩罗丹、胃复春、羔羊胃提取物、维生素B$_{12}$胶囊等。

 【常用药物】

药理分类	药物	药理作用	用法用量
质子泵抑制剂类	艾司奥美拉唑	参照本章第一节消化性溃疡	成人：每次20mg，每日1～2次
	雷贝拉唑		成人：每次10～20mg，每日1次
	奥美拉唑		成人：每次20～40mg，每日1～2次
	兰索拉唑		成人：每次30mg，每日1次
	泮托拉唑		成人：每次40mg，每日1～2次
抗酸药	碳酸氢钠	中和或缓冲胃酸，使胃内容物的pH升高，从而缓解胃酸过多的症状，但对胃酸的分泌没有直接影响，其抗酸作用缓慢而持久	口服，每次0.25～1g，每日3次6岁以下儿童不推荐使用
	氢氧化铝		氢氧化铝凝胶：每次5～8mL，每日3次，一般于餐前1h服用，用前摇匀 氢氧化铝片：每次0.6～0.9g，每日3次，一般于餐前1h服用
	硫糖铝		活动性胃及十二指肠溃疡：每次1g，每日2～4次，4～6周为1个疗程

药理分类	药物	药理作用	用法用量
胃肠动力药	多潘立酮	增加食管下部括约肌张力，防止胃食管反流，增强胃蠕动，促进排空	成人：每次10mg，每日3次，餐前15～30min服用
组胺H₂受体拮抗剂	西咪替丁	竞争性地阻断组胺与胃壁细胞上的H₂受体结合，有效地抑制基础胃酸分泌及由组胺、五肽促胃液素和食物刺激后引起的胃酸分泌，降低胃酶的活性，还能抑制胃蛋白酶的分泌	成人：每次0.2～0.4g，每日2～4次，餐后及睡前服用，或每次0.8g，睡前一次性服用
	雷尼替丁		成人：每次0.15g，每日2次，于清晨和睡前服用
	法莫替丁		成人：每次20mg，每日2次
胃黏膜保护药	枸橼酸铋钾	在胃液pH条件下，在溃疡表面或溃疡基底肉芽组织处形成一种坚固的氧化铋胶体沉淀，成为保护性薄膜，从而隔绝胃酸、酶及食物对溃疡黏膜的侵蚀作用	成人：颗粒剂，每次1袋（1g，以铋计0.11g），每日4次，餐前30min与睡前用开水送服，或每次2袋，早、晚各1次；片剂，每次1片（每片0.3g，以铋计0.11g），每日4次
	胶体果胶铋		成人：每次3粒（每粒以铋计50mg），每日4次，餐前1h及睡前服用 儿童用量酌减

 【用药关怀】

药物	用药关怀
碳酸氢钠	·长期或大量应用可致代谢性碱中毒，并且钠负荷过高引起水肿等，妊娠期妇女应慎用 ·6岁以下儿童不推荐使用，因儿童对腹部症状不易叙述清楚，而易将本品致的腹胀、腹痛与其他腹部疾病混淆 ·少尿或无尿患者、钠潴留并有水肿患者、高血压患者慎用

药物	用药关怀
氢氧化铝	• 低磷血症患者、肾功能不全者、长期便秘者慎用 • 阑尾炎或急腹症时，服用氢氧化铝可使病情加重，可增加阑尾穿孔的危险，禁用 • 为防止便秘，可与三硅酸镁或氧化镁交替服用 • 服药后1h内应避免服用其他药物，因氢氧化铝可与其他药物结合而降低吸收，影响疗效
硫糖铝	• 习惯性便秘者禁用 • 妊娠期前3个月、肝肾功能不全者慎用；甲状腺功能亢进患者、营养不良性佝偻患者、磷酸盐过少的患者，不宜长期服用 • 连续应用不宜超过8周
多潘立酮	• 妊娠期妇女慎用，哺乳期妇女服用本品期间建议停止哺乳 • 本品含有乳糖，可能不适用于乳糖不耐受、半乳血糖或葡萄糖-半乳糖吸收障碍的患者 • 当抗酸药或抑制胃酸分泌药物与本品合用时，本品应在餐前服用，抗酸药或抑制胃酸分泌药物应于餐后服用
枸橼酸铋钾	• 参照本章第二节幽门螺杆菌感染
胶体果胶铋	

注：质子泵抑制剂（雷贝拉唑、奥美拉唑、艾司奥美拉唑、兰索拉唑、泮托拉唑）、组胺H$_2$受体拮抗剂（西咪替丁、雷尼替丁、法莫替丁）用药关怀参照本章第一节消化性溃疡。

第四节 胃食管反流病

【疾病简介】

　　胃食管反流病是指胃、十二指肠内容物反流进入食管，使胃食管腔过度接触胃液而引起的临床胃食管反流症和食管黏膜损伤的疾病。这是一种常见的病，发病率随年龄增加而升高。主要与胃酸、胆汁及胃蛋白酶等反流物刺激食管，以及食管下括约肌功能障碍有关。

【临床表现】

　　胃食管反流病的临床表现多样，轻重不一，可分为食管症状以及食管外症状。食管症状以烧心与反酸最为常见，烧心与反酸一般发生在餐后1h，在卧位、弯腰或腹压增高时会导致症状加重，其中部分患者在夜间平躺入睡时会出现烧心与反酸的症状。其非典型症状主要为胸痛，主要发生在胸骨后，严重时可表现为剧烈刺痛，可放射到后背、胸部、肩部、颈部以及耳后。其中食管外症状是由反流物刺激或者损伤食管外的组织或器官引起，如咽喉炎、慢性咳嗽以及哮喘等。

【用药特点及原则】

（一）一般对症治疗

　　改变生活方式应作为治疗胃食管反流病的基本措施。睡前2h内不宜再进食，抬高床头15°～20°，对于食管下括约肌（lower esophageal sphincter，LES）功能障碍患者白天进食后不宜立即卧床，可以有效地减少卧位及夜间反流。在生活中应避免摄入降低LES压力的食物及饮料，如高脂肪食物、巧克力、咖啡及浓茶等。避免服用降低LES压力和影响胃排空的药物，如硝酸甘油、钙离子通道阻滞剂、茶碱以及抗胆碱药。注意减少引起腹压增高的因素，如肥胖、便秘、紧束腰带、长时间弯腰劳作等。同时，生活上需要戒烟及禁酒。

（二）合理用药原则

胃食管反流病是一种常见的胃肠道疾病，药物治疗主要以抑酸药为主，辅以胃肠动力药、抗酸药以及黏膜保护剂等，进而较好地缓解症状、治愈食管炎、提高生活质量、减少复发以及防治并发症。

胃食管反流病具有慢性复发倾向，可通过给予维持治疗减少症状复发，防止食管炎复发引起的并发症。质子泵抑制剂与H_2受体拮抗剂均可用于维持治疗，其中质子泵抑制剂疗效更佳。维持剂量的选择因人而异，以调整至患者不出现相关症状的最低剂量作为适宜剂量。停药后很快复发且症状持续或有食管炎复发引起并发症的患者应长疗程维持治疗，而无食管炎的患者可考虑按需维持治疗。

质子泵抑制剂（雷贝拉唑、奥美拉唑、艾司奥美拉唑、兰索拉唑、泮托拉唑等）是治疗胃食管反流的首选药物，疗效优于H_2受体拮抗剂，一般适用于症状重、有严重食管炎的患者。一般按治疗消化性溃疡常用量治疗胃食管反流病，疗程4～8周，常规剂量质子泵抑制剂疗效不佳可改用双倍剂量或联用胃肠动力药。

H_2受体拮抗剂（西咪替丁、雷尼替丁、法莫替丁和尼扎替丁等）一般适用于轻、中度患者，可按治疗消化性溃疡常用量治疗胃食管反流病，分次服用，8～12周为1个疗程，增加剂量可提高疗效，但也增加了不良反应的发生率。

胃肠动力药不推荐单独用于胃食管反流病的治疗，一般需联用抑酸药。抗酸药仅用于轻度或者间歇性发作的患者临时缓解症状。

【常用药物】

药理分类	药物	药理作用	用法用量
抑酸药（质子泵抑制剂）	雷贝拉唑	质子泵抑制剂为脂溶性弱碱性药物，易浓集于酸性环境中，因此口服后可特异地分布于胃黏膜壁细胞的分泌小管中，并在此高酸环境下转化为亚磺酰胺的活性形式，然后通过二硫键与壁细胞分泌膜中的质子泵（H⁺−K⁺−ATP酶）的巯基呈不可逆性的结合，生成亚磺酰胺与质子泵的复合物，从而抑制该酶的活性，阻断胃酸分泌的最后步骤	成人每次口服10mg，每日1次；根据病情也可每次口服20mg，每日1次 在一般情况下，反流性食管炎的疗程不超过8周 对于持续发作和复发性反流性食管炎的维持治疗，每次口服本品10mg，每日1次
	奥美拉唑		每次20～60mg，每日1～2次，晨起吞服或早、晚各1次，通常为4～8周为1个疗程
	艾司奥美拉唑		每次40mg，每日1次，连服4周 对于食管炎未治愈或持续有症状的患者建议再服药治疗4周 已经治愈的食管炎患者用于防止复发的长期维持治疗剂量为每次20mg，每日1次 没有食管炎的患者每次20mg，每日1次 若用药4周后症状未获控制，应对患者做进一步的检查，一旦症状消除，随后的症状控制可采用按需疗法，即需要时每次口服20mg，每日1次 对于严重肝功能损害的患者，本品的剂量不应超过20mg
	兰索拉唑		每日1次，每次30mg，需连续服用6～8周

药理分类	药物	药理作用	用法用量
抑酸药（质子泵抑制剂）	泮托拉唑		每日1次，每次40mg，个别患者，特别是在其他办法无效的情况下，可将剂量加倍 通常需要治疗4周，如果疗程不够，可继续延长治疗4周，由于长期用药的经验有限，疗程不宜超过8周 肾功能受损患者和老年患者每日剂量一般不应超过40mg 严重肝功能受损的患者剂量应减少至隔日40mg
抑酸药（H₂受体拮抗剂）	西咪替丁	主要作用于胃壁细胞上H₂受体，起竞争性抑制组胺作用 可抑制基础胃酸分泌，也可抑制由食物、组胺、五肽促胃液素、咖啡因及胰岛素等刺激所引起的胃酸分泌	成人每次0.2g，每日2次，24h内不超过4次
	雷尼替丁		口服，每次150mg，每日2次；或每次300mg，每日1次，睡前一次性口服 用于维持治疗，口服，每次150mg，每晚1次 严重肾病患者，本品的半衰期延长，应减少剂量，每次75mg，每日2次
	法莫替丁		每次20mg，每日2次，早、晚各1次；或每次40mg，每日1次，睡前一次性服用4～6周为1个疗程 肾功能不全者应减少剂量
	尼扎替丁		用于治疗糜烂性食管炎、溃疡性食管炎和因胃食管反流出现的烧心症状，成人每日2次，每次150mg，疗程可用至12周 肌酐清除率为20～50mL/min者，每次150mg，每日1次；肌酐清除率＜20mL/min者，每次150mg，隔日1次 部分老年患者肌酐清除率可能＜50mL/min，根据肾功能损害者的药代动力学，这部分老年患者的用药剂量应相应减少

药理分类	药物	药理作用	用法用量
胃肠动力药	多潘立酮	为外周多巴胺受体阻滞剂,直接作用于胃肠壁,可增加食管下部括约肌张力,防止胃食管反流,增强胃蠕动,促进胃排空,协调胃与十二指肠运动,抑制恶心、呕吐,并能有效地防止胆汁反流,且不影响胃液分泌	应在餐前15~30min服用,若在餐后服用,吸收会有所延迟 成人(≥35kg):每次10mg,每日3次,每日剂量不得超过40mg 儿童(≥12岁且≥35kg):每次10mg,每日最多3次 根据肾功能损害的严重程度将用药频率减至每日1~2次,同时可能要降低剂量
	枸橼酸莫沙必利	为选择性5-羟色胺4(5-HT$_4$)受体激动剂,通过兴奋胃肠道胆碱能中间神经元及肌间神经丛的5-HT$_4$受体,促进乙酰胆碱的释放,从而增强上消化道(胃和小肠)运动	每次5mg,每日3次,餐前或餐后服用
	盐酸伊托必利	具有多巴胺D$_2$受体拮抗活性和乙酰胆碱酯酶抑制活性,通过两者的协同作用发挥胃肠促动力作用 此外,由于有拮抗多巴胺D$_2$受体活性的作用,本品尚有一定的抗呕吐作用	成人餐前口服,常用剂量为每次50mg,每日3次 若用药2周后症状改善不明显,宜停药

药理分类	药物	药理作用	用法用量
胃黏膜保护药	硫糖铝	能在受损胃黏膜表面形成一层薄膜，从而抵御胃酸对黏膜的侵袭，起到保护胃黏膜的作用 此外，本品能吸附胃蛋白酶及中和胃酸，但作用弱	成人每次1.0g，每日4次，餐前1h及睡前嚼碎后服用
	枸橼酸铋钾	在胃的酸性环境中形成弥散性的保护层覆盖于溃疡面上，阻止胃酸、酶及食物对溃疡的侵袭 还可降低胃蛋白酶活性，增加黏蛋白分泌，促进黏膜释放前列腺素，从而保护胃黏膜	成人每次0.12g，每日4次，前3次于三餐前30min服用，第4次于晚餐后2h服用；或每日2次，早、晚各服用0.24g
抗酸药	铝碳酸镁	具有明显抗酸作用，并兼有胃黏膜保护作用，对胆酸也有一定吸附作用，其作用迅速、温和、持久	每次0.5～1.0g，每日3次，餐后1～2h、睡前或胃部不适时服用

【用药关怀】

药物	用药关怀
雷贝拉唑	•参照本章第一节消化性溃疡
奥美拉唑	
艾司奥美拉唑	
兰索拉唑	
泮托拉唑	
西咪替丁	
雷尼替丁	
法莫替丁	
尼扎替丁	•可能出现贫血和荨麻疹等不良反应 •应用本品前需排除胃恶性肿瘤 •因本品主要经肾脏排泄，中至重度肾功能不全的患者应减量用药 •12岁以下儿童服用本品的疗效和安全性尚不确定，不建议儿童使用 •妊娠期妇女慎用，哺乳期妇女用药期间需停止哺乳
多潘立酮	•机械性消化道梗阻，消化道出血、穿孔患者，以及有可能产生危险时（例如前述症状）禁用；分泌催乳素的垂体肿瘤（催乳素瘤）、嗜铬细胞瘤、乳癌及中至重度肝功能不全的患者禁用 •禁止与酮康唑口服制剂、红霉素或其他可能会延长QT间期的强效CYP3A4酶抑制剂（如氟康唑、伏立康唑、克拉霉素、胺碘酮、泰利霉素、伊曲康唑、泊沙康唑、利托那韦、沙奎那韦、特拉匹韦）合用 •若用药3日症状未缓解，需咨询医师或药师，药物使用时间一般不得超过1周 •心脏病患者、接受化疗的肿瘤患者、电解质紊乱者、肝生化指标异常者、妊娠期妇女及老年患者应慎用，哺乳期妇女使用本品期间应停止哺乳 •如出现与心律失常相关的体征、剧烈呕吐及急性腹痛患者应到医院就诊 •本品应在餐前服用，抗酸药或抑制胃酸分泌药物应在餐后服用 •本品不适用于婴儿、儿童（12岁以下）、青少年及体重<35kg的成人 •使用本品后有可能会头晕和嗜睡，建议用药后不要驾驶汽车或操作机械

药物	用药关怀
枸橼酸莫沙必利	·可能出现腹泻、腹痛、口干、皮疹、倦怠、头晕等不良反应 ·偶见嗜酸性粒细胞增多，甘油三酯（TG）升高及丙氨酸氨基转移酶（ALT）、天门冬氨酸氨基转移酶（AST）、碱性磷酸酶（AKP）、γ-谷氨酰转肽酶（GGT）升高等不良反应 ·服用一段时间（通常为2周）后，消化道症状没有改变时，应停止服用 ·老年人用药需注意观察，发现不良反应应立即进行适当处理，如减少剂量 ·妊娠期妇女及哺乳期妇女应避免使用，儿童使用本品的安全性尚未确定
盐酸伊托必利	·可能出现过敏、肝功能异常、腹泻、腹痛以及便秘等不良反应 ·胃肠动力增强可能加重胃肠道出血、机械性梗阻或穿孔的损害，故此类患者禁用本品 ·使用期间若出现心电图QT间期延长，应停药 ·本品能增强乙酰胆碱的作用，需慎用 ·老年人、儿童以及妊娠期妇女，需在医师指导下使用；哺乳期妇女应避免使用本品
硫糖铝	·可能出现便秘、口干、消化不良等不良反应 ·本品连续使用不得超过7日，若症状未缓解，需咨询医师或药师 ·儿童用量请遵医嘱 ·妊娠期妇女、哺乳期妇女，以及习惯性便秘、肝肾功能不全等患者慎用
枸橼酸铋钾	·可能出现恶心、呕吐、便秘及腹泻等不良反应 ·服药期间，口内可能带有氨味，并可使舌苔及大便呈灰黑色，停药后可自行消失 ·服用本品期间不得服用其他铋剂，且不宜大剂量长期服用 ·严重肾病患者及妊娠期妇女禁用；过敏体质者慎用；儿童用量请遵医嘱
铝碳酸镁	·妊娠期前3个月、严重心功能不全、严重肾功能不全、高镁血症、高钙血症者慎用 ·急腹症患者、妊娠期妇女、哺乳期妇女、儿童及老年人应在医师指导下使用

第五节 肠易激综合征

 【疾病简介】

肠易激综合征（irritable bowel syndrome，IBS）是一种以腹痛或腹部不适，伴排便习惯改变［频率和（或）性状］为特征而无器质性病变的常见功能性肠病。目前病因和发病机制尚不清楚，并且无法通过临床常规检查进行诊断。临床上根据排便特点和粪便性状可分为腹泻型、便秘型及混合型。西方国家以便秘型居多，我国以腹泻型较为多见。我国成人患病率为10%，其中中青年居多，老年人初次发病者较为少见。

 【临床表现】

IBS起病较为隐匿，症状反复发作或慢性迁延，病程可长达数年至数十年，但不影响全身健康状况。临床表现主要为腹痛或腹部不适、排便习惯和粪便性状的改变。IBS患者腹痛或腹部不适情况具有差异性，主要以下腹或左下腹较为多见，极少患者在睡眠中发作。患者排便或者排气后，腹痛或腹部不适情况可以得到较快缓解。精神、饮食等原因常诱使症状复发或加重。

腹泻型IBS临床表现多为排便急，一般每日3~5次，更有甚者可达十余次，粪便性状为糊状或稀水样，可带有黏液，但无脓血。

便秘型IBS临床表现多为便秘，粪便干结、量少，性状为羊粪状或细杆状，可带有黏液。常伴有腹胀、排便不净感，部分患者可伴有消化道症状及精神症状。

【用药特点及原则】

（一）一般对症治疗

通过咨询患者病史及生活情况，寻找诱导因素，从而设法去解决或规避相关因素。应该及时告知患者IBS的诊断及性质，这可以有效地减少患者顾虑和增加患者对治疗的信心，从而积极配合治疗，这是治疗的关键。患者应该培养良好的饮食习惯，避免摄入容易诱发或加重IBS的食物，并合理摄入高纤维食物，缓解便秘情况。对于存在精神相关症状的部分患者，应给予相应药物干预。

（二）合理用药原则

IBS是无器质性病变的疾病，故药物治疗上采用对症治疗，强调综合治疗与个体化治疗的原则。目前对症治疗的药物分别为解痉药、止泻药、泻药、肠道微生态制剂及抗抑郁药。解痉药可作为缓解腹痛的短期对症治疗药。腹泻型IBS可酌情使用止泻药，洛哌丁胺或地芬诺酯止泻效果较好，可短期用于腹泻严重的患者。腹泻症状较轻者可使用吸附止泻药。便秘型IBS可应用泻药干预，但需选用温和的轻泻剂。IBS患者存在肠道菌群失调的情况，可给予肠道微生态制剂调节。如经过上述治疗后仍无法改善病情，且存在明显精神症状的患者，可尝试性给予抗抑郁药。

 【常用药物】

药理分类	药物	药理作用	用法用量
解痉药	匹维溴铵	一种钙拮抗剂，通过抑制钙离子流入肠道平滑肌细胞发挥作用	成人常用推荐剂量为每日150～200mg，如有必要可增至每日300mg 切勿咀嚼或掰碎药片，宜在进餐时用水吞服；不要在卧位时或临睡前服用

药理分类	药物	药理作用	用法用量
解痉药	奥替溴铵	为解痉挛和抗胆碱药，对消化道平滑肌具有选择性和强烈的解痉挛作用	遵医嘱用药，推荐剂量为每次40～80mg，每日2～3次
	格隆溴铵	为季铵类抗胆碱药，能选择性作用于消化道，有抑制胃液分泌及调节胃肠蠕动的作用，服后能迅速解痉、抑酸、止痛	口服，每次1～2mg，每日3～4次，餐后及睡前服用；维持剂量为每次1mg，每日2次
	奥芬溴铵	为季铵类抗胆碱药，能选择性作用于消化道，有抑制胃液分泌及调节胃肠蠕动的作用，服后能迅速解痉、抑酸、止痛	口服，每次5～10mg，每日3次
	美贝维林	为亲肌性解痉药，直接作用于胃肠道平滑肌解除痉挛症状，同时不影响正常肠运动，但该作用不通过自主神经系统，因此无抗胆碱作用，故本品也适用于前列腺肥大和青光眼患者	成人及10岁以上儿童：片剂，每次135mg，每日3次；混悬液，每次150mg，每日3次；控释制剂，每次400mg，每日2次 9～10岁儿童：混悬液，每次100mg，每日3次 4～8岁儿童：混悬液，每次50mg，每日3次 3岁儿童：混悬液，每次25mg，每日3次 宜于餐前20min服用，片剂应整片吞服，勿咀嚼

续表

药理分类	药物	药理作用	用法用量
解痉药	枸橼酸阿尔维林	为人工合成的罂粟碱衍生物，直接作用于平滑肌，是一种选择性平滑肌松弛剂，其作用机制为影响离子通道的电位敏感度与磷酸肌醇代谢途径 选择性地作用于胃肠道、子宫、生殖泌尿道器官的平滑肌，在正常剂量下对气管和血管平滑肌几乎无影响	成人：每次60~120mg，每日3次 8~12岁儿童：每次60mg，每日3次 对于手术患者，应在术前1h给药，并应整粒吞服
	马来酸曲美布汀	对胃肠道平滑肌具有较强的松弛作用，能缓解各种原因引起的痉挛 抑制K$^+$的通透性，引起除极，从而引起收缩（运动增加）；作用于肾上腺素受体，抑制去甲肾上腺素释放，从而增加运动节律；抑制钙离子的通透性，引起舒张（运动减少）；作用于胆碱能神经钾离子受体，抑制乙酰胆碱释放，从而改善运动亢进状态	成人：口服，每次0.1~0.2g，每日3次，根据年龄、症状适当增减剂量，或遵医嘱服用

药理分类	药物	药理作用	用法用量
止泻药	盐酸洛哌丁胺	通过减缓肠道运动和影响水、电解质通过肠道而起作用 可与肠壁的阿片受体结合，抑制乙酰胆碱和前列腺素释放，从而减少推动性蠕动，增加肠道转运时间；增强肛门括约肌的张力，从而减少大便失禁和便急	适用于成人和6～17岁儿童和青少年 急性腹泻：起始剂量，成人每次4mg，儿童每次2mg，以后每次排不成形便后服用2mg 慢性腹泻：起始剂量，成人每次4mg，儿童每次2mg，以后可调节每日剂量以维持每日1～2次正常大便。一般维持剂量为每日2～12mg 成人每日最大剂量为16mg；儿童每日最大剂量为6mg/20kg且≤16mg
	复方地芬诺酯片	对肠道的作用类似吗啡，直接作用于肠平滑肌，通过抑制肠黏膜感受器，消除局部黏膜的蠕动反射而减弱蠕动，同时可增加肠的节段性收缩，从而延长肠内容物与肠黏膜的接触时间，促进肠内水分的吸收 配以抗胆碱药阿托品，协同加强对肠管蠕动的抑制作用	每片含盐酸地芬诺酯2.5mg，硫酸阿托品0.025mg 成人：餐后口服，每次1～2片，每日2～3次，首剂加倍；腹泻症状控制后，即可减少剂量 儿童：8～12岁，每次1片，每日4次；6～8岁，每次1片，每日3次；2～5岁，每次1片，每日2次

药理分类	药物	药理作用	用法用量
止泻药	蒙脱石散	本品具有层纹状结构及非均匀性电荷分布,对消化道内的病毒、病菌及其产生的毒素有固定、抑制作用;对消化道黏膜有覆盖保护能力,并通过与黏液糖蛋白结合,从质和量两方面修复、提高黏膜屏障对攻击因子的防御功能	将本品倒入50mL温水中,摇匀后服用 成人:每次3g,每日3次 儿童:1岁以下,每日3g;1~2岁,每日3~6g;2岁以上,每日6~9g,均分3次服用,或遵医嘱服用 用于治疗急性腹泻时,首次剂量加倍
	药用炭	本品具有丰富的孔隙,能吸附导致腹泻及腹部不适的多种有毒或无毒的刺激性物质及肠内异常发酵产生的气体,减轻对肠壁的刺激,减少肠蠕动,从而起止泻作用	口服,成人每次0.9~3g,每日3次
泻药	聚乙二醇	通过氢键固定水分子,使水分保留在结肠内,增加粪便含水量并软化粪便,使粪便体积和重量恢复至正常,促进排便,从而改善便秘症状	成人和8岁及以上儿童,每次10g,每日1~2次;或每日20g,一次性顿服 将每袋内容物溶于一杯水中后服用

药理分类	药物	药理作用	用法用量
泻药	乳果糖	本品在结肠中被消化道菌群转化成低分子量有机酸，导致肠道内pH下降，并可保留水分，增加粪便体积，通过上述作用刺激结肠蠕动，保持大便通畅，缓解便秘，同时恢复结肠的生理节律	每100mL口服溶液含乳果糖67g，半乳糖≤10g，乳糖≤6g 用于便秘或临床需要保持软便时，成人起始剂量为每日30mL，维持剂量为每日10~25mL；7~14岁儿童起始剂量为每日15mL，维持剂量为每日10~15mL；1~6岁儿童起始剂量为每日5~10mL，维持剂量为每日5~10mL；婴儿起始剂量为每日5mL，维持剂量为每日5mL
	开塞露（含山梨醇）	本品能润滑并刺激肠壁，软化大便，使其易于排出	每支20mL，主要成分为山梨醇，含量为42.7%~47.3% 将容器顶端刺破或剪开（或将容器盖打开），涂以油脂少许，缓慢插入肛门，然后将药液挤入直肠内，成人每次20mL，儿童每次10mL
	硫酸镁	口服不易被肠道吸收，停留于肠腔内，使肠内容物的渗透压升高，肠腔内保持大量水分，容积增大，刺激肠壁增加肠蠕动而致泻	每次5~20g，推荐清晨空腹口服，同时饮水100~400mL，也可用水溶解后服用
肠道微生态制剂	双歧杆菌乳杆菌三联活菌片	可直接补充人体正常生理细菌，调整肠道菌群平衡，抑制并清除肠道中对人体具有潜在危害的细菌	口服，每次2g，每日2~3次，温开水或温牛奶冲服 6个月内婴儿，每次0.5g，每日2~3次；6个月至3岁儿童，每次1g，每日2~3次；3~12岁儿童，每次1.5g，每日2~3次；婴幼儿可将药片碾碎后溶于温牛奶中冲服

续表

药理分类	药物	药理作用	用法用量
肠道微生态制剂	乳酸菌素片	本品可在肠道形成保护层，阻止病原菌、病毒的侵袭；刺激肠道分泌抗体，提高肠道免疫力；选择性杀死肠道致病菌，保护并促进有益菌的生长；调节肠黏膜电解质、水分平衡；促进胃液分泌，增强消化功能	按乳酸菌素计0.4g 成人：口服，每次1.2~2.4g，每日3次 儿童：口服，每次0.4~0.8g，每日3次

 【用药关怀】

药物	用药关怀
匹维溴铵	·本品有损伤上消化道的风险，包括食管病变，应该严格遵循给药方法的指导说明服用 ·目前儿童用药安全性和有效性尚未明确，不建议儿童服用 ·妊娠期妇女禁用，哺乳期妇女应避免服用
奥替溴铵	·青光眼、前列腺增生、幽门狭窄的患者慎用 ·一般不用于妊娠期妇女和哺乳期妇女，必须使用本品的妊娠期妇女和哺乳期妇女，应在医生的严密监护下用药；儿童需在医生指导下服用
格隆溴铵	·服药初期可出现口干（口苦）现象，1~2周后症状会减轻或消失 ·幽门梗阻、青光眼及前列腺肥大患者禁用 ·妊娠期妇女、哺乳期妇女用药安全性尚不明确

药物	用药关怀
奥芬溴铵	·本品易引起口干、视觉模糊、尿潴留、便秘、恶心、呕吐、心动过速、疲倦及嗜睡等不良反应 ·幽门梗阻、前列腺、青光眼以及手术前患者禁用 ·心功能不全患者、反流性食管炎患者、肠梗阻患者、儿童、老年人、妊娠期妇女以及哺乳期妇女慎用 ·如有口渴、散瞳、排尿困难等不良反应，需减少用量
美贝维林	·药物过量可引起中枢神经系统应激反应，无特异性解救药，建议洗胃及对症处理 ·混悬液中含有苯甲酸，故勿接触眼、皮肤及其他黏膜 ·肠梗阻患者、粪便嵌塞和结肠弛缓（如老年巨结肠症）患者、严重肝功能不全者以及对本品过敏者禁用 ·轻至中度肝肾功能不全者、囊性纤维化者、心脏疾病患者以及妊娠期妇女慎用
枸橼酸阿尔维林	·治疗剂量内几乎无副作用，超过剂量则会有胃肠不适、嗜睡、头晕、虚弱、头痛、口干或低血压等不良反应 ·对本品过敏者、麻痹性肠梗阻者禁用；前列腺肿瘤患者不宜使用 ·妊娠期妇女或哺乳期妇女慎用；不建议12岁以下儿童使用
马来酸曲美布汀	·可能出现口渴、口内麻木、腹泻、腹鸣、便秘、心动过速、困倦、眩晕、头痛、皮疹等不良反应 ·儿童、妊娠期妇女以及哺乳期妇女慎用 ·老年人需注意减量用药

药物	用药关怀
盐酸洛哌丁胺	·可能出现头痛、头晕、便秘、胃肠胀气、恶心以及呕吐等不良反应 ·本品不作为急性细菌性痢疾、急性溃疡性结肠炎、广谱抗生素引起的伪膜性肠炎，以及沙门菌属、志贺菌属或弯曲杆菌属等侵入性病原体引起的细菌性小肠结肠炎的主要治疗药物 ·由于抑制肠蠕动可能导致肠梗阻，故巨结肠和中毒性巨结肠时不应使用本品 ·如发生便秘、腹胀和肠梗阻，应立即停用本品 ·本品仅用于腹泻时的对症治疗，应查明病因进行针对性治疗 ·2～6岁儿童应在医生指导下使用 ·盐酸洛哌丁胺胶囊禁止用于2岁以下儿童；胶囊剂型仅适用于成人和6～17岁儿童和青少年 ·由于可能导致严重的心脏不良反应，故禁止在成人、2岁及以上儿童中使用高于推荐剂量的盐酸洛哌丁胺 ·艾滋病患者使用时，若出现腹胀早期症状，应停用本品，并及时咨询医生 ·肝功能障碍可能导致药物相对过量，应注意中枢神经系统毒性反应症状 ·使用本品时可能出现乏力、头晕或困倦的症状，因此在驾驶汽车和操作机械时应予以注意 ·妊娠期妇女，尤其是妊娠期前3个月，应权衡利弊使用；哺乳期妇女不宜使用本品
复方地芬诺酯片	·本品只宜用常量短期治疗，以免产生依赖性 ·严重溃疡性结肠炎患者禁用，肝病、黄疸、腹泻早期、腹胀患者及正在服用成瘾性药物的患者慎用 ·本品不作为细菌性腹泻的基本治疗药物
蒙脱石散	·可能出现便秘、大便干结等不良反应 ·用于治疗急性腹泻时，应注意纠正脱水 ·需服用其他药物时，建议与本品间隔一段时间服用

药物	用药关怀
药用炭	· 可能出现便秘、恶心等不良反应 · 儿童用量请遵医嘱,禁止3岁以下儿童长期使用
聚乙二醇	· 可能出现腹泻,停药后24～48h可消失,随后可适当减少剂量继续治疗 · 肠功能紊乱患者,用药后可能出现腹痛 · 用于治疗便秘时,需辅以生活习惯和饮食习惯的调整 · 妊娠期妇女慎用,若必须用药需在医生指导下使用 · 国内目前尚无8岁以下儿童使用本品的安全性研究和老年患者治疗经验
乳果糖	· 初始治疗的前几日可能会有腹胀症状,通常继续治疗即可消失 · 当剂量高于推荐治疗剂量时,可能会出现腹痛和腹泻 · 长期大剂量服用(通常仅见于脾动脉栓塞术的治疗)后,患者可能会因腹泻出现电解质紊乱 · 禁用于半乳糖血症、肠梗阻及急腹症患者,禁止与其他导泻剂同时使用 · 本品用于治疗肝昏迷或昏迷前期的剂量较高,糖尿病患者慎用
开塞露(含山梨醇)	· 刺破或剪开注药导管的开口应光滑,以免擦伤肛门或直肠
硫酸镁	· 使用本品导泻时如浓度过高,可引起脱水 · 胃肠道有溃疡、破损之处,易造成镁离子大量吸收而引起中毒 · 肠道出血者、急腹症患者及妊娠期妇女、哺乳期妇女、经期妇女禁用 · 中枢抑制药(如苯巴比妥)中毒患者排出毒物时,不宜使用本品导泻,以防加重中枢抑制 · 老年人及儿童用药机制尚不明确

药物	用药关怀
双歧杆菌乳杆菌三联活菌片	• 妊娠期妇女及哺乳期妇女用药机制尚不明确 • 适宜于2～8℃避光干燥处保存
乳酸菌素片	• 药物应在避光、20℃以下保存 • 儿童必须在成人监护下使用

第六节 腹泻

【疾病简介】

　　腹泻是指排便次数增多（每日＞3次），粪便量增加（每日＞200g），粪质稀薄（含水量＞85%）。腹泻可分为急性腹泻和慢性腹泻两类，腹泻持续时间短于3周者为急性腹泻，超过3周或长期反复发作者为慢性腹泻，是临床上多种疾病的常见症状。腹泻是由于病理状态下，进入结肠的液体量超过结肠的吸收能力，和（或）结肠的吸收容量减少产生的。根据其发病机制可分为渗透性腹泻、分泌性腹泻、渗出性腹泻及动力异常性腹泻。

【临床表现】

　　渗透性腹泻重要的临床特点为禁食48h后腹泻停止或明显减轻。

　　分泌性腹泻临床特点为每日大便量＞1L（可多达10L）；大便为水样，无脓血；粪便的pH多为中性或碱性；禁食48h后腹泻仍持续存在，每日大便量仍>500mL。

渗出性腹泻临床特点为粪便含有渗出液和血液。结肠特别是左半结肠病变多有肉眼脓血便；小肠病变渗出物及血液均匀地与粪便混在一起，除非有大量渗出或肠蠕动过快，一般无肉眼脓血便，需显微镜检查发现。

动力异常性腹泻临床特点为排便急，粪便稀烂或水样、不带渗出物和血液，往往伴有肠鸣音亢进或腹痛。

 【用药特点及原则】

（一）病因治疗

感染性腹泻可依据病原体选择相应的抗生素进行有效治疗。乳糖不耐受症和麦胶性肠病需分别剔除食物中的乳糖或麦胶类成分。高渗性腹泻应停食高渗的食物或药物。胆盐重吸收障碍引起的腹泻可用考来烯胺吸附胆汁酸而止泻。治疗胆汁酸缺乏所致的脂肪泻，可用中链脂肪代替日常食用的长链脂肪。慢性胰腺炎可补充胰酶等消化酶。过敏或药物相关性腹泻应避免接触过敏原和停用致敏药物。炎症性肠病可选用氨基水杨酸制剂、糖皮质激素及免疫抑制剂。消化道肿瘤可手术切除或化疗，生长抑素及其类似物可用于类癌综合征及胃肠胰神经内分泌肿瘤。

（二）对症治疗

长时间腹泻可导致人体水、电解质紊乱和酸碱平衡失调，补液治疗并调节电解质及其酸碱平衡至关重要。对严重营养不良甚至禁食的患者，应给予营养支持。谷氨酰胺为肠黏膜细胞快速生长提供了所特需的氨基酸，这与肠黏膜免疫功能、蛋白质合成有关。对弥漫性肠黏膜受损者，在补充氨基酸时应注意补充谷氨酰胺。严重的非感染性腹泻可用止泻药缓解症状。

【常用药物】

药理分类	药物	药理作用	用法用量
止泻药	蒙脱石散	参照本章第五节肠易激综合征	将本品倒入50mL温水中，摇匀后服用 成人：每次3g，每日3次 儿童：1岁以下，每日3g；1～2岁，每日3～6g；2岁以上，每日6～9g，均分3次服用，或遵医嘱服用 用于治疗急性腹泻时，首次剂量加倍
	碱式碳酸铋	中和胃酸及收敛药，在胃肠道黏膜起保护性的制酸和收敛作用 对幽门螺杆菌也有杀灭作用 可与肠腔内异常发酵产生的硫化氢结合，抑制肠蠕动，起到止泻作用	成人：每次0.6～1.8g，每日3次 儿童：餐前口服，3～5岁，每日0.3～0.6g；5岁以上，每日0.6～0.9g
	药用炭	参照本章第五节肠易激综合征	口服，成人每次0.9～3g，每日3次

续表

药理分类	药物	药理作用	用法用量
止泻药	鞣酸蛋白	在肠内经胰蛋白酶分解，缓慢释放出鞣酸，使肠黏膜表层内的蛋白质沉淀，形成一层保护膜而减轻刺激，减少炎症渗透物，减少肠蠕动，起收敛止泻作用	成人：空腹口服，每次0.9～1.8g，每日3次 儿童：空腹口服，1～3岁（10～15kg），每次0.3g，每日3次；4～6岁（16～21kg），每次0.6g，每日3次；7～9岁（22～27kg），每次0.9g，每日3次；10～12岁（28～32kg），每次1.2g，每日3次
	盐酸洛哌丁胺	参照本章第五节肠易激综合征	本品适用于成人和6～17岁儿童 用于急性腹泻：起始剂量，成人4mg，儿童2mg，以后每次排不成形便后服2mg 用于慢性腹泻：起始剂量，成人4mg，儿童2mg，以后可调节每日剂量以维持每日1～2次正常大便，一般维持剂量为每日2～12mg 每日最大剂量，成人为16mg；儿童为6mg/20kg（≤16mg）

药理分类	药物	药理作用	用法用量
止泻药	复方地芬诺酯片	参照本章第五节肠易激综合征	每片含盐酸地芬诺酯2.5mg，硫酸阿托品0.025mg 成人：饭后服用，每次1～2片，每日2～3次，首剂加倍，至腹泻控制后，即可减少剂量 儿童：8～12岁，每次1片，每日4次；6～8岁，每次1片，每日3次；2～5岁，每次1片，每日2次
	复方樟脑酊	樟脑有轻度祛痰作用；阿片酊具有镇咳、镇痛作用，可抑制胃肠道蠕动，产生止泻作用	每1mL含樟脑3mg、阿片酊0.05mL、苯甲酸5mg、八角茴香油0.003mL 口服，每次2～5mL，每日3次
	消旋卡多曲	为脑啡肽酶抑制剂，脑啡肽酶可降解脑啡肽 本品可选择性、可逆性抑制脑啡肽酶，从而保护内源性脑啡肽免受降解，延长消化道内源性脑啡肽的生理活性，减少水和电解质的过度分泌	成人：每日100mg，每日3次，推荐餐前服用，连续服用不得超过7日 儿童：每次1.5mg/kg，每日3次，单日总剂量应不超过6mg/kg；30个月龄～9岁（13～27kg），推荐剂量为每次30mg，每日3次；9岁以上（＞27kg），推荐剂量为每次60mg，每日3次

药理分类	药物	药理作用	用法用量
肠道微生态制剂	布拉酵母菌	为含活布拉酵母菌的微生态制剂 口服后不会在肠道内定植，产生一过性的微生态调节作用	每袋装药粉765mg，含菌粉250mg；药粉含活菌数≥1.3×10^{9}CFU/g 成人：每次2袋，每日2次 儿童：3岁以上，每次1袋，每日2次；3岁以下，每次1袋，每日1次 将小袋的内容物倒入少量温水或甜味饮料中，混合均匀后服下；也可以与食物混合或者倒入婴儿奶瓶中服用 本品可在任何时候服用，但为取得速效，最好不在进食时服用
	双歧杆菌乳杆菌三联活菌片	参照本章第五节肠易激综合征	口服，每次2g，每日2～3次，温开水或温牛奶冲服 6个月内婴儿，每次0.5g，每日2～3次；6个月至3岁儿童，每次1g，每日2～3次；3～12岁儿童每次1.5g，每日2～3次；婴幼儿服用本品时可将药片碾碎后，溶于温牛奶冲服
	乳酸菌素片		按乳酸菌素计0.4g 成人：口服，每次1.2～2.4g，每日3次 儿童：口服，每次0.4～0.8g，每日3次

药理分类	药物	药理作用	用法用量
抗生素	左氧氟沙星	通过抑制细菌DNA旋转酶（细菌Ⅱ型拓扑异构酶）的活性，阻碍细菌DNA的复制	口服，成人每次0.5g，每日1次
	头孢克肟	阻止细菌细胞壁的合成，其作用点因细菌的种类而异，与青霉素结合蛋白（PBP）中的PBP1（1a、1b、1c）以及PBP3有较高亲和性	成人和30kg以上儿童：口服，每次50～100mg（效价），每日2次 30kg以下儿童：口服，每次1.5～3mg（效价）/kg，每日2次
	替硝唑	作用机制尚未完全明确，厌氧菌的硝基还原酶在敏感菌株的能量代谢中起重要作用 本品的硝基被还原成一种细胞毒素，从而作用于细菌的DNA代谢过程，促使细菌死亡 耐药菌往往缺乏硝基还原酶而对本品有耐药性 本品抗阿米巴原虫的机制为抑制其氧化还原反应，使原虫的氮链发生断裂，从而杀死原虫	用于厌氧菌感染：口服，每次1g，每日1次，首次服药剂量加倍，一般5～6日为1个疗程，或根据病情决定 用于原虫感染： 肠内阿米巴病，成人每次0.5g，每日2次，5～10日为1个疗程；或每次2g，每日1次，2～3日为1个疗程；儿童每日50mg/kg，顿服3日 肠外阿米巴病，每次2g，每日1次，疗程3～5日

续表

药理分类	药物	药理作用	用法用量
其他类	口服补液盐Ⅲ	除能补充水、钠和钾外，还对急性腹泻有治疗作用 含有葡萄糖，肠黏膜吸收葡萄糖的同时可吸收一定量的钠离子，从而使肠黏膜对肠液的吸收增加	每袋5.125g，含氯化钠0.65g，枸橼酸钠0.725g，氯化钾0.375g和无水葡萄糖3.375g 临用前，将一袋量溶解于250mL温开水中，随时口服 成人：初始剂量为50mL/kg，4～6h内服完，之后根据患者脱水程度调整剂量直至腹泻停止 儿童：初始剂量为50mL/kg，4h内服完，之后根据儿童脱水程度调整剂量直至腹泻停止 婴幼儿应用本品时，需少量多次给予
	米曲菌胰酶	为米曲菌霉提取物和胰酶的复方制剂，可以补充人体所需的消化酶 所含米曲菌纤维素酶在胃中先分解难以消化的植物细胞壁和骨架；淀粉酶将食物中的碳水化合物分解，并使得蛋白质的消化在小肠内可以继续进行	每片含胰酶220mg和米曲菌霉提取物24mg 成人和12岁以上的儿童，餐中或餐后吞服1片

【用药关怀】

药物	用药关怀
蒙脱石散	· 参照本章第五节肠易激综合征
碱式碳酸铋	· 大剂量长期服用可引起便秘 · 用于腹泻时，一般不超过2日；用于慢性胃炎及胃酸过多时，连续使用不得超过7日；不得大剂量长时间使用 · 在服用本品时不得服用其他铋剂 · 由细菌感染引起的腹泻，应在医师指导下结合抗生素治疗
药用炭	· 参照本章第五节肠易激综合征
鞣酸蛋白	· 过量服用可引起便秘 · 本品禁用于细菌性痢疾等感染性腹泻
盐酸洛哌丁胺	· 参照本章第五节肠易激综合征
复方地芬诺酯片	· 参照本章第五节肠易激综合征
复方樟脑酊	· 本品不可持续使用，以免产生依赖性 · 严重肝功能障碍者、肺源性心脏病患者、支气管哮喘患者、婴儿、妊娠期妇女及哺乳期妇女禁用，儿童慎用 · 遮光，密封，在20℃以下保存
消旋卡多曲	· 当患者存在脱水情况时，可联合补液盐一起治疗 · 如使用本品治疗超过5日仍出现腹泻，应前往医院就诊或考虑其他药物治疗 · 肝肾功能不全者、妊娠期妇女以及哺乳期妇女慎用

药物	用药关怀
布拉酵母菌	· 中央静脉导管输液的患者、对果糖不耐受的患者及先天性半乳血糖及葡萄糖–半乳糖吸收障碍综合征或乳糖酶缺乏的患者禁用 · 妊娠期妇女及哺乳期妇女应避免使用 · 本品含活细胞，服用时注意避免摄入超过50℃的热水、冰水或含酒精的饮料及食物 · 建议不要在中央静脉导管输液的患者附近打开散剂，避免以任何方式，特别是经手传播，将布拉酵母菌定植在输液管上，因其可能进入血液循环，引起全身性真菌感染
双歧杆菌乳杆菌三联活菌片	· 参照本章第五节肠易激综合征
乳酸菌素片	
左氧氟沙星	· 可能出现失眠、念珠菌病、头痛、头晕、呼吸困难、恶心、腹泻、便秘、腹痛、呕吐、消化不良、皮疹、瘙痒、水肿、胸痛以及震颤等不良反应 · 重度肾功能不全、重症肌无力、中枢神经系统疾病、有癫痫病史的患者及严重心脏病患者慎用 · 18岁以下患者及妊娠期妇女禁用，哺乳期妇女应用本品时应停止哺乳 · 老年患者需适当减量 · 服药期间避免阳光暴晒和人工紫外线，如出现光敏反应应停用本品 · 本品可能会引起伪膜性结肠炎等伴有血便的重症结肠炎，出现上述症状时应停用 · 本品无法通过血液透析或腹膜透析被有效地排除，血液透析或腹膜透析患者不可追加剂量

药物	用药关怀
头孢克肟	·可能出现休克、皮疹、荨麻疹、红斑，少见瘙痒、发热、浮肿、粒细胞缺乏症、嗜酸性粒细胞增多、谷丙转氨酶（GPT/ALT）升高、谷草转氨酶（GOT/AST）升高、腹泻及胃部不适等不良反应 ·原则上在使用本品前应确认药物对病原体的敏感性，将剂量控制在所需的最小剂量 ·应根据肾功能状况适当减量，给药间隔应适当增大 ·不要将牛奶、果汁等与药物混合后放置 ·自身或其亲属为过敏体质的患者、严重肾功能障碍患者、经口给药困难或非经口摄取营养患者及全身恶液质状态患者慎用 ·妊娠期妇女或有计划怀孕的妇女用药时，需权衡利弊 ·哺乳期妇女用药时应考虑停止哺乳 ·小于6个月的婴儿用药安全性和有效性尚未确定
替硝唑	·可能出现恶心、呕吐、上腹痛、食欲下降、头痛、眩晕、皮肤瘙痒、皮疹、便秘、中性粒细胞减少、双硫仑样反应、黑尿、癫痫发作及周围神经病变等不良反应 ·对本品或吡咯类药物过敏患者、有活动性中枢神经系统疾病和血液病患者禁用 ·使用过程中出现中枢神经系统不良反应时，应及时停药 ·本品可干扰丙氨酸氨基转移酶、乳酸脱氢酶、甘油三酯、己糖激酶等的检验结果 ·用药期间不应饮用含酒精的饮料，避免出现双硫仑样反应 ·肝功能减退者应予适当减量，并监测血药浓度 ·本品对阿米巴包囊作用不大，宜加用杀包囊药物 ·本品可在胃液中被持续清除，某些放置胃管做吸引减压者，可引起血药浓度下降 ·血液透析时，本品及代谢物迅速被消除，故应用本品不需减量 ·妊娠期前3个月应禁用，妊娠期3个月以上的妇女只有具明确指征时才可选用本品 ·哺乳期妇女用药，应停止哺乳，并在停药3日后才可以哺乳 ·儿童用药安全性与有效性尚不明确

续表

药物	用药关怀
口服补液盐Ⅲ	·可能出现恶心呕吐，多为轻度。常发生于开始服用时，此时可分次少量服用 ·一般不用于早产儿 ·服用过程中应注意监测血压、体重、电解质以及粪便量 ·严重失水或应用本品后失水无明显纠正者，需改为静脉补液
米曲菌胰酶	·急性胰腺炎患者、慢性胰腺炎活动期急性发作患者、妊娠期妇女、哺乳期妇女以及12岁以下儿童禁用 ·对于胰酶缺乏的患者，在饮食恢复期服用本品可能会有帮助

第七节 便秘

【疾病简介】

便秘是指排便困难或费力、排便不畅、排便次数减少、粪便干结且量少。慢性便秘发生率随着年龄增加逐渐升高，女性发生率高于男性。慢性便秘可使患者生命质量下降，造成一定的社会负担与经济负担。便秘会导致生理功能、精力、社会功能等下降，同时可能继发精神心理障碍，如焦虑、抑郁，甚至自杀倾向等。便秘病因可分为功能性、器质性和药物性，根据其病因不同，选择的治疗方案也有所不同。

【临床表现】

便秘的类型与病程的差异可导致患者临床表现有所不同。主要表现为排便次数减少，每周少于3次。另外存在排便困难的情况，包括排便费力、大便排出困难、有排便不尽感、肛门直肠堵塞感及排便时间长。粪便干结如羊粪，并且量较少。可有下腹痛、食欲减退、头晕、疲乏无力、失眠、焦虑及烦躁等症状。部分患者由于用力排出坚硬粪便导致肛门疼痛、肛裂、痔疮和肛乳头炎。触诊时常可在左下腹乙状结肠部位触及条索状物。其中，慢性便秘的病程至少为6个月。

 【用药特点及原则】

（一）一般对症治疗

患者应该适当增加膳食纤维摄入量和饮水量，增加膳食纤维摄入量是功能性便秘首选的治疗方案，膳食纤维可以抑制小肠中某些酶水解，自身不被吸收，可以在留住肠道水分的同时增加粪便体积，并刺激结肠蠕动，有效地缓解排便疼痛感，降低排便频率，改善粪便性状及增强结肠转运功能等。富含膳食纤维的食物有麦麸、蔬菜、水果等。饮水量应控制在每日1.5～2.0L，可以有效增强膳食纤维通便作用。建议便秘患者进行规律的锻炼，适当的运动可以有效地缩短肠道内容物传输时间，利于通便。另外，建议患者养成良好的排便习惯，推荐便秘患者采用蹲位排便姿势，排便时间应安排在晨起或餐后2h内。

（二）合理用药原则

根据患者便秘病因（器质性、功能性和药物性），选择不同的治疗方法。器质性便秘主要通过病因治疗，辅以泻药改善便秘症状。功能性便秘患者经生活干预处理无效者，可酌情选用泻药、胃肠动力药及盐水灌肠治疗。

1．泻药。泻药是通过刺激肠道分泌、减少吸收、增加肠腔内渗透压和流体静力压而发挥导泻作用，一般分为刺激性、盐性、渗透性、膨胀性及润滑性泻药。可根据患者便秘的具体情况，选择性使用泻药。慢性便秘一般选用膨胀性泻药，在必要时可使用刺激性泻药。长期使用刺激性泻药会导致产生药物依赖、电解质紊乱、营养吸收不良，还可导致结肠动力降低，甚至引起结肠黑变病，故不可长时间使用。对长期慢性便秘的患者，特别是引起粪便嵌塞者，可使用灌肠治疗，灌肠液分盐水和肥皂水两种，温盐水较肥皂水刺激性小。对于急性便秘的患者，可选择盐类、刺激性及润滑性泻药，但时间不要超过1周。

2．胃肠动力药。常用的药物有莫沙必利和伊托必利，其作用机制是刺激肠肌间神经元，促进胃肠平滑肌蠕动，促进小肠和大肠的运转，对慢传输型便秘有效，可长期间歇使用。

3．微生态制剂。慢性便秘患者存在肠道微生态失衡的情况，故微生态制剂可用于慢性便秘患者的辅助治疗。

 【常用药物】

药理分类	药物	药理作用	用法用量
刺激性泻药	比沙可啶	直接作用于大肠，刺激其感觉神经末梢，引起直肠反射性蠕动增加而导致排便	成人：口服，每次5～10mg，每日1次 儿童（6岁以上）：每次5mg，每日1次
	酚酞	主要作用于结肠，口服后在小肠碱性肠液的作用下缓慢分解，形成可溶性钠盐，从而刺激肠壁内神经丛，直接作用于肠平滑肌，使肠蠕动增加，同时又能抑制肠道内水分的吸收，使水和电解质在结肠蓄积，产生缓泻作用	成人：睡前口服，每次50～200mg 儿童：睡前口服，2～5岁，每次15～20mg；6岁以上，每次25～50mg 用量可根据患者情况酌量增减

续表

药理分类	药物	药理作用	用法用量
盐性泻药	硫酸镁	参照本章第五节肠易激综合征	每次5~20g，推荐清晨空腹口服，同时饮水100~400mL，也可用水溶解后服用
渗透性泻药	乳果糖		每100mL口服溶液含乳果糖67g，半乳糖≤10g，乳糖≤6g 用于便秘或临床需要保持软便的情况时，成人起始剂量为每日30mL，维持剂量为每日10~25mL；7~14岁儿童起始剂量为每日15mL，维持剂量为每日10~15mL；1~6岁儿童起始剂量为每日5~10mL，维持剂量为每日5~10mL；婴儿起始剂量为每日5mL，维持剂量为每日5mL
膨胀性泻药	聚乙二醇		每支20mL，主要成分为山梨醇，含量为42.7%~47.3% 使用时将容器顶端刺破或剪开（或将容器盖打开），涂以油脂少许，缓慢插入肛门，然后将药液挤入直肠内，成人每次20mL，儿童每次10mL
润滑性泻药	开塞露（含山梨醇）		每支20mL，主要成分为山梨醇，含量为42.7%~47.3% 使用时将容器顶端刺破或剪开（或将容器盖打开），涂以油脂少许，缓慢插入肛门，然后将药液挤入直肠内，成人每次20mL，儿童每次10mL

续表

药理分类	药物	药理作用	用法用量
润滑性泻药	甘油灌肠剂	能润滑并刺激肠壁,高浓度甘油水溶液为高渗溶液,能使直肠分泌水分,软化大便,并加强肠道蠕动 外用有吸湿作用,并可使局部组织软化	规格为40.0%~46.0% 肛门注入,用于便秘每次60mL,儿童用量遵医嘱;用于清洁灌肠每次110mL,重复2~3次
胃肠动力药	盐酸伊托必利	参照本章第四节胃食管反流病	成人常用剂量为每次50mg,每日3次,餐前口服 若用药2周后症状改善不明显,宜停药
	枸橼酸莫沙必利		每次5mg,每日3次,饭前或饭后服用
肠道微生态制剂	双歧杆菌乳杆菌三联活菌片	参照本章第五节肠易激综合征	口服,每次2g,每日2~3次,温开水或温牛奶冲服 6个月内婴儿,每次0.5g,每日2~3次;6个月至3岁儿童,每次1g,每日2~3次;3~12岁儿童,每次1.5g,每日2~3次;婴幼儿服用时可将药片碾碎后溶于温牛奶冲服
	乳酸菌素片		按乳酸菌素计每片0.4g 成人:口服,每次1.2~2.4g,每日3次 儿童:口服,每次0.4~0.8g,每日3次

【用药关怀】

药物	用药关怀
比沙可啶	· 偶可引发明显的腹部绞痛，停药后症状可消失 · 服药前后2h内不得服用牛奶和抗酸药 · 急腹症患者、炎症性肠病患者、6岁以下儿童及妊娠期妇女禁用；哺乳期妇女慎用 · 儿童用药需咨询医师或药师
酚酞	· 阑尾炎、未明原因的直肠出血、充血性心力衰竭、高血压、粪块阻塞、肠梗阻的患者及婴儿、哺乳期妇女禁用；妊娠期妇女、幼儿慎用 · 酚酞可干扰酚磺酞排泄试验（PSP），使尿色变成品红或橘红色，同时使酚磺酞排泄加快 · 长期应用可使血糖升高、血钾降低，可引起对药物的依赖性
硫酸镁	· 使用本品导泻时，若浓度过高，可引起脱水；若胃肠道有溃疡、破损之处，易造成镁离子被大量吸收而引起中毒 · 肠道出血患者、急腹症患者、妊娠期妇女、哺乳期妇女及经期妇女禁用 · 中枢抑制药（如苯巴比妥）中毒患者排除毒物时，不宜使用本品导泻，以防加重中枢抑制 · 老年人及儿童用药机制尚不明确

续表

药物	用药关怀
乳果糖	
聚乙二醇	· 参照本章第五节肠易激综合征
开塞露 （含山梨 醇）	
甘油 灌肠剂	· 严重心力衰竭患者用药请遵医嘱；新生儿、婴儿慎用 · 冬季本品宜用40℃温水预热后使用
盐酸伊托 必利	· 参照本章第四节胃食管反流病
枸橼酸莫 沙必利	
双歧杆菌 乳杆菌三 联活菌片	· 参照本章第五节肠易激综合征
乳酸菌 素片	

第八节 胰腺炎

【疾病简介】

胰腺炎是胰腺消化酶对胰腺自身消化的炎症过程，主要包括急性胰腺炎和慢性胰腺炎。其中，急性胰腺炎是由多种病因导致胰酶在胰腺内被激活后引起胰腺组织自身消化、水肿、出血，甚至坏死的炎症反应；慢性胰腺炎则是一种由遗传、环境等因素引起的胰腺组织进行性慢性炎症性疾病，会间歇性复发，可导致腺体丧失功能和形态。

【临床表现】

急性胰腺炎的主要症状是腹痛，表现为钝痛、钻痛和稳定痛，通常起病突然，逐渐加重直至疼痛持续，直接通过腹部放射到背部。患者常出现恶心、呕吐、厌食、腹泻、发热、心动过速等不良反应。

慢性胰腺炎最常见的临床症状也是腹痛，常为上腹部疼痛，可向腰背部放射，包括：①A型间歇性腹痛，在疼痛发作间歇期无不适症状，可持续数月至数年；②B型持续性腹痛，表现为长期连续的疼痛和（或）频繁的疼痛加重。我国慢性胰腺炎患者中A型腹痛占绝大多数（80%以上），B型腹痛占5%，约10%的患者无腹痛症状。此外，患者可出现体重减轻、营养不良、脂肪泻等症状，13%的患者可进展为胰腺癌。

【用药特点及原则】

（一）一般对症治疗

急性胰腺炎的治疗以禁食、抑酸、抑酶及补液治疗为主，补液只要补充每日的生理需要量即可，一般不需要进行肠内营养。

慢性胰腺炎患者需禁酒、戒烟，避免高脂、高蛋白饮食，并应适当运动。

（二）合理用药原则

1. 急性胰腺炎。

（1）器官功能的维护。针对伴有器官功能衰竭的急性胰腺炎，要采取积极的救治措施。早期需进行液体复苏，补液措施可分为快速扩容和调整体内液体分布两个阶段，必要时使用血管活性药物（如去甲肾上腺素或多巴胺）维持血压；肝功能异常时可予以保肝药物，弥散性血管内凝血时可使用肝素，上消化道出血时可应用质子泵抑制剂。此外，还应特别注意维护肠道功能，尽早给予促肠道蠕动药物，包括生大黄、芒硝、硫酸镁、乳果糖等，可应用谷氨酰胺制剂保护肠道黏膜屏障。同时，应用中药（如芒硝等）外敷有利于肠道功能的改善。

（2）抑制胰腺外分泌和胰酶抑制剂的应用。

a. 生长抑素及其类似物（奥曲肽）可以通过直接抑制胰腺外分泌而发挥作用，也可用于预防术后胰腺炎。

b. 质子泵抑制剂可通过抑制胃酸分泌而间接抑制胰腺分泌，还可以预防应激性溃疡的发生。

c. 蛋白酶抑制剂（乌司他丁、加贝酯）能够广泛抑制胰蛋白酶、糜蛋白酶、弹性蛋白酶、磷脂酶A等的释放和活性，还可稳定溶酶体膜，改善胰腺微循环，减少并发症，主张早期足量应用。

（3）镇痛。一般通便之后腹部胀痛即能缓解。疼痛剧烈时考虑镇痛治疗，在严密观察病情的情况下可注射镇痛剂，但应注意导致呼吸抑制、低血压的不良反应。

（4）抗生素的应用。对于胰腺坏死感染的患者，可先经验性使用抗生素，再根据检验结果选择针对性的抗生素。胰腺感染的致病菌主要为革兰阴性菌和厌氧菌等肠道常驻菌，可选择敏感的抗生素，7～14日为1个疗程，特殊情况下可延长应用时间。预防性抗生素的应用不能降低胰腺坏死感染风险，且会增加多重耐药菌及真菌感染风险，故对于重症急性胰腺炎患者，不建议常规使用预防性抗生素。

（5）胰性脑病的处理。及时有效控制急性胰腺炎病情是预防和治疗胰性脑病的关键。重组人生长激素对早期胰性脑病有治疗效果，但机制尚不明确。推荐对禁食10日以上的患者给予维生素B_1治疗，同时应注意镁的补充，直至患者开始正常饮食。

2．慢性胰腺炎。

（1）急性发作期用药同急性胰腺炎。

（2）胰腺外分泌功能不全的治疗主要应用外源性胰酶替代治疗（pancreatic enzyme replacement therapy，PERT）。首选含高活性脂肪酶的肠溶包衣胰酶制剂，于餐中服用。疗效不佳时可加服质子泵抑制剂、H_2受体拮抗剂等抑酸剂。营养不良的治疗以合理膳食+PERT为主，症状未缓解时可考虑补充甘油三酯。脂溶性维生素缺乏时可适当补充维生素D。

（3）糖尿病治疗。

a．二甲双胍。怀疑存在胰岛素抵抗的患者，排除禁忌后可选用二甲双胍治疗，其他口服降糖药物不良反应显著，不做首选。

b．胰岛素。口服药物效果不佳时改为胰岛素治疗；对于合并严重营养不良的患者，首选胰岛素治疗。

（4）疼痛治疗。胰酶制剂、抗氧化剂及生长抑素对疼痛缓解可能有效。治疗遵循世界卫生组织提出的疼痛三阶梯治疗原则，止痛药物按药效由弱到强进行选择，尽量口服给药。第一阶梯治疗首选对乙酰氨基酚，其消化道不良反应较非甾体抗炎药的发生率低；第二阶梯治疗可选用弱阿片类镇痛药，如曲马多；第三阶梯治疗选用阿片类止痛药，但应注意肠麻醉综合征。

【常用药物】

理分类	药物	药理作用	用法用量
抗生长激素类	奥曲肽	本品药理作用与生长抑素相似，但作用持续时间更长 抑制生长激素（GH）和胃肠胰内分泌系统肽的病理性分泌增加	用于预防胰腺手术后并发症：皮下注射，每次0.1mg，每日3次，连续7日，第1次用药至少在术前1h进行 用于食管-胃静脉曲张出血：连续静脉滴注，0.025mg/h，最多治疗5日 可用生理盐水稀释，在患有食管-胃静脉曲张出血的肝硬化患者中，连续静脉滴注，0.05mg/h，持续5日，仍可以被良好地耐受 特殊患者需根据病情调整用药剂量
酶制剂	胰酶肠溶胶囊	为胰酶口服制剂，能使食物中的不同成分被充分分解为可吸收的小分子片段，比如脂肪被脂肪酶分解、碳水化合物被淀粉酶分解、蛋白质被蛋白酶分解	通常起始剂量为每餐或每次进食服用0.15~0.3g（1~2粒） 所用剂量应使脂肪泻减至最轻并能维持良好的营养状况 临床上常用剂量为每餐至少服用2~4粒；每次进食，至少服用2粒；建议在开始进餐时，口服每次总量的1/2或1/3，剩余剂量在进食期间服完 宜在进食时用水整粒吞服，勿碾碎或咀嚼

药理分类	药物	药理作用	用法用量
蛋白酶抑制剂	乌司他丁	对胰蛋白酶、α-糜蛋白酶等丝氨酸蛋白酶及粒细胞弹性蛋白酶、透明质酸酶、巯基酶、纤溶酶等多种酶有抑制作用 具有稳定溶酶体膜，抑制溶酶体酶的释放，抑制心肌抑制因子（MDF）产生，清除氧自由基及抑制炎症介质释放的作用	初期每次10万U溶于500mL 5%葡萄糖注射液或0.9%氯化钠注射液中，静脉滴注，每次静脉滴注1～2h，每日1～3次，之后随症状消退而减量
	加贝酯	可抑制胰蛋白酶、激肽释放酶、纤维蛋白溶酶、凝血酶等蛋白酶的活性，从而制止这些酶所造成的病理生理变化	仅供静脉滴注，每次100mg，治疗开始3日，每日300mg，症状减轻后改为每日100mg，6～10日为1个疗程 静脉滴注速度不宜过快，应控制在每小时1mg/kg以内，不宜超过每小时2.5mg/kg
血浆代用品	聚明胶肽	渗透压与血浆相等，可保持血管内液与组织间液的平衡，避免引起组织脱水及肺水肿，具有维持血容量和提升血压的作用	静脉滴注，每次500～1000mL，滴速为500mL/h，用量及输注速度可根据病情决定，每日最高剂量可达2500mL 儿童用药剂量为每次10～20mL/kg
质子泵抑制剂	奥美拉唑	特异性地作用于胃壁细胞质子泵（H^+-K^+-ATP酶）而抑制其活性，阻断胃酸分泌的最后步骤，使壁细胞内的氢离子不能转运到胃腔中，从而使胃液中的酸含量大为减少	用于减轻上腹部疼痛或不适，伴或不伴烧心症状，推荐剂量为每次20mg，每日1次

药理分类	药物	药理作用	用法用量
解热镇痛药	对乙酰氨基酚	通过抑制下丘脑体温调节中枢前列腺素合成酶，减少前列腺素、缓激肽和组胺等的合成和释放	成人及12岁以上儿童：口服，每次0.5g，每4h服用1次，每24h内不得超过4次 6～12岁儿童：每次0.25g
镇痛药	曲马多	为非选择性阿片受体完全激动剂，且通过抑制神经元突触对去甲肾上腺素的再摄取，并增加神经元外5-羟色胺浓度，影响痛觉传递而产生镇痛作用	一般情况下每日总剂量为400mg（8个胶囊）已足够，但在治疗癌性疼痛和重度术后疼痛时，可增加每日剂量
	布桂嗪	为阿片受体激动剂，镇痛作用为吗啡的1/3，但比解热镇痛药强 对皮肤、黏膜和运动器官的疼痛有明显的抑制作用，对内脏器官疼痛的镇痛效果较差	成人：口服，每次30～60mg，每日90～180mg 儿童：口服，每次1mg/kg 疼痛剧烈时用药剂量可增加 对于慢性中至重度癌痛患者，剂量可逐渐增加，首次及总量可以不受常规剂量的限制
	哌替啶	为阿片受体激动剂，镇痛作用比吗啡弱，为吗啡的1/10～1/8 药效持续时间较短，为2～4h 治疗剂量即可产生明显的镇痛作用	成人：肌内注射，常用剂量为每次25～100mg，每日100～400mg，最大剂量为每次150mg，每日600mg；静脉注射，每次最大剂量为0.3mg/kg

药理分类	药物	药理作用	用法用量
降糖药	二甲双胍	可增强周围组织对胰岛素的敏感性，增加胰岛素介导对葡萄糖的利用；增加非胰岛素依赖的组织对葡萄糖的利用；抑制肝糖原异生作用，降低肝糖输出；抑制肠壁细胞摄取葡萄糖	随餐服用，起始剂量为0.5g，每日2次；或0.85g，每日1次；可每周增加0.5g，或每2周增加0.85g，逐渐加至每日2g，分次服用 成人最大推荐剂量为每日2550mg
	胰岛素	促进血循环中葡萄糖进入肝细胞、肌细胞、脂肪细胞及其他组织细胞合成糖原，使血糖降低，促进脂肪及蛋白质的合成	剂量视患者个体的需求而定，建议根据空腹血糖进行剂量调整，以优化血糖控制

 【用药关怀】

药物	用药关怀
奥曲肽	· 本品可能会导致腹泻、腹痛、恶心、胀气、头痛、胆石症、高血糖和便秘等不良反应 · 对本品中任何成分过敏者禁用 · 治疗期间，应监测肝功能 · 本品可能会改变部分患者对膳食脂肪的吸收 · 本品对生长激素、胰高血糖素和胰岛素具有抑制作用，可能会影响血糖调节；餐后糖耐受量可能受损，在某些情况下，长期给药可能会引起持续性高血糖

药物	用药关怀
胰酶肠溶胶囊	·如整粒吞服有困难（如小孩或老年人），可小心打开胶囊，将胰酶微粒与流质（如果汁）混合后同饮，但该混合液应立即服用，不能保存 ·对猪源性胰酶制剂过敏者禁用 ·接受胰酶替代治疗的患者中，偶有腹泻、便秘、胃部不适、恶心和皮肤反应等不良反应 ·在急性胰腺炎早期，不应口服本品
乌司他丁	·用药过程中应充分观察，当出现血压下降、脉搏加快、胸闷、呼吸困难、皮肤潮红、荨麻疹等症状时，应终止给药，并给予适当处理 ·有药物过敏史、食品过敏史或过敏体质患者慎用 ·当临床评估患者用药获益大于风险时，首次用药时建议缓慢静脉滴注，并加强观察 ·避免与加贝酯或球蛋白制剂混合使用
加贝酯	·可能出现注射血管局部疼痛、皮肤发红等刺激症状及轻度浅表静脉炎，偶有皮疹、颜面潮红及过敏症状 ·对本品有过敏史者禁用 ·妊娠期妇女及儿童禁用 ·多次使用，应更换注射部位 ·药液应新鲜配制，随配随用
聚明胶肽	·输液中或输液后，偶可出现一过性皮肤反应（荨麻疹）、恶心呕吐、低血压、心动过速、心动过缓、呼吸困难、发热或寒战 ·严重肝肾功能损害、肾性或肾后性无尿患者禁用 ·充血性心力衰竭、肺水肿、心源性休克患者禁用 ·高血压、食管静脉曲张、出血性疾病患者禁用 ·已知对本品过敏或具有组胺释放高危因素患者禁用

药物	用药关怀
奥美拉唑	・参照本章第一节消化性溃疡
对乙酰氨基酚	・偶见皮疹、荨麻疹、药物热及粒细胞减少等不良反应 ・长期大量用药会导致肝肾功能异常 ・严重肝肾功能不全者禁用 ・对本品过敏者禁用 ・禁止合并使用含有对乙酰氨基酚的药物或其他解热镇痛药，以避免药物过量或产生毒性协同作用 ・用于止痛治疗，不得超过5日，若症状未缓解需咨询医师或药师 ・妊娠期妇女及哺乳期妇女慎用 ・服用本品期间不得饮酒或含有酒精的饮料
曲马多	・常见不良反应有恶心、眩晕，偶见呕吐、便秘、口干、出汗、头痛及精神不振等 ・对阿片类药物依赖、有头部损伤、休克、不明原因的神志模糊、呼吸中枢及呼吸功能异常、颅内压增高的患者应慎用 ・对阿片类药物敏感的患者慎用 ・当使用超过每日推荐最大剂量（400mg）时，有产生惊厥的危险 ・在服用其他药物使癫痫发作的阈值下降时，使用本品可增加患者发生癫痫的危险 ・长期应用可引起耐药及药物依赖，应在医生严格指导下短期使用 ・可能影响驾驶汽车或操作机械能力 ・治疗期间最好不要饮酒
布桂嗪	・偶见恶心、眩晕、困倦、黄视、全身发麻等不良反应，停药后可自行消失

药物	用药关怀
哌替啶	· 本品的耐受性和成瘾性介于吗啡与可待因之间，一般不应连续使用 · 使用治疗剂量时，可见轻度的眩晕、出汗、口干、恶心、呕吐、心动过速及直立性低血压等不良反应 · 室上性心动过速、颅脑损伤、颅内占位性病变、慢性阻塞性肺疾患、支气管哮喘、严重肺功能不全等患者禁用 · 严禁与单胺氧化酶抑制剂同用 · 肝功能损伤、甲状腺功能不全者慎用 · 运动员慎用
二甲双胍	· 可见恶心、呕吐、腹泻、腹痛和食欲不振等不良反应，大多数反应可以自行缓解 · 已知对盐酸二甲双胍过敏者禁用 · 严重肾功能衰竭或肾功能不全者禁用 · 治疗期间禁止饮酒 · 维生素B_{12}、叶酸缺乏未纠正者禁用
胰岛素	· 与所有其他胰岛素药品一样，如果患者的体力活动增加、日常饮食改变或发生伴随疾病，可能需要调整剂量 · 治疗期间最常见的不良反应为低血糖 · 对胰岛素或本品中任何成分过敏者禁用 · 漏餐或无计划的剧烈体育运动可能会引起低血糖 · 需使用胰岛素的患者，若给药剂量不足和（或）终止治疗可能会引起高血糖，并且可能会引起糖尿病酮症酸中毒 · 注意力和反应能力可能会受到低血糖的影响，在这些能力特别重要的情况下（如驾驶汽车或操作机械时），可能会存在风险 · 运动员慎用

第九节 病毒性肝炎

 【疾病简介】

病毒性肝炎是由多种肝炎病毒引起的、以肝脏损害为主的一组全身性传染病。目前，按引起发病的病毒不同可分为甲型肝炎、乙型肝炎、丙型肝炎、丁型肝炎、戊型肝炎等。

 【临床表现】

各型病毒性肝炎临床表现相似，以疲乏、食欲减退、厌油、肝功能异常为主，部分病例出现黄疸。甲型肝炎和戊型肝炎主要表现为急性感染，经粪-口途径传播；乙型肝炎、丙型肝炎、丁型肝炎多呈慢性感染，少数病例可发展为肝硬化或肝细胞癌，主要经血液、体液等胃肠外途径传播。

 【用药特点及原则】

（一）一般治疗原则

病毒性肝炎的治疗应根据不同病原体、不同临床类型及组织学损害区别对待。各型肝炎的治疗原则均以充足的休息、营养为主，辅以适当药物，避免饮酒、过度劳累和使用损害肝脏的药物。

急性肝炎一般为自限性，多可完全康复。以一般治疗及对症支持治疗为主，急性期应进行隔离，症状明显及有黄疸者应卧床休息，恢复期可逐渐增加活动量，但要避免过度劳累。饮食宜清淡易消化，适当补充维生素，热量不足者应静脉补充葡萄糖。避免饮酒和使用损害肝脏的药物。

慢性肝炎症状明显或病情较重者应卧床休息，卧床可增加肝脏血流量，有助恢复。病情轻者以活动后不觉疲乏为度；适当的高蛋白、高热量、高维生素的易消化食物有利于肝脏修复，不必过分强调高营养，以防发生脂肪肝，避免饮酒。此外，应协助患者建立正确的疾病观，让其对肝炎治疗有耐心和信心。切勿乱投医，以免延误治疗。

重型肝炎患者应卧床休息，实施重症监护，密切观察病情，防止院内感染。饮食方面要避免油腻，宜清淡易消化。由于严重肝病患者食欲极差，肝脏合成能力低下，热量摄入不足，应给予以碳水化合物为主的营养支持治疗，以减少脂肪和蛋白质的分解。补液量为每日1 500～2 000mL，注意出入量的平衡，尿量多时可适当增加补液量。注意维持电解质及酸碱平衡。供给足量的白蛋白，尽可能减少饮食中的蛋白质，以控制肠内氨的来源，维持正氮平衡、血容量和胶体渗透压，预防脑水肿和腹水的发生。补充足量维生素B、维生素C及维生素K。输注新鲜血浆、白蛋白或免疫球蛋白，以加强支持治疗。禁用对肝、肾有损害的药物。

（二）合理用药原则

急性肝炎一般不进行抗病毒治疗，急性丙型肝炎除外，因急性丙型肝炎容易转为慢性，早期进行抗病毒治疗可降低急性肝炎转化为慢性的概率。可选用普通干扰素或聚乙二醇化干扰素，24周为1个疗程，同时加用利巴韦林治疗。此外辅以药物对症治疗以恢复肝功能，药物不宜太多，以免加重肝脏负担。

慢性肝炎符合适应证者应尽可能进行抗病毒治疗，同时需要对症恢复肝功能，调节机体免疫力，进行抗纤维化等治疗。

重型肝炎患者病毒复制活跃，应尽早进行抗病毒治疗。抗病毒治疗药物应以核苷类药物为主，一般不主张使用干扰素。抗病毒治疗对患者近期病情改善不明显，但对长期治疗及预后有重要意义。此外，需要对症促进肝细胞再生，并对肝性脑病、上消化道出血、继发感染、肝肾综合征等并发症进行防治。

【常用药物】

药理分类	药物	药理作用	用法用量
抗病毒药	拉米夫定	抑制乙型肝炎病毒（HBV）聚合酶，抑制HBV复制	应在对慢性乙型肝炎治疗有经验的医生指导下用药，推荐剂量为每次100mg，每日1次，餐前或餐后服用均可
	恩替卡韦		成人和16岁及以上的青少年：口服，每次0.5mg，每日1次 拉米夫定治疗时发生病毒血症或出现拉米夫定耐药突变的患者，每日1次，每次1mg 应空腹服用（餐前或餐后至少2h）
	阿德福韦酯		推荐剂量为每次10mg，每日1次，餐前或餐后口服均可
	富马酸替诺福韦二吡呋酯		推荐剂量为每次300mg，每日1次，口服，不受饮食影响
	利巴韦林	作为病毒合成酶的竞争性抑制药，可抑制肌苷单磷酸脱氢酶、RNA多聚酶和mRNA鸟苷转移酶，从而使细胞内三磷酸鸟苷减少，阻碍病毒RNA和蛋白质合成，使病毒的复制与传播受抑制	成人：口服，每次0.15g，每日3次，7日为1个疗程

药理分类	药物	药理作用	用法用量
疫苗	重组乙型肝炎疫苗	刺激机体产生抗乙型肝炎病毒的免疫力，用于预防乙型肝炎	于上臂三角肌肌内注射，免疫程序为3针，分别在0、1、6月龄接种，每次剂量为0.5mL，含乙型肝炎病毒表面抗原（HBsAg）10μg
	甲型肝炎灭活疫苗	刺激机体产生抗甲型肝炎病毒的免疫力，用于预防甲型肝炎	19岁及以上成人：单剂量成人甲型肝炎灭活疫苗1440EIU（1.0mL悬液）用于基础免疫 1~18岁（包括18岁）的儿童和青少年：单剂量儿童甲型肝炎灭活疫苗720EIU（0.5mL悬液）用于基础免疫 建议在初次接种后6~12个月之间的任何时间进行成人甲型肝炎灭活疫苗1440EIU或儿童甲型肝炎灭活疫苗720EIU的加强免疫，以确保长期保护
对症治疗药物			
非特异性护肝药	谷胱甘肽	与过氧化物及自由基结合，以对抗氧化剂对巯基的破坏，保护细胞膜中含巯基的蛋白质和含巯基的酶不被破坏；对抗自由基对重要脏器的损害	成人：口服，常用剂量为每次400mg，每日3次，12周为1个疗程
	葡醛内酯	在酶的催化下转变为葡萄糖醛酸而发挥作用，能与肝内或肠内含有酚基、羟基、羧基和氨基的代谢产物、毒物或药物结合，形成无毒的葡萄糖醛酸结合物随尿排出体外；同时，可降低肝淀粉酶的活性，阻止糖原分解，使肝糖原增加，脂肪贮量减少	成人：口服，每次100~200mg（1~2片），每日3次 儿童：5岁以下，每次半片，每日3次；5岁以上，每次1片，每日3次

药理分类	药物	药理作用	用法用量
免疫调节剂	胸腺肽	促使有丝分裂原激活后的外周血中的T淋巴细胞成熟，增加T细胞在各种抗原或致有丝分裂原激活后各种淋巴因子的分泌，增加T细胞上淋巴因子受体的水平；通过对T4辅助细胞的激活作用来增强淋巴细胞反应	治疗慢性乙型肝炎的推荐剂量是每针1.6mg，皮下注射，每周2次，两剂量相隔3～4日，治疗应持续6个月（52针），期间不可中断
	聚乙二醇干扰素α-2b	与细胞膜结合启动一系列复杂的细胞内过程，包括诱导某些酶的表达、在感染了病毒的细胞内抑制病毒复制、抑制细胞增殖，以及增强巨噬细胞吞噬活动、增加淋巴细胞对靶细胞的特异性细胞毒性等一系列免疫调控活动	用于慢性丙型肝炎治疗：皮下注射，每周1次，体重65kg以下者，每次40μg，体重65kg以上者，每次50μg，同时口服利巴韦林 用于慢性乙型肝炎治疗：目前推荐剂量为1.0μg/kg，每周1次，皮下注射，疗程为24周
	重组集成干扰素α		用于治疗慢性HCV感染的推荐剂量是每次皮下注射9μg，每次1支，每周3次，连续24周，两次注射相隔时间≥48h

【用药关怀】

药物	用药关怀
拉米夫定	· 可能会出现高乳酸血症、头痛、失眠、咳嗽、恶心、呕吐等 · 已知对本品或拉米夫定制剂中任何成分过敏的患者禁用 · 一旦出现提示乳酸性酸中毒的临床表现和实验室检查异常时，应中止治疗 · 在抗逆转录病毒治疗过程中，血脂和血糖水平可能升高 · 使用本品前及使用期间，应确定没有人类免疫缺乏病毒（HIV）感染，以免因剂量过低或单一药品治疗，造成对本品的抗药性
恩替卡韦	· 可能会出现头痛、疲劳、眩晕、恶心 · 对本品或制剂中任何成分过敏者禁用 · 对停止乙肝抗病毒治疗的患者，应密切监测肝功能持续至少数月，如有必要，应重新开始抗病毒治疗 · 建议HBV合并HIV感染并未接受高效抗逆转录病毒治疗（HAART）的患者使用本品 · 使用本品治疗并不能降低经性接触或污染血源传播HBV的危险性
阿德福韦酯	· 可能会出现虚弱、头痛、腹痛、恶心、（胃肠）气胀、腹泻和消化不良 · 已经证实对本品中任何组分过敏的患者禁用 · 对停止乙肝治疗的患者，应当严密监测肝功能，如有必要，应重新进行抗乙肝治疗 · 肾功能障碍或者潜在肾功能障碍风险的患者，使用本品会导致肾毒性，必须密切监测肾功能并适当调整剂量 · 使用本品治疗前，应对所有患者进行人类免疫缺陷病毒（HIV）抗体检查，因为本品会对慢性乙肝患者携带未知或未治疗的HIV产生作用，可能会出现HIV耐药

续表

药物	用药关怀
富马酸替诺福韦二吡呋酯	• 可能会出现皮疹、腹泻、头痛、疼痛、抑郁、衰弱和恶心 • 已知对本品中任何一种成分过敏的患者禁用 • 若任何临床或实验室检查提示乳酸性酸中毒或表现出显著的肝毒性（包括肝肿大和脂肪变性，即便转氨酶没有显著升高），应当暂停用药 • 对感染HBV但中断本品治疗的患者必须严密监测，包括临床及实验室随访在停止治疗后还要持续至少数月，如果条件适当，可以准许患者重新开始抗乙肝病毒治疗 • 建议在开始治疗前及使用本品治疗期间监测患者的肌酐清除率 • 不应与含有替诺福韦的固定剂量复方制剂联用
利巴韦林	• 可能会出现贫血、乏力等，停药后可自行消失 • 对本品过敏者、妊娠期妇女禁用 • 有严重贫血、肝功能异常者慎用 • 与齐多夫定同用时有拮抗作用
重组乙型肝炎疫苗	• 接种后24h内，在注射部位可能感到疼痛和触痛，多数情况下于2～3日内自行消失 • 已知对该疫苗的任何成分，包括酵母、辅料过敏者禁用 • 患急性疾病、严重慢性疾病、慢性疾病的急性发作期和发热者禁用 • 妊娠期妇女禁用 • 未控制的癫痫和其他进行性神经系统疾病患者禁用
甲型肝炎灭活疫苗	• 可能会出现头痛、触痛、恶心、呕吐、发热和食欲下降 • 已知对该疫苗任何成分过敏者或前1次接种后有过敏反应者禁用 • 急性严重发热性疾病患者应推迟接种该疫苗

药物	用药关怀
谷胱甘肽	• 偶有皮疹等过敏症状，一旦发生应停药 • 偶有食欲不振、恶心、呕吐、上腹痛等症状 • 对本品成分过敏者应禁用 • 不得与维生素B_{12}、维生素K_3、甲萘醌、泛酸钙、乳清酸、抗组胺制剂、磺胺药及四环素等混合使用
葡醛内酯	• 偶有面红、轻度胃肠不适，减量或停药后可自行消失 • 对本品过敏者禁用，过敏体质者慎用
胸腺肽	• 乙肝患者接受本品治疗时，可能ALT水平会一过性上升到基础值的两倍（ALT波动）以上，当ALT波动发生时本品通常应继续使用，除非有肝衰竭的症状和预兆出现 • 对胸腺肽 α_1 或注射液内任何成分有过敏的患者禁用
聚乙二醇干扰素 α -2b	• 可能会出现瘙痒、皮肤干燥、不适感、出汗增加、身体右上象限痛、中性粒细胞减少、门细胞减少、贫血、皮疹、呕吐、口干等 • 对聚乙二醇干扰素 α -2b、任何一种干扰素或某赋形剂过敏者禁用 • 妊娠期妇女禁用 • 自身免疫性肝炎或有自身免疫性疾病病史患者禁用 • 肝功能失代偿者禁用 • 联合用药时，严重肾功能不全（肌酐清除率＜50mL/min）患者禁用
重组集成干扰素 α	• 可能会出现头痛、乏力、寒战、肌痛、多汗、关节痛 • 已知对干扰素 α、大肠杆菌衍生产物或对本品的任何成分有过敏反应的患者禁用重组集成干扰素 α 注射液 • 接受干扰素（包括重组集成干扰素 α 注射液）治疗的患者可能出现严重的精神不良反应 • 已有心脏病的患者应慎用重组集成干扰素 α 注射液

第十节　胆囊炎

【疾病简介】

胆囊炎是多种因素引起的胆囊急性与慢性炎症，其最常见的原因是胆囊结石阻塞了胆囊管。90％的病例涉及胆囊结石（即结石性胆囊炎），10％的病例为非结石性胆囊炎。胆囊炎的危险因素与胆石症相似，包括年龄增长、女性、种族、肥胖或体重迅速减轻、药物和怀孕。非结石性胆囊炎与胆汁淤积相关，危险因素包括虚弱、大手术、严重创伤、败血症、长期全肠外营养和长期禁食。单纯的胆囊炎预后良好，病死率极低。一旦出现诸如穿孔、坏疽等并发症，预后就会变差。25％～30％的患者需要手术或出现某些并发症。

【临床表现】

急性胆囊炎最常见的症状是上腹痛，通常疼痛始于上腹部。可能会出现腹膜刺激的症状，某些患者疼痛可能会放射至右肩或肩胛骨。通常会出现恶心和呕吐，患者可能会发热。大多数急性胆囊炎患者都有胆道疼痛史。

胆囊炎与胆绞痛的区别在于胆囊炎持续剧烈疼痛时间超过6h。一些患者可能有胆结石史。通常，非结石性胆囊炎患者可能仅出现发热和败血症，而无与急性胆囊炎相符的病史或体格检查结果。非结石性胆绞痛也会发生，最常见于年轻至中年女性中，除了参考范围的检验值和超声检查未发现胆石症外，其表现与结石性胆绞痛几乎相同。非结石性胆囊炎患者的表现与结石性胆囊炎患者相似，但是在没有胆绞痛病史的重症患者中，结石性胆囊炎经常突然发生。

【用药特点及原则】

（一）一般对症治疗

建议规律、低脂、低热量饮食，并提倡定量、定时的规律饮食方式。胆囊炎的治疗取决于病情的严重程度及是否存在并发症。单纯的胆囊炎病例通常可以在门诊治疗；复杂的病例可能需要手术治疗。

（二）合理用药原则

胆囊炎的初期治疗包括肠道休息、静脉补液、纠正电解质紊乱、镇痛和静脉注射抗生素。

急性胆囊炎需要进行解痉止痛治疗，同时通过静脉补液纠正脱水和电解质紊乱。对于轻度急性胆囊炎，可用单一广谱抗生素进行治疗。

（三）慢性胆囊炎对症治疗

1. 口服药物溶石治疗：无症状的胆囊结石患者可不实施治疗；而有症状的患者如不宜手术，且腹部超声检查评估为胆囊功能正常、X线检查阴性的胆固醇结石，可考虑口服药物溶石治疗。

2. 缓解胆源性消化不良症状：慢性胆囊炎、结石性胆囊炎患者常见嗳气、腹胀、脂肪餐不耐受等消化功能紊乱症状。对有胆源性消化不良症状患者宜补充促进胆汁合成和分泌的消化酶类药物。

3. 缓解胆绞痛：胆绞痛急性发作期间应予禁食及有效的止痛治疗。

4. 抗感染治疗：慢性胆囊炎通常不需要使用抗生素。

【常用药物】

药理分类	药物	药理作用	用法用量
胆汁酸药	熊去氧胆酸	通过抑制胆固醇在肠道内的重吸收和降低胆固醇向胆汁中的分泌，从而降低胆汁中胆固醇的饱和度	每日剂量为10mg/kg，一般需6~24个月，服用12个月后结石未见变小者，停止服用；治疗结果根据每6个月进行的超声波或X线检查判断
酶制剂	复方阿嗪米特肠溶片	阿嗪米特可以增加胆汁的液体量，增加胆汁中固体成分的分泌；胰酶可以改善碳水化合物、脂肪、蛋白质的消化与吸收，恢复机体的正常消化机能；纤维素酶4000具有改善胀气和肠道中菌丛混乱而引起的酶失调作用；二甲硅油有减少气体的作用，可使胃肠道的气体减到最少，从而消除因胃肠道中气胀引起的胃痛，也可以消除消化道中其他器官引起的气胀	成人：餐后服用，每次1~2片，每日3次
	米曲菌胰酶	为米曲菌霉提取物和胰酶的复方制剂，可以补充人体所需的消化酶	成人和12岁以上的儿童，于餐中或餐后服用1片

药理分类	药物	药理作用	用法用量
利胆剂	茴三硫	提高肝脏谷胱甘肽（GSH）水平，明显增强谷氨酰半胱氨酸合成酶（GCS）、谷胱甘肽还原酶（GSSG-R）和谷胱甘肽硫转移酶（GSH-S-TX）活性，降低谷胱甘肽过氧化酶（GSH-PX）活性，从而增强肝细胞活力，使胆汁分泌增多，有利胆作用	口服，每次1片，每日3次，或遵医嘱服用
	匹维溴铵	通过抑制钙离子流入肠道平滑肌细胞发挥作用	成人：常用推荐剂量3～4片/日，少数情况下，如有必要可增至6片/日；切勿咀嚼或掰碎药片，宜在进餐时用水吞服；不要在卧位时或临睡前服用
抗胆碱药	阿托品	为M胆碱受体阻滞剂，可解除胃肠平滑肌痉挛、抑制腺体分泌、扩大瞳孔、升高眼压、引起视力调节麻痹、加快心率、扩张支气管等，大剂量时能作用于血管平滑肌，扩张血管，解除痉挛性收缩，改善微循环	成人常用量：每次0.3～0.5mg，每日0.5～3mg（1～6支）；最大剂量：1次2mg（4支）
	山莨菪碱	具有外周抗M胆碱受体作用，能解除乙酰胆碱所致平滑肌痉挛，对胃肠道平滑肌有松弛作用	常用量：成人每次肌内注射5～10mg，儿童0.1～0.2mg/kg，每日1～2次

续表

药理分类	药物	药理作用	用法用量
非甾体抗炎药	双氯芬酸	通过抑制前列腺素的合成而产生镇痛、抗炎、解热作用	初始剂量为每日100～150mg（4～6片），轻度患者或需长期治疗的患者，每日剂量为75～100mg（3～4片），通常将每日剂量分2～3次服用
	吲哚美辛		首剂25～50mg，餐后服用，继之25mg，每日3次，直到疼痛缓解即可停药
镇痛药	哌替啶	作用于中枢神经系统的μ及κ受体，产生镇痛、镇静作用	成人肌内注射常用量为每次25～100mg，每日100～400mg，每次最大剂量为150mg，每日最大剂量为600mg；成人静脉注射每次最大剂量为0.3mg/kg
抗菌药物	哌拉西林他唑巴坦	通过抑制细菌隔膜的形成和细胞壁的合成发挥杀菌作用，在体外对许多革兰阳性和革兰阴性的需氧菌及厌氧菌具有抗菌作用	肾功能正常的成人和青少年的常用剂量为每8h 4.5g
	甲硝唑	对厌氧微生物有杀灭作用，在人体中还原时生成的代谢物也具有抗厌氧菌作用，抑制细菌的脱氧核糖核酸的合成，从而干扰细菌的生长、繁殖，最终致细菌死亡	口服，每日0.6～1.2g，分3次服，7～10日为1个疗程
	左氧氟沙星	抑制细菌DNA复制、转录、修复和重组所需的拓扑异构酶Ⅳ和DNA旋转酶	口服，成人每次0.2～0.3g，每日1次；病情较重者，最大剂量可增至每日0.6g（6片）\n可根据感染的种类及症状适当增减剂量

【用药关怀】

药物	用药关怀
熊去氧胆酸	• 可能会出现稀便或腹泻 • 急性胆囊炎和胆管炎患者禁用 • 对胆汁酸或本品任一成分过敏者禁用 • 在治疗前三个月必须每4周检查1次患者的一些肝功能指标，如AST（SGOT）、ALT（SGPT）和γ-GT等，并且以后每3个月检查一次肝功能指标 • 为了评价治疗效果，尽早发现胆结石钙化，应根据结石大小，在治疗开始后6~10个月，做胆囊X线检查
复方阿嗪米特肠溶片	• 肝功能障碍患者禁用 • 因胆石症引起胆绞痛的患者禁用 • 胆管阻塞患者禁用 • 急性肝炎患者禁用
米曲菌胰酶	• 对本品中任何成分过敏者禁用 • 急性胰腺炎及慢性胰腺炎活动期急性发作的患者禁用 • 遗传性果糖不耐受症的患者、葡萄糖-半乳糖吸收障碍的患者或者蔗糖酶-异麦芽糖酶不足的患者禁用
茴三硫	• 偶有发生荨麻疹样红斑 • 胆道完全梗阻者禁用 • 对本品过敏者禁用 • 甲状腺功能亢进患者慎用
匹维溴铵	• 对本品或本品中任何成分过敏者禁用 • 本品含有乳糖，不建议半乳糖不耐受症、乳糖酶缺乏症或葡萄糖-半乳糖吸收障碍综合征（罕见遗传病）的患者服用 • 由于存在上消化道损伤的风险，包括食管病变，应该严格遵循正确的服药方法，尤其是食管损伤和（或）食管裂孔疝患者

药物	用药关怀
阿托品	· 青光眼及前列腺肥大者、高热者禁用 · 对其他颠茄生物碱不耐受者，对本品也不耐受 · 妊娠期妇女静脉注射阿托品可使胎儿心动过速 · 婴幼儿对本品的毒性反应极为敏感，特别是痉挛性麻痹与脑损伤的儿童反应更强，环境温度较高时，因闭汗有体温急骤升高的危险，应用时要严密观察 · 老年人容易发生抗M胆碱样副作用，如排尿困难、便秘、口干（特别是男性），也易诱发未经诊断的青光眼，一经发现，应立即停药；本品尤易致老年人汗液分泌减少，影响散热，故夏天慎用
山莨菪碱	· 可能会出现口干、面红、视物模糊等 · 颅内压增高、脑出血急性期、青光眼、幽门梗阻、肠梗阻及前列腺肥大者禁用；反流性食管炎、重症溃疡性结肠炎患者慎用 · 急腹症诊断未明确时，不宜轻易使用 · 夏季用药时，因其闭汗作用，可使体温升高 · 静脉滴注过程中若出现排尿困难，对于成人可肌内注射新斯的明0.5～1.0mg或氢溴酸加兰他敏2.5～5mg，对于儿童可肌内注射新斯的明0.01～0.02mg/kg，以解除症状
双氯芬酸	· 可能会出现头痛、头晕、恶心、呕吐、皮疹等 · 已知对本品过敏的患者禁用 · 有活动性消化道溃疡或出血、曾复发溃疡或出血的患者禁用 · 妊娠期后3个月妇女禁用 · 根据控制症状的需要，在最短治疗时间内使用最低有效剂量，可以使不良反应发生率降到最低

药物	用药关怀
吲哚美辛	·常见不良反应包括消化不良、胃痛、胃烧灼感、恶心反酸、头痛、头晕、皮疹等 ·活动性溃疡病、溃疡性结肠炎及病史者禁用；癫痫、帕金森病及精神病患者禁用；肝肾功能不全者，对本品、阿司匹林或其他甾体抗炎药过敏者禁用；血管神经性水肿或支气管哮喘者禁用 ·本品与阿司匹林有交叉过敏性，由阿司匹林过敏引起的喘息患者，应用本品时可引起支气管痉挛；对其他非甾体抗炎、镇痛药过敏者也可能对本品过敏 ·本品因对血小板聚集有抑制作用，可使出血时间延长，停药后此作用可持续1日；用药期间血尿素氮及血肌酐含量也常增高
哌替啶	·本品的耐受性和成瘾性程度介于吗啡与可待因之间，一般不应连续使用 ·治疗剂量时可出现轻度的眩晕、出汗、口干、恶心、呕吐、心动过速及直立性低血压等 ·室上性心动过速、颅脑损伤、颅内占位性病变、慢性阻塞性肺疾患、支气管哮喘、严重肺功能不全等患者禁用。严禁与单胺氧化酶抑制剂同用 ·肝功能损伤、甲状腺功能不全者慎用
哌拉西林他唑巴坦	·可能会出现皮疹、瘙痒、腹泻、恶心等 ·对青霉素类、头孢菌素类抗生素或β内酰胺酶抑制药过敏者禁用 ·与能产生低凝血酶原症、血小板减少症、胃肠道溃疡症或出血的药物合用时，有可能增加发生凝血机制障碍和出血的危险
甲硝唑	·可能会出现恶心、呕吐、食欲不振、腹部绞痛等 ·有活动性中枢神经系统疾患和血液病者禁用 ·本品的代谢产物可使尿液呈深红色 ·出现运动失调或其他中枢神经系统症状时应停药 ·本品可抑制酒精代谢，用药期间禁止饮酒，饮酒后可能出现腹痛、呕吐、头痛等症状

药物	用药关怀
左氧氟沙星	· 可能出现恶心、呕吐、腹部不适、腹泻、消化不良、一过性肝功能异常等不良反应 · 对喹诺酮类药物过敏者、妊娠期妇女及哺乳期妇女、18岁以下患者禁用 · 有中枢神经系统疾病及癫痫病史的患者慎用 · 重症肌无力患者慎用，有引起症状恶化的可能 · 可引起少见的光毒性反应（发生率<0.1%），在接受本品治疗时应避免过度阳光曝晒和人工紫外线照射，如出现光敏反应或皮肤损伤时应停用本品

第十一节 肝硬化

 【疾病简介】

肝硬化是各种慢性肝病发展的晚期阶段。肝硬化在组织学上定义为弥散性肝过程，其特征为纤维化和正常肝结构转化为结构异常结节。

 【临床表现】

肝硬化常见的体征和症状可能源于肝合成功能下降、肝脏解毒能力下降或门脉高压。一些肝硬化患者完全没有症状，并且具有合理的正常预期寿命。部分肝硬化患者可能出现严重的终末期肝病症状，并且生存的机会很小。

根据疾病的潜在病因，患者的体征和症状可能会有所不同：①由丙型肝炎引起的终末期肝病患者可能会出现严重的肌肉消瘦，明显的腹水和严重的肝性脑病，仅伴有轻度黄疸。②终末期原发性胆汁性肝硬化的患者可能伴有重度黄疸，没有肌肉消瘦的迹象。③许多肝硬化患者会出现疲劳、厌食、体重减轻和肌肉萎缩。④肝硬化患者的皮肤表现包括黄疸、蜘蛛网状血管瘤、皮肤毛细血管扩张等。⑤肝硬化患者在皮肤、脂肪组织、肌肉和骨骼中可能会出现雄激素向雌激素的转化增加的情况。

 【用药特点及原则】

（一）一般治疗原则

对于失代偿性肝硬化患者，应祛除病因，尤其是饮酒和乙型或丙型肝炎病毒感染，降低代偿失调的风险，并提高生存率。

应注意确保患者饮食中摄入足够的能量和蛋白质，建议积极治疗酒精性肝硬化患者的营养不良。指定每日多餐，包括早餐和夜间小吃；应鼓励肝硬化患者进行常规运动，包括散步甚至游泳，以防止这些患者陷入无运动和肌肉消瘦的恶性循环。虚弱的患者通常会在物理治疗师的监督下受益于正式的锻炼计划。

（二）合理用药原则

病因治疗是肝硬化治疗的关键，只要存在可控制的病因，均应尽快开始病因治疗，包括乙型肝炎和丙型肝炎所致的肝硬化、酒精性肝硬化、自身免疫性肝病所致肝硬化、肝豆状核变性肝硬化、血色病肝硬化等。

对某些疾病无法进行病因治疗，或充分病因治疗后肝脏炎症和（或）肝纤维化仍然存在或进展的患者，可考虑给予抗炎抗肝纤维化的治疗。

并发症治疗：肝硬化一旦发展，就应针对并发症的发生进行治疗，包括锌缺乏症、瘙痒、性腺机能减退、骨质疏松等。

【常用药物】

药理分类	药物	药理作用	用法用量
肝病辅助治疗药	异甘草酸镁注射液	为肝细胞保护剂，具有抗炎、保护肝细胞膜及改善肝功能的作用	用于慢性病毒性肝炎：每次0.1～0.2g，每日1次 用于急性药物性肝损伤：每次0.2g，每日1次
	多烯磷脂酰胆碱注射液	通过直接影响肝细胞膜结构使受损的肝功能和酶活力恢复正常；调节肝脏的能量平衡；促进肝组织再生；将中性脂肪和胆固醇转化成容易代谢的形式	成人和青少年一般每日缓慢静脉推注5～10mL，严重病例每日注射10～20mL
	还原型谷胱甘肽片	能激活体内的巯基酶等，促进碳水化合物、脂肪及蛋白质的代谢，以调节细胞膜的代谢过程；参与多种外源性、内源性有毒物质结合生成减毒物质	成人常用量为每次口服400mg（4片），每日3次，疗程12周
	丁二磺酸腺苷蛋氨酸	通过使质膜磷脂甲基化而调节肝脏细胞膜的流动性，并通过转硫基反应促进解毒过程中硫化产物的合成，有助于防止肝内胆汁淤积	初始治疗：使用注射用丁二磺酸腺苷蛋氨酸，每日500～1000mg，肌内注射或静脉注射，共2周；静脉注射必须非常缓慢 维持治疗：使用丁二磺酸腺苷蛋氨酸肠溶片，每日1000～2000mg，口服
	水飞蓟素胶囊	对肝细胞膜有稳定作用，可以阻止或避免溶解性细胞成分（如转氨酶）的流失	重症病例的起始治疗剂量为每次140mg，每日3次；维持剂量为每次140mg，每日2次；餐前用适量液体吞服；或遵医嘱服用

药理分类	药物	药理作用	用法用量
肝病辅助治疗药	葡醛内酯		成人：口服，每次100～200mg（1～2片），每日3次 儿童：口服，5岁以下每次半片；5岁以上每次1片，每日3次
抗病毒药	拉米夫定	参照本章第九节病毒性肝炎	应在对慢性乙型肝炎治疗有经验的医生指导下用药，推荐剂量为每次100mg，每日1次，餐前或餐后服用均可
	恩替卡韦		成人和16岁及以上的青少年：口服，每次0.5mg，每日1次 拉米夫定治疗时发生病毒血症或出现拉米夫定耐药突变的患者，每日1次，每次1mg 应空腹服用（餐前或餐后至少2h）
免疫调节剂	聚乙二醇干扰素α-2b		用于慢性丙型肝炎治疗：皮下注射，每周1次，体重65kg以下者，每次40μg，体重65kg以上者，每次50μg，同时口服利巴韦林 用于慢性乙型肝炎治疗：目前推荐剂量为1.0μg/kg，每周1次，皮下注射，疗程为24周

续表

药理分类	药物	药理作用	用法用量
利尿剂	螺内酯	作用于远曲小管和集合管，阻断钠离子与钾离子和氢离子的交换，使钠离子、氯离子和水排泄增多，钾离子、镁离子和氢离子排泄减少	每日40～120mg，分2～4次服用，至少连服5日，之后酌情调整剂量
激素类药物	特利加压素	主要作用为收缩血管和抗出血，使内脏区域的血流量明显下降，导致肝脏的血流量和门静脉压下降	用于肝肾综合征（慢性肝炎、重型肝炎、肝硬化等合并）：每8～12h静脉缓慢注射1.0mg，连续使用直至肾功能改善

 【用药关怀】

药物	用药关怀
异甘草酸镁注射液	·严重低钾血症、高钠血症、心力衰竭、肾功能衰竭的患者和未能控制的重度高血压患者禁用 ·治疗过程中，应定期测血压和血清钾、钠浓度 ·可能引起假性醛固酮症增多，如在治疗过程中出现发热、皮疹、高血压、水钠潴留、低钾血症等情况，应采用对症治疗，必要时减量，直至停药 ·与依他尼酸、呋塞米等降压利尿剂并用时，其利尿作用可增强本品的排钾作用，易导致血清钾值的下降，应注意观察血清钾值等
多烯磷脂酰胆碱注射液	·可能出现皮疹、瘙痒、寒战、胸闷、发热、恶心、呕吐等 ·对本品成分及辅料过敏者禁用 ·3岁以下儿童禁用，本品含有苯甲醇，禁止用于儿童肌内注射 ·苯甲醇可能会透过胎盘屏障，不建议妊娠期妇女使用 ·用药过程中要密切监测，如果出现皮疹、瘙痒、呼吸困难、喉头水肿、血压下降等症状和体征，应立即停药并及时治疗

药物	用药关怀
还原型谷胱甘肽片	· 可能出现食欲不振、恶心、呕吐、上腹痛等症状 · 对本品成分过敏者禁用，有皮疹等过敏症状应停药 · 不得与维生素B_{12}、维生素K_3、甲萘醌、泛酸钙、乳清酸、抗组胺制剂、磺胺药及四环素等混合使用
丁二磺酸腺苷蛋氨酸	· 对本品过敏者禁用 · 有影响蛋氨酸循环和（或）引起高胱氨酸尿和（或）高同型半胱氨酸血症的遗传缺陷（如胱硫醚β-合酶缺陷、维生素B_{12}代谢缺陷）患者禁用
水飞蓟素胶囊	· 偶有轻度腹泻现象 · 对本品过敏者禁用 · 不适用于治疗急性中毒
葡醛内酯	
拉米夫定	
恩替卡韦	· 参照本章第九节病毒性肝炎
聚乙二醇干扰素α-2b	

药物	用药关怀
螺内酯	·可能会出现高钾血症、恶心、呕吐、胃痉挛、腹泻 ·高钾血症患者禁用，用药期间如出现高钾血症，应立即停药 ·应于进食时或餐后服药，以减少胃肠道反应，并可能提高本品的生物利用度 ·给药应个体化，从最小有效剂量开始使用，以减少电解质紊乱等副作用的发生；如每日服药1次，应于早晨服药，以免夜间排尿次数增多
特利加压素	·败血性休克患者禁用 ·对本品过敏者禁用 ·本品对平滑肌有收缩作用，妊娠期妇女禁用 ·高血压、心脏功能紊乱或肾功能不全者慎用 ·本品在与降低心率的药物（如丙泊酚、舒芬太尼）合用时，可导致严重心动过缓

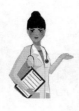

第三章

循环系统疾病用药

第一节 高血压

【疾病简介】

高血压是指以体循环动脉压升高为主要临床表现的心血管综合征，通常指原发性高血压。继发性高血压是指由某些确定的疾病或病因引起的血压升高，如原发性醛固酮增多症、嗜铬细胞瘤等，约占所有高血压的5%。目前我国采用的高血压定义为在未使用降压药物的情况下，非同日3次测量血压，收缩压≥140mmHg*和（或）舒张压≥90mmHg。根据血压升高水平，又进一步将高血压分为1级、2级和3级（表3-1）。

表3-1　血压水平分类和定义

分类	收缩压/mmHg	舒张压/mmHg
正常血压	＜120	＜80
正常高值	120～139	80～89
高血压	≥140	≥90
1级高血压（轻度）	140～159	90～99
2级高血压（中度）	160～179	100～109
3级高血压（重度）	≥180	≥110
单纯收缩期高血压	≥140	＜90

* 　1mmHg=0.133kPa

【临床表现】

　　高血压患者在起病早期缺乏特殊临床表现，多数在测量血压时或出现心、脑、肾等靶器官并发症时才被发现。常见症状有头晕、头痛、疲劳、心悸等，也可出现视力模糊、鼻出血等较重症状，典型的高血压头痛在血压下降后即可自行消失。

 【用药特点及原则】

　　高血压治疗的根本目标是降低发生心、脑、肾及血管并发症和死亡的总危险。一般高血压患者血压应降至＜140/90mmHg，能耐受者和部分高危及以上的患者可进一步降至＜130/80mmHg。

（一）一般治疗

　　生活方式干预在任何时候对任何高血压患者都是合理、有效的治疗，所有患者都应采取，主要包括减少钠盐摄入、合理膳食、控制体重、戒烟、限酒、增加运动、保持心理平衡等。

（二）合理用药原则

　　在改善生活方式的基础上，血压仍高于目标血压的患者应启动药物治疗。

　　1．起始剂量：一般患者采用常规剂量，老年人初始治疗通常应采用较小的有效剂量。

　　2．长效降压药物：优先选择长效降压药物，以有效控制24h血压。

　　3．联合治疗：对血压≥160/100mmHg或高于目标血压20/10mmHg的高危患者，或单药治疗未达标的高血压患者应进行联合降压治疗。

　　4．个体化原则：依据患者合并症的不同和药物疗效及耐受性，以及患者个人意愿或长期承受能力，选择适合患者个体的降压药物。

　　5．药物经济学：高血压患者需要接受终身治疗，需要考虑成本效益比。

【常用药物】

药理分类	药物	药理作用	用法用量
钙离子通道阻滞剂（CCB）	硝苯地平	通过阻断心肌和血管平滑肌细胞膜上的钙离子通道，抑制细胞外钙离子内流，使细胞内钙离子浓度降低，降低阻力血管的收缩反应性，还可减轻血管紧张素Ⅱ和α肾上腺素受体介导的缩血管效应，从而降低血压	片剂、胶囊剂、胶丸：起始剂量为每次10mg，每日3次，维持剂量为每次10~20mg，每日3次，每日最大剂量为120mg 缓释片、缓释胶囊：每次10~20mg，每日2次；单次最大剂量40mg，每日最大剂量120mg 控释片：每次30~60mg，每日1次
	氨氯地平		口服，每次2.5~10mg，每日1次
	左旋氨氯地平		口服，每次2.5~5mg，每日1次
	非洛地平		片剂：初始剂量为每次2.5mg，每日2次，维持剂量为每次5mg或10mg，每日1次 缓释片、缓释胶囊：每次2.5~10mg，每日1次
	拉西地平		口服，每次4~8mg，每日1次
	尼群地平		口服，每次10~20mg，每日2~3次
	尼卡地平		片剂：口服，初始剂量为每次20mg，每日3次，维持剂量为每次20~40mg，每日3次 缓释片、缓释胶囊：每次40mg，每日2次
	乐卡地平		口服，每次10~20mg，每日1次
	贝尼地平		早餐后口服，每次2~12mg，每日1次

药理分类	药物	药理作用	用法用量
钙离子通道阻滞剂（CCB）	西尼地平		早餐后口服，每次5～10mg，每日1次
	地尔硫䓬		片剂：初始剂量为每次30mg，每日4次，维持剂量为每日90～360mg
			缓释片、胶囊：每次90mg，每日1～2次
			控释胶囊：每次90～150mg，每日1次
	维拉帕米		片剂：每次40～80mg，每日3次
			缓释制剂：每次120～240mg，每日1～2次
血管紧张素转化酶抑制剂（ACEI）	卡托普利	抑制血管紧张素转化酶，阻断血管紧张素Ⅱ的生成，抑制激肽酶的降解而发挥降压作用	每次12.5～50mg，每日3次
	依那普利		口服，每次5～40mg，每日1次
	贝那普利		口服，每次5～40mg，每日1次
	赖诺普利		口服，每次5～40mg，每日1次
	雷米普利		口服，每次2.5～10mg，每日1次
	培哚普利		口服，每次4～8mg，每日1次
	福辛普利		口服，每次10～40mg，每日1次
	咪达普利		口服，每次2.5～10mg，每日1次
血管紧张素受体拮抗剂（ARB）	氯沙坦	通过拮抗血管紧张素Ⅱ的AT_1受体有可能继而激活AT_2受体发挥降压作用	口服，每次50～100mg，每日1次
	缬沙坦		口服，每次80～160mg，每日1次
	厄贝沙坦		口服，每次150～300mg，每日1次

药理分类	药物	药理作用	用法用量
血管紧张素受体拮抗剂（ARB）	坎地沙坦		口服，每次4～12mg，每日1次
	替米沙坦		口服，每次40～80mg，每日1次
	奥美沙坦		口服，每次20～40mg，每日1次
	阿利沙坦酯		口服，每次80～240mg，每日1次 食物会降低本品的吸收，建议不与食物同服
β受体阻滞剂	美托洛尔	通过抑制过度激活的交感神经活性、抑制心肌收缩力、减慢心率发挥降压作用	普通片剂：口服，每次12.5～100mg，每日2次 缓释片：口服，每次23.75～190mg，每日1次
	比索洛尔		口服，每次2.5～10mg，每日1次
	普萘洛尔		口服，初始剂量为每次10mg，每日3次，剂量逐渐增加，每日最大剂量为200mg
	阿替洛尔		口服，成人初始剂量为每次6.25～12.5mg，每日2次，按需及耐受量渐增至每日50～200mg 肌酐清除率＜15mL/（min·1.73m²）者，每日25mg，肌酐清除率为15～35mL/（min·1.73m²）者，每日最多50mg
	拉贝洛尔		口服，常用维持剂量为每次100～400mg，每日2次
	卡维地洛		口服，每次6.25～50mg，每日2次
	阿罗洛尔		口服，每次10mg，每日2次，每日最大剂量为30mg

药理分类	药物	药理作用	用法用量
利尿剂	氢氯噻嗪	通过利尿排钠，降低容量负荷，从而使升高的血压下降	口服，每次6.25~25mg，每日1次，按降压效果调整剂量
	氯噻酮		口服，每次25~100mg，每日1次
	吲达帕胺		片剂：口服，每次0.625~2.5mg，每日1次 缓释片：每次1.5mg，每日1次
	螺内酯		口服，每次10~40mg，每日1~2次
α受体阻滞剂	哌唑嗪	通过拮抗血管平滑肌上的α₁受体使血管扩张，减小血管阻力而降低血压	口服，每次0.5~1mg，每日2~3次；按疗效逐渐调整为每日6~15mg，分2~3次服用
	特拉唑嗪		口服，每次1~10mg，每日1次
	多沙唑嗪		口服，每次1~16mg，每日1次
单片复方制剂（ACEI/ARB+利尿剂）	卡托普利10mg+氢氯噻嗪6mg	ACEI/ARB通过抑制肾素-血管紧张素-醛固酮系统（RAAS）使外周血管阻力下降；利尿剂可使血容量减少；两药联合疗效互补 利尿剂引起的RAAS激活、血钾降低、胰岛素抵抗和糖耐量异常等不良反应，可被ACEI/ARB减轻或抵消	口服，每次1~2片，每日1~2次
	赖诺普利10mg+氢氯噻嗪12.5mg		口服，每次1片，每日1次
	复方依那普利片（依诺普利5mg+氢氯噻嗪12.5mg）		口服，每次1片，每日1次
	贝那普利10mg+氢氯噻嗪12.5mg		口服，每次1片，每日1次

续表

药理分类	药物	药理作用	用法用量
单片复方制剂（ACEI/ARB+利尿剂）	培哚普利4mg+吲达帕胺1.25mg		口服，每次1片，每日1次
	氯沙坦钾50mg+氢氯噻嗪12.5mg；氯沙坦钾100mg+氢氯噻嗪12.5mg；氯沙坦钾100mg+氢氯噻嗪25mg		口服，每次1片，每日1次
	缬沙坦80mg+氢氯噻嗪12.5mg		口服，每次1～2片，每日1次
	厄贝沙坦150mg+氢氯噻嗪12.5mg		口服，每次1片，每日1次
	替米沙坦80mg+氢氯噻嗪12.5mg		口服，每次1片，每日1次
单片复方制剂（ACEI/ARB+钙离子通道阻滞剂）	精氨酸培哚普利10mg+氨氯地平5mg		口服，每次1片，每日1次

续表

药理分类	药物	药理作用	用法用量
单片复方制剂（ACEI/ARB+钙离子通道阻滞剂）	氨氯地平2.5mg+贝那普利10mg；氨氯地平5mg+贝那普利10mg	钙离子通道阻滞剂（CCB）具有直接扩张动脉的作用，ACEI/ARB既扩张动脉也扩张静脉，两药联合具有协同降压作用 CCB引起的交感活性增加而致心率加快及踝部水肿，可被ACEI/ARB减轻或抵消	口服，每次1片，每日1次
	氨氯地平5mg+缬沙坦80mg		口服，每次1片，每日1次
	氨氯地平5mg+替米沙坦80mg		口服，每次1片，每日1次

 【用药关怀】

药物	用药关怀
硝苯地平	• 常见不良反应有外周水肿、头晕、头痛、恶心、乏力、面部潮红等 • 肝功能损害患者用药需严格监测，病情严重时应减量 • 与西咪替丁、丙戊酸、酮康唑、利托那韦、氟西汀等合用时，应监测血压；不得与利福平合用 • 控释片不可嚼碎、掰开，应整片用少量液体吞服，服药后活性成分被吸收，空药片壳会完整随大便排出体外 • 服用本品时应避免食用葡萄柚或饮用葡萄柚汁 • 长期给药的患者停药应缓慢减量，避免发生停药综合征
氨氯地平	• 常见不良反应为面部潮红、头痛和水肿 • 老年人宜从小剂量开始，逐渐增加剂量 • 重度肝功能不全患者应缓慢增量 • 严重的主动脉狭窄患者服用本品，可能发生症状性低血压

药物	用药关怀
非洛地平	· 常见不良反应有轻微至中度的踝部水肿、面部潮红、头痛、心悸及头晕 · 缓释片应用水整片吞服，不能掰、压或嚼碎 · 服药期间避免食用葡萄柚/葡萄柚汁
拉西地平	· 最好在每日早晨服药，可与或不与食物同服 · 肝功能损伤的患者需减量或慎用 · 常见不良反应有头痛、皮肤潮红、水肿、眩晕和心悸 · 不能与葡萄柚汁同服
乐卡地平	· 本品应在餐前15min口服 · 不能与环孢素、柚子汁同服 · 妊娠期妇女与哺乳期妇女，左室流出道梗阻、不稳定型心绞痛、重度肝肾功能损害、未治疗的充血性心力衰竭患者禁用
地尔硫草	· 普通片剂应餐前及睡前服用 · 病态窦房结综合征、Ⅱ度或Ⅲ度房室传导阻滞（未安装心脏起搏器者）、低血压（收缩压<90mmHg）、急性心肌梗死或肺充血者禁用 · 常见不良反应有浮肿、头痛、恶心、眩晕、皮疹、无力 · 长期用药者应定期监测肝肾功能
维拉帕米	· 病态窦房结综合征、Ⅱ度或Ⅲ度房室传导阻滞（已安装心脏起搏器并行使功能者除外）、严重左心功能不全、房扑/房颤合并室旁路通道者禁用 · 常见不良反应有便秘、眩晕、轻度头痛等 · 使用本品治疗的患者应定期监测肝功能
卡托普利	· 食物会减少本品吸收，故宜餐前1h服药 · 常见不良反应有皮疹、心动过速、咳嗽、味觉迟钝等 · 用药期间应定期监测血白细胞计数和分类计数，每月查1次尿蛋白
培哚普利	· 每日早餐前服药 · 常见不良反应有头痛、眩晕、感觉异常、视力模糊、耳鸣、咳嗽等 · 双侧肾动脉狭窄、有血管神经性水肿史、妊娠4～9个月患者禁用

药物	用药关怀
氯沙坦	· 本品可与或不与食物同服 · 肝功能损害患者应用本品时应该考虑使用较低剂量 · 与保钾利尿剂（如螺内酯、氨苯蝶啶、阿米洛利）、补钾剂，或含钾的盐代用品合用时，可导致血钾升高
缬沙坦	· 每日在同一时间用药（如早晨），可在进餐时或空腹服用 · 非胆管源性、无胆汁淤积的肝功能不全患者无需调整剂量，胆管梗阻患者因胆汁排泄减少，使用时应特别小心 · 肾功能不全患者无需调整剂量，但肌酐清除率＜10mL/min时需注意
美托洛尔	· 酒石酸美托洛尔片应空腹服用；琥珀酸美托洛尔缓释片最好在早晨服用，药片可沿刻痕掰开服用，但不可咀嚼或压碎 · 常见不良反应有头晕、头痛、肢端发冷、心动过缓、心悸、运动时呼吸短促、便秘等 · 症状不稳定、失代偿的心力衰竭、病态窦房结综合征、Ⅱ度或Ⅲ度房室传导阻滞、心率＜45次/min者禁用 · 不可突然停药，撤药应缓慢，逐渐减量，整个撤药过程持续至少2周 · 运动员、驾驶汽车或操作机械者慎用
比索洛尔	· 应在早晨服药，可在进餐时服用 · 不可轻易改变用药剂量，如需停药，应逐渐减量，不可突然中断 · 应用本品可能会减弱患者驾驶汽车或操作机械的能力，尤其在开始服药、增加剂量以及与酒精同服时更应注意
普萘洛尔	· 可引起糖尿病患者血糖降低，因此糖尿病患者应定期检查血糖 · 服用本品期间应定期检查血常规、血压、心功能、肝功能、肾功能 · 运动员慎用

药物	用药关怀
拉贝洛尔	· 应在餐后服药 · 可用于妊娠高血压妇女，不影响胎儿生长发育 · 支气管哮喘患者禁用 · 重度或急性心力衰竭、心源性休克患者禁用
氢氯噻嗪	· 应从最小有效剂量开始服药，以减少副作用的发生 · 建议早晨服药，避免睡前服用 · 长期用药应定期随访检查血电解质、血压、血糖、血尿酸、尿素氮、血肌酐 · 运动员慎用
吲达帕胺	· 每24h服1片药（1.5mg/片），最好早晨服用，缓释片应用水整片吞服且不要咀嚼 · 最常见的不良反应为超敏反应（皮肤为主），主要发生在具有过敏倾向、易于发生哮喘反应或斑丘疹的患者中 · 对磺胺类药物过敏患者禁用 · 用药期间应定期监测血电解质、尿酸
螺内酯	· 给药剂量应个体化，从最小有效剂量开始使用，如每日服药1次，应于早晨服药，以免夜间排尿次数增多 · 常见不良反应有高钾血症、胃肠道反应 · 进食时或餐后服药，以减少胃肠道反应 · 服药期间定期监测血钾，如出现高钾血症，应立即停药 · 长期服用可导致男性乳房发育、阳痿、性功能低下
特拉唑嗪	· 首次用药应在睡前服药，以减少晕厥或低血压的发生 · 老年患者较年轻患者更易发生直立性低血压 · 肾功能损伤患者无需调整剂量 · 驾驶汽车或操作机械的患者慎用

第二节 血脂异常和动脉粥样硬化

【疾病简介】

血脂异常通常指血浆中胆固醇（TC）和（或）甘油三酯（TG）升高，也包括高密度脂蛋白胆固醇（HDL-C）降低。血脂异常以及其他心血管风险因素相互作用导致动脉粥样硬化，增加心脑血管病的发生率和病死率。因此，有效控制血脂异常，对动脉粥样硬化性心血管疾病（atherosclerotic cardiovascular disease，ASCVD）防控具有重要意义。临床血脂监测的基本项目有TC、TG、低密度脂蛋白胆固醇（LDL-C）和HDL-C。

【临床表现】

高脂血症的临床表现主要是脂质在真皮内沉积所引起的黄色瘤和脂质在血管内皮沉积所引起的动脉硬化，而动脉粥样硬化的发生和发展是一个缓慢、渐进的过程。因此在通常情况下，多数患者并无明显症状和异常体征。

【用药特点及原则】

（一）非药物治疗

血脂异常与饮食和生活方式有密切的关系，所以饮食治疗和改善生活方式是治疗血脂异常的基础措施。除了改变饮食结构、控制体重，还要进行每周5~7日、每日30min的中等强度代谢运动，并应戒烟、限制饮酒等。

（二）合理用药原则

血脂指标中LDL-C升高是导致ASCVD发生、发展的关键因素。因此，控制血脂推荐以LDL-C作为首要治疗目标。应根据个体ASCVD危险分层判断血脂异常干预的目标水平。临床调脂治疗首选他汀类药物，起始宜应用中等强度他汀类药物治疗，根据个体调脂疗效和耐受情况，适当调整剂量，若胆固醇水平不达标，则与其他调脂药物（如依折麦布）联合应用。从调脂治疗获益的角度来说，长期坚持治疗最为重要。

 【常用药物】

药理分类	药物	药理作用	用法用量
他汀类药物	洛伐他汀	为羟甲戊二酰辅酶A还原酶抑制剂，其作用为抑制肝细胞内胆固醇合成，反馈上调干细胞表面低密度脂蛋白（LDL）受体，加速LDL清除	低强度：20mg，每晚1次 中等强度：40mg，每晚1次
	辛伐他汀		低强度：10mg，每晚1次 中等强度：20～40mg，每晚1次
	氟伐他汀		低强度：20～40mg，每晚1次 中等强度：80mg，每晚1次
	普伐他汀		低强度：10～20mg，每晚1次 中等强度：40mg，每晚1次
	匹伐他汀		低强度：1mg，每晚1次 中等强度：2～4mg，每晚1次
	瑞舒伐他汀		中等强度：每次5～10mg，每日1次 高强度：每次20mg，每日1次
	阿托伐他汀		中等强度：每次10～20mg，每日1次 高强度：每次40～80mg，每日1次
贝特类药物	非诺贝特	通过增强脂蛋白脂肪酶和肝酯酶的活性使富含甘油三酯（TG）的脂蛋白的分解代谢增加	普通片剂：每次0.1g，每日1～3次 微粒型制剂：每次1粒或1片，每日1次

续表

药理分类	药物	药理作用	用法用量
贝特类药物	苯扎贝特		每次200~400mg，每日3次 肾功能障碍者按肌酐清除率调整：40~60mL/min者，每次400mg，每日2次；15~40mL/min者，每次200mg或400mg，每日或隔日1次；低于15mL/min者，每次200mg，3日1次
	吉非罗齐（吉非贝齐）		每次0.3~0.6g，每日2次，早、晚餐前30min服用。
胆酸螯合剂	考来烯胺	为阴离子交换树脂，非特异性地在肠道内与由胆固醇降解产生的胆酸结合而从粪便中排出	初始剂量：每次2g，每日2次 维持剂量：每日4~24g，分2~4次服用
	考来替泊		每日15~30g，分2~4次于餐前服用
烟酸类药物	烟酸	抑制脂肪组织的溶解，减少游离脂肪酸进入肝脏	普通片剂：每次50~100mg，每日3次，用餐时服用，1~3周内逐步增加，最大剂量为每日2~3g 缓释片：每次370~500mg，每日1次，睡前服用，2~4周内逐步增加，最大剂量为每日2g
	阿昔莫司		每次250mg，每日2~3次 肾功能不全者根据肌酐清除率调整剂量：40~80mL/min者，每次250mg，每日1次；20~40mL/min者，每次250mg，隔日1次
肠道胆固醇吸收抑制剂	依折麦布	抑制小肠中的胆固醇吸收，从而降低肝脏胆固醇存量而使得血液中胆固醇清除率增加	每次10mg，每日1次，可在一日内任何时间服用，可空腹或与食物同时服用

药理分类	药物	药理作用	用法用量
其他	普罗布考	为抗氧化药，可阻止低密度脂蛋白的氧化修饰	每次0.5g，每日2次，早、晚餐时服用
	脂必泰胶囊	消痰化瘀，健脾和胃，主治痰瘀互结、血气不利所致高脂血症	口服，每次1粒，每日2次
	血脂康胶囊	化浊降脂，活血化瘀，健脾消食	口服，每次2粒，每日2次，早、晚餐后服用；轻、中度患者每日2粒，晚餐后服用，或遵医嘱服用

 【用药关怀】

药物	用药关怀
洛伐他汀	·有活动性肝病患者禁用，妊娠期妇女和哺乳期妇女禁用
辛伐他汀	·严重肾功能损害（肌酐清除率＜30mL/min）者禁用瑞舒伐他汀
氟伐他汀	·不明原因血转氨酶持续升高或血清ALT及AST升高至正常上限3倍时，需停止本类药物治疗
普伐他汀	·对于有弥漫性的肌痛、肌软弱及肌酸激酶（CK）大幅度升高的患者，需立即停止本类药品治疗
匹伐他汀	·他汀类药物和免疫抑制剂（如环孢素）、大环内酯类抗菌药物（如红霉素）、唑类抗真菌药物、烟酸、贝丁酸类药物（如非诺贝特、吉非罗齐）等合用，肌病发生的危险性增加，应减少他汀类药物的用量
瑞舒伐他汀	·因人体胆固醇在夜间合成，建议晚上睡前服用本类药物
阿托伐他汀	

药物	用药关怀
非诺贝特	· 应在饮食的同时服用该药品，以减少胃部刺激 · 有胆囊疾病史、胆石症的患者禁用 · 服药期间定期监测血常规、肝功能、血脂 · 如出现肌肉疼痛、触痛、乏力或肌酸激酶显著升高应停药 · 若治疗2个月无效，应停药
苯扎贝特	· 偶有食欲缺乏、恶心、饱胀感、肌肉疼痛、乏力等不良反应；罕见荨麻疹、皮疹、瘙痒、血小板减少性紫癜、头痛、头晕、性功能失调等不良反应 · 有活动性肝病、胆囊病或胆石症患者禁用；妊娠期妇女、哺乳期妇女、儿童的安全性尚未明确，不推荐使用 · 肾功能减退患者应减少剂量；用药期间应定期检查血脂和肝肾功能 · 本品能增强香豆素等抗凝药的抗凝作用，增强降糖药的作用，联合用药时应适当减少抗凝药及降糖药的剂量
吉非罗齐 （吉非贝 齐）	· 常见胃痛、嗳气、烧心感。少见腹泻、呕吐、恶心、皮疹、乏力。偶见胆石症、贫血、白细胞减少、肌炎等，偶有肝功能异常，停药后恢复 · 原发性胆汁性肝硬化患者禁用 · 胆石症、肝功能不全、肾功能不全患者慎用 · 若治疗3个月无效，应停药；若用药后出现肝功能显著异常、胆结石、肌炎等情况应停药 · 与他汀类药物合用可引起横纹肌溶解症

续表

药物	用药关怀
考来烯胺 考来替泊	• 常见不良反应为便秘，严重者可能发生肠梗阻；偶见胆石症、胃溃疡、胃出血、腹泻、嗳气、呕吐、胃痛等消化道反应，以及头痛、眩晕等 • 本品含甜味剂阿司帕坦，因此对苯丙氨酸过敏者禁用；妊娠期妇女、2岁以下儿童不推荐使用 • 有出血倾向者、胆石症患者、甲状腺功能减退患者、消化道溃疡患者、胆管完全性梗阻患者、肾功能不全患者、冠心病患者、痔疮患者及便秘患者等慎用 • 本品可与香豆素类抗凝药物相互作用，因此服用抗凝药物至少6h后方能使用本品，并根据凝血酶原时间调整剂量；本品与洋地黄苷类药物合用时，会缩短洋地黄苷类药物的半衰期；本品与去氧胆酸药物联用时，能降低去氧胆酸药物的疗效；本品与利尿剂、保泰松、普萘洛尔、四环素等药物合用时，能降低后者的疗效，应在使用本品前1h或后4h使用上述药品；本品与甲状腺激素类药物合用时，应间隔4~5h，并定期检查甲状腺功能 • 用药过程中如发生血浆胆固醇浓度反常性升高，应停药；连续用药3个月无效应停药，但结节性黄疸可能需要治疗1年 • 本品的粉剂应与水或其他液体形成混悬液后饮用以防止误吸或引起食管不适；如治疗过程出现便秘，可以减少剂量或停药，并使用轻度泻药或者增加水分摄入
烟酸	• 初次使用本品会产生强烈的皮肤潮红或瘙痒，如能坚持几周，该反应会减弱 • 可诱发溃疡；可使血尿酸增高，甚至出现痛风性关节炎；可导致血糖升高、糖耐量异常等情况；大剂量会导致肝功能异常 • 活动性溃疡病、肝功能异常、高尿酸血症和痛风患者禁用；妊娠期妇女和哺乳期妇女慎用；常年饮酒或有肝病史患者慎用 • 本品可增强降压药的扩血管作用，导致低血压；本品与吉非罗齐、他汀类药物合用会增加肌病的发生概率；本品与胆酸螯合剂合用时，应间隔4~6h • 提前30min服用阿司匹林后再服用本品能减轻皮肤潮红等不良反应；烟酸缓释制剂最好在饮食后睡前服用，从小剂量开始逐步增量，也有助于减轻皮肤潮红反应

药物	用药关怀
阿昔莫司	· 常见不良反应有皮肤潮热、瘙痒；偶见胃肠道反应、头痛、哮喘；罕见荨麻疹、皮疹等不良反应 · 消化性溃疡患者禁用；妊娠期妇女、哺乳期妇女、儿童均不推荐使用 · 肾功能不全者应减少使用剂量 · 用药期间应随访检查血脂、监测肝肾功能
依折麦布	· 可在一日内任何时间服用，可空腹或与食物同服 · 和他汀类药物联用时，治疗前应该进行肝功能测定 · 有活动性肝病患者禁用 · 应在服用胆酸螯合剂之前2h以上或在服用之后4h以上服用本品
普罗布考	· 常见不良反应有腹泻、腹痛、恶心呕吐、消化不良；偶见头痛、头晕、失眠、耳鸣、皮疹、瘙痒；罕见心电图QT间期延长、室性心动过速、血小板减少、血管神经性水肿 · 哺乳期妇女、儿童不宜使用 · 心肌损害、严重心律失常、不明原因晕厥、心电图QT间期延长患者禁用；低钾血症、低镁血症、近期发生心肌梗死及严重心动过缓等患者禁用 · 用药期间应定期进行心电图检查 · 本品能增强香豆素类药物的抗凝作用，增强降糖药物的作用，需联合用药时，上述药品应适当减少剂量 · 肾功能不全患者用药应适当减少剂量
脂必泰 胶囊	· 服药期间及停药后应尽量避免高脂饮食，如肥肉、禽肉皮、内脏、蛋黄等 · 妊娠期妇女及哺乳期妇女禁用
血脂康 胶囊	· 常见不良反应为胃肠道不适，如胃痛、腹胀、胃部灼热等；偶可引起血清氨基转移酶和肌酸磷酸激酶可逆性升高 · 用药期间应定期检查血脂、血清氨基转移酶和肌酸磷酸激酶；有肝病史者服用本品尤其要注意监测肝功能 · 在本品治疗过程中，如血清氨基转移酶增高达到正常值的3倍，或血清肌酸磷酸激酶显著增高时，应停用本品 · 饮食宜清淡

第三节 心绞痛

【疾病简介】

心绞痛是由于冠状动脉粥样硬化使血管腔狭窄、痉挛，或一过性阻塞，导致心肌急剧、短暂的缺血、缺氧所引起的临床综合征，是冠状动脉粥样硬化性心脏病的重要症状，分为慢性稳定型心绞痛和不稳定型心绞痛。

【临床表现】

心绞痛发作时疼痛部位常位于中上胸部或心前区，也可放射至左肩、左臂内侧达无名指和小指，或至颈、咽或下颌部。常呈现为突然发生的压榨性疼痛，持续3~5min，一般不超过15min。多在劳动、情绪激动、饱食、气候突变等情况下发生。

慢性稳定型心绞痛即稳定型劳力性心绞痛，是最常见的心绞痛，其疼痛发作频率大致相同，诱发疼痛的劳力和情绪激动程度相同，每次发作的疼痛性质和疼痛部位无改变，疼痛时限相仿，服用硝酸甘油后也在相近时间产生疗效，临床表现在1~3个月内相对稳定。

不稳定型心绞痛是介于慢性稳定型心绞痛和心肌梗死之间的一系列有症状的心肌缺血综合征，胸痛的部位、性质与慢性稳定型心绞痛相似，但心绞痛发作诱因、频率、程度等有所不同，是急性冠脉综合征（ACS）的常见类型。

【用药特点及原则】

（一）一般对症治疗

慢性稳定型心绞痛的治疗原则为缓解症状、改善预后、阻止病情进展，包括调整生活方式、控制危险因素、药物治疗、血运重建、健康宣教等。保持健康的生活方式，如戒烟、限酒、健康饮食、进行有规律的体育活动、控制体重和血脂、管理好血压及血糖。不稳定型心绞痛患者急性期需卧床休息1～3日，持续心电监护，监测心肌酶变化，对合并呼吸窘迫或其他低氧血症高危特征的患者给予辅助氧疗。

（二）合理用药原则

1．慢性稳定型心绞痛的药物治疗原则。

（1）缓解心绞痛/心肌缺血，药物包括硝酸酯类药物、β受体阻滞剂、钙离子通道阻滞剂（CCB），以及伊伐布雷定、尼可地尔、雷诺嗪、曲美他嗪等其他抗心肌缺血药物。若无禁忌证，β受体阻滞剂应作为慢性稳定型心绞痛的初始治疗药物之一，推荐选用β_1受体阻滞剂，常用药物包括美托洛尔、比索洛尔等，从小剂量开始，根据患者症状、心率及血压随时调整药物剂量；若β受体阻滞剂改善症状不明显或患者不能耐受，建议应用CCB。血管痉挛性慢性稳定型心绞痛建议使用CCB和硝酸酯类药物，避免使用β受体阻滞剂。

（2）预防危险事件的药物，包括抗血小板药物、他汀类药物、抗心肌缺血中成药等。

2．不稳定型心绞痛的标准强化治疗。使用硝酸酯类、β受体阻滞剂、尼可地尔等药物进行抗缺血治疗；使用阿司匹林、氯吡格雷等药物进行抗血小板治疗和肝素抗凝治疗。

对于药物治疗效果不佳，心绞痛发作时伴有严重心律失常、心力衰竭、血流动力学障碍等症状的患者，应及早采取介入治疗。

【常用药物】

药理分类	药物	药理作用	用法用量
硝酸酯类	硝酸甘油	通过释放一氧化氮（NO），激活鸟苷酸环化酶，使平滑肌和其他组织内的环鸟苷酸（cGMP）增多，从而松弛血管平滑肌，使外周动脉和静脉扩张，降低心脏前、后负荷，使冠状动脉灌注量增加，心肌耗氧量减少，供氧量增多，从而使心绞痛得以缓解	片剂：舌下含服，每次0.25～0.5mg，每5min重复1片，直至疼痛缓解，如15min内总量达3片后疼痛持续存在，应立即就医 气雾剂：舌下喷雾，每次0.5～1mg（1～2喷），若效果不佳，可在10min内重复给药
	硝酸异山梨酯		用于预防心绞痛：口服，每次5～10mg，每日2～3次，每日总量10～30mg 用于缓解症状：舌下含服，每次5mg
	单硝酸异山梨酯		普通制剂：口服，每次10～20mg，每日2～3次，严重病例可每次40mg，每日2～3次 缓释制剂：每日清晨口服，每次40～60mg，每日1次
β受体阻滞剂	美托洛尔	阻断心脏β肾上腺素受体合成，减慢心率、减弱心肌收缩力、降低血压，减少心肌耗氧量及心肌缺血发作，增加患者运动耐量	普通片剂：口服，起始剂量每次12.5～25mg，每日2次；目标剂量每次50～100mg，每日2次 缓释片：口服，起始剂量每次47.5mg，每日1次；目标剂量每次47.5～190mg，每日1次
	比索洛尔		口服，每次2.5mg，每日1次 目标剂量，每次2.5～10mg，每日1次
	阿替洛尔		口服，每次6.25～12.5mg，每日1次 目标剂量，每次25～50mg，每日1次

续表

药理分类	药物	药理作用	用法用量
其他抗心肌缺血药物	曲美他嗪	通过维持细胞在缺氧或缺血情况下的能量代谢，阻止细胞内ATP水平的下降，从而保证离子泵的正常功能和透膜钠－钾的正常运转，维持细胞内环境的稳定	口服，每次20mg，每日3次 中度肾功能损害（肌酐清除率为30～60mL/min）患者，推荐剂量为每次20mg，每日2次；严重肾功能损害（肌酐清除率＜30mL/min）患者禁用
	伊伐布雷定	抑制心脏去极化期钾离子通道，显著延长心脏动作电位的时间间隔，降低窦房结的节律性，降低静息心率和运动心率，减少心肌耗氧量	口服，常用剂量每次5mg，每日2次，3～4周后改为每次7.5mg，每日2次
其他抗心肌缺血药物	尼可地尔	通过开放心肌细胞线粒体上的ATP敏感性钾通道，减轻缺血/再灌注对心肌的损伤，减少心肌梗死面积；此外，具有类硝酸酯作用，通过使冠状血管平滑肌的鸟苷酸环化酶活化导致环鸟苷酸的产生量增加，从而使冠状血管扩张	口服，每次5mg，每日3次
	雷诺嗪	通过使心肌由利用脂肪酸代谢产能转变为利用葡萄糖代谢产能，从而使心脏能够利用氧做更多的功，减少心绞痛发作	口服，每次30～60mg，每日3次

药理分类	药物	药理作用	用法用量
中成药类	复方丹参滴丸	活血化瘀，理气止痛，丹参、三七配伍后具有协同互补效应，冰片可促进丹参、三七有效成分进入体内及组织器官，具有扩张冠状动脉及镇痛作用	口服或舌下含服，每次10丸，每日3次，4周为1个疗程，或遵医嘱服用
	速效救心丸	行气活血，祛瘀止痛，增加冠状动脉血流量，缓解心绞痛	含服，每次4~6丸，每日3次急性发作时，10~15丸
	通心络	益气活血，通络止痛	口服，每次2~4粒，每日3次
	麝香保心丸	芳香温通，益气强心	口服，每次1~2丸，每日3次；或症状发作时服用

注：钙离子通道阻滞剂具体内容参照本章第一节高血压；抗血小板药物具体内容参照本章第四节急性心肌梗死。

 【用药关怀】

药物	用药关怀
硝酸甘油	· 舌下含服用药时患者应尽可能取坐位，以免因头晕摔倒 · 血容量不足或收缩压低的患者慎用 · 不良反应有头痛、低血压、心悸等 · 中度或过量饮酒时，使用本品可致低血压 · 长期连续用药可发生对血管作用和抗心绞痛作用的耐受性

药物	用药关怀
曲美他嗪	• 本品不作为心绞痛发作时的对症治疗用药，也不适用于对不稳定心绞痛或心肌梗死患者的初始治疗 • 用餐时服药以减少胃肠道反应（如腹痛、恶心、呕吐、腹泻等） • 帕金森病、帕金森综合征、震颤、不宁腿综合征，以及其他相关的运动障碍患者禁用
伊伐布雷定	• 每日2次，应分别于早、晚进餐时服用 • 最常见不良反应为光幻症和心动过缓 • 心率<50次/min或出现相关症状时应减量或停用 • 用药期间避免西柚汁的摄入
尼可地尔	• 重症肝功能障碍、青光眼及高龄患者慎用 • 主要不良反应有头痛、恶心、呕吐、发热等，严重副作用有肝功能障碍、血小板减少、口腔溃疡 • 不可与枸橼酸西地那非、他达拉非、盐酸伐地那非水合物合用
复方丹参滴丸	• 不良反应偶见胃肠道不适 • 妊娠期妇女慎用 • 若服药后有胃部不适，可含服或餐后30min服用 • 心绞痛发作时用药，推荐舌下含服
速效救心丸	• 妊娠期妇女禁用 • 伴有中重度心力衰竭的心肌缺血患者慎用 • 服药后有胃部不适者建议餐后30min服用 • 心绞痛发作时用药，推荐每次10~15粒，舌下含服
通心络	• 服药后胃部不适者宜改为餐后服用 • 出血性疾病患者、妊娠期妇女、处于经期的女性及阴虚火旺型中风患者禁用
麝香保心丸	• 舌下含服时偶有麻舌感 • 过敏体质者慎用 • 运动员慎用

【疾病简介】

　　急性心肌梗死（acute myocardial infarction，AMI）简称心梗，是指因冠状动脉供血急剧减少或中断，使相应区域心肌严重持续缺血、缺氧而导致的心肌坏死。绝大多数的心肌梗死是由于不稳定的粥样斑块破溃，继而出血，形成管腔内血栓，而使管腔闭塞导致的。AMI可发生在频发心绞痛的患者，也可发生在原来从无症状者中。常见诱因有重体力活动、饱餐、精神紧张、情绪激动、寒冷刺激、大出血、休克、脱水、严重心律失常等。根据心电图ST段表现，可分为急性ST段抬高型心肌梗死（STEMI）和非ST段抬高型心肌梗死（NSTEMI），两者是急性冠脉综合征（ACS）的重要类型。

【临床表现】

　　急性心肌梗死患者在发病前数日有乏力、胸部不适、活动时心悸、气急、烦躁、心绞痛等前驱症状，其中以原有的心绞痛加重或新发心绞痛最突出。疼痛症状最先出现，多发生于清晨，疼痛部位和性质与心绞痛相同，但程度重，持续时间长，休息或含服硝酸甘油不能缓解。患者常烦躁不安、出汗、恐惧，可伴濒死感，疼痛剧烈时常伴有恶心、呕吐和上腹胀痛等胃肠道症状。全身症状有发热、心律失常、白细胞增高和红细胞沉降增快等。

【用药特点及原则】

（一）一般对症治疗

急性心肌梗死患者一经确诊，应立即治疗，一般处理包括卧床休息、开放静脉通道，吸氧，心电、血压及血氧饱和度监测，镇痛治疗等。STEMI患者急性期推荐直接行冠状动脉介入治疗术（PCI），对不能开展急诊PCI的基层医院或存在急诊PCI禁忌的患者可首选静脉溶栓。NSTEMI患者要随时根据病情变化进行危险分层，调整治疗方案。

（二）合理用药原则

急性心肌梗死药物治疗主要包括抗血小板药物、抗凝药物、硝酸酯类药物、他汀类降脂药、β受体阻滞剂（美托洛尔、比索洛尔、阿替洛尔、卡维地洛）、血管紧张素转化酶抑制剂（ACEI）或血管紧张素受体拮抗剂（ARB）等。

抗血小板药物治疗可有效预防血栓形成、改善预后，所有患者如无禁忌证，均应立即嚼服阿司匹林300mg，继以每日100mg长期维持，对不能耐受阿司匹林者，可用氯吡格雷替代治疗。目前，对急性心肌梗死主张强化抗血小板治疗，即阿司匹林联合氯吡格雷或替格瑞洛双联治疗，接受支架置入的患者，术后均应使用阿司匹林联合氯吡格雷或替格瑞洛至少12个月，未置入支架的患者，应使用阿司匹林联合氯吡格雷或替格瑞洛至少28日，条件允许者建议用至1年。

他汀类药物除了有降血脂作用外，还能稳定粥样硬化斑块、减轻斑块炎症、改善内皮功能、减少血小板性血栓沉积等。所有心肌梗死后患者都应使用他汀类药物，将低密度脂蛋白胆固醇（LDL-C）水平控制在1.8mmol/L（70mg/dL）以下。

β受体阻滞剂通过负性肌力和负性频率作用，降低心肌需氧量，增加冠状动脉灌注时间。如无禁忌证，主张在发病早期最初几小时内使用，推荐选用无内源性拟交感活性的β受体阻滞剂，剂量应个体化。

因ACEI类药物可改善心肌重构、减少充血性心力衰竭的发生，降低病死率，如无禁忌证，所有心肌梗死患者均应给予ACEI长期治疗，不能耐受ACEI者，可考虑换用ARB。

【常用药物】

药理分类	药物	药理作用	用法用量
抗血小板药物	阿司匹林	抑制血小板血栓素A2的生成，不可逆地抑制环氧合酶的合成，从而抑制血小板聚集	急性心肌梗死患者首次口服剂量为300mg，嚼碎后服用以快速吸收，之后每日100~200mg维持；国内常用维持剂量为每日100mg
	氯吡格雷	氯吡格雷的活性代谢产物能选择性地抑制二磷酸腺苷（ADP）与其血小板P2Y12受体的结合，还能抑制继发的ADP介导的糖蛋白GPⅡb/Ⅲa复合物的活化，从而抑制血小板聚集	急性心肌梗死患者，负荷量从300~600mg开始，继以每次75mg，每日1次维持
	替格瑞洛	替格瑞洛及其主要代谢产物能可逆性地与血小板P2Y12 ADP受体相互作用，阻断信号传导和血小板活化	用于急性冠脉综合征患者，起始口服剂量为单次负荷量180mg，之后维持剂量每次90mg，每日2次
	西洛他唑	为选择性磷酸二酯酶Ⅲ抑制剂，具有抗血小板、扩血管、抑制平滑肌增殖等多种生物学活性	口服，每次100mg，每日2次

药理分类	药物	药理作用	用法用量
他汀类药物	辛伐他汀	他汀类药物是 β-羟基-β-甲戊二酸单酰辅酶A（HMG-CoA）还原酶的选择性、竞争性抑制剂 HMG-CoA的作用是将羟甲基戊二酸单酰辅酶A转化成甲羟戊酸，即包括胆固醇在内的固醇前体	用于冠心病：推荐起始剂量为每日20~40mg，调整剂量应间隔4周或以上
	阿托伐他汀		常用起始剂量为每次10mg，每日1次 最大剂量为每次80mg，每日1次 剂量调整时间间隔应为4周或更长
	瑞舒伐他汀		口服，常用起始剂量为每次5~10mg，每日1次，每日最大剂量为20mg
	普伐他汀		成人起始剂量为每次10~20mg，每日1次，睡前服用，每日最大剂量为40mg

注：β受体阻滞剂、ACEI/ARB类药物具体内容参照本章第一节高血压。

 【用药关怀】

药物	用药关怀
阿司匹林	·肠溶片应在餐前用适量水送服 ·治疗期间可能出现出血相关不良反应，如血肿、鼻出血、泌尿生殖器出血、牙龈出血，罕见出血如胃肠道出血、脑出血等 ·低剂量阿司匹林可减少尿酸的消除，可诱发痛风 ·有水杨酸盐或含水杨酸物质、非甾体抗炎药导致哮喘史的患者禁用
氯吡格雷	·常见不良反应有皮下瘀斑、血肿、腹泻、腹痛、胃肠出血等 ·在常规服药时间12h之内漏服，应立即补服；超过常规服药时间12h之后漏服，在下次常规服药时间服用标准剂量，无需加倍剂量 ·严重肝脏损害者禁用

药物	用药关怀
替格瑞洛	·可在餐前或餐后服用，对于无法整片吞服的患者，可将本品碾成细粉末，并用半杯水与之混合，立即饮服 ·应尽量避免漏服，如果漏服了1次，应在预定的下次服药时间服用1片 ·常见不良反应为出血和呼吸困难，呼吸困难通常为轻度或中度 ·治疗期间可能出现高尿酸血症，既往有高尿酸血症或痛风性关节炎的患者慎用，不建议尿酸性肾病患者使用 ·禁止替格瑞洛片与强效CYP3A4酶抑制剂（如酮康唑、克拉霉素、萘法唑酮、利托那韦和阿扎那韦）合用
辛伐他汀	·应在晚间一次性服用 ·轻、中度肾功能不全患者不需调整剂量，严重肾功能不全患者慎用 ·活动性肝脏疾病患者或无法解释的血清转氨酶持续升高者禁用 ·避免同时应用CYP3A4酶抑制剂（如伊曲康唑、酮康唑、红霉素、克拉霉素等） ·治疗期间若有不能解释的肌肉痛、触痛或乏力时，要及时报告医生
阿托伐他汀	·治疗前应进行标准的低胆固醇饮食控制，整个治疗期间也应维持合理膳食 ·可在一日内的任何时间一次性服用，且不受进餐影响 ·应根据低密度脂蛋白胆固醇基线水平、治疗目标和患者的治疗效果进行剂量的个体化调整 ·有活动性肝病的患者禁用，包括不明原因的肝脏天冬氨酸氨基转移酶（AST）和（或）丙氨酸氨基转移酶（ALT）水平持续升高 ·治疗期间避免摄入大量柚子汁

续表

药物	用药关怀
瑞舒伐他汀	·治疗前应对患者进行标准的降胆固醇饮食控制，并在治疗期间保持饮食控制 ·可在一日内任何时间给药，可在进食或空腹时服用 ·应遵循个体化原则，综合考虑患者个体的胆固醇水平、预期的心血管危险性以及发生不良反应的潜在危险性 ·重度肾功能损害（肌酐清除率＜30mL/min）的患者禁用 ·活动性肝病患者禁用
普伐他汀	·应在临睡前服药 ·治疗期间若出现转氨酶升高或肝脏疾病的症状或体征，需监测肝功能，直到恢复正常，若转氨酶持续升高超出正常值上限3倍及以上，则停药 ·治疗期间若出现肌肉疼痛、压痛或肌肉无力，特别是伴有乏力或发热，需立即向医生报告

第五节　心律失常

【疾病简介】

心律失常是指心脏冲动的频率、节律、起源部位、传导速度或激动次序的异常。按发生时心率快慢，可分为快速性心律失常与缓慢性心律失常。快速性心律失常有窦性心动过速、房性早搏、室性早搏、阵发性室上性心动过速、心房颤动、预激综合征等；缓慢性心律失常有窦性心动过缓、房室传导阻滞、病态窦房结综合征、束支传导阻滞等。

【临床表现】

心律失常的临床表现常因心率快慢和并发症的不同而异。例如房性心动过速可表现为心悸、头晕、胸闷、憋气等，有些患者可能无任何症状；阵发性室上性心动过速常是突发突止，持续时间长短不一，症状有心悸、胸闷、焦虑不安、头晕等；室性心动过速临床症状视发作时心室率、持续时间、心功能情况等不同而异，包括低血压、少尿、晕厥、气促等；心室扑动与颤动为致命性心律失常，常见于缺血性心脏病，临床症状包括意识丧失、抽搐、呼吸停顿甚至死亡等；窦性心动过缓患者由于心、脑等脏器供血不足，会出现头晕、黑矇、乏力等，严重者可发生晕厥等。

 【用药特点及原则】

（一）一般对症治疗

心律失常一般治疗主要针对病因和去除诱发因素。众多无明显症状无明显预后意义的心律失常，如期前收缩、短阵的非持续性心动过速、心室率不快的心房颤动、Ⅰ度或Ⅱ度文氏型房室传导阻滞，一般不需要抗心律失常药物治疗，定期随诊观察。

（二）合理用药原则

抗心律失常药物是针对快速性心律失常的，不能用于缓慢性心律失常。缓慢性心律失常可应用有助于提高心率的药物（如阿托品、异丙肾上腺素）。

抗心律失常药物按照作用特点可分为广谱抗心律失常药和窄谱抗心律失常药。广谱抗心律失常药对室性和室上性心律失常均有效，如普罗帕酮、胺碘酮。窄谱抗心律失常药只对室性或室上性心律失常的其中一种有效，如利多卡因、维拉帕米。

抗心律失常药物的合理用药原则包括：①注意基础心脏病的治疗以及病

因和诱发因素的纠正。②注意掌握抗心律失常药物的适应证，并非所有的心律失常均需应用抗心律失常药物，只有直接导致明显的症状或血流动力学障碍，或具有引起致命性危险的恶性心律失常时才需要针对心律失常的治疗，包括选择抗心律失常的药物。③注意抗心律失常药物的不良反应，包括对心功能的影响，致心律失常作用和对全身其他脏器与系统的不良作用。

 【常用药物】

药理分类	药物	药理作用	用法用量
Ⅰ类抗心律失常药	利多卡因	阻滞钠离子通道，降低0相上升速率（Vmax），减慢心肌传导，有效地终止钠通道依赖的折返	静脉推注：一般首次50～100mg，缓慢静脉推注2～3min，必要时每5min后重复静脉推注1～2次，但1h之内的总量不得超过300mg，最大维持量为4mg/min 静脉滴注：用5％葡萄糖注射液配成1～4mg/mL药液静脉滴注或输液泵给药；在用负荷量后可继续以1～4mg/min速度静滴维持，或以每分钟0.015～0.03mg/kg体重速度静脉滴注；老年人、心力衰竭、心源性休克、肝血流量减少、肝或肾功能障碍患者应减少用量，以0.5～1mg/min静脉滴注，每小时不超过100mg
	美西律		口服：首次剂量200～300mg，必要时2h后再服100～200mg，一般维持量为每日400～800mg，分2～3次服用；成人最大剂量为每日1200mg，分次口服 静脉注射：首次剂量100mg，加入5%葡萄糖液20mL中，缓慢静脉推注3～5min，如无效，可在5～10min后再给50～100mg；之后以1.5～2mg/min的速度静脉滴注，3～4h后滴速减至0.75～1mg/min，并维持24～48h

续表

药理分类	药物	药理作用	用法用量
I 类抗心律失常药	普罗帕酮		口服：每次100~200mg，每日3~4次；初始治疗量为每日300~900mg，分4~6次服用，维持量为每日300~600mg，分2~4次服用 静脉注射：成人常用量为1~1.5mg/kg或以70mg加5%葡萄糖液稀释，于10min内缓慢静脉推注，必要时10~20min重复1次，总量不超过210mg；静脉推注起效后改为静脉滴注（滴速为0.5~1.0mg/min）或口服维持
II 类抗心律失常药	美托洛尔		口服，每次25~50mg，每日2~3次，或每次100mg，每日2次 剂量应个体化，最大剂量为每日300~400mg
	艾司洛尔	阻滞β肾上腺素能受体，降低交感神经效应，减轻由β受体介导的心律失常	用于控制心房颤动、心房扑动时心室率：成人先静脉推注负荷量0.5mg/（kg·min）约1min；随后静脉滴注维持量，从0.05mg/（kg·min）开始，4min后若疗效理想则继续维持，若疗效不佳可重复给予负荷量，并将维持量以0.05mg/（kg·min）的幅度递增；维持量最大可加至0.3mg/（kg·min），但0.2mg/（kg·min）以上的剂量未显示能带来明显的好处 用于围手术期心动过速：即刻控制剂量为1mg/kg，30s内静脉推注，继续以每分钟0.15mg/kg静脉滴注，最大维持量为每分钟0.3mg/kg，逐渐控制剂量同上

药理分类	药物	药理作用	用法用量
Ⅲ类抗心律失常药	索他洛尔	为钾通道阻滞剂，可延长心肌细胞动作电位时程，延长复极时间，延长有效不应期，有效地终止各种微折返，因此能有效地防颤、抗颤	口服，首剂为每次80mg，每日2次，在餐前1～2h服用；常规剂量为每日160～320mg；肾功能不全者应减少剂量
	胺碘酮		用于室上性心律失常：口服，成人常用量为每日400～600mg，分2～3次服用，1～2周后根据需要改为每日200～400mg维持，部分患者可减至每日200mg，每周5日或更小剂量维持 用于严重室性心律失常：口服，每日600～1200mg，分3次服用，1～2周后根据需要逐渐改为每日200～400mg维持
	决奈达隆		口服，成人推荐剂量为每次400mg，每日2次，于早、晚餐时服用 在开始本品治疗前，应停用Ⅰ类或Ⅱ类抗心律失常药物（如胺碘酮、氟卡尼、普罗帕酮、奎尼丁、丙吡胺、多非利特、索他洛尔）或强效CYP3A4酶抑制剂（如酮康唑）

续表

药理分类	药物	药理作用	用法用量
Ⅳ类抗心律失常药	维拉帕米	为钙通道阻滞剂，主要阻滞心肌细胞L型钙离子通道电流（ⅠCa-L）及ⅠCa-L介导的兴奋-收缩偶联，减慢窦房结和房室结的传导，对早后除极和晚后除极电位及ⅠCa-L参与的心律失常有治疗作用	静脉注射：一般起始剂量为5~10mg，稀释后缓慢静脉推注至少2min；如果初反应不令人满意，首剂注射15~30min后再给5~10mg 静脉滴注：5~10mg/h，加入氯化钠注射液或5%葡萄糖注射液中静脉滴注，每日最高总剂量为50~100mg；因无法确定重复静脉给药的最佳给药间隔，必须进行个体化治疗 普通片剂：慢性心房颤动服用洋地黄治疗的患者，每日维拉帕米总量为240~320mg，每日分3~4次口服；预防阵发性室上性心动过速（未服用洋地黄的患者），成人的每日总量为240~480mg，每日3~4次，口服，1~5岁患者，每日剂量为4~8mg/kg，每日分3次口服，或每隔8h口服40~80mg，5岁以上患者，每隔6~8h口服80mg 缓释片：成人推荐剂量为每日服用1~2片（240~480mg），分1~2次服用或遵医嘱服用；根据治疗效果逐渐调整给药剂量，增加剂量应在服用上一剂量后24h进行
	地尔硫䓬		片剂：初始剂量为每次30mg，每日4次，维持剂量为每日90~360mg 缓释片、胶囊：每次90mg，每日1~2次 控释胶囊：每次90~150mg，每日1次

药理分类	药物	药理作用	用法用量
其他	腺苷	主要是抑制慢通道，激活钾通道，缩短窦房结以及房室结的动作电位时程，增加膜电位，抑制窦房结自律性，减慢房室传导	静脉注射：成人起始剂量为6mg，若1~2min未见症状改善，第2次或第3次给予12mg直至症状改善；儿童起始剂量为0.05~0.1mg/kg，依症状是否改善每隔1~2min以0.05~0.1mg/kg的剂量缓慢增加直至症状改善，最大剂量为0.3mg/kg

 【用药关怀】

药物	用药关怀
利多卡因	·肝肾功能障碍、肝血流量减低、充血性心力衰竭、严重心肌受损、低血容量及休克等患者慎用 ·严格掌握浓度和用药总量，超量可引起惊厥及心跳骤停 ·用药期间应注意检查血压、监测心电图，并备有抢救设备，心电图PR间期延长或QRS波增宽，出现其他心律失常或原有心律失常加重者应立即停止用药
美西律	·宜与食物同服，以减少消化道反应 ·用药期间注意随访检查血压、心电图、血药浓度 ·常见不良反应有恶心、呕吐、眩晕、震颤、运动失调、视力模糊等 ·低血压和严重充血性心力衰竭患者慎用 ·肝功能异常者慎用

药物	用药关怀
普罗帕酮	·本品味苦，可致口舌发麻，宜在餐后与饮料或食物同时吞服，不得嚼碎 ·有明显心肌损害、肝功能不全、肾功能不全或明显低血压的患者慎用 ·不良反应主要为口干、舌唇麻木，还有头晕、头痛、胃肠道不适等
艾司洛尔	·常见不良反应有低血压、静脉炎、恶心、眩晕、嗜睡等 ·糖尿病患者应用时应小心，因本品可掩盖低血糖反应 ·支气管哮喘患者慎用 ·用药期间需监测血压、心率、心功能变化 ·运动员慎用
索他洛尔	·用药前及用药过程中要查电解质，注意有无低钾血症、低镁血症，需及时纠正上述症状 ·用药过程中需注意心率及血压变化 ·应监测心电图QT间期变化，QTc>500ms时应停药 ·肾功能不全患者慎用或减量 ·运动员慎用
胺碘酮	·服药期间避免暴露于阳光下 ·对碘过敏或有甲状腺疾病的患者慎用 ·不良反应有角膜色素沉着、甲状腺功能亢进/甲状腺功能减退、便秘、皮肤石板蓝样色素沉着、肝功能异常、肺纤维化、QT间期延长等 ·经专科医师评估，需长期服药者尽可能用最小有效维持剂量 ·用药期间注意随访检查血压、心电图、肝功能、甲状腺功能、肺功能，并进行眼底检查
维拉帕米	·给药剂量应个体化 ·服用缓释片时不可咀嚼，应用足量水送服，最好在餐中或餐后尽快服用 ·常见不良反应有便秘、眩晕、轻度头痛等 ·病态窦房结综合征、Ⅱ度或Ⅲ度房室传导阻滞（已安装心脏起搏器并行使功能者除外）、严重左心功能不全、房扑/房颤合并房室旁路通道者禁用 ·使用本品治疗的患者应定期监测肝功能

续表

药物	用药关怀
地尔硫革	• 参照本章第一节高血压
腺苷	• 常见不良反应有面部潮红、呼吸困难、胸部压迫感等 • 严重肝功能不全者禁用 • 不宜长期用于预防阵发性室性心动过速

第六节 心房颤动

 【疾病简介】

心房颤动（简称房颤）是一种常见的心律失常，指规则有序的心房电活动丧失，代之以快速无序的颤动波，是严重的心房电活动紊乱。房颤的患病率及发病率随年龄增长逐步增加，且各年龄段男性均高于女性。按照房颤发作的频率和持续时间可分为阵发性房颤、持续性房颤、长程持续性房颤及永久性房颤。

瓣膜病房颤是指风湿性二尖瓣狭窄、机械瓣或生物瓣置换术后、二尖瓣修复术后合并的房颤。非瓣膜病房颤是指无风湿性二尖瓣狭窄、机械瓣或生物瓣置换术、二尖瓣修复等情况下发生的房颤。血栓栓塞性并发症是房颤致死、致残的主要原因，其中缺血性脑梗死是最常见的类型。在非瓣膜病房颤患者中，缺血性脑梗死的年发生率约5%，是无房颤患者的2～7倍；而瓣膜病房颤脑梗死发生率是无房颤患者的17倍。

【临床表现】

房颤最常见的症状是心悸、乏力、胸闷、运动耐量下降。心脏结构和功能正常的初发和阵发性房颤，心室率异常所引起的心慌可能是主要表现；持续性房颤则多为运动耐量降低。器质性心脏病发生的房颤症状较重，当心室率＞150次/min时还可诱发冠心病患者心绞痛、二尖瓣狭窄患者急性肺水肿、原有心功能障碍患者急性心力衰竭。房颤引起心室停搏时可导致脑供血不足而发生黑矇、晕厥。

 【用药特点及原则】

心房颤动的治疗包括抗凝治疗、控制心室率、节律控制及对原发疾病或诱发因素的积极处理。

对于血栓栓塞风险高的心房颤动患者，应用华法林或新型口服抗凝药物（NOAC）进行抗凝治疗可明显减少栓塞事件的发生，改善患者预后。目前，采用CHA2DS2-VASc评分系统（表3-2），评估非瓣膜病房颤患者卒中风险，男性评分≥2分，女性评分≥3分推荐进行抗凝治疗。瓣膜病房颤为栓塞的主要危险因素，具有明确抗凝适应证，无需进行栓塞危险因素评分。

表3-2　非瓣膜病房颤卒中风险CHA2DS2-VASc积分

危险因素	积分
充血性心力衰竭/左心室功能障碍（C）	1
高血压（H）	1
年龄≥75岁（A）	2
糖尿病（D）	1
卒中/TIA/血栓栓塞病史（S）	2
血管疾病（V）	1
年龄65～74岁（A）	1
性别（女性）（Sc）	1
总积分	0～9

注：TIA＝短暂性脑缺血。

长期心室率控制方法包括长期口服药物控制心室率以及房室结消融+永久性心脏起搏器植入。控制心室率的常用药物包括β受体阻滞剂、非二氢吡啶类钙离子拮抗剂（维拉帕米、地尔硫䓬）、洋地黄类药物及胺碘酮等。口服β受体阻滞剂、非二氢吡啶类钙离子拮抗剂或地高辛可用于左心室射血分数（LVEF）≥0.4的房颤患者心室率控制；口服β受体阻滞剂或地高辛可用于LVEF＜0.4的房颤患者心室率控制；推荐静脉使用β受体阻滞剂或非二氢吡啶类钙离子拮抗剂用于急症但不伴有预激综合征房颤患者的心室率控制。若血流动力学不稳定，可直接同步电复律。当药物控制心室率和症状失败时，消融房室结并植入永久起搏器可有效控制心室率，改善症状。

节律控制是指尝试恢复并且维持窦性心律，即在适当抗凝和心室率控制的基础上进行包括心脏复律、抗心律失常药物治疗和（或）射频消融治疗，常用于药物复律的抗心律失常药物有胺碘酮和普罗帕酮。无缺血性或结构性心脏病病史的患者，推荐普罗帕酮作为房颤的复律药物；缺血性和（或）结构性心脏病患者，推荐胺碘酮作为房颤的复律药物。

治疗心房颤动时选择抗心律失常药物的目的及原则：①治疗目的是减轻房颤的相关症状；②抗心律失常药物维持窦性心律的疗效为中等程度；③抗心律失常药物治疗可减少但不能消除房颤复发；④如果一种抗心律失常药物治疗"无效"，可考虑换用其他抗心律失常药物；⑤药物诱导的致心律失常作用或心外副作用常见；⑥选择抗心律失常药物时，优先考虑安全性而不是有效性。

 【常用药物】

药理分类	药物	药理作用	用法用量
双香豆素类抗凝药	华法林	凝血因子Ⅱ、Ⅶ、Ⅸ、Ⅹ需要经过γ-羧化后才具有生物活性，而这一过程需要维生素K参与，本品通过抑制维生素K及其维生素K环氧化物的相互转化而发挥抗凝作用	初始剂量建议每日1～3mg，每周监测国际标准化比值（INR）1～2次，根据INR调整本品剂量，INR稳定后每4周监测1次

药理分类	药物	药理作用	用法用量
新型口服抗凝剂	达比加群酯	属直接凝血酶抑制剂，通过与凝血酶结合，阻断凝血酶转化纤维蛋白原为纤维蛋白的功能而发挥抗凝作用	口服，成人推荐剂量为每次1粒150mg的胶囊，每日2次 肌酐清除率为30～49mL/min者，每次110mg，每日2次；肌酐清除率＜30mL/min者，不推荐使用
	利伐沙班	直接作用于Ⅹa因子，抑制其在凝血过程中的作用，从而发挥抗凝作用	口服，每次20mg，每日1次 肌酐清除率为30～49mL/min者，每次15mg，每日1次；肌酐清除率为15～29mL/min者慎用，每次15mg，每日1次；肌酐清除率＜15mL/min者，不推荐使用
	阿哌沙班		口服，每次2.5mg或5mg，每日2次 肌酐清除率为15～29mL/min者慎用，每次2.5mg，每日2次；肌酐清除率＜15mL/min者，不推荐使用
	艾多沙班		口服，每次30mg或60mg，每日1次 肌酐清除率为30～49mL/min者，每次30mg，每日1次；肌酐清除率为15～29mL/min者慎用，每次30mg，每日1次；肌酐清除率＜15mL/min者，不推荐使用
β受体阻滞剂	酒石酸美托洛尔	阻滞β肾上腺素能受体，降低交感神经效应，减轻由β受体介导的心律失常	静脉推注：2.5～10.0mg，可重复给药 口服：每次25～100mg，每日2次
	琥珀酸美托洛尔		口服：每次47.5～95mg，每日1次
	阿替洛尔		口服：每次25～100mg，每日2次

药理分类	药物	药理作用	用法用量
β受体阻滞剂	艾司洛尔		静脉注射：静脉推注负荷量为0.5mg/（kg·min），推注时间约1min，随后静脉滴注维持量，从0.05mg/（kg·min）开始，4min后若疗效理想则继续维持，若疗效不佳可重复静脉推注负荷量并将维持量以0.05mg/（kg·min）的幅度递增；维持量最大可加至0.3mg/（kg·min）
	卡维地洛		口服，每次3.125~25mg，每日2次
	比索洛尔		口服，每次2.5~10mg，每日1次
非二氢吡啶类钙离子拮抗剂	维拉帕米	减少钙离子内流，延长房室结的有效不应期，减慢传导，可降低心房颤动和心房扑动患者的心室率	静脉注射：起始剂量为0.075~0.15mg/kg，稀释后缓慢静脉推注，推注时间至少2min；如果初始反应不令人满意，可在15~30min后再静脉推注5~10mg，继以0.005mg/kg维持静脉滴注 口服：每次120~480mg，每日1次
	地尔硫䓬		静脉注射：以0.25mg/kg缓慢静脉推注，推注时间至少2min，继以5~15mg/h维持静脉滴注 口服：每次120~360mg，每日1次
洋地黄类	地高辛	可提高迷走神经兴奋性和颈动脉窦、主动脉弓及心内压力感受器的敏感性，降低窦房结自律性，减慢房室结传导速度，从而降低心率，有负性调节心率的作用	静脉推注：0.25mg，可重复剂量给药，24h内总量不超过1.5mg 口服：每次0.0625~0.25mg，每日1次
	西地兰		静脉推注：0.2~0.4mg，可重复剂量给药，24h内总量为0.8~1.2mg

药理分类	药物	药理作用	用法用量
其他	胺碘酮	电生理作用主要表现在抑制窦房结和房室交界区的自律性，减慢心房、房室结和房室旁路传导，延长心房肌、心室肌的动作电位时程和有效不应期，延长旁路前向和逆向有效不应期	用于控制心室率：先以300mg/h静脉滴注1h，继以10～50mg/h维持24h；或口服，每次100～200mg，每日1次 用于节律控制：先以150mg缓慢静脉推注，至少持续10min，继以1mg/min静脉滴注，持续6h，后以0.5mg/min静脉滴注，持续18h；或首次静脉滴注，剂量为5～7mg/kg，持续1～2h，后以50mg/h静脉滴注；24h内最大剂量不超过1g
	普罗帕酮	具有膜稳定性及钠通道阻断作用的Ⅰc类抗心律失常药物，还具有Ⅱ类抗心律失常药物的β受体阻断作用 通过降低动作电位升高速率而减慢冲动传导，可以延长心房和房室结及心室的不应期	静脉注射：成人常用剂量为1～1.5mg/kg，或以70mg加5%葡萄糖溶液稀释，于10min内缓慢静脉推注 口服：每次100～200mg，每日3～4次；治疗量为每日300～900mg，分4～6次服用

 【用药关怀】

药物	用药关怀
华法林	· 严格遵照医嘱服用本品，切勿自行更改剂量或停服 · 建议每日同一时间服用（推荐晚上8时） · 定期复诊及检测INR，一般将INR维持在2～3，确保剂量合适 · 富含维生素K的食物会影响本品药效，因此尽量保证稳定、均衡的饮食结构 · 本品与多种药物存在相互作用，服用任何药物前应咨询医生或药师 · 手术、拔牙或有创检查前，必须告知医生正在服用本品

续表

药物	用药关怀
达比加群酯	· 用水送服，餐时或餐后服用均可 · 遗漏服药，若距下次用药时间＞6h，仍能补服漏服剂量；如果距下次用药不足6h，则应忽略漏服剂量，不可为弥补漏服剂量而使用双倍剂量的药物 · 禁止联合使用环孢素、全身性酮康唑、伊曲康唑、他克莫司和决奈达隆 · 与P糖蛋白诱导物[如利福平、贯叶连翘（金丝桃）、卡马西平或苯妥英等]联合使用会降低达比加群血药浓度，因此应避免联合使用 · 使用本品治疗的过程中，任何部位都可能发生出血，建议在整个治疗期内进行密切临床监测
利伐沙班	· 利伐沙班片10mg剂型可与食物同服，也可以单独服用；15mg剂型、20mg剂型应与食物同服 · 对于不能整片吞服的患者，在服药前可将10mg、15mg或20mg剂型的利伐沙班片压碎，与苹果酱混合后立即口服；服用压碎的15mg或20mg剂型片剂后，应当立即进食 · 如果发生漏服，患者应立即补服（如果已超过12h，无需补服），并于次日继续按每日1次剂量服药，不可为弥补漏服剂量而在1日之内将剂量加倍 · 应用吡咯类抗真菌药（如酮康唑、伊曲康唑、伏立康唑和泊沙康唑）或HIV蛋白酶抑制剂（如利托那韦）等全身用药的患者，不推荐同时使用本品 · 服药期间应注意鼻出血、牙龈出血、胃肠道出血、泌尿生殖道出血等可能的出血不良反应；如果发生严重出血，必须停用本品
卡维地洛	· 服药时间与用餐无关，但充血性心力衰竭患者必须于进餐过程中服用本品，以减缓吸收，防止可能发生的直立性低血压 · 可能会掩盖或减弱急性低血糖的早期症状和体征，故糖尿病患者慎用 · 可诱发心动过缓，如心率＜55次/min，需减量 · 使用本品治疗期间不能骤停，必须逐渐减量

药物	用药关怀
地尔硫草	• 参照本章第一节高血压
地高辛	• 本品不宜作为房颤患者长期控制心室率的首选药物 • 常见不良反应有心律失常、胃纳不佳、呕吐、无力等，小剂量一般较少出现此类不良反应，少见视力模糊或"色视" • 用药期间注意随访检查心电图、电解质、肾功能等
普罗帕酮	• 本品味苦，可致口舌发麻，宜在饭后与饮料或食物同时吞服，不得嚼碎 • 有明显心肌损害、肝功能不全、肾功能不全或明显低血压的患者慎用 • 不良反应主要为口干、舌唇麻木，还有头晕、头痛、胃肠道不适等 • 经专科医师评估，对于特定患者，可作为"口袋药"复律策略

第七节 心力衰竭（慢性射血分数降低的心力衰竭）

 【疾病简介】

心力衰竭是多种原因导致心脏结构和（或）功能的异常改变，使心室收缩和（或）舒张功能发生障碍，从而引起的一组复杂的临床综合征。根据心力衰竭发生的时间、速度分为慢性心力衰竭和急性心力衰竭。根据左心室射血分数（LVEF），分为射血分数降低的心力衰竭（HFrEF，LVEF＜40%）、射血分数保留的心力衰竭（HFpEF，LVEF为40%～49%）和射血分数中间值的心力衰竭（HFmrEF，LVEF≥50%）。因急性心力衰竭通常需要紧急入院进行医疗干预，慢性HFrEF药物治疗对改善预后证据充分，故本节重点介绍慢性HFrEF的药物治疗。

 【临床表现】

左心衰竭以肺循环淤血及心排出量降低为主要表现，患者可出现呼吸困难、咳嗽咳痰、乏力等症状，听诊示肺部湿性啰音。右心衰竭以体循环淤血为主要表现，以消化道症状（腹胀、食欲不振、恶心、呕吐等）最为常见，部分伴有劳力性呼吸困难，体征有水肿、颈静脉征、肝脏肿大等。临床上左心衰竭较为常见。

 【用药特点及原则】

慢性心力衰竭的治疗重在延缓心室重构，降低再入院率和病死率，长期规范的药物治疗是基石，也是重点。

（一）一般对症治疗

治疗病因和诱因，初诊者应尽可能寻找致心力衰竭的病因，积极处理。限钠（每日盐摄入量＜3g），对于心功能分级为Ⅲ～Ⅳ[依据纽约心脏协会（NYHA）分级标准]的患者控制淤血症状和体征有帮助。限水（每日液体摄入量限制在1.5～2.0L），对于严重心力衰竭患者减轻症状和充血有帮助。此外，还应坚持低脂饮食，戒烟限酒，严重心力衰竭伴明显消瘦者应给予营养支持，注意休息和适度运动，监测体重，接受心理治疗和精神治疗等。

（二）慢性HFrEF药物治疗推荐

慢性HFrEF治疗药物有利尿剂、血管紧张素转化酶抑制剂（ACEI）、血管紧张素受体拮抗剂（ARB）、血管紧张素受体脑啡肽酶抑制剂（ARNI）、β受体阻滞剂等药物。具体治疗推荐如表3-3所示。

表3-3　慢性HFrEF药物治疗推荐

药物	推荐
利尿剂	有液体潴留证据的心力衰竭患者均应使用利尿剂
ACEI	所有HFrEF患者均应使用，除非有禁忌证或不能耐受
ARB	不能耐受ACEI的HFrEF患者推荐用ARB
ARNI	对于NYHA心功能Ⅱ～Ⅲ级、有症状的HFrEF患者，若能够耐受ACEI/ARB，推荐以ARNI替代ACEI/ARB
β受体阻滞剂	病情相对稳定的HFrEF患者均应使用，除非有禁忌证或不能耐受
醛固酮受体拮抗剂	LVEF≤35％、使用ACEI/ARB/ARNI和β受体阻滞剂治疗后仍有症状的慢性HFrEF患者；急性心肌梗死后且LVEF≤40％，有心力衰竭症状或合并糖尿病患者
伊伐布雷定	窦性心律，LVEF≤35%，合并下列情况之一可加用伊伐布雷定：①已使用ACEI/ARB/ARNI、β受体阻滞剂、醛固酮受体拮抗剂，β受体阻滞剂已达到推荐剂量或最大耐受剂量，心率仍然≥70次/min；②心率≥70次/min，对β受体阻滞剂不能耐受或禁忌者
地高辛	应用利尿剂、ACEI/ARB/ARNI、β受体阻滞剂及醛固酮受体拮抗剂后，仍持续有症状的HFrEF患者

 【常用药物】

药理分类	药物	药理作用	用法用量
袢利尿剂	呋塞米	作用于髓袢升支粗段髓质部，抑制对钠离子的重吸收而发挥利尿作用	起始剂量为每次20～40mg，每日1次，每日最大剂量为120～160mg
	托拉塞米		起始剂量为每次10mg，每日1次，每日最大剂量为100mg
	布美他尼		起始剂量为每次0.5～1mg，每日1次，每日最大剂量为6～8mg

续表

药理分类	药物	药理作用	用法用量
噻嗪类利尿剂	氢氯噻嗪	作用于远曲小管，抑制对钠离子的重吸收，从而增加远曲小管和集合管钠离子与钾离子交换，使钾离子分泌增多	起始剂量为每次12.5~25mg，每日1~2次，每日最大剂量为100mg
	吲达帕胺		起始剂量为每次2.5mg，每日1次，每日最大剂量为5mg
保钾利尿剂	阿米洛利	作用于远曲小管和集合管，抑制钠离子的重吸收，减少钾离子分泌	起始剂量为每次2.5~5mg，每日1次，每日最大剂量为20mg
	氨苯蝶啶		起始剂量为每次25~50mg，每日2次，每日最大剂量为200mg
血管加压素V2受体拮抗剂	托伐普坦	选择性地与位于肾脏集合管血管面的血管加压素V2受体结合，导致水通道蛋白2从集合管顶端膜脱落，阻断水的重吸收，增加水排泄	起始剂量为每次7.5~15mg，每日1次，疗效欠佳者逐渐加量至每日30mg
肾素-血管紧张素转化酶抑制剂（ACEI）	卡托普利	通过竞争性地抑制血管紧张素转化酶发挥逆转心室重构等作用	起始剂量：每次6.25mg，每日3次 目标剂量：每次50mg，每日3次
	依那普利		起始剂量：每次2.5mg，每日2次 目标剂量：每次10mg，每日2次
	福辛普利		起始剂量：每次5mg，每日1次 目标剂量：每次20~30mg，每日1次
	赖诺普利		起始剂量：每次5mg，每日1次 目标剂量：每次20~30mg，每日1次
	培哚普利		起始剂量：每次2mg，每日1次 目标剂量：每次4~8mg，每日1次

药理分类	药物	药理作用	用法用量
肾素–血管紧张素转化酶抑制剂（ACEI）	雷米普利		起始剂量：每次1.25mg，每日1次 目标剂量：每次10mg，每日1次
	贝那普利		起始剂量：每次2.5mg，每日1次 目标剂量：每次10~20mg，每日1次
血管紧张素受体拮抗剂（ARB）	坎地沙坦	可阻断Ang Ⅱ与Ang Ⅱ的1型（AT1）受体结合，从而阻断或改善因AT1过度兴奋导致的诸多不良作用	起始剂量：每次4mg，每日1次 目标剂量：每次32mg，每日1次
	缬沙坦		起始剂量：每次40mg，每日1次 目标剂量：每次160mg，每日2次
	氯沙坦		起始剂量：每次25~50mg，每日1次 目标剂量：每次150mg，每日1次
血管紧张素受体脑啡肽酶抑制剂（ARNI）	沙库巴曲缬沙坦	具有ARB和脑啡肽酶抑制的作用，脑啡肽酶抑制剂可提高利钠肽、缓激肽等内源性血管活性肽的水平，对抗神经内分泌过度激活导致的血管收缩、钠潴留及心脏重构	起始剂量：每次25~100mg，每日2次 目标剂量：每次200mg，每日2次
β受体阻滞剂	美托洛尔	慢性心力衰竭患者长期持续交感神经系统的过度激活和刺激，导致心肌β$_1$受体下调和功能受损，β受体阻滞剂治疗可恢复β$_1$受体的正常功能，使之上调	酒石酸美托洛尔：初始剂量为每次6.25mg，每日2~3次；目标剂量为每次50mg，每日2~3次 琥珀酸美托洛尔：初始剂量为每次11.875~23.75mg，每日1次；目标剂量为每次190mg，每日1次
	比索洛尔		初始剂量：每次1.25mg，每日1次 目标剂量：每次10mg，每日1次
	卡维地洛		初始剂量：每次3.125mg，每日2次 目标剂量：每次25mg，每日2次

药理分类	药物	药理作用	用法用量
醛固酮受体拮抗剂	螺内酯	心力衰竭患者的醛固酮生成及活化增加，且与心力衰竭严重程度成正比，而醛固酮受体拮抗剂则具有防止心肌纤维化与心室重构等作用，从而发挥心血管保护作用，降低慢性心力衰竭患者病死率	初始剂量：每次10～20mg，每日1次 目标剂量：每次20～40mg，每日1次
	依普利酮		初始剂量：每次25mg，每日1次 目标剂量：每次50mg，每日1次
心脏窦房结起搏电流（If）特异性抑制剂	伊伐布雷定	通过选择性和特异性抑制心脏起搏If电流而降低心率	初始剂量：每次2.5mg，每日2次 最大剂量：每次7.5mg，每日2次
洋地黄类	地高辛	抑制心肌细胞膜Na^+/K^+-ATP酶，使细胞内钠离子水平升高，促进钠离子与钙离子交换，提高细胞内钾离子水平，发挥正性肌力作用 抑制副交感传入神经的Na^+/K^+-ATP酶，增强副交感神经活性，降低交感神经兴奋性，延缓房室传导，降低房颤患者的心室率 抑制肾脏的Na^+/K^+-ATP酶，使肾脏分泌肾素减少	常规用法，每日0.125～0.25mg 老年人、肾功能受损者、低体重患者可每次服用0.125mg，每日1次或隔日1次

【用药关怀】

药物	用药关怀
呋塞米	· 应从最小有效剂量开始，根据利尿反应调整剂量 · 可导致血糖升高、尿糖阳性，干扰临床诊断 · 存在低钾血症或低钾血症倾向时，应注意补充钾盐 · 服药期间注意随访检查血电解质、血压、肝肾功能、血糖、血尿酸等
氢氯噻嗪	· 用于心力衰竭水钠潴留的治疗，常作为联合用药 · 从最小有效剂量开始服药，以减少副作用的发生 · 建议早晨服药，避免睡前服用 · 服药期间定期随访检查血电解质、血压、血糖、血尿酸等
阿米洛利	· 应于进餐时服药，以减少胃肠道反应 · 如每日给药1次，应于早晨给药，以免夜间排尿增多 · 常见不良反应是高钾血症，偶见低钠血症、高钙血症、轻度代谢性酸中毒，还可出现口干、恶心、呕吐、腹胀等胃肠道不良反应 · 用药期间应定期查血钾、血钠、血氯
托伐普坦	· 餐前、餐后服药均可，剂量调整至少间隔24h · 低容量性低钠血症、对口渴不敏感或对口渴不能正常反应、与强效CYP3A4酶抑制剂合用、无尿患者禁用 · 常见不良反应为口渴和高钠血症 · 用药期间应监测血钠和血容量状态
卡托普利	参照本章第一节高血压
依那普利	· 常见头晕、头痛、疲乏、咳嗽等不良反应 · 肾功能不全患者谨慎调整用药剂量并定期监测 · 用药期间定期监测白细胞计数和肾功能

药物	用药关怀
福辛普利	• 常见不良反应有头晕、咳嗽、上呼吸道症状、恶心、腹泻、低血压等 • 老年人及肝或肾功能减退的患者无需降低剂量
坎地沙坦	• 肝肾功能不全患者应谨慎用药，从小剂量开始 • 因具降压作用，偶有头晕、蹒跚等不良反应，驾驶车辆或操作机械时应注意 • 手术前24h最好停止服用
缬沙坦	• 参照本章第一节高血压
沙库巴曲缬沙坦	• 从小剂量开始使用，每2～4周剂量加倍，逐渐滴定至目标剂量 • 停用ACEI类药物36h后，才可开始应用本品 • 中度肝损害、≥75岁患者起始剂量要小 • 用药期间注意监测血压、肾功能、血钾水平 • 重度肝功能损害、胆汁性肝硬化和胆汁淤积的患者禁用
美托洛尔	• 确诊的HErEF患者应在病情相对稳定时从小剂量开始使用 • 症状不稳定的、失代偿的心力衰竭患者禁用 • 酒石酸美托洛尔片应空腹服用，琥珀酸美托洛尔缓释片最好在早晨服用，药片可沿刻痕掰开服用，但不可咀嚼或压碎 • 通常心率降至60次/min左右的剂量为其目标剂量或最大可耐受剂量 • 不可突然停药，撤药应缓慢，逐渐减量
比索洛尔	• 应在早晨服药，可在进餐时服用 • 不可轻易改变用药剂量，如需停药，应逐渐减量，不可突然中断 • 通常心率降至60次/min左右的剂量为其目标剂量或最大可耐受剂量
卡维地洛	• 参照本章第六节心房颤动

药物	用药关怀
螺内酯	·从最小有效剂量开始使用，如每日服药1次，应于早晨服药 ·常见不良反应为高钾血症、胃肠道反应，少见低钠血症、男性乳房发育、阳痿、毛发增多 ·进食时或餐后服药，以减少胃肠道反应 ·服药期间如出现高钾血症，应立即停药
伊伐布雷定	·每日2次，应分别于早、晚进餐时服用 ·最常见不良反应为光幻症和心动过缓 ·心率<50次/min或出现相关症状时应减量或停用 ·用药期间避免西柚汁的摄入
地高辛	·常见不良反应有心律失常、胃纳不佳、呕吐、无力等，小剂量一般较少出现此类不良反应，少见视力模糊或"色视" ·用药期间注意随访检查心电图、电解质、肾功能等

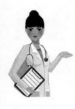

第四章

内分泌代谢疾病用药

第一节 糖尿病

【疾病简介】

糖尿病是一组以高血糖为特征的代谢性疾病。高血糖是由于胰岛素分泌缺陷或其生物作用受损，或两者兼有引起。糖尿病患者长期存在的高血糖可导致各种组织，特别是眼、肾、心脏、血管、神经的慢性损害、功能障碍。糖尿病主要分为1型糖尿病和2型糖尿病。

【临床表现】

1型糖尿病，病因为胰腺 β 细胞破坏导致胰岛素绝对缺乏，多见于青少年，起病较急，症状明显且严重。

2型糖尿病，病因为胰岛素分泌不足或胰岛素抵抗导致血糖水平升高，表现为多尿、多饮、多食、消瘦或体重减轻。

【用药特点及原则】

（一）一般对症治疗

糖尿病需要综合治疗。通常糖尿病患者因病情及年龄不同，治疗方案也不同，但无论哪种类型的糖尿病，都应进行饮食治疗，患者应多了解糖尿病相关知识，提高自我管理能力及用药依从性。目前，糖尿病治疗药物主要包括口服药和注射剂两大类。

（二）合理用药原则

糖尿病是因胰岛素绝对或相对分泌不足，或胰岛素利用障碍引起的碳水化合物、蛋白质、脂肪代谢紊乱性疾病。因此，针对其高血糖的特点，主要通过促进胰岛素分泌、增加胰岛素敏感度、抑制碳水化合物的吸收、抑制肾脏对葡萄糖的重吸收或是直接注射胰岛素等药物来进行治疗。患者必须积极配合医生制定个体化用药方案进行治疗，以保证血糖处于正常范围。

要注意自我检测血糖，定期去医院复查，评估糖化血红蛋白指标。治疗开始时，至少每3个月复查1次，达到治疗目标、血糖控制稳定者可每6个月复查1次。

糖尿病治疗过程中需注意低血糖症状，发生严重低血糖或反复发生低血糖需及时就医。

 【常用药物】

药理分类	药物	药理作用	用法用量
促胰岛素分泌剂（磺脲类）	格列本脲	刺激胰腺胰岛B细胞分泌胰岛素，先决条件是胰岛B细胞还有一定的合成和分泌胰岛素的功能 通过增加门静脉胰岛素水平或对肝脏直接作用，抑制肝糖原分解和糖原异生作用，使肝生成和输出的葡萄糖减少 也可增加胰外组织对胰岛素的敏感性和糖的利用（可能主要通过受体后作用） 因此，本品的作用是降低空腹血糖和餐后血糖	口服，起始剂量为2.5mg，早餐前1次，或早、午餐前各1次；轻症者每次1.25mg，每日3次，三餐前服，7日后剂量递增至每日2.5mg 一般剂量为每日5～10mg；最大剂量为每日15mg

药理分类	药物	药理作用	用法用量
促胰岛素 分泌剂 (磺脲类)	格列齐特	刺激胰腺胰岛B细胞分泌胰岛素，先决条件是胰岛B细胞还有一定的合成和分泌胰岛素的功能 通过增加门静脉胰岛素水平或对肝脏直接作用，抑制肝糖原分解和糖原异生作用，使肝生成和输出的葡萄糖减少 也可增加胰外组织对胰岛素的敏感性和糖的利用（可能主要通过受体后作用） 因此，促胰岛素分泌剂总的作用是降低空腹血糖和餐后血糖	口服，仅用于成年人，每次30～120mg，每日1次，建议早餐时服用，如某日忘记服用，第2日服药剂量不得增加；与所有降血糖药一样，应根据患者的代谢反应（血糖、糖化血红蛋白）来调整剂量 首次剂量：建议每日30mg，如控制血糖水平令人满意，可采用此剂量维持治疗，如血糖水平控制不佳，可按每日60mg、90mg、120mg逐次增加剂量，每次增量间隔至少1个月；每日最大剂量为120mg
	格列吡嗪		常用起始剂量为每日5mg，与早餐同时服用 开始用药时及用药3个月后应测定糖化血红蛋白，若检测结果表明前3个月的血糖未能充分控制，可加大剂量；之后的剂量调整应依据每3个月检测1次的糖化血红蛋白水平进行，如果3个月的较大剂量治疗无改善，则应恢复以往剂量 多数患者每日服用5～10mg可很好控制血糖，然而某些患者需要每日服用20mg的最大推荐剂量

药理分类	药物	药理作用	用法用量
促胰岛素分泌剂（磺脲类）	格列喹酮		餐前30min服用，一般剂量为每日15～120mg，据个体情况及遵医嘱可适当调节剂量 通常每日剂量≤30mg者，可于早餐前1次服用；每日剂量＞30mg者，应于餐前分3次服用 每日最大剂量为180mg
	格列美脲		起始剂量为每日1mg 建议通过定期监测血糖逐渐增加剂量，如每隔1～2周，逐步增加剂量至每日2mg、3mg、4mg、6mg 血糖控制良好的患者，通常每日剂量为1～4mg；每日剂量＞6mg仅对少数患者更有效
促胰岛素分泌剂（非磺脲类）	瑞格列奈	促进胰腺释放胰岛素来降低血糖水平，其药理机制是促胰岛素分泌剂与胰岛中有功能的β细胞上的受体结合，关闭胰岛β细胞膜ATP依赖性钾通道，使胰岛β细胞去极化，打开钙通道，使钙的流入增加，以此诱导胰岛β细胞分泌胰岛素	起始剂量：推荐起始剂量为0.5mg，之后可按需要每周或每2周进行调整；接受其他口服降血糖药治疗的患者转用瑞格列奈片治疗的推荐起始剂量为1mg 维持剂量：最大推荐单次剂量为每次4mg，随餐服用；每日最大剂量为16mg 通常在餐前15min内服用本品，服药时间也可掌握在餐前30min内；患者误餐（或加餐）应针对此餐相应减少（或增加）1次服药

药理分类	药物	药理作用	用法用量
促胰岛素分泌剂（非磺脲类）	那格列奈		常用剂量为120mg，餐前服用，可单独应用，也可与二甲双胍联合应用，剂量应根据定期的糖化血红蛋白检测结果调整（最大推荐剂量为每次180mg，每日3次）
二甲双胍类	二甲双胍	直接作用于糖的代谢过程，促进糖的无氧酵解，增加肌肉、脂肪等外周组织对葡萄糖的摄取和利用，从而保护已受损的胰岛β细胞功能免受进一步损害，有利于对糖尿病的长期控制 同时抑制肠道吸收葡萄糖，并抑制肝糖原异生，减少肝糖输出，可使糖尿病患者血糖及糖化血红蛋白降低	起始剂量：每次0.5g，每日2次，或每次0.85g，每日1次，随餐服用 维持剂量：每周增加0.5g，或每2周增加0.85g，逐渐加至每日2g，分次服用 对需进一步控制血糖患者，可以加至成人最大剂量（每日2550mg），即每次0.85g，每日3次 每日剂量超过2g时，为了更好地耐受，药物最好随三餐分次服用

药理分类	药物	药理作用	用法用量
胰岛素增敏剂	罗格列酮	通过提高对胰岛素的敏感性而有效地控制血糖 为过氧化物酶体增殖激活受体γ（PPAR-γ）的高选择性强效激动剂，人类的PPAR存在于胰岛素的主要靶组织中（如肝脏、脂肪和肌肉组织），激活PPAR-γ核受体，可对参与葡萄糖生成、转运和利用的胰岛素反应基因的转录进行调控；此外，PPAR-γ反应基因也参与脂肪酸代谢的调节	起始剂量：口服，每次4mg，每日1次 维持剂量：经8～12周的治疗后，若空腹血糖控制不理想，可加量至单独服用本品每日8mg，或与二甲双胍合用 单药治疗：通常起始剂量为每次4mg，每日1次；临床试验表明，每次服用4mg，每日2次，可更明显降低患者的空腹血糖和糖化血红蛋白水平
	吡格列酮		口服，每日1次 无充血性心力衰竭的患者推荐起始剂量为每次15mg或30mg，每日1次 充血性心力衰竭患者（NYHA分级为Ⅰ级和Ⅱ级）推荐起始剂量为每次15mg，每日1次 根据糖化血红蛋白及血糖的变化，患者每日服用剂量可从每次15mg逐步增加至最大剂量（每次45mg）
α-糖苷酶抑制剂	阿卡波糖	可延缓碳水化合物的吸收，还可延缓碳水化合物来源的葡萄糖的降解和吸收，从而延缓餐后血糖的升高，并降低餐后血糖	用餐前即刻整片吞服或与前几口食物一起咀嚼服用 常用起始剂量为每次50mg，每日3次，以后逐渐增加至每次0.1g，每日3次；个别情况下，可增加至每次0.2g，每日3次，或遵医嘱
	伏格列波糖	平衡肠道对葡萄糖吸收，减小全天血糖的波动，使平均血糖值降低	成人常用剂量为每次0.2mg，每日3次，餐前口服，服药后即刻进餐；疗效不明显时，经充分观察可以将每次用量增至0.3mg

药理分类	药物	药理作用	用法用量
二肽基肽酶4抑制剂（DPP-4抑制剂）	沙格列汀	通过抑制胰高血糖素样肽-1（GLP-1）和葡萄糖依赖性促胰岛素分泌多肽（GIP）的灭活，提高内源性GLP-1和GIP的水平，促进胰岛β细胞释放胰岛素，同时抑制胰岛α细胞分泌胰高血糖素，从而提高胰岛素水平，降低血糖，且不易诱发低血糖和体重增加	口服，推荐剂量为每次5mg，每日1次，服药时间不受进餐影响 沙格列汀片剂不得切开或掰开服用
	西格列汀		单药治疗的推荐剂量为每次100mg，每日1次，可与食物同服或单独服用 中度肾功能不全的患者，剂量应调整为每次50mg，每日1次 严重肾功能不全的患者或需要血液透析或腹膜透析的终末期肾功能衰竭（ESRD）患者，剂量应调整为每次25mg，每日1次
	维格列汀		单药治疗或与二甲双胍合用时，推荐剂量为每次50mg，早、晚各给药1次
	利格列汀		推荐剂量为每次5mg，每日1次 服药时间不受进餐影响，可在每日的任意时间服用 肝肾功能不全者用药无需调整剂量
	阿格列汀		推荐剂量为每次25mg，每日1次，可与食物同时或分开服用 中度肾功能受损患者（肌酐清除率≥30mL/min且＜60mL/min）每次12.5mg，每日1次 重度肾功能受损患者（肌酐清除率≥15mL/min且＜30mL/min）或终末期肾功能衰竭（ESRD）者（肌酐清除率＜15mL/min或需要血液透析）每次6.25mg，每日1次

续表

药理分类	药物	药理作用	用法用量
钠-葡萄糖协同转运蛋白2（SGLT2）抑制剂	达格列净	SGLT2表达于近端肾小管中，是负责肾小管滤过的葡萄糖重吸收的主要转运体 SGLT2抑制剂通过抑制SGLT2表达，减少滤过葡萄糖的重吸收，降低葡萄糖的肾阈值，从而增加尿糖排泄	推荐起始剂量为每次5mg，每日1次，晨服，不受进食限制 对于需加强血糖控制且能够耐受推荐起始剂量的患者，剂量可增加至每次10mg，每日1次
	恩格列净		推荐剂量为每次10mg，每日1次，早晨空腹或进食后给药 耐受推荐剂量的患者，剂量可增加至每次25mg，每日1次
	卡格列净		推荐起始剂量为每次100mg，每日1次，于当天第一餐前服用 耐受推荐起始剂量、肾小球滤过率估计值（eGFR）≥60mL/（min·1.73m^2）且需要额外控制血糖的患者，剂量可增加至每次300mg，每日1次
超短效胰岛素	门冬胰岛素	胰岛素的主要药效为降血糖，同时影响蛋白质和脂肪代谢，包括以下多方面的作用： ①抑制肝糖原分解及糖原异生作用，减少肝输出葡萄糖 ②促使肝摄取葡萄糖及肝糖原的合成 ③促使肌肉和脂肪组织摄取葡萄糖和氨基酸，促使蛋白质和脂肪的合成和贮存 ④促使肝生成极低密度脂蛋白并激活脂蛋白脂酶，促使极低密度脂蛋白的分解 ⑤抑制脂肪及肌肉中脂肪和蛋白质的分解，抑制酮体的生成并促进周围组织对酮体的利用	胰岛素剂量因人而异，通常为每日0.5～1.0U/kg，皮下注射，部位可选择腹壁、大腿、上臂三角肌或臀部，应在同一注射区域内轮换注射点 在针对餐时的治疗中，50%～70%的胰岛素需要量由本品提供，其他部分由中效胰岛素或长效胰岛素提供
	赖脯胰岛素		可在将要进餐之前给药，必要时也可以在餐后即刻给药 可通过皮下注射或持续皮下输液泵用药，也可肌内注射（不推荐），必要时还可静脉给药

续表

药理分类	药物	药理作用	用法用量
短效胰岛素	胰岛素	胰岛素的主要药效为降血糖，同时影响蛋白质和脂肪代谢，包括以下多方面的作用： ①抑制肝糖原分解及糖原异生作用，减少肝输出葡萄糖 ②促使肝摄取葡萄糖及肝糖原的合成 ③促使肌肉和脂肪组织摄取葡萄糖和氨基酸，促使蛋白质和脂肪的合成和贮存 ④促使肝生成极低密度脂蛋白并激活脂蛋白脂酶，促使极低密度脂蛋白的分解 ⑤抑制脂肪及肌肉中脂肪和蛋白质的分解，抑制酮体的生成并促进周围组织对酮体的利用	常用给药方式为皮下注射，根据病情、血糖、尿糖由小剂量（视体重等因素每次2~4U）开始，逐步调整，一般每日3次，餐前15~30min注射，必要时睡前小剂量加注1次 1型糖尿病患者每日胰岛素总剂量多为0.5~1U/kg，根据血糖监测结果调整 2型糖尿病患者每日总剂量变化较大，在无急性并发症情况下，对胰岛素敏感者每日仅需5~10U，一般约20U；肥胖、对胰岛素敏感性较差者剂量可明显增加 在有急性并发症（感染、创伤、手术等）情况下，对1型及2型糖尿病患者，应每4~6h注射1次，剂量根据病情变化及血糖监测结果调整 用于糖尿病酮症酸中毒、高血糖高渗性昏迷的治疗，可持续静脉滴注，成人每小时4~6U，儿童每小时0.1U/kg，根据血糖变化调整剂量；也可首次静脉推注10U加肌内注射4~6U，根据血糖变化调整 病情较重者，可先静脉推注10U，继之以静脉滴注，当血糖下降到13.9mmol/L（250mg/mL）时，胰岛素剂量及注射频率随之减少；在使用胰岛素的同时，还应补液纠正电解质紊乱及酸中毒并注意机体对热量的需要 不能进食的糖尿病患者，在静脉输入含葡萄糖溶液的药物时应滴注胰岛素

续表

药理分类	药物	药理作用	用法用量
短效胰岛素	生物合成人胰岛素	胰岛素的主要药效为降血糖，同时影响蛋白质和脂肪代谢，包括以下多方面的作用： ①抑制肝糖原分解及糖原异生作用，减少肝输出葡萄糖 ②促使肝摄取葡萄糖及肝糖原的合成 ③促使肌肉和脂肪组织摄取葡萄糖和氨基酸，促使蛋白质和脂肪的合成和贮存 ④促使肝生成极低密度脂蛋白并激活脂蛋白脂酶，促使极低密度脂蛋白的分解 ⑤抑制脂肪及肌肉中脂肪和蛋白质的分解，抑制酮体的生成并促进周围组织对酮体的利用	个体胰岛素常用剂量为每日0.3～1.0IU/kg，皮下注射或静脉注射，注射后30min内必须进食含有碳水化合物的正餐或加餐 皮下注射部位可选择腹壁，如方便也可选择大腿、臀部或三角肌部位
	重组人胰岛素		根据患者的实际需求确定治疗剂量，推荐采用皮下注射的方式给药，也可以采用肌内注射（不推荐）、静脉注射 皮下注射的部位应选择上臂、大腿、臀部或腹部，同时应该注意注射部位轮换使用，同一部位每月注射的次数不能超过1次
中效胰岛素	精蛋白生物合成人胰岛素		在需要快速起效使效应延长时，通常给予预混胰岛素，每日1次或2次，皮下注射，严禁静脉注射 个体胰岛素剂量通常为每日0.3～1.0IU/kg，使用前混匀直至胰岛素呈白色均匀混悬液体，立即注射
	精蛋白锌重组人胰岛素		早餐前30～60min皮下注射，每日1次；有时需于晚餐前再注射1次，必要时可与胰岛素混合使用，剂量根据病情调整

药理分类	药物	药理作用	用法用量
长效胰岛素	精蛋白锌胰岛素	胰岛素的主要药效为降血糖，同时影响蛋白质和脂肪代谢，包括以下多方面的作用： ①抑制肝糖原分解及糖原异生作用，减少肝输出葡萄糖 ②促使肝摄取葡萄糖及肝糖原的合成 ③促使肌肉和脂肪组织摄取葡萄糖和氨基酸，促使蛋白质和脂肪的合成和贮存 ④促使肝生成极低密度脂蛋白并激活脂蛋白脂酶，促使极低密度脂蛋白的分解 ⑤抑制脂肪及肌肉中脂肪和蛋白质的分解，抑制酮体的生成并促进周围组织对酮体的利用	早餐前30~60min皮下注射，起始剂量为每次4~8U，每日1次，按血糖、尿糖变化调整维持剂量；有时需于晚餐前再注射1次，剂量根据病情调整，一般每日总剂量为10~20U 使用前需滚动药瓶，使胰岛素混匀，但不要用力摇动，以免产生气泡；与胰岛素合用，开始时胰岛素与本品混合的剂量比为（2~3）:1，剂量应根据病情、患者的运动量或饮食状态的改变而调整
	重组甘精胰岛素		具有长效作用，每日定时皮下注射1次即可 皮下注射，注射前需恢复至室温，注射时观察瓶中液体的外观，正常药液应为无色澄清溶液，如果外观呈云雾状、轻微色泽改变或有可见颗粒，禁止使用
超长效胰岛素	甘精胰岛素		皮下注射（其长效作用机制与皮下组织内注射有关），每日1次，于固定时间内给药 严禁静脉注射，如将常规皮下注射剂量注入静脉，可发生严重低血糖，必须个体化对预期的血糖水平、降血糖药的剂量及给药时间进行确定及调整
	地特胰岛素		与口服降糖药联合治疗 皮下注射，起始剂量为每次10U或0.1~0.2U/kg，每日1次

药理分类	药物	药理作用	用法用量
超长效胰岛素	德谷胰岛素	胰岛素的主要药效为降血糖，同时影响蛋白质和脂肪代谢，包括以下多方面的作用： ①抑制肝糖原分解及糖原异生作用，减少肝输出葡萄糖 ②促使肝摄取葡萄糖及肝糖原的合成 ③促使肌肉和脂肪组织摄取葡萄糖和氨基酸，促使蛋白质和脂肪的合成和贮存 ④促使肝生成极低密度脂蛋白并激活脂蛋白脂酶，促使极低密度脂蛋白的分解 ⑤抑制脂肪及肌肉中脂肪和蛋白质的分解，抑制酮体的生成并促进周围组织对酮体的利用	可在一日内任何时间皮下注射，每日1次，根据患者的血糖监测结果调整剂量，每3～4日调整1次 未接受过胰岛素治疗的1型糖尿病患者，推荐起始剂量为每日总胰岛素剂量的1/3～1/2；起始每日胰岛素总剂量可以按0.2～0.4U/kg计算 未接受过胰岛素治疗的2型糖尿病患者，推荐起始剂量为每次10U，每日1次
胰岛素预混制剂	中性胰岛素和低精蛋白锌胰岛素预混制剂30R/50R	为双时相胰岛素制剂，双时相组分包含短效胰岛素和中效胰岛素	在需要快速起效使效应延长时，通常给予预混胰岛素每日1次或每日2次 剂量应根据患者的病情进行个体化调整，个体胰岛素需要量通常为每日0.3～1.0IU/kg，注射后30min内必须进食含有碳水化合物的正餐或加餐 混制胰岛素在每次抽取前应缓慢摇动使其混匀，禁猛烈振荡
	30%短效胰岛素和70%中效胰岛素预混制剂		于早餐前30min皮下注射1次，剂量根据病情而定，有时需要于晚餐前再注射1次 混制胰岛素在每次抽取前应缓慢摇动使其混匀，禁猛烈振荡

药理分类	药物	药理作用	用法用量
胰岛素类似物预混制剂	门冬胰岛素30R/50R	为双时相胰岛素制剂，双时相组分包含短效胰岛素类似物和中效胰岛素类似物	仅可用于皮下注射，严禁静脉给药、肌内注射及胰岛素泵给药 从未使用过胰岛素的2型糖尿病患者推荐起始剂量为每日2次，早餐前6U，晚餐前6U；也可于晚餐前一次性给药12U 可由每日1次强化至每日2次，当每日1次的剂量达到30U时，通常推荐转为每日2次，将剂量等分，分别于早餐前和晚餐前给药 当由每日2次转为每日3次治疗时，应将原本早餐前的剂量分到早餐前和午餐前给药
	精蛋白锌重组赖脯胰岛素25R/50R		餐前即时注射，必要时也可在餐后立即注射 皮下注射，严禁以静脉输注方式给药 使用前混匀药液直至胰岛素呈白色均匀混悬液体
胰高血糖素样肽1（GLP-1）类似物（GLP-1受体激动剂）	艾塞那肽	由肠道释放进入循环的肠促胰岛素分泌激素，如GLP-1，可增强葡萄糖依赖性胰岛素分泌，并具有其他抗高血糖的作用，因此GLP-1类似物也具有增强葡萄糖依赖性胰岛素分泌和其他抗高血糖作用，即促进胰腺β细胞葡萄糖依赖性地分泌胰岛素、抑制胰高血糖素过量分泌，并且能够延缓胃排空	大腿、腹部或上臂皮下注射，起始剂量为每次5μg，每日2次，于早餐前和晚餐前1h内或每日的2顿主餐前给药，给药间隔约6h或更长 不应在餐后给药

药理分类	药物	药理作用	用法用量
胰高血糖素样肽1（GLP-1）类似物（GLP-1受体激动剂）	利拉鲁肽		腹部、大腿或上臂皮下注射，每日1次，可在任意时间给药，无需考虑进餐时间，起始剂量为每日0.6mg，至少1周后，剂量应增加至1.2mg 为了进一步改善降糖效果，在至少1周后可将剂量增加至1.8mg，推荐每日剂量不超过1.8mg 在改变注射部位和时间时无需进行剂量调整，推荐于每日同一时间给药，建议选择每日最为方便的时间
	贝那鲁肽		腹部、大腿或上臂皮下注射，起始剂量为每次0.1mg（50μL），每日3次，餐前5min给药 治疗2周后，剂量应增至每次0.2mg（100μL），每日3次
	度拉糖肽		推荐起始剂量为每次0.75mg，每周1次 为进一步改善血糖控制，剂量可增加至每次1.5mg，每周1次 最大推荐剂量为每次1.5mg，每周1次 若遗漏给药，如果距下一次预定给药时间大于3日（72h），应尽快给药；如果距下一次预定给药时间少于3日（72h），应放弃此次给药，并在下一次给药时间按时给药 在每一种情况下，患者均可恢复其常规每周1次的给药方案

【用药关怀】

药物	用药关怀
格列本脲	·与酒精同服时，可引起腹部绞痛、恶心、呕吐、头痛、面部潮红和低血糖 ·1型糖尿病患者，2型糖尿病伴酮症酸中毒、昏迷、严重烧伤、感染、外伤和重大手术等应激情况的患者，肝肾功能不全者，对磺胺药过敏者，白细胞减少的患者禁用
格列齐特	·对于本品或所用的任何一种赋形剂过敏者、对于其他磺脲或磺胺过敏者、胰岛素依赖型糖尿病患者（尤其是青少年糖尿病）、伴有酮症酸中毒或糖尿病昏迷前期的糖尿病患者、严重的肝脏或肾脏功能不全者禁用 ·如果不按时用餐，低血糖风险增加，故用药期间有规律地摄入碳水化合物很重要，并应避免用餐次数不够或饮食中含碳水化合物不足
格列吡嗪	·1型糖尿病患者、伴或不伴昏迷的糖尿病酮症酸中毒患者禁用，此类患者应使用胰岛素治疗 ·常见不良反应有乏力、头痛、头晕、震颤、腹泻、胃肠胀气等
格列喹酮	·妊娠期妇女及哺乳期妇女禁用 ·1型糖尿病患者禁用 ·对磺胺类药物过敏者禁用
格列美脲	·对格列美脲、其他磺脲类、其他磺胺类或本品中任何成分过敏禁用 ·妊娠期妇女、哺乳期妇女、1型糖尿病伴或不伴糖尿病昏迷患者、酮症酸中毒患者禁用
瑞格列奈	·一般接种后24h内，可出现流涕、鼻塞、咳嗽、发热、呕吐、腹痛、肌痛、疲劳等不良反应，注射部位出现红肿、瘙痒，多数情况下可自行消失 ·出现过敏性紫癜反应时应及时就诊，应用肾上腺皮质激素类药物给予抗过敏治疗，治疗不当或不及时有可能并发紫癜性肾炎 ·一般在接种疫苗后1h内可能发生过敏性休克，应及时行肾上腺素注射等抢救措施 ·有急性炎症性脱髓鞘性多发性神经病病史者禁用

药物	用药关怀
那格列奈	• 1型糖尿病患者、糖尿病酮症酸中毒者、妊娠期妇女及哺乳期妇女禁用 • 老年患者，营养不良的患者及伴有肾上腺、垂体功能不全或严重肾损伤的患者对降糖药比较敏感，易发生低血糖 • 剧烈运动、饮酒、腹泻呕吐、进食减少或合用其他抗糖尿病药物时，发生低血糖的风险增加
二甲双胍	• 最常见的不良反应有恶心、呕吐、腹泻、腹痛和食欲不振，通常可以自行缓解 • 为了避免不良反应的发生，可以每日分2～3次服用，并缓慢增加剂量 • 中度和严重肾功能衰竭或肾功能不全者禁用
罗格列酮	• NYHA分级为Ⅲ级和Ⅳ级的心力衰竭患者禁用 • 有水肿、骨健康、低血糖风险患者注意评估用药情况
吡格列酮	• 心力衰竭或有心力衰竭病史的患者禁用 • 严重酮症酸中毒、糖尿病性昏迷或昏迷前、1型糖尿病患者禁用 • 严重肝功能障碍的患者、严重肾功能障碍的患者、妊娠期妇女或计划怀孕的妇女禁用 • 存在水肿、骨折、低血糖等风险
阿卡波糖	• 有明显消化和吸收障碍的慢性胃肠功能紊乱患者禁用 • 患有由于肠胀气而可能恶化的疾患，如胃心综合征（Roemheld综合征）、严重的疝气、肠梗阻和肠溃疡等的患者，及严重肾功能损害的患者禁用 • 服用本品治疗期间，由于结肠内碳水化合物酵解增加，蔗糖或含有蔗糖的食物常会引起腹部不适，甚至导致腹泻
伏格列波糖	• 有腹部手术史或肠梗阻史的患者，因服用本品可能使肠内气体增加，易出现肠梗阻 • 伴有消化和吸收障碍的慢性肠道疾病的患者，因本品有引起消化道不良反应的可能性，有可能使病情恶化

药物	用药关怀
沙格列汀	· 1型糖尿病或糖尿病酮症酸中毒的患者禁用 · 肾功能不全[肾小球滤过率＜45mL/（min·1.73m²）]的患者（包括部分中度或重度肾功能不全的患者）应将剂量调整为每次2.5mg，每日1次
西格列汀	· 可能出现恶心、胃部不适、腹泻、轻度头痛以及皮疹等不良反应 · 注意药物引起的胰腺炎及超敏反应
维格列汀	· 肝功能不全患者，包括开始给药前血清丙氨酸氨基转移酶（ALT）或血清天门冬氨酸氨基转移酶（AST）大于正常值上限（ULN）3倍的患者禁用 · 注意低血糖、皮肤疾病、胰腺炎等并发症
利格列汀	· 对本品有过敏反应史，如发生荨麻疹、血管性水肿或支气管高敏反应的患者禁用 · 注意低血糖等不良反应
阿格列汀	· 对本品有严重过敏反应史的患者，包括发生过敏反应、血管性水肿或严重皮肤不良反应的患者禁用 · 注意过敏反应、胰腺炎等不良反应
达格列净	· 对本品有严重过敏反应史者禁用 · 重度肾损害[肾小球滤过率＜30mL/（min/1.73m²）]、终末期肾功能衰竭（ESRD）或需要透析的患者禁用 · 注意低血糖、酮症酸中毒、急性肾损伤、肾功能损坏、尿脓毒症、肾盂肾炎、生殖器真菌感染、会阴坏死性筋膜炎等不良反应
恩格列净	· 对本品有严重过敏反应病史、重度肾损害、终末期肾脏病或透析者禁用 · 注意低血糖、酮症酸中毒、急性肾损伤、肾功能损坏、尿脓毒症、肾盂肾炎、生殖器真菌感染、会阴坏死性筋膜炎等不良反应
卡格列净	· 对本品有严重过敏反应史（如血管性水肿）者禁用 · 重度肾损害、晚期肾脏疾病患者或正在接受透析的患者禁用 · 注意低血糖、酮症酸中毒、急性肾损伤、肾功能损坏、尿脓毒症、肾盂肾炎、生殖器真菌感染、会阴坏死性筋膜炎等不良反应

药物	用药关怀
门冬胰岛素	·本品的注射时间应与进餐时间紧密相连，即用药后立刻进餐 ·本品起效迅速，所以必须同时考虑患者的合并症及合并用药是否会延缓对食物的吸收 ·使用本品时可能发生注射部位反应，包括疼痛、瘙痒、荨麻疹、肿胀和炎症，为减少或避免这些不良反应的发生，应在同一注射区域内持续轮换注射点；这些不良反应通常会在数日至数周内自行消失，罕见因注射部位不良反应而需终止用药的情况 ·餐后立即运动会增加低血糖的风险
赖脯胰岛素	·使用前应储存于冰箱冷藏室（2~8℃）内，不可置于冰冻室，也不要置于过热或阳光直接照射的环境下 ·本品一旦开启使用，不可再存放于冰箱中保存，应在30℃以下贮藏，避免直接光照和过热；如果发现本品已被冰冻，则不得使用 ·本品笔芯一旦开启，最多可使用28日
胰岛素	·主要不良反应为过敏反应，包括注射部位红肿、瘙痒、荨麻疹、血管神经性水肿 ·还可出现低血糖、出汗、心悸、乏力等不良反应，重者出现意识障碍、共济失调、心动过速甚至昏迷；每日剂量超过200U，可引发胰岛素抵抗；注射部位可出现脂肪萎缩、脂肪增生、眼屈光失调 ·肝功能不正常、甲状腺功能减退、恶心呕吐、肾功能不正常、肾小球滤过率为10~50mL/min的患者，本品剂量应减少到常用剂量的75%~95%；肾小球滤过率<10mL/min者，本品剂量减少到常用剂量的50%
生物合成人胰岛素	·经腹壁部位皮下给药比经其他注射部位给药吸收更快 ·注射后针头应在皮下停留至少6s，以确保胰岛素被完全注射入体内 ·可能会发生注射部位反应，包括疼痛、皮肤发红、皮疹、炎症、瘀青、肿胀和瘙痒
重组人胰岛素	·针头严禁重复使用，使用过的针头及药液瓶应该按照医疗废物妥善处理 ·针头和注射器严禁与他人合用，药液瓶可连续使用直至用尽为止 ·药品应2~8℃避光保存（放在冷藏箱内），不得冷冻，一经开启使用后，可在≤25℃的条件下保存28日，超过此期限不得使用

药物	用药关怀
精蛋白生物合成人胰岛素	• 注射后30min内必须进食含有碳水化合物的正餐或加餐 • 禁止用胰岛素输注泵给药 • 可能会发生注射部位不良反应，包括疼痛、皮肤发红、皮疹、炎症、瘀青、肿胀和瘙痒
低精蛋白锌胰岛素	• 用药过量或患者注射后未按时进食可发生低血糖，注射部位可出现红斑、硬结或疼痛 • 严禁静脉注射，使用前应先摇匀 • 使用本品时，不宜饮酒，过度饮酒易引起低血糖 • 与心得安、保泰松等药同用，可增强降血糖作用
精蛋白锌胰岛素	• 本品作用缓慢，不能用于抢救糖尿病酮症酸中毒、高糖高渗性昏迷患者 • 严禁静脉注射 • 中等量至大量的酒精可增强胰岛素引起低血糖的作用，可引起严重、持续的低血糖，在空腹或肝糖原贮备较少的情况下更易发生，故在给药期间应禁酒
重组甘精胰岛素	• 本品注射液不能同其他胰岛素或稀释液混合，使用前确保注射器内不含有任何其他物质 • 本品的长效作用与其皮下注射后的释放速度有关 • 严禁静脉注射，若静脉注射了原来用于皮下注射的剂量，可发生严重低血糖 • 糖尿病酮症酸中毒的治疗禁用甘精胰岛素，推荐静脉注射短效胰岛素或速效胰岛素类似物
甘精胰岛素	• 若与吡格列酮联合用药，应观察患者心力衰竭的症状和体征，如体重增加和水肿；若发生任何心脏症状的恶化，则应停用吡格列酮 • 本品应冷藏于2~8℃冰箱中，保存在外包装内，不可冰冻；注射装置切勿接触冰冻层或冰冻盒；一旦开启，其储藏温度不能高于30℃；正在使用的注射装置禁止储藏在冰箱内

药物	用药关怀
地特胰岛素	・本品应冷藏于2～8℃冰箱中，不可冷冻，盖上笔帽避光保存；首次启用后可在不超过30℃环境下保存，开启后使用有效期为6周 ・若与噻唑烷二酮类药物联合用药，应观察患者心力衰竭的症状和体征，如体重增加和水肿；若发生任何心脏症状的恶化，应停用噻唑烷二酮类药物
德谷胰岛素	・本品应冷藏于2～8℃冰箱中，不可冷冻，盖上笔帽避光保存；首次启用后可在不超过30℃环境下保存，开启后使用有效期为8周 ・若与噻唑烷二酮类药物联合用药，应观察患者心力衰竭的症状和体征，如体重增加和水肿；若发生任何心脏症状的恶化，应停用噻唑烷二酮类药物
中性胰岛素和低精蛋白锌胰岛素预混制剂30R/50R	・对鱼精蛋白过敏者禁用 ・本品应冷藏于2～8℃冰箱中，不可冷冻，首次启用后可在不超过30℃环境下保存，开启后使用有效期为6周 ・若与噻唑烷二酮类药物联合用药，应观察患者心力衰竭的症状和体征，如体重增加和水肿；若发生任何心脏症状的恶化，应停用噻唑烷二酮类药物
30%短效胰岛素和70%中效胰岛素预混制剂	・对鱼精蛋白过敏者禁用 ・本品应冷藏于2～8℃冰箱中避光保存，不可冷冻，首次启用后在不高于25℃的条件下可保存28日，超过此期限不得使用 ・若与噻唑烷二酮类药物联合用药，应观察患者心力衰竭的症状和体征，如体重增加和水肿；若发生任何心脏症状的恶化，应停用噻唑烷二酮类药物

续表

药物	用药关怀
门冬胰岛素30R/50R	·若与噻唑烷二酮类药物联合用药，应观察患者心力衰竭的症状和体征，如体重增加和水肿；若发生任何心脏症状的恶化，应停用噻唑烷二酮类药物 ·同所有胰岛素治疗一样，使用本品可能发生注射部位不良反应，包括疼痛、发红、荨麻疹、炎症、瘀青、肿胀和瘙痒，在同一注射区域内不断轮换注射点有助于减少和预防此类反应
精蛋白锌重组赖脯胰岛素25R/50R	·本品开始使用前，应储存在2~8℃冰箱内，不得冷冻，不能置于过热或阳光直射的地方 ·本品开始使用后，应贮存于≤30℃的环境中，不得冷藏，笔芯装入注射笔后，不得带针头存放 ·若与噻唑烷二酮类药物联合用药，应观察患者心力衰竭的症状和体征，如体重增加和水肿；若发生任何心脏症状的恶化，应停用噻唑烷二酮类药物
艾塞那肽	·对于胰岛素依赖型患者，不可以用本品替代胰岛素 ·本品不适用于1型糖尿病或糖尿病酮症酸中毒的治疗 ·如果怀疑为胰腺炎，应停止使用；如果确诊急性胰腺炎，则不应重新使用；有胰腺炎病史的患者应谨慎使用 ·不推荐本品用于终末期肾脏疾病或严重肾功能不全（肌酐清除率＜30mL/min）的患者；接受透析的终末期肾脏疾病患者，由于胃肠道不良反应，不能很好地耐受单剂量5μg
利拉鲁肽	·本品应冷藏于2~8℃冰箱中（不可冷冻）；首次使用后，应在30℃以下贮藏或冷藏在2~8℃冰箱中（不可冷冻）；首次使用后的有效期为1个月 ·本品不得用于治疗1型糖尿病或糖尿病酮症酸中毒；本品并非胰岛素替代物 ·本品不得用于有甲状腺髓样癌（MTC）既往史或家族史患者，及2型多发性内分泌肿瘤综合征患者（MEN2） ·本品治疗过程中会伴随有一过性的胃肠道不良反应，包括恶心、呕吐和腹泻 ·如果怀疑为胰腺炎，应停止使用；如果确诊急性胰腺炎，则不应重新使用

药物	用药关怀
贝那鲁肽	·本品不得用于治疗1型糖尿病或糖尿病酮症酸中毒；本品并非胰岛素替代物 ·本品不得用于有甲状腺髓样癌（MTC）既往史或家族史患者，及2型多发性内分泌肿瘤综合征患者（MEN2） ·本品治疗过程中会伴随有一过性的胃肠道不良反应，包括恶心、呕吐和腹泻 ·如果怀疑为胰腺炎，应停止使用；如果确诊急性胰腺炎，则不应重新使用
度拉糖肽	·有甲状腺髓样癌（MTC）个人既往病史或家族病史的患者或2型多发性内分泌腺瘤综合征（MEN2）的患者禁用 ·本品应冷藏于2～8℃冰箱中（不可冷冻），存放于原包装内，避光保存；本品可在不超过30℃的温度下非冷藏存储达14日 ·使用过程中注意低血糖、胃肠道不良反应、急性胰腺炎、心率增加等不良反应

第二节 甲状腺功能亢进

 【疾病简介】

甲状腺功能亢进简称"甲亢"，是由于甲状腺合成释放过多的甲状腺激素，造成机体代谢亢进和交感神经兴奋，引起心悸、出汗、进食和便次增多、体重减少的病症。多数患者还常伴有突眼、眼睑水肿、视力减退等症状。

【临床表现】

过多的甲状腺激素会促进新陈代谢，促进机体氧化还原反应，使胃肠活动增强，进食、排便次数增多；虽然进食增多，但氧化反应增强，能量消耗增多，患者体重反而减少；产热增多，表现为怕热出汗，个别患者出现低热；甲状腺激素增多刺激交感神经兴奋，临床表现为心悸、心动过速、失眠、情绪易激动甚至焦虑。

【用药特点及原则】

（一）一般对症治疗

甲状腺功能亢进的一般治疗包括低碘饮食、戒烟、注意补充足够的热量和营养（包括蛋白质、B族维生素等）。平时不宜喝浓茶、咖啡等刺激性饮料。如出汗多，应保证水分摄入。适当休息，避免情绪激动、感染、过度劳累。

甲状腺功能亢进引起的交感神经兴奋可能会导致心悸等症状，老年患者、静息心率超过90次/min或合并心血管疾病的患者均可使用 β 受体阻滞剂。

（二）合理用药原则

甲状腺功能亢进是由于甲状腺合成释放过多的甲状腺激素，造成机体代谢亢进和交感神经兴奋，因此可通过抑制甲状腺激素的合成而达到治疗效果。常用的抗甲状腺药物有咪唑类和硫氧嘧啶类。疗程分为3个阶段，初始阶段服药（用药4周）后，复查甲状腺功能以评价治疗效果；减量阶段不宜过快，需2~3个月，且随访要监测患者的代谢状况及检测甲状腺功能；维持阶段每2个月复查甲状腺功能，持续1~2年，该阶段可联用左甲状腺素维持正常的甲状腺功能。

【常用药物】

药理分类	药物	药理作用	用法用量
咪唑类	甲巯咪唑	咪唑类抗甲状腺药物的作用机制是抑制甲状腺内过氧化物酶，从而阻碍吸聚到甲状腺内碘化物的氧化及酪氨酸的偶联，阻碍甲状腺素（T4）和三碘甲状腺原氨酸（T3）的合成	治疗初期，根据病情严重程度，剂量为每日20～40mg（以甲巯咪唑计），每日1次或每日2次（每日总剂量相同） 治疗后期，如果第2～6周病情改善，可以遵医嘱逐步调整剂量；之后1～2年内的服药剂量为每日2.5～10mg（以甲巯咪唑计）；推荐每日1次，早餐后服用
	卡比马唑		成人：初始剂量一般为每日30mg，可按病情轻重调节为15～40mg，每日最大剂量60mg，分次口服；病情控制后，依据病情逐渐减量，每日维持剂量5～15mg，疗程一般为18～24个月 儿童：初始剂量为每日0.4mg/kg，分次口服；维持剂量依据病情决定
硫氧嘧啶类	甲硫氧嘧啶	能与过氧化物酶系统中的二硫键结合成无活性的二硫化合物，干扰二硫键传递碘的能力，从而抑制碘的活化、酪氨酸碘化及碘化酪氨酸的缩合，阻碍甲状腺素的合成	成人：初始剂量一般为每日300mg，剂量可依据病情轻重调整为150～400mg，分次口服，每日最大量剂量为600mg；病情控制后逐渐减量，维持剂量为每日50～150mg，视病情调整 儿童：初始剂量为每日4mg/kg，分次口服，维持剂量酌减

续表

药理分类	药物	药理作用	用法用量
硫氧嘧啶类	丙硫氧嘧啶		成人及10岁以上的青少年：初始剂量为每次25~100mg，每日3次；病情严重或有碘治疗史的患者，建议初始剂量为300~600mg，分成4~6次服用；维持剂量为每日25~150mg 6~10岁儿童：初始剂量为每日50~150mg；维持剂量为每日25~50mg 仅限口服，吞服时应保证足量液体 初始剂量应分开并在每日相同的时间服用；维持剂量可在早餐前一次性服用
含碘类药物	碘和碘化物	大剂量的碘有抗甲状腺的作用，对甲状腺功能亢进患者的作用尤为明显	用于治疗地方性甲状腺肿，早期患者每日1~10mg，连服1~3个月，中间休息30~40日；1~2个月后，剂量可逐渐增至20~25mg，总疗程3~6个月
β受体阻滞剂	普萘洛尔	为非选择性竞争抑制肾上腺素β受体阻滞剂，阻断心脏上的β₁、β₂受体，拮抗交感神经兴奋和儿茶酚胺作用，降低心脏的收缩力与收缩速度，达到减慢心率的效果 同时抑制血管平滑肌收缩，降低心肌耗氧量，使缺血心肌的氧供需关系在低水平上恢复平衡，可用于治疗心绞痛 抑制心脏起搏点电位的肾上腺素能兴奋，用于治疗心律失常，本品亦可通过中枢、肾上腺素能神经元阻滞，抑制肾素释放以及降低心排出量等，用于治疗高血压	用于甲状腺功能亢进治疗，每日10~40mg，每6~8h口服1次

【用药关怀】

药物	用药关怀
甲巯咪唑	・对本品其他硫酰胺衍生物或药物中任何辅料过敏者禁用 ・中到重度血细胞计数紊乱（中性粒细胞减少）者禁用 ・既存的并非由甲状腺功能亢进导致的胆汁淤积者禁用 ・在接受本品或卡比马唑、丙硫氧嘧啶治疗后，曾出现粒细胞缺乏或严重骨髓抑制者禁用 ・在妊娠期间，禁止与甲状腺激素联合使用 ・出现口腔炎、咽炎、发热等症状时，应立即就诊；如果诊断为粒细胞缺乏症，必须停药
卡比马唑	・哺乳期妇女禁用 ・常见不良反应包括皮疹、皮肤瘙痒及白细胞减少等；偶见严重的粒细胞缺乏症、再生障碍性贫血 ・本品还可能导致味觉减退、恶心、呕吐、上腹部不适、关节痛、头晕头痛、脉管炎、红斑狼疮样综合征 ・罕见不良反应包括肝炎、间质性肺炎、肾炎和累及肾脏的血管炎、血小板减少、凝血酶原减少或因子Ⅶ减少
甲硫氧嘧啶	・严重肝功能损害、白细胞严重缺乏、对硫脲类药物过敏者禁用 ・常见不良反应包括头痛、眩晕、关节痛、唾液腺和淋巴结肿大、胃肠道反应及皮疹、药物热等过敏反应，有的皮疹可发展为剥落性皮炎；个别患者可发生黄疸和中毒性肝炎 ・最严重的不良反应为粒细胞缺乏症，故用药期间应定期检查血常规，白细胞数计数$<4 \times 10^9$/L或中性粒细胞计数$<1.5 \times 10^9$/L时，应按医嘱停用或调整用药

药物	用药关怀
丙硫氧嘧啶	• 用药前，应对肝肾功能进行详细的检查，轻微至中度肾损伤患者，剂量应减少至25%；重度肾损伤患者，剂量应减少50%；肝损伤患者也应相应减少剂量，并认真评估相关禁忌证 • 定期检查血常规，注意转氨酶和胆固醇指标，高剂量甲状腺抑制治疗易导致甲状腺肿或甲状腺肿的扩大 • 过量用药会导致甲状腺功能减退，表现为身体虚弱、易疲劳、怕冷、不出汗、对事物失去兴趣、集中力下降和体重增加；也可能出现心绞痛、供血障碍、气短、风湿病及手指麻木等症状 • 用药前几周或几个月出现罕见的严重的不良反应、粒细胞缺乏症患者，推荐在开始治疗前，充分检查血常规，并持续监测白细胞计数（粒细胞减少可能是在抗甲状腺药物治疗下发生的）；粒细胞减少有时是粒细胞缺乏症的预兆，但也可能是甲状腺中毒的表现；如果中性粒细胞计数下降至1.5×10^9/L或白细胞显示下降趋势时，应停止服用本品；若持续监测提示白细胞计数保持恒定或恢复正常，可不必中断治疗 • 本品含有乳糖，罕见的遗传性半乳糖不耐受症、乳糖分解酵素不足或葡萄糖-半乳糖吸收障碍的患者禁用
碘和碘化物	• 对碘过敏者禁用；妊娠期妇女、哺乳期妇女、婴幼儿禁用 • 碘主要由肾脏排泄，故肾功能受损者慎用
普萘洛尔	• 支气管哮喘或喘息型支气管炎患者禁用 • 心脏传导阻滞和非严重心动过速引起的充血性心力衰竭患者禁用

第三节 甲状腺功能减退

 【疾病简介】

甲状腺功能减退是由于甲状腺激素合成和分泌减少，或组织作用减弱导致的全身代谢降低和交感神经兴奋性减退的一组综合征。

【临床表现】

甲状腺功能减退的早期可以没有特异性症状，通常典型的表现为畏寒、乏力、手足肿胀感、嗜睡、记忆力减退、少汗、关节疼痛、体重增加、便秘、女性月经紊乱或月经过多、不孕等。体征表现为表情呆滞、反应迟钝、声音嘶哑、听力障碍，面色苍白、颜面和（或）眼睑水肿、唇厚舌大、舌上常有齿痕，皮肤干燥、粗糙、脱皮屑、皮肤温度低、水肿，手脚掌皮肤可呈姜黄色，毛发稀疏干燥；跟腱反射时间延长，脉率缓慢。

 【用药特点及原则】

（一）一般对症治疗

如正在服用可能会导致或加重甲状腺功能减退的药物，需要向开具这些药物的医生咨询，权衡利弊，决定是否停用相关药物；碘缺乏地区的患者，需给予足量的碘剂补充，纠正碘缺乏；贫血患者可遵医嘱补充铁剂、维生素B_{12}和叶酸等。

（二）合理用药原则

甲状腺功能减退的药物治疗主要为补充左甲状腺素，依据患者的病情、年龄、体重和个体差异决定用药剂量。老年人、伴有冠状动脉疾病者或严重的甲状腺功能减退患者，初始剂量要少，并逐渐增加。因甲状腺受损所致的甲状腺功能减退，通常需终身使用左甲状腺素治疗。

 【常用药物】

药理分类	药物	药理作用	用法用量
激素类	左甲状腺素	人工合成的左甲状腺素与甲状腺自然分泌的甲状腺素相同，与内源性激素一样，在外周器官中被转化为三碘甲状腺原氨酸（T3），然后通过与T3受体结合发挥其特定作用；人体不能够区分内源性或外源性的左甲状腺素	用于甲状腺肿：口服，每日75～200μg 用于预防甲状腺切除术后甲状腺肿复发：口服，每日75～200μg 用于成人甲状腺功能减退：初始剂量为每日25～50μg，口服，每2～4周增加25～50μg，直至达到维持剂量100～200μg 用于儿童甲状腺功能减退：初始剂量为每日5～50μg，维持剂量为100～150μg/m² 用于抗甲状腺功能亢进的辅助治疗：每日50～100μg 用于甲状腺癌切除术后：每日150～300μg 用于甲状腺抑制试验：每次200μg
	甲状腺片	主要成分包括甲状腺素（T4）和三碘甲状腺原氨酸（T3）	常用剂量为每次10～20mg，每日1次，逐渐加量，维持剂量一般为每日40～80mg
	碘塞罗宁	为人工合成的三碘甲状腺原氨酸（T3），T3是主要的生理活性物质	成人：初始剂量为每日10～20μg，分2～3次口服，每1～2周增加15～20μg，直至甲状腺功能恢复正常，维持剂量为每日25～50μg 儿童：7kg以下，初始剂量为每日2.5μg；7kg及以上，每日5μg；之后每隔1周，用量增加，维持剂量为每日15～20μg，分2～3次口服

【用药关怀】

药物	用药关怀
左甲状腺素	·一般在早餐前1h服用；若剂量较大引起不良反应时，可分次服用 ·部分药物或食物会影响本品的吸收，如含铝、铁、碳酸钙等药物或大量豆制品、高纤维食物等，合用时应当间隔4h以上 ·如果超过个体耐受剂量或过量服药，可能出现甲状腺功能亢进症状，包括心律失常、心动过速、心悸、心绞痛、头痛、肌肉无力和痉挛、面部潮红、发热、呕吐、月经紊乱、假脑瘤（头部受压感及眼胀）、震颤、坐立不安、失眠、多汗、体重下降和腹泻
甲状腺片	·心绞痛、冠心病和快速型心律失常者禁用 ·病程长、病情重的甲状腺功能减退或黏液性水肿患者慎用，应从小剂量开始，缓慢增加直至生理替代剂量 ·伴有垂体前叶功能减退症或肾上腺皮质功能不全患者应先服用肾上腺糖皮质激素，待肾上腺皮质功能恢复正常后再用本类药物 ·如剂量适当不会产生任何不良反应；如使用过量则会引起心动过速、心悸、心绞痛、心律失常、头痛、神经质、兴奋、不安、失眠、骨骼肌痉挛、肌无力、震颤、出汗、面部潮红、怕热、腹泻、呕吐、体重减轻等类似甲状腺功能亢进的症状，减量或停药可使症状消失
碘塞罗宁	·老年患者对甲状腺激素较敏感，超过60岁者甲状腺激素生理替代剂量比年轻人约低25% ·心血管疾病，包括心绞痛、动脉硬化、冠心病、高血压、心肌梗死等患者慎用 ·病程长、病情重的甲状腺功能减退或黏液性水肿患者慎用，应从小剂量开始，缓慢增加直至生理替代剂量 ·伴有垂体前叶功能减退或肾上腺皮质功能不全患者应先用肾上腺皮质激素类药物，待肾上腺皮质功能恢复正常后再用本品 ·本品可引发老年患者和心脏病患者心绞痛、心肌梗死、心源性虚脱，此时应停用

第四节 高尿酸血症及痛风

 【疾病简介】

高尿酸血症是指正常嘌呤饮食状态下，非同日两次空腹血尿酸水平男性＞420μmol/L，女性＞360μmol/L，即为高尿酸血症。痛风是一种由嘌呤代谢紊乱或尿酸排泄减少导致尿酸盐沉积在关节处所引起的关节病。高尿酸血症不等于痛风，但高尿酸血症是痛风发病的重要基础，只有尿酸盐在机体组织中沉积下来造成损害才出现痛风。

 【临床表现】

1．无症状期，表现为空腹血尿酸水平升高，但没有疼痛、关节炎等临床表现。

2．急性发作期，表现为痛风性关节炎，关节出现红、肿、热、痛和功能障碍，且疼痛剧烈。

3．间歇期，在急性期之后，表现为多关节受累，或仅有血尿酸水平升高，无明显临床症状。

4．痛风石形成期，痛风反复发作，尿酸盐在关节的软骨、滑膜、肌腱等处沉积而形成痛风结石。

5．长期高尿酸血症可引起肾功能损害，导致痛风性肾病，出现肾绞痛或血尿症状，临床上也会有蛋白尿、高血压、肾功能不全等表现。

 【用药特点及原则】

（一）一般对症治疗

控制饮食总热量；限制饮酒和高嘌呤食物的大量摄入，如动物内脏、海鲜、肉汤等；保持每日饮水量＞2L，增加尿酸的排泄；增加碱性食物（如苏打水、香蕉、苹果、萝卜等）的摄取。

（二）合理用药原则

1．无症状性高尿酸血症者，建议通过改变生活方式（如改变饮食、减少酒精摄入和增强锻炼）来降低尿酸水平，一般不推荐用药。

2．高尿酸血症急性发作期可应用药物对症治疗。出现急性痛风性关节炎时，最初的治疗目标是缓解疼痛的症状，可应用秋水仙碱、非甾体抗炎药，对这两类药都有禁忌证的患者可以使用糖皮质激素（泼尼松）治疗。

3．急性痛风症状消退后，进入间歇期，这时可以使用降尿酸药物（包括排尿酸药和抑制尿酸合成药）。无论使用何种降尿酸药物，都应该预防性进行秋水仙碱治疗。

 【常用药物】

药理分类	药物	药理作用	用法用量
促进尿酸排泄药	苯溴马隆	通过抑制肾小球对尿酸的重吸收，从而降低血中尿酸浓度	成人每次口服50mg，每日1次，早餐后服用，用药1～3周检查血清尿素浓度，后续治疗成人和14岁以上青少年每日50～100mg
抑制尿酸合成药	别嘌醇	别嘌醇及其代谢产物氧嘌呤醇均能抑制黄嘌呤氧化酶，阻止次黄嘌呤和黄嘌呤代谢为尿酸，从而减少尿酸的生成	缓释制剂：每次0.25g（1粒），每日1次 普通制剂：初始剂量为每次50mg，每日1～2次，每周可递增50～100mg至每日200～300mg，分2～3次服；每日最大剂量≤600mg
	非布司他	是一种黄嘌呤氧化酶抑制剂，通过抑制尿酸合成降低血清尿酸浓度	成人，每次40～80mg，每日1次

续表

药理分类	药物	药理作用	用法用量
抑酸剂	碳酸氢钠	口服后使血浆内碳酸氢根浓度升高，从而碱化尿液	每次0.25~2g，每日3次
	枸橼酸氢钾钠	增加尿液枸橼酸根的排泄，碱化尿液，降低尿液的钙离子浓度 pH升高能增加尿酸和胱氨酸结石的可溶性	水冲服，每日剂量为4标准量匙（每量匙为2.5g，共10g颗粒），分3次于餐后服用，早晨、中午各1量匙，晚上服用2量匙
急性期抗炎药	秋水仙碱	通过干扰溶酶体脱颗粒降低中性粒细胞的活性、黏附性及趋化性，抑制粒细胞向炎症区域的游走，从而发挥抗炎作用	用于急性发作期：成人，每1~2h服0.5~1mg（1~2片），直至关节症状缓解，24h内不宜超过12片 用于预防痛风发作：口服，每日0.5~1mg（1~2片）
非甾体抗炎药	塞来昔布	通过抑制中性粒细胞、单核细胞释放白三烯B4、糖蛋白化学趋化因子、白细胞介素-1等炎症因子，同时抑制炎症细胞的变形和驱化，从而缓解炎症	口服，每次200mg，每日1次；或每次100mg，每日2次 用于缓解急性疼痛，初始剂量为每次400mg，必要时可再服200mg，随后根据需要，每次200mg，每日2次
	双氯芬酸	通过抑制环氧合酶-2（COX-2）来抑制前列腺素生成	缓释剂型：成人每次50mg，每日1~2次 常释剂型：每次25~50mg，每日2~3次
	艾瑞昔布	选择性切断花生四烯酸代谢过程中环氧合酶的作用环节，通过抑制前列腺素的合成而产生镇痛、抗炎、解热作用	成人，每次0.1g（1片），每日2次，餐后用药

续表

药理分类	药物	药理作用	用法用量
非甾体抗炎药	依托考昔	选择性抑制环氧合酶-2（COX-2），从而抑制前列腺素生成而发挥镇痛、抗炎作用	成人，每次30mg，每日1次，对于症状不能充分缓解的可以增加至每次60mg，每日1次，可与食物同服或单独服用 用于急性痛风性关节炎最大推荐剂量为每日120mg
糖皮质激素类药	醋酸泼尼松	通过选择性抑制环氧合酶-2，从而抑制前列腺素的合成而产生镇痛、抗炎、解热作用 抑制炎症细胞，从而减轻和防止组织对炎症的反应	每次5～10mg（1～2片），每日10～60mg（2～12片）

 【用药关怀】

药物	用药关怀
苯溴马隆	·本品可能会导致肠胃不适感，如恶心、呕吐、胃内饱胀感和腹泻等 ·对本品过敏者、中重度肾功能损害者、肾结石患者、妊娠期妇女、计划怀孕的妇女及哺乳期妇女禁用 ·痛风急性发作期禁用 ·为避免治疗初期痛风急性发作，建议在给药初期合用秋水仙碱或抗炎药 ·治疗期间每日饮水量为1.5～2L

药物	用药关怀
别嘌醇	• 本品必须在痛风性关节炎的急性炎症症状消失后开始应用，不能作为抗炎药使用 • 服药期间应多饮水，以利尿酸排泄 • 不宜与铁剂同服 • 驾驶汽车及操作机械者慎用 • 如用药后持续发生广泛皮疹，且有加重趋势，必须停药
非布司他	• 正在接受硫唑嘌呤、巯嘌呤治疗的患者禁用 • 服用本品初期，经常出现痛风发作频率增加的情况，建议同时服用非甾体抗炎药或秋水仙碱 • 治疗期间如果痛风发作，无需停药 • 哺乳期妇女慎用，妊娠期妇女仅在确认潜在益处大于对胎儿风险时才能使用
碳酸氢钠	• 6岁以下儿童不推荐使用 • 对本品过敏者禁用，过敏体质者慎用 • 阑尾炎或不明原因消化道出血者不宜使用
枸橼酸氢钾钠	• 偶尔出现轻微的腹泻和恶心等不良反应 • 可能诱导易感者发生包括哮喘在内的过敏反应 • 急性或慢性肾功能衰竭患者、严重的酸碱平衡失调患者、慢性泌尿道尿素分解菌感染患者禁用 • 首次服用本品前应测定血清电解质，并检查肾功能 • 药物溶解入水制备成溶液后，应立即服用 • 如必须使用含铝的药物，需与本品至少间隔2h
秋水仙碱	• 急性发作期服用本品，24h内不宜超过12片 • 如发生呕吐、腹泻等不良反应，应减少用量，严重者应立即停药 • 女性患者在服药期间及停药数周内不得妊娠

药物	用药关怀
塞来昔布	·服用本品可增加严重心血管血栓性事件风险，包括心肌梗死、卒中，可危及生命 ·对本品过敏及对磺胺类药物过敏患者禁用 ·有活动性消化道溃疡或出血的患者、重度心力衰竭患者、冠状动脉旁路搭桥手术患者禁用 ·重度肝功能损害和重度肾功能损害者不推荐使用
双氯芬酸	·可能出现消化系统、中枢神经系统不良反应及皮疹 ·已知对本品过敏者，服用阿司匹林或其他非甾体抗炎药后诱发哮喘、荨麻疹或过敏反应者，应用非甾体抗炎药后有胃肠道出血史或有穿孔病史的患者，有活动性消化道溃疡或出血史的患者，重度心力衰竭的患者，肝功能衰竭的患者，肾功能衰竭的患者禁用 ·禁用于冠状动脉搭桥手术（CABG）围手术期疼痛的治疗
艾瑞昔布	·本品可能导致上腹不适、大便潜血、丙氨酸氨基转移酶升高等不良反应 ·本品可能使发生严重心血管血栓事件、心肌梗死和卒中的风险增加 ·对本品过敏及对磺胺类药物过敏的患者禁用 ·有活动性消化道溃疡或出血的患者、重度心力衰竭患者、冠状动脉旁路搭桥手术的患者禁用 ·肝肾功能不全的患者不建议使用 ·避免与其他非甾体抗炎药联用
依托考昔	·本品可能导致消化不良、恶心等不良反应 ·妊娠晚期妇女避免应用本品 ·避免与其他非甾体抗炎药、阿司匹林联用 ·有活动性消化道溃疡或出血的患者禁用
醋酸泼尼松	·对本品和肾上腺皮质激素类药物有过敏史患者禁用 ·长期服用后，停药前应逐渐减量 ·不能与非甾体抗炎药联用，可增强其致溃疡作用

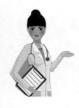

第五章

风湿病及骨科疾病用药

第一节 风湿病

【疾病简介】

　　风湿病指侵犯骨骼肌肉系统（如关节、肌肉、韧带、肌腱、滑囊等），以疼痛为主要表现的一大类疾病，由于风湿病多数与免疫系统紊乱相关，故习惯称其为风湿免疫性疾病。

　　按风湿病研究资料，可将其分为十大类。

　　1．弥漫性结缔组织病：包括类风湿关节炎、幼年类风湿关节炎、系统性红斑狼疮、进行性系统性硬皮病、多发性肌炎或皮肌炎、坏死性血管炎与其他类型血管综合征、白塞综合征、干燥综合征、重叠综合征（包括混合结缔组织病）及其他疾病（如风湿性多肌痛、复发性脂膜炎、复发性软骨炎、结节性红斑等）。

　　2．与脊柱炎相关的关节炎：包括强直性脊柱炎、瑞特（Reiter）综合征、牛皮癣性关节炎及肠病性关节炎等。

　　3．骨关节炎：又称骨关节病、增生性关节炎、退行性关节炎、肥大性关节炎。

　　4．与感染因素有关的风湿病：又分为直接致病和间接致病，病原微生物侵入关节等处后直接引起的比较常见且比较严重的是细菌性关节炎，如结核性关节炎等。

　　5．代谢与内分泌疾病伴发的风湿病：常见有痛风、坏血病、高脂血症、糖尿病、肢端肥大症、甲状腺功能低下、进行性骨化性肌炎等。

6．肿瘤：原发性肿瘤包括滑膜瘤、腱鞘瘤、骨软骨瘤等，继发性肿瘤常见转移瘤。

7．神经血管疾病：包括神经病变性关节病（Charcot关节）、挤压综合征（如腕管综合征、椎管狭窄症等）、反射性交感神经营养不良、红斑性肢痛病等。

8．骨及软骨疾病：包括骨质疏松、骨软化症、增生性骨关节病、骨缺血性坏死及肋软骨炎等。

9．非关节风湿病：包括肌筋膜炎疼痛综合征、下背痛及腱鞘炎、滑囊炎、肱骨内上髁炎、肱骨外上髁炎、扳机指、腱鞘囊肿、慢性肌腱及肌肉劳损、雷诺现象或雷诺病等。

10．其他疾病：包括外伤、结节病、间歇性关节积液、髌骨软化症、关节游离体、继发的风湿性综合征等。

【临床表现】

风湿病病情复杂，症状因人而异。常见的症状包括：

1．发热：高热、持续低热皆有。

2．疼痛：关节、肌肉肿痛，四肢、颈肩、腰背、足跟痛等。

3．皮肤症状：皮疹、光敏感、口腔、外阴溃疡、眼部症状、网状青紫、皮肤溃疡。

4．晨僵：指患者清晨醒后关节的僵硬和发紧感，活动后多可改善。

5．雷诺现象：指（趾）端遇冷或情绪激动时出现发白，然后发绀、发红或伴有指（趾）端的麻木、疼痛，严重的可有皮肤溃破。

6．肌肉无力：肌肉无力、疲劳等症状常与其他症状同时出现。

 【用药特点及原则】

治疗主要有一般治疗、对症治疗、药物治疗及手术治疗。治疗的目的主要是控制炎症，阻止病情进展，保护关节肌肉及内脏，缓解病情。急性期要多注意休息，注意防潮保暖。主要的治疗药物有非甾体抗炎药、糖皮质激素、免疫抑制剂、生物制剂、中成药等，需根据不同的疾病及病情的严重程度来选择药物。

 【常用药物】

药理分类	药物	药理作用	用法用量
非甾体抗炎药	阿司匹林	通过抑制前列腺素及其他能提高人体对机械性或化学性疼痛刺激敏感性的物质（如缓激肽、组胺）的合成，产生镇痛作用 具有消炎作用，确切的机制尚不清楚，可能与其作用于炎症组织，通过抑制前列腺素或其他能引起炎性反应的物质（如组胺）的合成相关，也可能与其抑制溶酶体酶的释放及白细胞活性有关	用于解热、镇痛：每日$1.5g/m^2$，分4～6次口服，或每次5～10mg/kg，或每次60mg，必要时每4～6h服用1次 用于抗风湿治疗：每日80～100mg/kg，分3～4次口服，如1～2周未获疗效，可根据血药浓度调整用量；有些患者需增至每日130mg/kg
	布洛芬	通过抑制环氧合酶，减少前列腺素的生成，产生镇痛、抗炎作用 通过作用于下丘脑体温调节中枢而起解热作用	缓释剂型：成人每次300mg，每日2次（早、晚各1次），每日剂量≤2400mg，分2～4次服用 常释剂型：成人每次200～400mg，每隔4～6h服用1次

药理分类	药物	药理作用	用法用量
非甾体抗炎药	塞来昔布	通过抑制环氧合酶-2（COX-2），减少前列腺素的生成，产生镇痛、抗炎作用；本品对同工酶-环氧合酶-1（COX-1）没有抑制作用	用于缓解骨关节炎的症状和体征：口服，每次200mg，每日1次；或每次100mg，每日2次 用于缓解类风湿关节炎的症状和体征：口服，每次100～200mg，每日2次 用于缓解急性疼痛：口服，首剂400mg，必要时可再服200mg；随后根据需要，每日2次，每次200mg
	双氯芬酸钠	选择性切断花生四烯酸代谢过程中环氧合酶的作用环节，阻断前列腺素E_2的合成途径，阻抑其致突变、致痛作用	缓释剂型：成人每次50mg，每日1～2次 常释剂型：成人每次25～50mg，每日2～3次
	艾瑞昔布	通过抑制环氧合酶产生而起镇痛作用	餐后服用，每次0.1g（1片），每日2次，疗程为8周
糖皮质激素	泼尼松	糖皮质激素具有强大的抗炎作用和免疫抑制作用	小剂量维持治疗：每日不超过7.5mg 中剂量用于症状较轻者：每日7.5～30mg 大剂量用于疾病活动期：每日30～100mg
	甲泼尼龙		小剂量维持治疗：每日不超过6mg 中剂量用于症状较轻者：每日6～24mg 大剂量用于疾病活动期：每日24～80mg 冲击疗法用于病情危重者：每日500～1 000mg，静脉滴注，连用3日

续表

药理分类	药物	药理作用	用法用量
免疫抑制剂	来氟米特	通过抑制二氢乳清酸脱氢酶的活性，从而影响活化淋巴细胞的嘧啶合成；体内外试验表明本品具有抗炎作用	用于成人类风湿关节炎：由于本品半衰期较长，建议给药间隔为24h；为了快速达到稳态血药浓度，建议开始治疗的最初3日给予负荷剂量每日50mg，之后根据病情给予维持剂量每日10mg或20mg
	甲氨蝶呤	为叶酸还原酶抑制剂，主要抑制二氢叶酸还原酶而使二氢叶酸不能还原成具有生理活性的四氢叶酸，从而使嘌呤核苷酸和嘧啶核苷酸的生物合成过程中一碳基团的转移受阻，导致DNA的生物合成受到抑制	每次7.5~15mg，每周给药1次
	硫唑嘌呤	可抑制DNA、RNA及蛋白质的合成，从而抑制淋巴细胞的增殖，阻止抗原敏感淋巴细胞转化为免疫母细胞产生免疫作用	需在餐后以足量水吞服，每日1~3mg/kg，一次性或分次口服

续表

药理分类	药物	药理作用	用法用量
免疫抑制剂	柳氮磺吡啶	是5-氨基水杨酸与磺胺吡啶的偶氮化合物,从三个方面发挥抗风湿作用:①抗炎作用,通过抑制血栓素合成酶及脂氧酶通路,抑制中性粒细胞的趋化性和溶蛋白酶活性以及IgE介导的肥大细胞脱颗粒作用,产生抗炎效果;②免疫调节,有研究表明柳氮磺吡啶可抑制类风湿因子的合成及丝裂原诱导的淋巴细胞增殖,并抑制自然杀伤(NK)细胞的活性;③抗叶酸代谢,可抑制叶酸盐在空肠内的水解及转运,还可竞争性地抑制叶酸代谢中的二氢叶酸还原酶、亚甲四氢叶酸还原酶及丝氨酸转羟甲基酶的活性,阻碍DNA的合成,影响细胞的正常增殖周期,从而发挥免疫抑制和抗炎作用	成人:初始剂量为每日2~3g,分3~4次口服,如无明显不适,可渐增至每日4~6g,待胃肠道症状缓解后逐渐减量至维持剂量,每日1.5~2g 儿童:初始剂量为每日40~60mg/kg,分3~6次口服,病情缓解后改为维持剂量,每日30mg/kg,分3~4次口服

续表

药理分类	药物	药理作用	用法用量
生物制剂	英夫利西单抗	与肿瘤坏死因子（TNF）的可溶形式和透膜形式以高亲和力结合，迅速形成稳定复合物，抑制TNF与受体结合，从而使TNF失去生物活性	用于治疗类风湿关节炎：初始剂量为3mg/kg，之后在首次给药后的第2周和第6周及以后每隔8周各给予1次相同剂量。本品应与甲氨蝶呤合用。对于疗效不佳的患者，可考虑将剂量调整至10mg/kg，和（或）将用药间隔调整为4周 用于治疗强直性脊柱炎：初始剂量为5mg/kg，之后在首次给药后的第2周和第6周及以后每隔6周各给予1次相同剂量
	阿达木单抗	可特异性地与TNF-α结合，并阻断其与细胞表面TNF受体p55和p75的相互作用，从而抑制炎症反应 在体外有补体存在的情况下，也可溶解表面TNF表达细胞 不与淋巴毒素（TNF-β）结合或使之失活 对由TNF诱导或调节的生物应答起到调控作用，使造成白细胞位移的粘连分子的水平发生改变	用于成人类风湿关节炎：皮下注射，推荐剂量为每次40mg，每2周1次；治疗的过程中，应继续使用甲氨蝶呤；治疗过程中可继续使用糖皮质激素、水杨酸类非甾体抗炎药或者镇痛药；可与甲氨蝶呤以外的其他改善病情的抗风湿药（DMARD）联合使用；在单一药物治疗时，如治疗效果下降，可将用药剂量增加至每周40mg，以改善疗效 中断给药：手术前或发生严重感染，可能需要中断给药；已有数据表明间隔70日或更长时间后再次使用本品，均可达到与中断给药之前相同程度的临床应答与安全性 用于治疗强直性脊柱炎：皮下注射，成人推荐剂量为每次40mg，每2周1次

药理分类	药物	药理作用	用法用量
生物制剂	重组人Ⅱ型肿瘤坏死因子受体–抗体融合蛋白（益赛普）	肿瘤坏死因子–a（TNF–a）是类风湿关节炎、银屑病、强直性脊柱炎等病理过程中的一个主要炎性介质，其参与调控的炎症反应可导致关节的病理改变，本品的作用机制为竞争性地与血中TNF–a结合，阻断其与细胞表面TNF受体结合，降低其活性	皮下注射，注射部位可为大腿、腹部或上臂，成人推荐剂量为每次25mg，每周2次，每次间隔3~4日

【用药关怀】

药物	用药关怀
阿司匹林	·不良反应主要为胃肠道反应，如胃肠道不适、消化不良、腹部疼痛等；少数患者可出现胃肠道溃疡和炎症 ·餐前用适量水送服 ·有胃溃疡或十二指肠溃疡者慎用，急性胃肠道溃疡和易出血体质者禁用 ·禁止与较大剂量甲氨蝶呤（每周剂量≥15mg）合用 ·妊娠期妇女慎用，妊娠最后3个月禁用 ·可能诱发支气管痉挛、哮喘、痛风
布洛芬	·常见不良反应包括胃肠道刺激、消化不良，偶见胃溃疡、胃出血、肝肾功能损害、血象异常 ·对解热镇痛药过敏者禁用；活动性胃溃疡、十二指肠溃疡、肝硬化、严重心功能或肾功能不全的患者禁用 ·有支气管哮喘病史者，可能会引起支气管痉挛，应慎用 ·餐后立即服用，或用餐时与牛奶、治疗消化性溃疡药同服，可减轻胃肠道反应

药物	用药关怀
塞来昔布	• 肝功能异常者慎用 • 可能出现消化系统、中枢神经系统不良反应及皮疹 • 对磺胺类药物过敏者、冠状动脉搭桥手术（CABG）患者、消化道溃疡和出血患者及重度心力衰竭患者禁用 • 同时使用阿司匹林肠溶片，有增加发生严重胃肠道不良反应的风险 • 妊娠期妇女、哺乳期妇女慎用
双氯芬酸钠	• 可能出现消化系统、中枢神经系统不良反应及皮疹 • 已知对本品过敏者，服用阿司匹林或其他非甾体抗炎药后诱发哮喘、荨麻疹或过敏反应者，应用非甾体抗炎药后有胃肠道出血史或穿孔病史的患者，有活动性消化道溃疡或出血史的患者，重度心力衰竭患者，肝功能衰竭的患者，肾功能衰竭的患者禁用 • 禁用于冠状动脉搭桥手术（CABG）围手术期疼痛的治疗
艾瑞昔布	• 餐后服用 • 常见不良反应有上腹不适、大便潜血、丙氨酸氨基转移酶（ALT）升高 • 已知对本品或其他昔布类药物及磺胺类药物过敏的患者禁用 • 服用阿司匹林或其他非甾体抗炎药后诱发哮喘、荨麻疹或过敏反应的患者禁用 • 禁用于冠状动脉搭桥手术（CABG）围手术期疼痛的治疗 • 有应用非甾体抗炎药后发生消化道出血或穿孔病史的患者禁用 • 有活动性消化道溃疡或出血、曾复发溃疡或出血的患者禁用 • 重度心力衰竭患者禁用 • 妊娠期妇女、哺乳期妇女、儿童及青少年不推荐使用
泼尼松与甲泼尼龙	• 高血压、血栓性疾病、胃溃疡、十二指肠溃疡、精神病、电解质代谢异常、心肌梗死、内脏手术、青光眼等患者一般不宜使用 • 结核病、急性细菌性或病毒性感染患者慎用；必须用药时，应给予适当的抗感染治疗 • 长期服药后，停药前应逐渐减量 • 糖尿病、骨质疏松症、肝硬化、肾功能不全、甲状腺功能低下患者慎用 • 有细菌、真菌、病毒感染者，应在应用足量敏感抗生素的同时谨慎使用 • 运动员慎用

药物	用药关怀
来氟米特	· 主要不良反应有腹泻、瘙痒、可逆性转氨酶升高、脱发、皮炎等 · 严重肝脏损害者、妊娠期妇女、哺乳期妇女、尚未采取可靠避孕措施的育龄妇女禁用；准备生育的男性应考虑中断服药 · 18岁以下患者不建议使用
甲氨蝶呤	· 主要不良反应有胃肠道反应、口腔黏膜糜烂、肝功能损害、肾功能损害、骨髓抑制、呼吸道疾病与皮疹等皮肤症状 · 需严格监测肝脏功能 · 服药期禁止怀孕与哺乳
硫唑嘌呤	· 餐后以足量水吞服，片剂不可掰开或弄碎服用 · 主要过敏反应包括全身不适、头晕、恶心、呕吐、腹泻、发热、寒战、皮疹、脉管炎、肌痛、关节痛、低血压、肝肾功能失调和胆汁淤积 · 计划怀孕的妇女、哺乳期妇女禁用
柳氮磺吡啶	· 葡萄糖-6-磷酸脱氢酶缺乏症患者、肝功能损害患者、肾功能损害患者、卟啉症患者、血小板减少者、粒细胞减少者、肠道或尿路阻塞患者慎用 · 多饮水以防结晶尿的发生，必要时亦可服碱化尿液的药物 · 对呋塞米、砜类药物、噻嗪类利尿药、磺脲类药物、碳酸酐酶抑制药及其他磺胺类药物过敏的患者，对本品亦会过敏 · 治疗期间需进行全血常规检查，对接受较长疗程的患者尤为重要 · 治疗期间需进行直肠镜与乙状结肠镜检查，以观察药效并调整剂量 · 治疗中定期进行尿液检查（每2~3日查1次尿常规），以发现长疗程或高剂量治疗时可能发生的结晶尿
英夫利西单抗	· 严重感染活动期的患者禁用，如有结核病菌感染者，应先进行抗结核治疗 · 慢性或反复感染、心力衰竭、中枢神经系统脱髓鞘疾病患者慎用 · 若在治疗期间出现狼疮样综合征征兆，或肝酶升至正常上限的5倍以上，应立即停药 · 妊娠期妇女慎用，哺乳期妇女用药期间应停止哺乳

续表

药物	用药关怀
阿达木单抗	· 活动性结核或其他严重感染疾病，如败血症、机会性感染患者禁用 · 中度到重度心力衰竭（NYHA分类Ⅲ/Ⅳ级）患者禁用 · 必须严密监测患者是否出现感染，包括结核，在感染未得到控制之前均不能开始使用本品治疗；当患者出现新的严重感染或乙肝再激活时，应中断治疗，直到感染得到控制 · 具有感染复发病史或具有易于感染的情况、中枢神经系统脱髓鞘疾患、恶性疾病、轻度心力衰竭的患者慎用 · 治疗期间出现血液系统异常、狼疮综合征的症状且双链DNA抗体阳性的患者应立即停用 · 本品对驾驶汽车和操作机械有轻微的影响 · 不推荐儿童、妊娠期妇女或哺乳期妇女使用；在用药期间及结束治疗后至少5个月内应避孕，哺乳期妇女不能哺乳
重组人Ⅱ型肿瘤坏死因子受体-抗体融合蛋白（益赛普）	· 国外曾有用药后发生严重感染的报道 · 在使用过程中出现上呼吸道反复感染或有其他明显感染倾向时，应及时到医院就诊 · 当发生严重感染时，如糖尿病继发感染、结核杆菌感染等，患者应暂停使用 · 注意过敏反应的发生，包括血管性水肿、荨麻疹以及其他严重反应 · 用药前应充分考虑本品可能影响患者的抗感染能力及引发恶性肿瘤的作用 · 使用本品期间不可接种活疫苗 · 有充血性心力衰竭的患者在使用本品时应极为慎重

第二节　类风湿关节炎

【疾病简介】

类风湿关节炎（rheumatoid arthritis，RA）是一种病因不明的自身免疫性疾病，多见于中年女性，在我国的患病率为0.32%～0.36%，主要表现为对称性、弥漫性、进行性多关节炎。关节滑膜的慢性炎症，增生形成血管翳，侵犯关节软骨、软骨下骨、韧带和肌腱等，造成关节软骨、骨和关节囊破坏，最终导致关节畸形和功能丧失。

【临床表现】

1．病情和病程有个体差异，从短暂、轻微的少关节炎到急剧进行性多关节炎均可出现。

2．可伴有食欲减退、体重减轻、手足盗汗、低热及疲乏感等全身症状。

3．受累关节以近端指间关节，掌指关节，腕、肘、肩、膝和足趾关节最为多见。

4．颈椎、颞颌关节、胸锁和肩锁关节也可受累，并伴活动受限；髋关节受累少见。

5．关节炎常表现为对称性、持续性肿胀和压痛，常伴有晨僵，最为常见的关节畸形是腕和肘关节强直、掌指关节的半脱位、手指向尺侧偏斜和呈"天鹅颈"样及"纽扣花"样表现。

6．重症患者关节呈纤维性或骨性强直，并因关节周围肌肉萎缩、痉挛失去关节功能，导致生活不能自理。

7．贫血是最常见的关节外表现，属于慢性疾病性贫血，常为轻中度，可并发骨质疏松、肺部疾病、心血管疾病、抑郁症、浅表淋巴结肿大、肝肾损害、周围神经病变、眼病变及其他内脏病变。

【用药特点及原则】

（一）一般治疗

关节肿痛明显者应强调休息及关节制动，在关节肿痛缓解后应注意尽早进行僵直关节的功能锻炼。此外，理疗、外用药等辅助治疗有助于缓解关节症状。慢性期患者应减轻劳动强度，配合功能性锻炼、局部理疗来恢复机体的局部功能。此外，还要积极戒烟、抗感染治疗等。

（二）合理用药原则

目前，类风湿关节炎尚不能被根治，药物治疗只能用以防止关节破坏，保护关节功能，最大限度提高患者的生活质量。因此，治疗时机非常重要。尽管非甾体抗炎药和糖皮质激素可以减轻疼痛等症状，但关节炎症和关节损害仍可发生或进展。而抗风湿药可改善和延缓病情，应尽早使用。早期积极、个体化及合理使用抗风湿药治疗是降低致残率的关键。

（三）药物治疗

类风湿关节炎的治疗主要是通过长期坚持口服用药，控制症状及延缓病情发展。

非甾体抗炎药具有抗炎、止痛、退热、消肿作用，是类风湿关节炎治疗中最为常用的药物。

应用改善病情的抗风湿药物是治疗类风湿关节炎的基础。一经确诊，应尽早开始抗风湿药治疗，推荐首选单用甲氨蝶呤。存在甲氨蝶呤禁忌时，考虑单用来氟米特或柳氮磺吡啶。

糖皮质激素不作为治疗类风湿关节炎的首选药物，但可作为抗风湿药起效前的"桥梁"，或非甾体抗炎药疗效不满意时的短期治疗药物。

植物药对治疗类风湿关节炎具有一定的疗效。

生物靶向制剂治疗效果显著，尤其在难治性类风湿关节炎的治疗中发挥了重要作用。

【常用药物】

药理分类	药物	药理作用	用法用量
非甾体抗炎药	依托考昔	选择性抑制环氧合酶-2（COX-2），阻碍前列腺素生成，发挥镇痛、抗炎作用	可与食物同服或单独服用，推荐剂量为每次30mg，每日1次；对于症状不能充分缓解的患者，可以增加至每次60mg，每日1次；4周以后疗效仍不明显时，应该考虑其他治疗手段
	布洛芬	参照本章第一节风湿病	缓释剂型：成人，每次300mg，每日2次（早晚各1次），每日剂量≤2400mg，分2~4次服用
			常释剂型：成人每次200~400mg，每隔4~6h服用1次
	塞来昔布		用于缓解骨关节炎的症状和体征：口服，推荐剂量为每次200mg，每日1次；或每次100mg，每日2次
			用于缓解类风湿关节炎的症状和体征：口服，推荐剂量为每次100~200mg，每日2次
			用于缓解急性疼痛：口服，推荐剂量为首剂400mg，必要时可再服200mg；随后根据需要，每日2次，每次200mg
	双氯芬酸钠		缓释剂型：成人每次50mg，每日1~2次
			常释剂型：每次25~50mg，每日2~3次
	美洛昔康	能抑制前列腺素的合成，对环氧合酶-2（COX-2）有选择性抑制作用	仅在治疗的最初几日肌内注射，维持治疗时，应当口服给药（片剂或胶囊）肌内注射推荐剂量为每次7.5mg或15mg，每日1次

续表

药理分类	药物	药理作用	用法用量
非甾体抗炎药	双醋瑞因	通过抑制骨关节炎白细胞介素-1转换酶而减少白细胞介素-1β的产生和活性，可诱导软骨生成，具有止痛、抗炎及退热作用	长期治疗（≥3个月）：每次50mg，每日1~2次，餐后服用 由于服用本品的首2周可能引起轻度腹泻，因此建议在治疗的首4周每日50mg，晚餐后口服；患者对药物适应后，剂量便应增加至每次50mg，每日2次，餐后口服
	艾瑞昔布	参照本章第一节风湿病	常用剂量为每次0.1g（1片），每日2次，餐后服用，8周为1个疗程，累计用药时间不超过6个月
糖皮质激素	泼尼松	参照本章第一节风湿病	小剂量维持治疗：每日7.5mg以下 中剂量用于症状较轻者：每日7.5~30mg 大剂量用于疾病活动期：每日30~100mg
	甲泼尼龙		小剂量维持治疗：每日6mg以下 中剂量用于症状较轻者：每日6~24mg 大剂量用于疾病活动期：每日24~80mg 冲击疗法用于病情危重者：每日500~1 000mg，静脉滴注，连用3日
	曲安奈德注射液	为长效糖皮质激素，可抑制B细胞和巨噬细胞、稳定溶解体膜，具有强而持久的抗炎、抗过敏作用	用于关节腔、囊内、腱鞘内注射，剂量根据病情的程度和病变部位的大小而定，一般对于成人，小面积给药10mg，大面积给药40mg即可有效减轻症状

药理分类	药物	药理作用	用法用量
抗风湿药	甲氨蝶呤	参照本章第一节风湿病	首次口服剂量常为每次5~7.5mg，每周1次，如疗效好且可耐受，可每2~4周增加2.5mg，最大剂量为每次15~20mg，每周1次；如疗效较差或不能耐受，可考虑静脉用药 常用剂量为每周7.5~25mg，个别重症患者可酌情加大剂量
	柳氮磺吡啶		初始剂量为每日250~500mg，之后每周增加500mg，直至每日2.0g，如疗效不明显可增至每日3.0g，如4个月内无明显疗效，应改变治疗方案
	来氟米特		由于本品半衰期较长，建议间隔24h给药 建议开始治疗的最初3日给予负荷剂量（每日50mg），之后根据病情给予维持剂量（每日10mg或20mg） 在使用本品治疗期间可继续使用非甾体抗炎药或低剂量肾上腺皮质激素类药物
	托法替布	首个JAK信号通路抑制剂，是一种新型的口服蛋白酪氨酸激酶抑制剂	推荐剂量为每次5mg，每日2次

药理分类	药物	药理作用	用法用量
抗风湿药	羟氯喹	作用机制尚不完全清楚，可能包括与巯基的相互作用、干扰酶的活性、和DNA结合、稳定溶酶体膜、抑制前列腺素的形成、抑制多形核细胞的趋化作用和吞噬细胞的作用、干扰单核细胞白细胞介素1的形成和抑制中性粒细胞超氧化物的释放	每次服药应同时进食或饮用牛奶 成人（包括老年人）：初始剂量为每日400mg，分次服用；当疗效不再进一步改善时，维持剂量可减至200mg；如果治疗反应有所减弱，维持剂量应增加至每日400mg；应使用最小有效剂量，且每日剂量≤6.5mg/kg（按理想体重而非实际体重计算）或每日剂量≤400mg，甚至更小 儿童：应使用最小有效剂量，且每日剂量≤6.5mg/kg（按理想体重计算）或每日400mg
	硫唑嘌呤	参照本章第一节风湿病	需在餐后以足量水吞服，每日1.5～4mg/kg，一次性或分次口服 治疗效果明显时，应减少维持量至可保持此治疗效果的最低水平；如3个月内患者情况无改善，应考虑停用
	青霉胺	治疗类风湿关节炎的作用机制尚未明确，可改善淋巴细胞功能，明显降低血清和关节囊液中的IgM类风湿因子和免疫复合物的水平，体外有抑制T细胞的作用	初始剂量：每日125～250mg（1～2片），之后每1～2月增加125～250mg（1～2片） 常用维持剂量：每次250mg（2片），每日4次，每日最大剂量为1.5g（12片）；待症状改善，剂量可减半，每日500～750mg（4～6片）或间歇用药 治疗3～4个月仍无效时，应改用其他药物治疗

药理分类	药物	药理作用	用法用量
抗风湿药	环孢素	为强效免疫抑制剂，可逆性、特异性作用于淋巴细胞，也能抑制淋巴因子（包括白细胞介素-2）的合成和释放，阻断静止淋巴细胞于细胞周期G0期G1期的早期	用于治疗狼疮肾炎、难治性肾病综合征：初始剂量为每日4～5mg/kg，分2～3次口服，出现明显疗效后缓慢减量至每日2～3mg/kg，疗程3～6个月
	吗替麦考酚酯	能特异性地抑制淋巴细胞嘌呤从头合成途径中次黄嘌呤核苷酸脱氢酸（1MPDH）的活性，因而具有强大的抑制淋巴细胞增殖的作用	成人：每日1.5～2.0g，分2次服，3～6个月后开始缓慢减量；维持剂量为每日0.5～0.75g，维持时间1～2年 儿童：每日20～30mg/kg，最大剂量为每次1g，每日2次，维持时间1～2年
	环磷酰胺	能抑制细胞的增殖，非特异性地杀伤抗原敏感小淋巴细胞，限制其转化为免疫母细胞，对体液免疫和细胞免疫均有抑制作用 能干扰细胞的增殖，并具有直接的抗炎作用	口服：每次50～100mg，每日2～3次，1个疗程总量10～15g 静脉注射：每次0.2g，每日或隔日1次；或每次0.6～0.8g，每周1次，1个疗程总量8～10g
	草乌甲素片	本品的镇痛作用是中枢性的，并与脑内5-羟色胺水平密切相关；其抗炎作用与抑制前列腺素水平有关；有解热和局部麻醉作用	每次1片，每日2～3次，两次用药相隔时间≥6h

药理分类	药物	药理作用	用法用量
抗风湿药	注射用骨肽	具有调节骨代谢，刺激成骨细胞增殖，促进新骨形成，以及调节钙、磷代谢，增加骨钙沉积，防治骨质疏松的作用	肌内注射，每次10mg，每日1次，20～30日为1个疗程，亦可在痛点和穴位注射或遵医嘱 静脉滴注：每次50～100mg，每日1次，溶于200mg的0.9%氯化钠注射液中，15～30日为1个疗程
植物药	雷公藤	有很强的抗氧化、抗癌症新生血管生成、抗类风湿病、抗炎及免疫抑制作用	每日30～60mg，分3次于餐后服用
	青藤碱	抗炎作用机制可能是通过下丘脑影响肾上腺，促进肾上腺皮质分泌功能，还可显著抑制肉芽增生，从而抑制细胞增生；还具有镇痛作用	餐前口服，每次1～4片，每日3次
	白芍总苷	对DNA分裂具有微弱的抑制作用，多途径抑制自身免疫反应，并具有抗炎、止痛、保肝和抑制自身免疫等多种药理作用，对类风湿关节炎有确切疗效	常用剂量为600mg，每日2～3次

【用药关怀】

药物	用药关怀
依托考昔	・本品可能导致消化不良、恶心等不适反应 ・避免妊娠晚期应用本品 ・避免与阿司匹林或其他非甾体抗炎药联用 ・有活动性消化道溃疡或出血的患者禁用
布洛芬	・参照本章第一节风湿病
塞来昔布	
双氯芬酸钠	
美洛昔康	・不应在同一注射器内将本品与其他药物混合，以避免配伍禁忌 ・进行血液透析的严重肾功能衰竭患者每日剂量应≤7.5mg ・进行抗凝治疗的患者禁用，严禁静脉给药 ・活动性消化性溃疡者、严重肝功能不全者、明显的胃肠道出血者、新发脑出血或其他出血性疾病患者、未控制的严重心功能衰竭患者禁用 ・15岁以下的儿童和青少年、妊娠期妇女、哺乳期妇女禁用
双醋瑞因	・轻度腹泻是最常见的副反应（发生率约7%），一般会在治疗后的最初几日内出现，多数情况下会随着继续治疗而自行消失 ・本品不应与泻药同服，宜餐后服用 ・偶见尿液颜色变黄，为正常反应，无需特殊处理，无任何临床意义 ・在禁食或摄入食物很少时服用本品，会增加不良反应的发生率 ・为提高本品生物利用度，与抗酸药［如氢氧化铝和（或）氢氧化镁］联用时，用药时间应间隔1～2h ・治疗2～4周后起效，用药时间≥3个月

药物	用药关怀
艾瑞昔布	
泼尼松与甲泼尼龙	
曲安奈德注射液	· 参照本章第一节风湿病
甲氨蝶呤	
柳氮磺吡啶	
来氟米特	
托法替布	· 不建议重度肝功能损伤患者使用 · 最常见的严重不良反应是严重感染，如果发生严重感染，应该避免用药，直至感染得到控制 · 出现淋巴细胞减少症、中性粒细胞减少症和贫血症时，建议调整剂量或中断治疗 · 中度或重度肾功能不全或中度肝功能损伤的患者，推荐剂量应为5mg，每日1次

药物	用药关怀
羟氯喹	·可能存在中枢神经系统与神经肌肉不良反应，主要表现为情绪改变、头痛耳鸣等神经症状以及肌无力 ·本品有蓄积作用，易沉淀于视网膜的色素上皮细胞，引起视网膜变性而致失明，服药半年左右应查眼底 ·6岁以下儿童禁用；妊娠期妇女避免使用，如需使用，应在医生指导下使用；哺乳期妇女慎用 ·银屑病患者使用本品可能促使银屑病严重发作 ·为防止心肌损害，用药前后应查心电图
硫唑嘌呤	·参照本章第一节风湿病
青霉胺	·餐后1.5h服用；宜在服铁剂前2h服用；长期服用应加维生素B_6每日25mg ·不良反应较多，长期大剂量服用可出现肾损害（包括蛋白尿、血尿、肾病综合征）和骨髓抑制等，如及时停药多数能恢复 ·其他不良反应有恶心、呕吐、厌食、皮疹、口腔溃疡、嗅觉丧失、淋巴结肿大、关节痛；偶可引起自身免疫病，如重症肌无力、多发性肌炎、系统性红斑狼疮及天疱疮等 ·治疗期间应定期检查血、尿常规和肝肾功能 ·肾功能不全者、妊娠期妇女及对青霉素类药物过敏的患者禁用 ·红斑狼疮患者、严重皮肤病患者禁用
环孢素	·最常见的副作用为多毛、震颤、胃肠道不适、齿龈增生以及肝肾毒性，亦可见乏力、厌食、四肢感觉异常、高血压、闭经及抽搐发作等 ·病毒感染时禁用，如水痘、带状疱疹等 ·严重肝肾损害、未控制的高血压、感染及恶性肿瘤者禁用或慎用 ·妊娠期妇女必须在医生指导下严格用药；哺乳期妇女用药时应停止哺乳 ·定期检测肝肾功能、血压和监测血药浓度，以调整用药剂量 ·服药期间应避免高钾饮食、服用高钾药物及保钾利尿药

药物	用药关怀
吗替麦考酚酯	• 建议空腹服用 • 发生肿瘤的风险增加，尤其是皮肤癌；增加感染的风险 • 不得通过静脉快速注射或静脉推注给药 • 妊娠期妇女或准备近期怀孕的妇女、哺乳期妇女禁用
环磷酰胺	• 不良反应有骨髓抑制、胃肠道反应等；常见泌尿道反应，如血尿等，使用时应多饮水，同时给予尿路保护剂美司钠 • 必须在有经验的专科医生指导下用药 • 有骨髓抑制、感染、肝肾功能损害者禁用或慎用；妊娠期妇女及哺乳期妇女禁用
草乌甲素片	• 偶有短暂性轻度头晕、恶心、口干、出汗、唇舌发麻、心悸、荨麻疹等不良反应，可自行消失 • 出现不良反应时，可静脉注射高渗葡萄糖加维生素C溶液，也可注射阿托品，并应减量或停用；反应极重者，可按乌头中毒处理，并停药 • 心脏病患者禁用 • 妊娠期妇女及哺乳期妇女禁用
注射用骨肽	• 偶有发热、寒战、皮疹、呼吸困难、胸闷、喉水肿、血压降低等过敏反应，严重者可出现过敏性休克；过敏体质者慎用 • 偶见肝功能异常或粒细胞减少等不良反应 • 如长期应用本品后有发热、皮疹等症状，应及时停药并咨询医生 • 不可与氨基酸类药物、碱性药物同时使用 • 妊娠期妇女及哺乳期妇女禁用
雷公藤	• 主要不良反应是性腺抑制，导致精子生成减少、男性不育和女性闭经 • 可引起纳差、恶心、呕吐、腹痛、腹泻等不良反应，可有骨髓抑制作用，出现贫血、白细胞及血小板减少，并出现可逆性肝酶升高和血肌酐清除率下降 • 其他不良反应包括皮疹、色素沉着、口腔溃疡、指甲变软、脱发、口干、心悸、胸闷、头疼、失眠等
青藤碱	• 常见不良反应有皮肤瘙痒、皮疹等过敏反应，少数患者出现白细胞减少
白芍总苷	• 不良反应有大便次数增多、轻度腹痛、纳差等

第三节 系统性红斑狼疮

 【疾病简介】

系统性红斑狼疮是一种多因素参与、累及全身多系统、多脏器的自身免疫性疾病，以免疫性炎症为突出表现的弥漫性结缔组织病。本病病因尚未明确，相关研究显示，与遗传、内分泌、感染、免疫异常及环境因素有关。本病多发于青年女性，20～40岁育龄妇女居多。

 【临床表现】

系统性红斑狼疮的临床主要表现为皮肤、关节、肾脏等脏器损害。

1. 全身症状：困倦、乏力、体重下降，约90%的患者表现为发热。

2. 常见皮肤和黏膜症状：①特异性皮损包括蝶形红斑、亚急性皮肤红斑狼疮、盘状红斑；②非特异性皮损包括光过敏、脱发、口腔溃疡、皮肤血管炎（紫癜）、色素改变（沉着或脱失）、网状青斑、雷诺现象、荨麻疹样皮疹，少见的还有狼疮脂膜炎、深部狼疮及大疱性红斑狼疮。

3. 骨骼肌肉症状：表现有关节痛、关节炎、关节畸形（10%的患者可通过X线显示）及肌痛、肌无力、无血管性骨坏死、骨质疏松。

4. 心脏受累：可有心包炎（4%的患者有心脏压塞征象）、心肌炎、充血性心力衰竭、心瓣膜病变等，主要表现为胸痛、心电图异常和心肌酶升高。

5. 呼吸系统受累：包括胸膜炎、胸腔积液、肺减缩综合征，主要表现为憋气感和膈肌功能障碍；亦可发生肺间质病变、肺栓塞、肺出血和肺动脉高压。

6. 肾脏损害：临床表现为肾炎或肾病综合征。肾脏损害是系统性红斑狼疮最主要的内脏损害，28%～70%的患者有肾脏损害症状。

7．神经系统受累：表现为抽搐、精神异常、外周神经病变，以及器质性脑综合征，包括器质性遗忘、认知功能不良、痴呆和意识改变。

8．血液系统：可有贫血、白细胞计数减少、血小板减少、淋巴结肿大和脾大。

9．消化系统：恶心、呕吐、腹泻、腹水、肝大、肝功能异常及胰腺炎等。

10．其他：甲状腺功能亢进或低下、干燥综合征等疾病。

 【用药特点及原则】

（一）一般治疗

应避免日晒或紫外线照射，尽量避免接触化学药剂，要预防和治疗感染或其他合并症，依据病情选用适当的锻炼方式。

（二）合理用药原则

系统性红斑狼疮的治疗原则是早期、个体化治疗，最大限度地延缓疾病进展，减少器官损害。治疗的短期目标为控制疾病、改善临床症状，达到临床缓解或可能达到的疾病最低活动度；长期治疗目标为预防和减少复发，减少药物不良反应，预防和控制疾病所致的器官损害，实现病情长期持续缓解，降低病死率，提高患者的生活质量，改善预后。

（三）药物治疗

目前，临床上常用的药物包括：①非甾体抗炎药，如阿司匹林、布洛芬、塞来昔布、艾瑞昔布等，主要用于控制关节炎；②抗疟药羟氯喹主要用于控制皮疹和减轻光敏感；③糖皮质激素是治疗系统性红斑狼疮的最主要药物；④免疫抑制剂是目前治疗重症系统性红斑狼疮最有效的药物之一，能有效地诱导疾病缓解，阻止和逆转病变（尤其是狼疮性肾炎）的发展，改善远期预后，常用的有环磷酰胺（CTX）、硫唑嘌呤、甲氨蝶呤（MTX）、环孢素A（CSA）等；⑤其他治疗手段还有大剂量免疫球蛋白冲击治疗以及生物靶向制剂治疗等。

 【常用药物】

药理分类	药物	药理作用	用法用量
非甾体抗炎药	阿司匹林	参照本章第一节风湿病	用于解热、镇痛：每日1.5g/m²，分4～6次口服，或每次5～10mg/kg，或每次60mg，必要时每4～6h服用1次 用于抗风湿治疗：每日80～100mg/kg，分3～4次口服，如1～2周未获疗效，可根据血药浓度调整用量；必要时可增至每日130mg/kg
	布洛芬		缓释剂型：成人每次300mg，每日2次（早晚各1次），每日剂量≤2400mg，分2～4次服用 常释剂型：成人，每次200～400mg，每隔4～6h服用1次
	塞来昔布		用于缓解骨关节炎的症状和体征：口服，每次200mg，每日1次；或每次100mg，每日2次 用于缓解类风湿关节炎的症状和体征：口服，每次100～200mg，每日2次 用于缓解急性疼痛：口服，首剂400mg，必要时可再服200mg；随后根据需要，每日2次，每次200mg

续表

药理分类	药物	药理作用	用法用量
非甾体抗炎药	双氯芬酸钠	参照本章第一节风湿病	缓释剂型：成人每次50mg，每日1～2次
			常释剂型：成人每次25～50mg，每日2～3次
	艾瑞昔布		每次0.1g（1片），每日2次，餐后服用，8周为1个疗程
糖皮质激素	泼尼松		小剂量维持治疗：每日7.5mg以下
			中剂量用于症状较轻者：每日7.5～30mg
			大剂量用于疾病活动期：每日30～100mg
	甲泼尼龙		小剂量维持治疗：每日6mg以下
			中剂量用于症状较轻者：每日6～24mg
			大剂量用于疾病活动期：每日24～80mg
			冲击疗法用于病情危重者：每日500～1 000mg，静脉滴注，连用3日
抗疟药	羟氯喹	参照本章第二节类风湿关节炎	成人（包括老年人）：初始剂量为每日400mg，分次服用；当疗效不再进一步改善时，维持剂量可减至200mg；如果治疗反应有所减弱，维持剂量应增加至每日400mg；应使用最小有效剂量，且每日剂量≤6.5mg/kg（按理想体重而非实际体重计算）或每日剂量≤400mg，甚至更小
			儿童：应使用最小有效剂量，且每日剂量≤6.5mg/kg（按理想体重计算）或每日剂量≤400mg，甚至更小；6岁以下儿童禁用，200mg片剂不适合用于体重＜35kg的儿童

药理分类	药物	药理作用	用法用量
免疫抑制剂	来氟米特	参照本章第一节风湿病	用于成人类风湿关节炎：由于本品半衰期较长，建议间隔24h给药；为了快速达到稳态血药浓度，建议开始治疗的最初3日给予负荷剂量每日50mg，之后根据病情给予维持剂量每日10mg或20mg 用于狼疮性肾炎：口服，根据病情选择适当剂量，推荐剂量为每次20～40mg，每日1次，病情缓解后适当减量
	他克莫司	一种强力的新型免疫抑制剂，主要通过抑制白细胞介素-2的释放，全面抑制T淋巴细胞的作用，较环孢素强100倍	推荐每日服药2次，空腹或餐前1h或餐后2～3h服用，剂量遵医嘱
	环磷酰胺	参考本章第二节类风湿关节炎	每次0.5～1.0g/m^2，每3～4周1次
	甲氨蝶呤	参照本章第一节风湿病	每周给药1次，每次7.5～15mg
	环孢素	参照本章第二节类风湿关节炎	用于治疗狼疮肾炎、难治性肾病综合征：初始剂量为每日4～5mg/kg，分2～3次口服，有明显疗效后缓慢减量至每日2～3mg/kg，疗程3～6个月
	硫唑嘌呤	参照本章第一节风湿病	本品需在饭后以足量水吞服，每次1～3mg/kg，一次性或分次口服

续表

药理分类	药物	药理作用	用法用量
免疫抑制剂	吗替麦考酚酯	参照本章第二节类风湿关节炎	成人：每日1.5～2.0g，分2次服，3～6个月后开始缓慢减量；维持剂量为每日0.5～0.75g，维持时间1～2年 儿童：每日20～30mg/kg，最大剂量为1g，每日2次，维持时间12～24个月

 【用药关怀】

药物	用药关怀
阿司匹林	• 参照本章第一节风湿病
布洛芬	
塞来昔布	
双氯芬酸钠	
艾瑞昔布	
泼尼松与甲泼尼龙	
羟氯喹	• 参照本章第二节类风湿关节炎
来氟米特	• 参照本章第一节风湿病

药物	用药关怀
他克莫司	· 空腹服用，餐前1h或餐后2~3h服用 · 应严格按照医生医嘱服用，并进行相应指标检测，如血压、心电图、空腹血糖、血钾、肝功能、凝血值等 · 妊娠期妇女慎用，哺乳期妇女应停止哺乳
环磷酰胺	· 参照本章第二节类风湿关节炎
甲氨蝶呤	· 参照本章第一节风湿病
环孢素	· 参照本章第二节类风湿关节炎
硫唑嘌呤	· 参照本章第一节风湿病
吗替麦考酚酯	· 参照本章第二节类风湿关节炎

第四节 骨关节炎

 【疾病简介】

骨关节炎（osteoarthritis，OA）是由多种因素引起关节软骨纤维化、皲裂、溃疡、脱失而导致的以关节疼痛为主要症状的退行性疾病，其发生与年龄、肥胖、炎症、创伤及遗传因素等有关。骨关节炎分原发性骨关节炎和继发性骨关节炎，原发性骨关节炎多发生于中老年人群，无明显诱因，与遗传和体质因素有一定关系，发病率随年龄增加而升高，女性发病率高于男性，累及部位包括膝、髋、踝、手和脊柱（颈椎、腰椎）等关节。随着我国人口老龄化的进展，骨关节炎的发病率有逐步上升的趋势。

【临床表现】

骨关节炎最常见的临床表现是关节疼痛及压痛，可由初期轻度或中度间断性隐痛（休息后好转，活动后加重），发展到后期出现持续性疼痛或夜间痛，寒冷、潮湿环境均可加重疼痛。该疾病随关节炎疾病发展，少数病例出现晨起时关节僵硬及发紧感，俗称晨僵（常发生于髋、膝关节），晨僵一般不超过30min，活动后可缓解；也可出现关节硬性肿大变形（常发生于指关节）及活动能力下降导致的关节周围肌肉萎缩和关节无力（常发生于膝关节），关节活动受限甚至残疾。

【用药特点及原则】

（一）一般对症治疗

骨关节炎的治疗目的是缓解疼痛，延缓疾病进展，矫正畸形，改善或恢复关节功能，提高生活质量。骨关节炎患者应避免居住在潮湿的环境中，注意关节保暖，肥胖者需减轻体重；改变不良的生活及工作习惯，避免长时间跑、跳、蹲；减少或避免爬楼梯、爬山等；在医生指导下进行适当的关节运动治疗和关节肌肉力量训练，必要时进行水疗、冷疗、热疗、按摩、针灸和电刺激等物理治疗；穿着平底、厚实、柔软、宽松的鞋具行走，严重患者可以使用手杖、拐杖、助行器、关节支具等辅助工具。

（二）合理用药原则

骨关节炎是退行性疾病，主要症状是疼痛，应根据患病部位和程度，内外结合，进行个体化、阶梯化的药物治疗，以缓解疼痛，改善关节功能，延缓疾病进展。

1. 非甾体抗炎药（NSAID）是缓解疼痛的最常用药物，建议先选择局部外用药物，包括凝胶贴剂、乳胶剂、膏剂、贴剂等，尤其老年患者，应根据疼痛程度依次选择口服、口服加外用、注射等用药方式，用药期间应注意并发消化道、脑、肾、心血管疾病的风险。同时使用两种不同的非甾体抗炎药可导致不良反应增加，而疗效不会增加。对非甾体抗炎药不耐受或治疗无效者，可选择对乙酰氨基酚、阿片类镇痛药及其复方制剂，但应重视阿片类镇痛药的不良反应和成瘾性。

2．关节腔注射药物可有效缓解疼痛，改善关节功能，但该方法是侵入性治疗，可能会增加感染风险，不作为首选，并必须严格无菌操作及规范操作。治疗药物包括糖皮质激素（每年不超过2~3次，注射间隔为3~6个月）、玻璃酸钠、生长因子和富血小板血浆。

3．双醋瑞因和氨基葡萄糖等慢作用药物也有一定的缓解疼痛、改善关节功能、延缓疾病进展的作用。抗焦虑药和人工虎骨粉等中成药也可应用于长期慢性疼痛患者改善症状。

 【常用药物】

药理分类	药物	药理作用	用法用量
非甾体抗炎药	双氯芬酸钠	参照本章第一节风湿病	缓释剂型：每次75mg，每日1次，最大剂量为150mg，分2次服用 常释剂型：成人每日75~150mg，分2~3次服用，每日最大剂量为200mg；儿童每日0.5~2.0mg/kg，每日最大剂量为3.0mg/kg，分3次服用 软膏剂：适量外擦，每日3~4次
	布洛芬		缓释剂型：成人每次300mg，每日2次 常释剂型：成人每次200~400mg，每隔6~8h服用1次；儿童每次5~10mg/kg，每隔6~8h服用1次，24h内不超过4次
	吲哚美辛	通过抑制环氧合酶而减少前列腺素的合成，抑制白细胞的趋化性和溶酶体的释放等炎症反应，具有抗炎、解热、镇痛作用	成人：餐后服用，每次25~50mg，每日2~3次，每日最大剂量为200mg 儿童：每日1.5~2.5mg/kg，分3~4次于餐后服用；14岁以下儿童不宜使用

续表

药理分类	药物	药理作用	用法用量
非甾体抗炎药	萘普生	可抑制前列腺素的合成而发挥抗炎镇痛作用，对环氧合酶-2（COX-2）的作用比对环氧合酶-1（COX-1）强	片剂：成人首次剂量为0.5g，之后每次0.25g，必要时每隔6~8h口服1次 注射剂：每次0.275g，每日1~2次，缓慢静脉推注或静脉滴注
	氟比洛芬酯	通过抑制环氧合酶，阻止前列腺素E$_2$的合成而产生镇痛、抗炎作用	贴膏剂：每日2次，贴于患处 缓释片：每次0.2g，每日1次 注射剂：每次50mg，缓慢静脉推注，必要时可重复应用，根据年龄和症状适当增减剂量
	尼美舒利	通过抑制前列腺素的合成、抑制白细胞的介质释放和多形核白细胞的氧化反应而发挥镇痛、抗炎作用	成人每次50~100mg，每日2次，单次最大剂量为100mg，疗程不能超过15日
	塞来昔布	参照本章第一节风湿病	成人：每日200mg，分1~2次服用，用于急性疼痛时可单次服用400mg
	艾瑞昔布		每次0.1g，每日2次，餐后服用
	依托考昔	参照本章第二节类风湿关节炎	成人：口服，每日30~60mg
	吡罗昔康	通过抑制环氧合酶来抑制前列腺素合成，抑制白细胞的趋化性和溶酶体酶的释放而发挥作用	成人：每日20mg，分1~2次服用
	美洛昔康	参照本章第二节类风湿关节炎	片剂：成人每次7.5~15mg，每日1次，每日剂量≤15mg 注射剂：每次7.5mg或15mg，每日1次，深部肌内注射

续表

药理分类	药物	药理作用	用法用量
非甾体抗炎药	对乙酰氨基酚	通过抑制前列腺素合成，发挥解热镇痛作用	缓释片：成人每次0.625g，每隔8h服用1次 常释片：每次0.5g，每隔4～6h服用1次，24h内不得超过4次
阿片类药物及其复方制剂	曲马多	为阿片类镇痛药，可激动μ、δ和k阿片受体，有镇痛、镇咳作用，治疗量无呼吸抑制作用	片剂：每次50～100mg，每12h服用1次，每日剂量≤400mg 注射剂：每次50～100mg，肌内注射或静脉注射，必要时可重复，每日剂量≤400mg
	氨酚曲马多	对乙酰氨基酚抑制前列腺素合成，发挥解热、镇痛作用；曲马多激动μ、δ和k阿片受体，发挥中枢镇痛、镇咳作用	成人片剂，每4～6h服用1～2片，每日剂量≤6片
	氨酚羟考酮	对乙酰氨基酚抑制前列腺素合成，发挥解热、镇痛作用；羟考酮激动阿片受体发挥中枢镇痛作用	成人口服剂，每6h服用1粒
糖皮质激素	曲安奈德注射液	参照本章第二节类分湿关节炎	成人关节腔注射，小面积10mg，大面积40mg，用前摇匀
	得宝松（二丙酸倍他米松/倍他米松磷酸钠）	是可溶性倍他米松酯与微溶性倍他米松酯的复方制剂，具有强力抗炎、抗风湿和抗过敏作用	剂量应根据疾病性质和程度及患者反应进行个体化用药，每次1～2mL，必要时重复，深部肌内注射或局部注射；局部注射可合用或不合用局麻药，不可合用含尼泊金类及苯酚等的局麻药

药理分类	药物	药理作用	用法用量
其他药物	玻璃酸钠注射液	可覆盖和保护关节组织，改善润滑功能，通过渗入变性的软骨，抑制软骨的变性，并改善变性软骨中的软骨代谢 通过抑制滑膜上疼痛介质，而产生缓解疼痛的效果，改善患者日常活动及关节活动范围	关节腔注射，每次25mg，每周1次，连续5次
	氨基葡萄糖	是软骨蛋白多糖合成的前体物质，可刺激软骨细胞产生具有正常多聚体结构的糖蛋白，提高软骨细胞的修复能力，抑制胶原酶和磷脂酶A2损伤软骨，抑制超氧化自由基的产生，促进软骨基质的修复和重建，从而改善关节活动，缓解疼痛	每日1.5g，分2~3次服用，6~12周为1个疗程，必要时可重复
其他药物	双醋瑞因	参照本章第二节类风湿关节炎	每次50mg，每日1~2次，餐后服用，2~4周起效，1个疗程≥3个月

【**用药关怀**】

药物	用药关怀
双氯芬酸钠 布洛芬	·参照本章第一节风湿病
吲哚美辛	·常见消化系统不良反应包括胃肠刺激、胃溃疡、胃出血、胃穿孔；神经系统不良反应包括头痛、头晕、焦虑、失眠、精神障碍或抽搐；泌尿系统不良反应包括血尿、肾功能不全；皮肤不良反应包括各型皮疹，甚至大疱性多形性红斑；血液系统不良反应包括白细胞计数或血小板计数减少，严重者可并发再生障碍性贫血 ·对本品或其他非甾体抗炎药过敏者、血管神经性水肿或支气管哮喘者禁用；有活动性消化道溃疡及病史者、肝肾功能不全者禁用；癫痫、帕金森及精神病患者禁用 ·哺乳期妇女及妊娠期妇女禁用
萘普生	·可出现头晕、头疼、嗜睡、恶心、呕吐、皮肤瘙痒、下肢水肿等不良反应，偶见皮肤过敏、胃肠出血、肝损害、肾损害、精神异常 ·对本品或其他非甾体抗炎药过敏者、血管神经性水肿或支气管哮喘者、鼻息肉综合征患者、活动性消化道溃疡者禁用
氟比洛芬酯	·常见不良反应包括头痛、胃肠道刺激、消化不良、血压升高；偶见急性肾功能衰竭、消化道出血、再生障碍性贫血、伴意识障碍的抽搐、剥脱性皮炎 ·已知对本品过敏者禁用；服用阿司匹林或其他非甾体抗炎药后诱发哮喘、荨麻疹或过敏反应者禁用 ·应用非甾体抗炎药后发生胃肠道出血或有穿孔病史、活动性消化道溃疡或出血、曾复发溃疡或出血、严重心力衰竭、高血压患者禁用；严重的肝肾功能及血液系统功能障碍患者禁用 ·禁用于冠状动脉搭桥手术（CABG）围手术期疼痛的治疗 ·禁止与依诺沙星、洛美沙星、诺氟沙星合用 ·贴膏剂禁用于受损、有皮疹的皮肤

续表

药物	用药关怀
尼美舒利	• 可出现头晕、头痛、嗜睡、胃肠道刺激等不良反应，偶见皮疹、肝功能损害、重症多形性红斑 • 已知对本品过敏者禁用；服用阿司匹林或其他非甾体抗炎药后诱发哮喘、荨麻疹或过敏反应者禁用 • 应用非甾体抗炎药后发生胃肠道出血或有穿孔病史、活动性消化道溃疡或出血、曾复发溃疡或出血、对本品有肝毒性反应病史者禁用；严重心力衰竭、严重凝血障碍、严重肝肾功能障碍患者禁用 • 禁用于冠状动脉搭桥手术（CABG）围手术期疼痛的治疗 • 12岁以下儿童禁用
塞来昔布	• 参照本章第一节风湿病
艾瑞昔布	
依托考昔	• 参照本章第二节类风湿关节炎
吡罗昔康	• 常见消化道刺激症状，偶见皮肤过敏、头晕、头疼及红细胞计数减少、胰腺炎 • 已知对本品过敏者禁用；服用阿司匹林或其他非甾体抗炎药后诱发哮喘、荨麻疹、鼻息肉、血管性水肿者禁用；冠状动脉搭桥手术（CABG）、活动性消化道溃疡或出血、重度心力衰竭、严重高血压、严重肝肾疾病患者禁用 • 哺乳期妇女、妊娠期妇女、儿童禁用
美洛昔康	• 参照本章第二节类风湿关节炎
对乙酰氨基酚	• 偶见皮疹、荨麻疹、药物热、血小板减少症及白细胞减少症（如粒细胞减少），长期大量用药可能导致肝肾异常 • 对本品过敏、严重肝肾功能不全者禁用 • 用药期间不得饮酒或含有酒精的饮料

药物	用药关怀
曲马多	・常见不良反应包括恶心、眩晕，偶见呕吐、便秘、口干、出汗、头痛及精神不振，少数出现消化道刺激、心悸、心动过速、直立性低血压等，极少出现食欲改变、感觉异常、震颤、癫痫性惊厥、幻觉、错乱、睡眠紊乱、情绪改变等精神症状 ・长期应用可可引起耐药及药物依赖性，应在医生严格指导下短期使用 ・对本品或其赋形剂过敏者禁用；酒精、镇静剂、镇痛剂或其他中枢神经系统作用药物急性中毒的患者禁用；正在使用或过去14日内曾经使用单胺氧化酶治疗患者禁用 ・禁用于未充分控制的癫痫患者和戒毒治疗
氨酚曲马多	・常见不良反应包括恶心、头晕、嗜睡；偶见头痛、震颤、焦虑紧张、欣快、失眠等神经系统不良反应，以及口干、便秘、呕吐、胀气、消化道刺激症状等消化系统不良反应 ・对曲马多、对乙酰氨基酚或阿片类药物有过敏史者禁用；酒精、安眠药、麻醉剂、中枢镇痛药、阿片类或精神病药物急性中毒者禁用；正在使用或过去14日内曾经使用单胺氧化酶抑制剂的患者禁用
氨酚羟考酮	・常见不良反应包括头晕、嗜睡、恶心、呕吐，偶见精神亢奋、烦躁不安、便秘、皮肤瘙痒，超大剂量可导致肝坏死 ・对羟考酮、对乙酰氨基酚过敏者禁用；严重呼吸抑制、急性或严重支气管性哮喘、高碳酸血症、疑似或已患有麻痹性肠梗阻者禁用
曲安奈德注射液	・参照本章第二节类风湿关节炎
得宝松（二丙酸倍他米松/倍他米松磷酸钠）	・不良反应与其他糖皮质激素类似，与剂量及疗程有关，减少剂量可消除或减轻不良反应，局部注射部位可出现潮红、疼痛、瘙痒等反应 ・全身真菌感染患者、对倍他米松及赋形剂或其他糖皮质激素类药物过敏者禁用 ・制剂含有苯甲醇，禁用于儿童肌内注射 ・禁止静脉注射或皮下注射

药物	用药关怀
玻璃酸钠注射液	·有时出现注射部位疼痛、肿胀，极少出现发红、发热 ·对本品中任何成分有过敏症史患者禁用 ·不得注入血管，注射剂型不得用于眼科
氨基葡萄糖	·常见不良反应为轻度胃肠不适，包括恶心、便秘、腹胀和腹泻，宜在餐中或餐后服用，可减少胃肠道不适，特别是胃溃疡患者 ·少数患者出现过敏反应，如皮疹、瘙痒和红斑；对本品过敏者禁用 ·妊娠期妇女和哺乳期妇女慎用
双醋瑞因	·参照本章第二节类风湿关节炎

第五节　腰肌劳损

【疾病简介】

　　腰肌劳损又称功能性腰痛、慢性下腰损伤、腰背肌筋膜炎，是腰背肌肉、筋膜、韧带等软组织的慢性、疲劳性损伤，导致局部无菌性炎症，引起腰背部一侧或两侧弥漫性疼痛的一种病症。长期的慢性损伤可使肌纤维变性，甚至少量撕裂，形成瘢痕、粘连，遗留长期慢性腰背疼痛，常由疲劳性损伤（久站、久坐、经常弯腰提重物）、急性腰扭伤后延误治疗或反复损伤引起。先天性脊柱畸形引起腰肌调整肌力矩来维持身体姿势的平衡也会引起腰肌劳损。

【临床表现】

　　腰肌劳损主要表现为腰部酸痛、胀痛、刺痛或灼痛，疼痛不会向臀部及下肢放射。疼痛可随气候、环境或劳累程度而变化，湿、冷环境，劳累或活动过度均可引发或加重腰肌劳损，休息后或适当活动、改变体位时减轻。腰部外形及活动多无异常，腰部脊柱两旁（肌肉附着点位置）常有压痛点，长时间弯腰使疼痛加剧以致不能坚持弯腰工作，伸腰或叩击腰部可缓解疼痛。

 【用药特点及原则】

（一）一般对症治疗

腰肌劳损无法根治，易反复发作，且无特效疗法，宜采取综合疗法。避免过度疲劳，改变不良姿势，定时改变姿势体位，避免久站、久坐，弯腰提重物时稍屈膝，避免睡过于柔软的床铺，避免穿过于高跟的鞋子，生活、工作环境防潮、防冷，劳作出汗及淋雨后及时更换湿衣和擦干身体，适当加强腰背肌锻炼等均有助于防治腰肌劳损；理疗、针灸、推拿、按摩等舒筋活血疗法可消炎止痛。

（二）合理用药原则

防治腰肌劳损以自我保健、运动疗法预防发作为主，推拿、按摩、理疗、针灸、药物治疗等对症治疗以缓解疼痛为辅。理疗包括电磁波治疗、超声波治疗、红外线治疗等，这些声、光、电、热疗法可以舒筋活络、缓解疼痛。疼痛明显影响生活、工作时可使用口服或外用非甾体抗炎药消炎止痛，如双氯芬酸钠、布洛芬等，这些药物多有胃肠道、心血管方面的不良反应；选择性环氧合酶-2（COX-2）抑制剂塞来昔布、依托考昔等减少了胃肠道不良反应，但又增加了心血管风险；肌松剂也可用于改善腰背肌痉挛状态；急性发作期也可采用封闭治疗。药物治疗一般适用于急性发作，症状缓解后即可停药。在腰肌劳损慢性期进行康复训练十分重要，建议进行无负重或静力性的小燕飞、平板撑等腰背肌锻炼，可以增加脊柱的稳定性，减少发病频次。

【常用药物】

药理分类	药物	药理作用	用法用量
非甾体抗炎药	双氯芬酸钠	参照本章第一节风湿病	缓释剂型：成人每次75mg，每日1次；最大剂量为150mg，分2次服用 常释剂型：成人每日75～150mg，分2～3次服用，每日最大剂量为200mg；儿童每日0.5～2.0mg/kg，每日最大剂量为3.0mg/kg，分3次服用 软膏剂：适量外擦，每日3～4次
	布洛芬		缓释剂型：成人每次300mg，每日2次 常释剂型：成人每次200～400mg，每6～8h服用1次；儿童每次5～10mg/kg，每6～8h服用1次，每24h≤4次
	吲哚美辛		成人：餐后服用，每次25～50mg，每日2～3次，每日最大剂量200mg 儿童：每日1.5～2.5mg/kg，分3～4次于餐后服用；14岁以下儿童不宜使用
	萘普生		片剂：成人首次剂量0.5g，以后每次0.25g，必要时每隔6～8h口服1次 注射剂：每次0.275g，每日1～2次，缓慢静脉推注或静脉滴注
	氟比洛芬酯		贴膏剂：每日2次，贴于患处 缓释片：每次0.2g，每日1次 注射剂：每次50mg，缓慢静脉推注，必要时可重复应用，根据年龄和症状适当增减剂量

药理分类	药物	药理作用	用法用量
非甾体抗炎药	尼美舒利	参照本章第一节风湿病	成人每次50~100mg，每日2次，单次最大剂量100mg，疗程不能超过15日
	塞来昔布		成人：每日200mg，分1~2次服用，急性疼痛可单次400mg
	艾瑞昔布		每次0.1g，每日2次，餐后服用
	依托考昔	参照本章第二节类风湿关节炎	成人口服剂，每日30~60mg
	吡罗昔康	参照本章第四节骨关节炎	成人每日20mg，分1~2次服用
	美洛昔康	参照本章第二节类风湿关节炎	片剂：成人每次7.5~15mg，每日1次，每日剂量≤15mg 注射剂：每次7.5mg或15mg，每日1次，深部肌内注射
	对乙酰氨基酚	参照本章第四节骨关节炎	缓释片：成人每次0.625g，每隔8h服用1次 常释片：每次0.5g，每隔4~6h服用1次，24h不得超过4次
肌松剂	乙哌立松	为中枢性骨骼肌松弛药，具有抑制γ-神经元系统，降低肌梭的灵敏度；抑制钙离子，阻滞肌肉交感神经；松弛血管平滑肌，扩张血管等药理作用	成人每次50mg，每日3次，可视年龄、症状酌情增减

续表

药理分类	药物	药理作用	用法用量
肌松剂	氯唑沙宗	为中枢性肌肉松弛药，主要通过抑制脊髓和大脑皮层下中枢的多突触反射产生肌松作用，缓解痉挛所致疼痛，并增加受累肌肉的灵活性	成人每次0.2~0.4g，每日3次，症状严重者可酌情加量
	巴氯芬	为脊髓部位肌松剂，可刺激脊髓的γ氨基丁酸β受体，抑制谷氨酸、天门冬氨酸等兴奋性氨基酸释放，从而抑制单突触和多突触反射在脊髓的传递而起到解痉作用	成人：初始剂量为每次5mg，每日3次，后逐渐增加剂量，每隔3日增服5mg，直至所需剂量；常用日剂量为30~75mg，根据病情可调整剂量达每日100~120mg 儿童：每日0.75~2mg/kg，分3~4次服用，通常初始剂量为每次2.5mg，每隔3日小心增加剂量，直至所需剂量；10岁以上儿童每日最大剂量可达2.5mg/kg
	美索巴莫	为中枢性肌肉松弛药，对中枢神经系统有选择性抑制作用，对脊髓中神经元抑制作用明显，可抑制骨骼肌痉挛相关的神经突触反应，起到抗惊厥、解痉、镇痛、抗炎作用	成人每次0.25~0.5g，每日3~4次，餐后服用

【用药关怀】

药物	用药关怀
双氯芬酸钠	• 参照本章第一节风湿病
布洛芬	
吲哚美辛	• 参照本章第四节骨关节炎
萘普生	
氟比洛芬酯	
尼美舒利	
塞来昔布	• 参照本章第一节风湿病
艾瑞昔布	
依托考昔	• 参照本章第二节类风湿关节炎
吡罗昔康	• 参照本章第四节骨关节炎
美洛昔康	• 参照本章第二节类风湿关节炎
对乙酰氨基酚	• 参照本章第四节骨关节炎
乙哌立松	• 常见不良反应包括恶心、呕吐、腹痛、腹泻等消化道症状，宜餐后服用；也可出现困倦失眠、头痛、四肢麻木、四肢无力、皮疹等不良反应 • 对本品中任何成分有过敏史的患者禁用 • 有药物过敏史的患者、肝功能障碍者慎用 • 用药期间可能会出现四肢无力、站立不稳、困倦等症状，当出现这些症状时，应减少用量或停止用药 • 用药期间不宜驾驶汽车及操作机械

续表

药物	用药关怀
氯唑沙宗	• 主要不良反应包括恶心，其次是头昏、头晕、嗜睡等 • 对氯唑沙宗过敏者禁用，肝肾功能损害者慎用
巴氯芬	• 常出现镇静、嗜睡、恶心等反应，偶有口干、呕吐、头痛失眠、眩晕、呼吸抑制、精神错乱等不良反应 • 对本品过敏者禁用，痉挛状态合并精神障碍、精神分裂症、消化道溃疡、呼吸衰竭或肝肾功能衰竭者慎用
美索巴莫	• 常见不良反应包括眩晕、头痛、嗜睡、感觉无力、荨麻疹、恶心、厌食和胃部不适等 • 对本品过敏者禁用，肝肾功能障碍者慎用

第六节　滑囊炎和肌腱炎

 【疾病简介】

　　滑囊炎是肌肉与骨骼或皮肤与骨骼之间，起"轴承"或"缓冲垫"作用的囊状结构发生的炎症。发生炎症原因包括直接损伤或创伤、长期受压（如长时间跪坐或用臂肘支撑身体）、过度使用或剧烈活动、微晶体痛风及风湿性关节炎等；也可因感染引起，如脓毒性滑囊炎。按解剖位置分为深部滑囊炎（如肩峰下、鹅足、转子滑囊炎）和浅表滑囊炎（如鹰嘴、髌前、跟骨后滑囊炎）；按炎症反应分为急性滑囊炎和慢性滑囊炎。

　　肌腱是连接肌肉与骨骼的纤维结缔组织，肌腱炎是指因过度活动或其他原因引起肌腱或其周围组织的无菌性炎症反应，多发于肩、肘、膝、踝关节等处，常伴有疼痛和肌腱增厚，按炎症反应分为急性肌腱炎和慢性肌腱炎。深部滑囊炎常与邻近肌腱炎同时或继发出现。

【临床表现】

急性滑囊炎临床表现为直接压痛，疼痛明显，受累相关肌肉运动加剧疼痛，关节活动受限，浅表滑囊炎常局部红肿。慢性滑囊炎因滑膜增生，滑囊壁变厚，关节常有与疼痛不成比例的严重肿胀和增厚。

肌腱炎临床表现为关节或关节附近触痛，出现麻木或刺痛，伴有疼痛的关节僵硬，受累关节运动受限。关节僵硬在早上起床后最为明显，且活动后不能缓解，偶有关节肿胀和持续疼痛。

【用药特点及原则】

（一）一般对症治疗

急性滑囊炎和急性肌腱炎都应及时积极治疗，以免转变为慢性炎症，引起组织变性增生、瘢痕、粘连等。注意日常生活中关节保护，养成正确的习惯。可根据不同部位和病情施以冷敷或热敷，上下肢可使用支具或石膏固定患肢，其他部位可用弹力绷带包扎；减少运动、充分休息是缓解肌肉紧绷感和疼痛的最好方法。急性炎症缓解后应进行康复训练，纠正肌肉萎缩，并恢复肌力和功能。滑囊积液时应行滑囊穿刺，减轻囊内压，缓解疼痛。

（二）合理用药原则

滑囊炎和肌腱炎治疗的目的是减轻当前症状，防止因活动受限，继发肌萎缩、关节挛缩等并发症，并维持关节活动度。滑囊炎和肌腱炎患者通常需要进行镇痛治疗，无禁忌证者首选非甾体抗炎药，不能耐受非选择性非甾体抗炎药者（有消化道出血或溃疡史、正在接受糖皮质激素或抗凝治疗）可使用选择性环氧合酶-2（COX-2）抑制剂或加用质子泵抑制剂。禁忌全身使用非甾体抗炎药的轻症患者可局部外擦非甾体抗炎药，禁忌使用非甾体抗炎药的急性微晶痛风性滑囊炎患者，短期给予20mg泼尼松，并在10~14日内逐渐减量至停药。严重的滑囊炎和肌腱炎可采用病灶内联合注射局部麻醉药和储库型糖皮质激素进行治疗，糖皮质激素禁止反复注射，多次注射会减弱肌腱强度，甚至导致肌腱断裂。

 【常用药物】

药理分类	药物	药理作用	用法用量
非甾体抗炎药	布洛芬	参照本章第一节风湿病	缓释剂型：每次500mg，每日2次 常释剂型：成人每次200~400mg，每6~8h服用1次；儿童每次5~10mg/kg，每6~8h服用1次，24h内不超过4次
	氟比洛芬酯	参照本章第四节骨关节炎	贴膏剂：每日2次，贴于患处 缓释片：每次0.2g，每日1次 注射剂：每次50mg，缓慢静脉给药，必要时可重复应用，根据年龄和症状适当增减剂量
	吲哚美辛		成人：餐后服用，每次25~50mg，每日2~3次，每日最大剂量200mg 儿童：每日1.5~2.5mg/kg，分3~4次餐后服用；14岁以下儿童不宜使用
	萘普生		片剂：成人首次剂量0.5g，以后每次0.25g，必要时每隔6~8h口服1次 注射剂：每次0.275g，每日1~2次，缓慢静脉推注或静脉滴注
	尼美舒利		成人每次50~100mg，每日2次，单次最大剂量100mg，疗程不能超过15日
	塞来昔布	参照本章第一节风湿病	成人：每日200mg，分1~2次服用，急性疼痛可单次400mg
	艾瑞昔布		每次0.1g，每日2次，餐后服用

续表

药理分类	药物	药理作用	用法用量
非甾体抗炎药	依托考昔	参照本章第二节类风湿关节炎	成人：每日30~60mg
	吡罗昔康	参照本章第四节骨关节炎	成人：每日20mg，分1~2次服用
	美洛昔康	参照本章第二节类风湿关节炎	片剂：成人每次7.5~15mg，每日1次，每日剂量≤15mg 注射剂：每次7.5mg或15mg，每日1次，深部肌内注射
糖皮质激素	曲安奈德注射液	参照本章第二节类风湿关节炎	成人关节腔注射，小面积10mg，大面积40mg，用前摇匀
糖皮质激素	得宝松（二丙酸倍他米松/倍他米松磷酸钠）	参照本章第四节骨关节炎	剂量应根据疾病性质和程度及患者反应进行个体化用药，每次1~2mL，必要时重复，深部肌内注射或局部注射；局部注射可合用或不合用局麻药，不可合用含尼泊金类及苯酚等的局麻药

 【用药关怀】

药物	用药关怀
布洛芬	· 参照本章第一节风湿病
氟比洛芬酯	· 参照本章第四节骨关节炎
吲哚美辛	
萘普生	

续表

药物	用药关怀
尼美舒利	·参照本章第四节骨关节炎
塞来昔布	·参照本章第一节风湿病
艾瑞昔布	
依托考昔	·参照本章第二节类风湿关节炎
吡罗昔康	·参照本章第四节骨关节炎
美洛昔康	·参照本章第二节类风湿关节炎
曲安奈德注射液	
得宝松（二丙酸倍他米松/倍他米松磷酸钠）	·参照本章第四节骨关节炎

第七节 肩关节周围炎

 【疾病简介】

肩关节周围炎简称肩周炎，是一种发生于肩关节及周围软组织的无菌性炎症反应，以肩关节疼痛为初期症状，继之发生运动障碍，以活动受限为主要特征的慢性疾病。本病多发于春、冬两季，是中老年人的常见病，男女发病之比是4：5。

【临床表现】

1．初期症状为疼痛、肌肉无力、活动障碍。疼痛最为突出，夜间加重，常因此而影响睡眠。这种疼痛可以引起持续性的肌肉痉挛，疼痛和肌肉痉挛可以局限在肩部，也可以向上放射到枕部，向下达到手腕或者手指，也可以以肩部为中心向后放射到肩胛区，向前达到胸部。

2．活动受限，尤其是肩关节的外展，甚至梳头、穿衣服、背手等都可能引起疼痛，病情严重时可影响患者的生活质量。慢性肩周炎可导致患者生活质量下降，对患者产生极大的心理压力，可严重影响患者的心理健康。

【用药特点及原则】

（一）一般对症治疗

肩周炎为自限性疾病，以非手术治疗为主。治疗目的主要是缓解疼痛和恢复关节活动度。早期以止痛、解除肌肉痉挛为主，应制动。休息、热疗、冷疗、组织深部超声治疗均可改善急性症状。在肩周炎患者可耐受的情况下，也可采用特殊姿势和范围运动治疗。

（二）合理用药原则

肩周炎治疗的关键在于肩关节局部保暖，加强功能锻炼，积极消除炎症，缓解肌肉痉挛，避免粘连形成。若粘连形成，应对其进行彻底松解剥离；若疼痛持续、影响夜间睡眠，可短期服用非甾体抗炎药，并配伍适量口服肌松剂，必要时行痛点注射治疗。

【常用药物】

药理分类	药物	药理作用	用法用量
非甾体抗炎药	布洛芬	参照本章第一节风湿病	缓释剂型：成人每次300mg，每日2次（早、晚各1次） 常释剂型：成人每次200～400mg，每隔4～6h服用1次

药理分类	药物	药理作用	用法用量
非甾体抗炎药	塞来昔布	参照本章第一节风湿病	用于缓解骨关节炎的症状和体征：口服，推荐剂量为每次200mg，每日1次；或每次100mg，每日2次 用于缓解急性疼痛：口服，推荐剂量为首剂400mg，必要时可再服200mg；随后根据需要，每日2次，每次200mg
	双氯芬酸钠		缓释剂型：成人每次50mg，每日1～2次 常释剂型：成人每次25～50mg，每日2～3次
	艾瑞昔布		每次0.1g（1片），每日2次，餐后服用，8周为1个疗程
	氟比洛芬（巴布膏）	为丙酸衍生物/局部用非甾体抗炎药，对于疼痛、急性炎症及慢性炎症，有优良的镇痛抗炎作用	每日2次，贴于患处
	注射用骨肽	参照本章第二节类风湿关节炎	静脉滴注：每次50～100mg，溶于250mL生理盐水中，每日1次，15～30日为1个疗程 肌内注射：每次10mg，每日1次，20～30日为1个疗程；亦可在痛点和穴位注射或遵医嘱
肌松剂	乙哌立松	参照本章第五节腰肌劳损	口服，成人每次50mg，每日3次，可视年龄、症状酌情增减

药理分类	药物	药理作用	用法用量
生物制剂	牛痘疫苗接种家兔炎症皮肤提取物	通过激活中枢神经系统镇痛机制中的下行性抑制系统产生效果	片剂：成人每日4片，分早、晚2次口服 注射剂：成人每日1次，通过皮下、肌内注射或静脉注射3.6个神经妥乐平单位（1支）； 可根据年龄和症状酌量增减
糖皮质激素	曲安奈德注射液	参照本章第二节类风湿关节炎	用于关节腔、囊内、腱鞘内注射剂量根据病情的程度和病变部位的大小而定，一般对于成人，小面积给药10mg，大面积给药40mg即可有效减轻症状 对于多关节病变的进行性疾病可以分部位给药，总剂量可达到80mg而不产生不良反应；通常一次局部给药即可有效缓解症状，有时也需要多次给药 关节腔、囊内、腱鞘内注射通常需要局部麻醉，注射部位麻醉后，应用相应的关节腔内注射技术于关节内给药 治疗腱鞘炎、肩关节周围炎、风湿性结节、纤维组织炎、创伤性囊肿和膝盖韧带损伤（如侧部肌腱充血肿胀）可同时在疼痛部位浸润给药
其他药物	玻璃酸钠注射液	参照本章第四节骨关节炎	膝关节腔内或肩关节（肩关节腔、肩峰下滑液囊或肱二头肌长头腱腱鞘）内注射，成人每次25mg，每周1次，连续5次，可按症状轻重适当增减给药次数 关节腔内注射，必须严格遵循无菌操作
其他神经系统用药	草乌甲素	参照本章第二节类风湿关节炎	每次1片，每日2～3次

【用药关怀】

药物	用药关怀
布洛芬	
塞来昔布	•参照本章第一节风湿病
双氯芬酸	
艾瑞昔布	
氟比洛芬（巴布膏）	•已知对本品或其他氟比洛芬制剂有过敏史的患者禁用 •有阿司匹林哮喘（非甾体抗炎药等诱发的哮喘）或其过敏史的患者慎用 •使用消炎镇痛剂为对症疗法而非对因疗法 •可能掩盖皮肤感染症状，故应用于伴有感染的炎症时，应适当合用抗菌药及抗真菌药，并注意观察，慎重给药 •应用本品治疗慢性疾患（骨关节炎）等时，需考虑药物疗法以外的其他疗法，密切观察患者的情况，注意不良反应的发生 •勿应用于受损的皮肤及黏膜 •勿应用于皮疹部位 •存放时注意闭合好开启口的拉锁
注射用骨肽	•参照本章第二节类风湿关节炎
乙哌立松	•参照本章第五节腰肌劳损
牛痘疫苗接种家兔炎症皮肤提取物	•对本品有过敏反应史的患者禁用 •口服本品，应直接吞服，禁止咀嚼 •本品外表施有薄膜涂层，故应避免将之粉碎混合 •对妊娠期妇女或计划怀孕的妇女以及哺乳期妇女，仅在被判断治疗上的获益大于危险的条件下，方可服用本品 •肌内注射本品时，应避开神经走行部位 •注射针刺入后，若患者主诉疼痛剧烈或发现有回血现象，应立即拔针，更换部位后注射 •注射部位有时可出现疼痛、硬结

続表

药物	用药关怀
曲安奈德注射液	・参照本章第二节类风湿关节炎
玻璃酸钠注射液	・参照本章第四节骨关节炎
草乌甲素	・参照本章第二节类风湿关节炎

第八节　颈椎退行性疾病

【疾病简介】

颈椎退行性疾病是指颈椎间盘及其相应的椎间关节退行性改变导致邻近组织受累，引起的一系列症状和体征。临床上包括颈椎病、颈椎间盘突出症、颈椎后纵韧带骨化症、颈椎管狭窄症等疾病。其中颈椎病较为常见，可分为颈型颈椎病、神经根型颈椎病、脊髓型颈椎病、交感神经型颈椎病、椎动脉型颈椎病、食管压迫型颈椎病。颈椎病是临床比较常见的一种颈椎退行性疾病，是由于颈椎长期劳损、骨质增生、椎间盘脱出、韧带增厚，导致颈椎脊髓、神经根或椎动脉受压，继而出现一系列功能障碍的临床综合征。表现为椎关节失稳、松动，髓核突出或脱出，骨刺形成，韧带肥厚和继发的椎管狭窄等，刺激或压迫了邻近的神经根、脊髓、椎动脉及颈部交感神经等组织，引起一系列症状和体征。

【临床表现】

以常见的颈椎病为例，不同分型的颈椎病有不同的临床表现。

（一）颈型颈椎病

1．颈项强直、疼痛，可有整个肩背部疼痛发僵，不能做点头、仰头及转头活动，呈斜颈姿势；转颈时，躯干必须同时转动；也可出现头晕症状。

2．少数患者可出现反射性肩痛、臂痛、手痛、胀麻，咳嗽或打喷嚏时症状不加重。

（二）神经根型颈椎病

1．最早出现的症状常为颈痛和颈部发僵，有些患者还有肩部及肩胛骨内侧缘疼痛。

2．上肢放射性疼痛或麻木。这种疼痛和麻木沿着受累神经根的走行和支配区放射，具有特征性，因此称为根型疼痛。疼痛或麻木可以呈发作性或持续性。症状的出现或缓解与患者颈部的位置和姿势有明显关系。颈部活动、咳嗽、喷嚏、用力及深呼吸等，可造成症状的加重。

3．患侧上肢感觉沉重、握力减退，偶可发生持物坠落。可有血管运动神经症状，如手部肿胀等。晚期可出现肌肉萎缩。

（三）脊髓型颈椎病

1．多数患者首先出现一侧或双侧下肢麻木、沉重感，随后逐渐出现行走困难，下肢各组肌肉发紧，抬步慢，不能快走。继而出现上下楼梯困难，需要借助牵拉扶手才能登上台阶。严重者步态不稳，行走困难。患者双脚有踩棉感。有些患者起病隐匿，往往是想追赶即将驶离的公共汽车，却突然发现双腿不能快走。

2．出现一侧或双侧上肢麻木或疼痛，双手无力、不灵活，写字、系扣、持筷等精细动作难以完成，持物易落。严重者甚至不能自己进食。

3．躯干部出现感觉异常，患者常感觉在胸部、腹部或双下肢有如皮带样的捆绑感，称为"束带感"。同时下肢可有烧灼感、冰凉感。

4．部分患者出现膀胱功能障碍（如排尿无力、尿频、尿急、尿不尽、尿失禁、尿潴留等排尿障碍）、直肠功能障碍（如大便秘结）、性功能减退。

病情进一步发展，患者需拄拐或借助他人搀扶才能行走，直至双下肢呈痉挛性瘫痪，卧床不起，生活不能自理。

（四）交感神经型颈椎病

1．头部症状，如头晕或眩晕、头痛、偏头痛、头沉、枕部痛、睡眠欠佳、记忆力减退、注意力不易集中等；偶有因头晕而跌倒者。

2．眼耳鼻喉部症状，如眼胀、干涩、多泪、视力变化、视物不清、眼前好像有雾等；耳鸣、耳堵、听力下降；鼻塞、疑似过敏性鼻炎；咽部异物感、口干、声带疲劳、味觉改变等。

3．胃肠道症状，如恶心、呕吐、腹胀、腹泻、消化不良、嗳气及咽部异物感等。

4．心血管症状，如心悸、胸闷、心率变化、心律失常、血压变化等。

5．面部或某一肢体多汗、无汗、畏寒或发热，偶有不按神经节段或神经走行分布的疼痛、麻木。以上症状往往与颈部活动有明显关系，坐位或站立时加重，卧位时减轻或消失，颈部活动多、长时间低头、在电脑前工作时间过长或劳累时明显，休息后好转。

（五）椎动脉型颈椎病

1．发作性眩晕，复视伴有眼震，有时伴随恶心、呕吐、耳鸣或听力下降。这些症状与颈部位置改变有关。

2．下肢突然无力猝倒，但意识清醒，多在头颈处于某一位置时发生。

3．偶有肢体麻木、感觉异常，可出现一过性瘫痪，发作性昏迷。

 【用药特点及原则】

（一）一般治疗

绝大多数颈椎病患者通过姿势调整（特别是睡姿调整）、适当休息及正确的颈肩背部肌肉锻炼可恢复健康或是大幅度缓解症状。各型颈椎病症状基本缓解或呈慢性状态时，可适当进行颈部运动（如医疗体操）以促进症状的进一步消除及巩固疗效。症状急性发作期宜局部休息，不宜增加运动刺激。有较明显或进行性脊髓受压症状时禁止运动，特别是颈椎后仰运动等。椎动脉型颈椎病时颈部旋转运动宜轻柔缓慢，幅度要适当控制。

（二）合理用药原则

颈椎退行性疾病在药物治疗方面主要以止痛、消炎、营养神经及改善微循环为主，在使用止痛药时，应遵医嘱，避免长期服用或服用时机不当引起药物不良反应，如对乙酰氨基酚的肝损害、非甾体抗炎药的胃肠损害、曲马多及阿片类药物的成瘾性等；老年患者口服中药时，应特别关注肝肾功能损伤。

（三）药物治疗

口服药物治疗主要用于缓解疼痛、局部消炎、放松肌肉，其对于颈椎不稳等继发的局部软组织劳损等疗效较明确，但不能从根本上治疗颈椎病。对于伴有四肢无力或麻木的患者，还可以使用神经营养药物辅助康复，促进受压神经的恢复。此外，对于急症者可采用注射剂，轻症者可以外用软膏或贴剂辅助治疗。

 【常用药物】

药理分类	药物	药理作用	用法用量
非甾体抗炎药	对乙酰氨基酚	参照本章第四节骨关节炎	口服，6～12岁儿童每次0.25g；12岁以上儿童及成人每次0.5g
	洛索洛芬钠	为前体药物，经消化道吸收后在体内转化为活性代谢物，其活性代谢物通过抑制前列腺素的合成而发挥镇痛、抗炎及解热作用	口服，成人常用剂量为每次60mg（1片），以无水物计，每日3次；出现症状时可每次60～120mg（1～2片），剂量应随年龄及症状增减 空腹时不宜服药，或遵医嘱

药理分类	药物	药理作用	用法用量
非甾体抗炎药	布洛芬	参照本章第一节风湿病	缓释剂型：成人每次300mg，每日2次（早晚各1次） 常释剂型：成人每次200～400mg，每隔4～6h服用1次
	塞来昔布		用于缓解骨关节炎的症状和体征：口服，推荐剂量为每次200mg，每日1次；或每次100mg，每日2次 用于缓解急性疼痛：口服，推荐剂量为首剂400mg，必要时可再服200mg；随后根据需要，每日2次，每次200mg
	艾瑞昔布		常用剂量为每次0.1g（1片），每日2次，餐后服用，8周为1个疗程，累计用药时间≤6个月
	依托考昔	参照本章第二节类风湿关节炎	可与食物同服或单独服用，推荐剂量为30mg每次，每日1次。对于症状不能充分缓解的患者，可以增加至每次60mg，每日1次；4周以后疗效仍不明显时，应该考虑其他治疗手段
	双氯芬酸钠	参照本章第一节风湿病	缓释剂型：成人每次50mg，每日1～2次 常释剂型：成人每次25～50mg，每日2～3次 外用乳胶剂：外用，按照患处面积大小，使用适量本品，轻轻揉搓，使本品渗透进皮肤，每日3～4次

药理分类	药物	药理作用	用法用量
非甾体抗炎药	美洛昔康	参照本章第二节类风湿关节炎	仅在治疗的最初几天使用肌内注射；维持治疗时，应当口服给药（片剂或胶囊） 肌内注射推荐剂量为7.5mg或15mg，每日1次
抗炎镇痛药	氨基葡萄糖	参照本章第四节骨关节炎	口服，每次0.25～0.50g，每日3次，一般4～12周为1个疗程，如有必要，在医师指导下可延长服药时间，每年重复治疗2～3次
	双醋瑞因	参照本章第二节类风湿关节炎	长期治疗（≥3个月）：每日1～2次，每次50mg，餐后服用 由于服用本药的首2周可能引起轻度腹泻，因此建议在治疗的首4周每日50mg，晚餐后口服；患者对药物适应后，剂量便应增加至每次50mg，每日2次，餐后口服
肌松剂	盐酸乙哌立松	参照本章第五节腰肌劳损	成人常用剂量为每次50mg，每日3次，餐后口服，可视年龄、症状酌情增减
	巴氯芬		成人初始剂量为每次5mg，每日3次，后逐渐增加剂量，每隔3日增服5mg，直至所需剂量；常用每日剂量为30～75mg，根据病情可调整剂量达每日100～120mg 对本品作用敏感的患者初始剂量应为每日5～10mg，剂量递增应缓慢

药理分类	药物	药理作用	用法用量
糖皮质激素	地塞米松	糖皮质激素具有强大的抗炎作用和免疫抑制作用	静脉推注：每次2～20mg 静脉滴注：以5%葡萄糖注射液稀释，每隔2～6h重复给药直至病情稳定，但大剂量连续给药一般不超过72h
	曲安奈德注射液	参照本章第二节类风湿关节炎	用于关节腔、囊内、腱鞘内注射剂量依赖于病情的程度和病情部位的大小，一般对于成人小面积给药10mg，大面积给药40mg即可以有效减轻症状
维生素类	甲钴胺	为内源性维生素B_{12}，存在于血液、髓液中，与维生素B_{12}相比，其对神经元的传导有良好的改善作用，可通过甲基转换反应促进核酸-蛋白-脂肪代谢，其作为甲硫氨酸合成酶的辅酶，可使高半胱氨酸转化为甲硫氨酸，参与脱氧核苷合成胸腺嘧啶的过程，促进核酸、蛋白质合成，促进轴索内输送、轴索再生及髓鞘的形成，防止轴突变性，修复被损害的神经组织	口服，成人常用剂量为每次0.5mg（1片），每日3次，可根据年龄、症状酌情增减

【用药关怀】

药物	用药关怀
对乙酰氨基酚	• 参照本章第四节骨关节炎
洛索洛芬钠	• 避免与其他非甾体抗炎药，包括选择性环氧合酶-2（COX-2）抑制剂合用 • 已知对本品过敏的患者禁用 • 服用阿司匹林或其他非甾体抗炎药后诱发哮喘、荨麻疹或过敏反应的患者禁用 • 禁用于冠状动脉搭桥手术（CABG）围手术期疼痛的治疗 • 有应用非甾体抗炎药后发生胃肠道出血或穿孔病史的患者禁用 • 有活动性消化道溃疡或出血、曾复发溃疡或出血的患者禁用 • 重度心力衰竭患者禁用
布洛芬	
塞来昔布	• 参照本章第一节风湿病
艾瑞昔布	
依托考昔	• 参照本章第二节类风湿关节炎
双氯芬酸钠	• 参照本章第一节风湿病
美洛昔康	• 参照本章第二节类风湿关节炎
氨基葡萄糖	• 参照本章第四节骨关节炎
双醋瑞因	• 参照本章第二节类风湿关节炎
乙哌立松	• 参照本章第五节腰肌劳损
巴氯芬	• 本药和降压药合用可使血压下降作用加强 • 有报告指出使用本品，特别是长期使用后突然停药，可发生焦虑、意识错乱、幻觉、精神病、躁狂或偏执、惊厥（癫痫持续状态）、心动过速，并且可出现一种反跳现象，使痉挛状态一过性加重 • 除非发生严重的不良反应，应通过逐渐减少剂量而终止治疗（需1～2周）

药物	用药关怀
地塞米松	·溃疡性结肠炎、憩室炎、肠吻合术后、肝硬化、肾功能不良、癫痫、偏头痛、重症肌无力、糖尿病、骨质疏松症、甲状腺功能低下患者慎用
曲安奈德注射液	·参照本章第二节类风湿关节炎
甲钴胺	·如果服用1个月以上无效，则无需继续服用 ·从事与汞及其化合物相关职业的工作人员，不宜长期大量服用本品

第九节 腰椎退行性疾病

 【疾病简介】

腰椎退行性疾病（lumbar degenerative diseases，LDD）是指随着年龄的增长，腰椎的自然老化、退变而形成的一组疾病的总称，包括腰椎间盘突出症、腰椎管狭窄症、腰椎滑脱症等，其临床表现包括疼痛、肌力改变或腰椎弯曲畸形等。腰椎退行性疾病的治疗方法各不相同，应根据患者具体的病情和病因进行针对性治疗。

 【临床表现】

1.腰椎间盘突出症是因椎间盘变性，纤维环破裂，髓核突出刺激或压迫神经根、马尾神经所表现的一种综合征，是腰腿痛最常见的原因。主要临床表现为：

（1）腰痛及放射性腿痛。此为大多数患者最先出现的症状，发生率约91%。多数患者先有腰痛后有腿痛，部分患者腰痛和腿痛同时发生，少数患者只有腿痛。

（2）麻木无力。受累神经根受到较重损害时，所支配的肌肉力量减弱，感觉减退，轻者可出现痛觉过敏，重者肌肉瘫痪且出现无力症状。

（3）大小便功能变化。椎间盘突出压迫硬膜囊较重时，马尾神经损害可引起便秘、排便困难、尿频、尿急、尿潴留或尿失禁，会阴部感觉减退或消失，以及性功能障碍。

（4）腰部僵硬、活动受限或脊椎侧弯畸形。

2. 腰椎管狭窄症是由于黄韧带肥厚增生、小关节增生内聚、椎间盘膨隆突出、骨性退变导致的腰椎中央管、神经根管或侧隐窝狭窄引起其中内容物（马尾神经根）受压而出现相应的神经功能障碍。临床上，腰椎管狭窄症是引起腰痛或腰腿痛最常见的疾病之一。主要发生在中年以后，男性病例多于女性。主要临床表现为：

（1）腰背痛，疼痛常轻于腰椎间盘突出。

（2）间歇性跛行是最明显的症状，患者行走数十米即可出现下肢酸胀、乏力、疼痛甚至麻木、步态不稳，歇息后症状缓解，可反复发作。

（3）马尾神经综合征，严重压迫马尾神经时，表现为会阴部麻木、刺痛、大小便功能和性功能障碍等。

3. 腰椎滑脱症。正常人的腰椎排列整齐，如果由于先天或后天的原因，其中一个腰椎的椎体相对邻近的腰椎向前滑移，并导致椎管内马尾神经或神经根受压，即为腰椎滑脱，而退变因素致腰椎滑脱者占60%以上，发病年龄以20～50岁较多。腰椎滑脱的病因至今尚不十分明确，大量研究表明先天性发育缺陷、慢性劳损或应力性损伤是重要的可能原因，一般认为以劳损或损伤为主。早期腰椎滑脱，患者无任何症状，仅通过X线检查可见。之后可出现腰痛、下肢疼痛、麻木、无力，严重时大小便障碍等。严重患者可能出现腰部凹陷、腹部前凸，甚至躯干缩短、走路摇摆。

【用药特点及原则】

（一）一般治疗

急性发作期需卧床休息，但不主张长期卧床，鼓励患者进行适当的、有规律的日常活动，活动时可佩戴腰围。患者可根据情况进行牵引、推拿、按摩等一般治疗。此外，正确的健康宣教，对预防复发、缓解症状等有一定的帮助。

（二）合理用药原则

腰椎退行性疾病在药物治疗方面主要以止痛、消炎、营养神经及改善微循环为主，在使用止痛药时，应遵医嘱，避免长期服用或服用时机不当引起药物不良反应，如对乙酰氨基酚的肝损害、非甾体抗炎药的胃肠损害、曲马多及阿片类药物的成瘾性等；老年患者口服中药治疗时，应特别关注肝肾功能损伤。

（三）药物治疗

非甾体抗炎药（对乙酰氨基酚、布洛芬、塞来昔布、依托考昔等）、离子通道调节剂（加巴喷丁、普瑞巴林等）、曲马多、阿片类药物（羟考酮、芬太尼、丁丙诺啡等）、脱水药物（甘露醇）、糖皮质激素、中枢性肌肉松弛剂（乙哌立松、氯唑沙宗等）、神经营养剂、改善微循环药物及中药等对腰椎退行性疾病都有一定的疗效，临床上可根据病情选择使用。

【常用药物】

药理分类	药物	药理作用	用法用量
非甾体抗炎药	对乙酰氨基酚	参照本章第四节骨关节炎	口服，6~12岁儿童每次0.25g；12岁以上儿童、青少年及成人每次0.5g

药理分类	药物	药理作用	用法用量
非甾体抗炎药	洛索洛芬钠	参照本章第八节颈椎退行性疾病	通常，成人口服洛索洛芬钠（以无水物计）每次60mg（1片），每日3次；出现症状时可一次性口服60～120mg（1～2片）；剂量应随年龄及症状适量增减；空腹时不宜服药，或遵医嘱服用
	布洛芬		缓释剂型：成人每次300mg，每日2次（早晚各1次） 常释剂型：成人每次200～400mg，每隔4～6h服用1次
	塞来昔布	参照本章第一节风湿病	用于缓解骨关节炎的症状和体征：口服，推荐剂量为每次200mg，每日1次；或每次100mg，每日2次 用于缓解急性疼痛：口服，推荐剂量为首剂400mg，必要时可再服200mg；随后根据需要，每日2次，每次200mg
	艾瑞昔布		常用剂量为每次0.1g（1片），每日2次，餐后服用，1个疗程为8周，累计用药时间≤6个月
	依托考昔	参照本章第二节类风湿关节炎	可与食物同服或单独服用，推荐剂量为每次30mg，每日1次，对于症状不能充分缓解的患者，可以增加至每次60mg，每日1次；4周以后疗效仍不明显时，应考虑其他治疗手段

药理分类	药物	药理作用	用法用量
非甾体 抗炎药	双氯芬酸钠	参照本章第一节风湿病	缓释剂型：成人每次50mg，每日1～2次 常释剂型：成人每次25～50mg，每日2～3次 外用乳胶剂：外用，按照患处面积大小，使用适量本品，轻轻揉搓，使本品渗透进皮肤，每日3～4次
	美洛昔康	参照本章第二节类风湿关节炎	仅在治疗的最初几天使用肌内注射；维持治疗时，应口服给药（片剂或胶囊） 肌内注射推荐剂量为7.5mg或15mg，每日1次
抗炎 镇痛药	氨基葡萄糖	参照本章第四节骨关节炎	口服，每次0.25～0.50g，每日3次，一般4～12周为1个疗程，如有必要在医师指导下可延长服药时间，每年重复治疗2～3次
	双醋瑞因	参照本章第二节类风湿关节炎	长期治疗（≥3个月）：每日1～2次，每次50mg，餐后服用 由于服用本药的首2周可能引起轻度腹泻，因此建议在治疗的首4周每日50mg，晚餐后口服；患者对药物适应后，剂量便应增加至每次50mg，每日2次，餐后口服

药理分类	药物	药理作用	用法用量
肌松剂	盐酸乙哌立松	参照本章第五节腰肌劳损	成人常用剂量为每次50mg，每日3次，饭后口服，可视年龄、症状酌情增减
	巴氯芬		成人初始剂量为每次5mg，每日3次，后逐渐增加剂量，每隔3日增服5mg，直至所需剂量；常用日剂量为30~75mg，根据病情可调整剂量达每日100~120mg 对本品作用敏感的患者初始剂量应为每日5~10mg，剂量递增应缓慢
糖皮质激素	地塞米松	参照本章第八节颈椎退行性疾病	静脉推注：每次2~20mg 静脉滴注：以5%葡萄糖注射液稀释，每2~6h重复给药至病情稳定，但大剂量连续给药一般不超过72h
	曲安奈德注射液	参照本章第二节类风湿关节炎	用于关节腔、囊内、腱鞘内注射剂量依赖于病情的程度和病情部位的大小，一般对于成人小面积给药10mg，大面积给药40mg即可以有效减轻症状
维生素类	甲钴胺	参照本章第八节颈椎退行性疾病	口服，成人常用剂量为每次0.5mg（1片），每日3次，可根据年龄、症状酌情增减

【用药关怀】

药物	用药关怀
对乙酰氨基酚	·参照本章第四节骨关节炎
洛索洛芬钠	·参照本章第八节颈椎退行性疾病
布洛芬	
塞来昔布	·参照本章第一节风湿病
艾瑞昔布	
依托考昔	·参照本章第二节类风湿关节炎
双氯芬酸钠	·参照本章第一节风湿病
美洛昔康	·参照本章第二节类风湿关节炎
氨基葡萄糖	·参照本章第四节骨关节炎
双醋瑞因	·参照本章第二节类风湿关节炎
乙哌立松	·参照本章第五节腰肌劳损
巴氯芬	
地塞米松	·参照本章第八节颈椎退行性疾病
曲安奈德注射液	·参照本章第二节类风湿关节炎
甲钴胺	·参照本章第八节颈椎退行性疾病

第十节　骨质疏松症

【疾病简介】

骨质疏松症（osteoporosis）是由于多种原因导致的骨密度和骨质量下降，骨微结构被破坏，造成骨脆性增加，从而容易发生骨折的全身性骨病。它是一种症状不明显但却不断进展的疾病，如同蚂蚁蛀木头，开始时很难发现，等木头内部蛀空了，轻轻摇动甚至没有外力，木头也会折断。

骨质疏松症分为原发性骨质疏松症和继发性骨质疏松症两大类。原发性骨质疏松症又分为绝经后骨质疏松症（Ⅰ型）、老年性骨质疏松症（Ⅱ型）和特发性骨质疏松症（包括青少年型）。绝经后骨质疏松症一般发生在妇女绝经后5～10年内；老年性骨质疏松症一般指老人70岁后发生的骨质疏松症；特发性骨质疏松症主要发生在青少年，病因尚不明确。继发性骨质疏松症则由影响骨代谢的疾病和（或）药物导致。

【临床表现】

骨质疏松症常见临床表现可分为四大类：

1．疼痛。患者可有腰背酸痛或全身酸痛，负荷增加时疼痛加重或活动受限，严重时翻身、起坐及行走困难。

2．身材短缩和驼背。骨质疏松导致严重脊柱变形者可有身高缩短和驼背的表现。若发生椎体压缩性骨折，则会导致胸廓畸形、腹部受压、心肺功能受影响等。

3．骨折。非外伤或轻微外伤发生的骨折为脆性骨折，是低能量或非暴力骨折，如从站高或小于站高跌倒，或因其他日常活动而发生的骨折。发生脆性骨折的常见部位为胸、腰椎、髋部、桡骨远端、尺骨远端和肱骨近端。

4. 呼吸功能下降。胸椎、腰椎压缩性骨折，脊柱后弯，胸廓畸形，可使肺活量和最大换气量显著降低，患者往往出现胸闷、气短、呼吸困难等症状。

骨质疏松症具有严重的危害性，疼痛本身可降低患者的生活质量，脊柱变形、骨折可致残，使患者活动受限、生活不能自理，增加肺部感染、褥疮发生率，不仅使患者生命质量降低、病死率增加，也给个人、家庭和社会带来沉重的经济负担。

👨‍⚕️ 【用药特点及原则】

（一）一般治疗

调整生活方式，建议摄入富含钙、低盐和适量蛋白质的均衡膳食，推荐每日摄入牛奶300mL或相当量的奶制品；保证每日充足日照；规律运动；戒烟；限酒；避免过量饮用咖啡；避免过量饮用碳酸饮料；尽量避免或少用影响骨代谢的药物。

（二）合理用药原则

骨质疏松在药物治疗方面应该根据病情及症状选择合适的药物、合适的剂型和剂量。补充人体基本所需的钙及维生素D，可作为预防骨质疏松首选策略；如已确诊为骨质疏松，通常首选具有较广抗骨折谱的药物并遵循能口服就不用静脉注射的原则。中药降低骨质疏松所致的脆性骨折发生率的证据尚不足，而且近年来有关服用含有补骨质成分的中药制剂导致肝损伤的报告较多，所以除临床研究外不建议常规应用中药治疗骨质疏松。

（三）药物治疗

药物治疗主要适用于经骨密度检测确诊为骨质疏松的患者、有椎体和髋部等部位脆性骨折史的患者、骨量减少但具有高骨折风险的患者。

骨健康基本补充剂主要包括钙剂和维生素D，可作为一般治疗药物。其中碳酸钙含钙量高，吸收率高，易溶于胃酸。非肝肾功能不全患者不推荐使用活性维生素D纠正维生素D缺乏。钙剂成人每日推荐摄入量为800mg（以钙元素计算），50岁及以上人群每日钙剂推荐摄入量为1000~1200mg，应尽可能通过饮食摄入，如食用牛奶及乳制品、大豆及豆制品、虾皮、虾酱、油菜、小白菜、空心菜等，摄入不足时可通过钙剂补充。成人推荐维生素D摄入量为每日400IU（10μg），65岁及以上的老年人因缺乏日照或摄入和吸收障碍，常有维生素D缺乏，推荐维生素D摄入量为每日600IU（15μg）。

治疗骨折，首选具有较广抗骨折谱的药物，如阿仑膦酸钠、唑来膦酸等。对口服不能耐受者、对上述药物有禁忌证者、服药依从性欠佳者及高骨折风险者（如多发性椎体骨折或髋部骨折的老年患者、骨密度极低的患者）可考虑使用注射制剂，如唑来膦酸、特立帕肽或迪诺塞麦等。首次口服或静脉注射含氮双膦酸盐可出现一过性发热、骨痛和肌痛等类流感样不良反应，多在用药3日内明显缓解，症状明显者可用非甾体抗炎药或其他解热镇痛药对症治疗。

 【常用药物】

药理分类	药物	药理作用	用法用量
钙剂与维生素D及其类似物	牡蛎碳酸钙咀嚼片（含钙100mg）	钙是维持人体神经系统、肌肉系统、骨骼系统、细胞膜和毛细血管通透性正常功能所必需的物质，其参与骨骼的形成与骨折后骨组织的重建；维持神经传导和肌肉收缩；降低毛细血管的渗透性，维持血液正常渗透压；参与凝血过程，保持血液酸碱平衡等	口服，每次100~200mg，每日3次，咀嚼后咽下

药理分类	药物	药理作用	用法用量
钙剂与维生素D及其类似物	钙尔奇D（含钙600mg）	维生素D参与钙和磷的代谢，促进对钙和磷的吸收，并对骨质形成有重要作用	成人：口服，每次600～1200mg（1～2片），每日1次 儿童：口服，每次300mg（1/2片），每日1次
	碳酸钙D₃颗粒（每袋含钙500mg）		用水适量冲服 成人：每次1袋，每日1～2次，每日最大剂量为1500mg（3袋） 儿童：每次250mg（1/2袋），每日1～2次
	维生素AD滴剂	维生素A和维生素D是人体，尤其是胎儿、婴幼儿生长发育的必需物质，其对上皮组织的完整性、视力、生殖器官、血钙和磷的恒定、骨骼和牙的生长发育等有重要作用	软囊滴嘴开口后，将内容物滴入婴儿口中 维生素D₂ 500U剂型用于1岁以下儿童，每次1粒，每日1次；维生素D₂ 700U剂型用于1岁以上儿童，每次1粒，每日1次
	骨化三醇胶丸（罗盖全）	骨化三醇对调节人体钙平衡起关键作用，对骨骼中成骨细胞活性的刺激作用为治疗骨质疏松提供充分的药理学基础	口服，推荐剂量为每次0.25μg，每日2次 服药后分别于第4周、第3个月、第6个月监测钙和血肌酐浓度，之后每隔6个月监测1次

药理分类	药物	药理作用	用法用量
钙剂与维生素D及其类似物	阿法骨化醇软胶囊	通过提高体内血循环中1，25-二羟基维生素D₃水平，增加钙、磷酸盐的肠道吸收，促进骨矿化，降低血浆甲状旁腺激素水平，同时减少骨钙消溶，最终缓解骨和肌肉疼痛以及改善绝经、衰老和内分泌变化引起的肠道钙吸收障碍所导致的骨质疏松	口服，初始剂量为每次0.5μg，每日1次，病情严重者可每日2次；维持剂量为0.5μg
双磷酸盐类	阿仑膦酸钠（福善美）	为第三代氨基二膦酸盐类骨吸收抑制剂，与骨内羟基磷灰石有强亲和力，通过抑制破骨细胞活性而发挥抗骨吸收作用	口服，每次70mg，每周1次；或每次10mg，每日1次 在每日第1次进食、饮水或应用其他药物治疗之前的至少30min，采用直立位温水送服
	唑来膦酸注射液	主要抑制骨吸收，其作用机制尚不完全清楚，可能与多方面作用有关	静脉滴注，推荐剂量为每次5mg，每年1次
降钙素类	依降钙素注射液	抑制骨吸收作用，促进骨形成作用，对骨质疏松具有预防效果	成人每次1支（以依降钙素计10U），每周肌内注射2次
	鲑鱼降钙素鼻喷剂	降钙素是调节钙代谢、抑制甲状旁腺素的激素之一，能显著地减少高周转性骨病的骨钙丢失，如骨质疏松	根据病情，每日或隔日100IU或200IU，单次或分次给药
	鲑降钙素注射液		标准维持量为每日50IU或隔日100IU，皮下或肌内注射

药理分类	药物	药理作用	用法用量
雌激素	戊酸雌二醇片（补佳乐）	适当补充雌激素可以减少骨吸收，延缓或阻止绝经后的骨丢失	餐后用水吞服，每日1mg，遵医嘱可酌情增减，按周期序贯疗法，每经过21日的治疗后，需停药至少1周
	戊酸雌二醇片/雌二醇环丙孕酮片（克龄蒙）		每日1片，无间断服用21日，其中第1～11日戊酸雌二醇片每日2mg（11片白色糖衣片），第12～21日戊酸雌二醇片每日2mg和雌二醇环丙孕酮片每日1mg（10片浅橙红色糖衣片）；服完后，有7日的治疗中断期
选择性雌激素受体调节剂	雷洛昔芬片	雷洛昔芬对雌激素作用的组织有选择性的激动或拮抗活性，是一种对骨骼和部分胆固醇代谢（降低总胆固醇和LDL－胆固醇）的激动剂，但对下丘脑、子宫和乳腺组织无作用	口服，推荐剂量为每次60mg（1片），每日1次
甲状旁腺激素	特立帕肽（20μg）	本品的免疫学和生物学特性与内源性甲状旁腺素（PTH）以及牛甲状旁腺素（bPTH）完全相同，可刺激骨形成和骨吸收，降低绝经后妇女骨折的发生率；根据给药方式的不同，还能提高或降低骨密度	皮下注射，推荐剂量为每日20μg，注射部位应选择大腿或腹部
骨代谢的活性肽类	骨肽	骨代谢的活性肽类具有调节骨代谢，刺激成骨细胞增殖，促进新骨形成以及调节钙、磷代谢，增加骨钙沉积，防治骨质疏松作用；还具有抗炎、镇痛作用	肌内注射：每次10mg，每日1次，20～30日为1个疗程，亦可在痛点和穴位注射；或遵医嘱 静脉滴注：每次50～100mg，溶于200mg 0.9%氯化钠注射液中，每日1次，15～30日为1个疗程

药理分类	药物	药理作用	用法用量
骨代谢的活性肽类	骨瓜多肽		肌内注射：每次10~25mg，每日2次 静脉注射：每次50~100mg，加入250mL生理盐水或葡萄糖注射液中，每日1次，20~30日为1个疗程；或遵医嘱
补肾壮骨类中成药	仙灵骨葆胶囊	调节机体代谢，刺激骨形成；提高骨密度，增加骨矿含量；抑制破骨细胞的吸收活动，加快骨再建活动，使整体骨量和骨的质量得到恢复；增加骨折断端骨痂面积及类骨质面积；提高血清骨钙素、生长激素、血清ALP、血清磷水平，明显降低血清钙离子水平；促进骨小梁成熟、成骨细胞增加及髓腔内细胞丰富，促进软骨细胞成熟；促进纤维组织形成、外骨痂形成，加快骨痂组织的代谢活动，使骨痂矿化提前，再塑造加快；保护性腺，提高性激素水平；恢复因性激素水平下降而丢失的骨量；能促进组织出血吸收，对关节原发性及继发性损害、化学性足肿胀、损伤性足肿胀及炎症有明显抑制作用；能明显降低腹腔毛细血管通透性	口服，每次3粒，每日2次，4~6周为1个疗程；或遵医嘱

药理分类	药物	药理作用	用法用量
补肾壮骨类中成药	骨松宝颗粒	具有明显的消炎镇痛、提高自身免疫力的作用；能明显地改善阳虚体质，起到补肾活血、强壮筋骨作用；能显著地提高骨质的密度，改善骨质疏松程度，因此还可用于骨质疏松引起的骨折、骨痛、骨性关节炎等，预防更年期骨质疏松症	口服，每次1袋，用于治疗骨折及骨关节炎，每日3次；用于预防骨质疏松，每日2次，30日为1个疗程

【用药关怀】

药物	用药关怀
牡蛎碳酸钙咀嚼片（含钙100mg）	·建议睡前服用，以减少与食物的相互作用 ·高钙血症患者、高钙血尿症患者、含钙肾结石或有肾结石病史患者禁用
钙尔奇D（含钙600mg）	·高钙血症、高尿酸血症患者禁用
碳酸钙D₃颗粒（每袋含钙500mg）	·高钙血症、高尿酸血症、含钙肾结石或有肾结石病史患者禁用
维生素AD滴剂	·慢性肾功能衰竭、高钙血症、高磷血症伴肾性佝偻病患者禁用 ·不可超剂量服用
骨化三醇胶丸（罗盖全）	·必须严格遵守处方饮食，并学会如何识别高钙血症
阿法骨化醇软胶囊	·高钙血症、高磷酸盐血症（伴有甲状旁腺机能减退者除外）、高镁血症患者禁用

药物	用药关怀
阿仑膦酸钠（福善美）	• 在服用前后30min内不宜饮用牛奶、奶制品和高钙饮料 • 服药后立即卧床有可能引起食管刺激或溃疡性食管炎 • 与橘子汁和咖啡同时服用会显著影响药物吸收 • 食管异常、不能站立或坐直30min的患者不宜使用
唑来膦酸注射液	• 治疗前必须进行适当补水，治疗后10日内确保补充维生素D和足量的钙剂
依降钙素注射液	• 一般情况下，治疗前不需要做皮肤过敏试验，但怀疑对降钙素过敏的患者应考虑在治疗前进行皮肤过敏试验 • 少部分患者可能会出现面部潮红、恶心等不良反应
鲑鱼降钙素鼻喷剂	• 开启后，最长可存放4周；喷药16次后，瓶帽缺口显示红色标记，并且按压瓶帽会感到明显的阻力（警告停止），即已用完 • 少部分患者可能会出现面部潮红、恶心等不良反应
鲑降钙素注射液	• 本品治疗前并不需要做皮肤过敏试验，但怀疑对降钙素过敏的患者应考虑在治疗前进行皮肤过敏试验 • 少部分患者可能会出现面部潮红、恶心等不良反应
戊酸雌二醇片（补佳乐）	• 开始治疗前，应进行全面彻底的内科和妇科检查（包括乳房检查和宫颈的细胞涂片），每隔约6个月需进行对照检查 • 发生偏头痛或频繁发作罕见的严重头痛、突发性感觉障碍（如视觉或听觉异常）、血栓性静脉炎或出现血栓栓塞的指征（如异常的腿痛或腿肿、不明原因的呼吸或咳嗽时刺痛感）、胸部疼痛及紧缩感、择期手术前（提前6周）、肢体固定术后（如事故后）、黄疸、肝炎、全身瘙痒、癫痫发作次数增多、血压显著增高者，应立即停药

药物	用药关怀
戊酸雌二醇片/雌二醇环丙孕酮片（克龄蒙）	· 妊娠期妇女和哺乳期妇女禁用 · 用药过程出现未确诊的阴道出血、已知或疑似为乳腺癌、静脉或动脉血栓高危因素等情况，应立即停药
雷洛昔芬片	· 通常建议饮食中钙摄入量不足的妇女服用钙剂和维生素D · 计划怀孕的妇女、有静脉血栓栓塞性疾病者禁用
特立帕肽（20μg）	· 增加肉骨瘤风险 · 患者终身仅可进行一次为期24个月的治疗 · 每次注射后放回2～8℃冰箱保存，最长贮存时间≤28日 · 妊娠期妇女禁用 · 曾有引发直立性低血压或眩晕的报道，应注意防止摔倒
骨肽	· 严重肾功能不全者禁用 · 妊娠期妇女及哺乳期妇女禁用 · 不可与氨基酸类药物、碱性药物同时使用
骨瓜多肽	· 严重肾功能不全者禁用
仙灵骨葆胶囊	· 妊娠期妇女禁用 · 有肝病史或肝生化指标异常者禁用

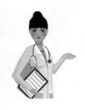

第六章

泌尿系统疾病用药

第一节 上尿路结石

【疾病简介】

泌尿系统由肾、输尿管、膀胱和尿道组成。根据所在位置不同，以膀胱为界，可将尿路分为上尿路和下尿路。上尿路包括双肾、输尿管，下尿路包括膀胱、尿道。上尿路结石一般指肾结石或输尿管结石。上尿路结石一般是由晶体物质（如钙、草酸盐、尿酸盐等）与有机物结合而沉积于肾脏引起的，其成分以含钙结石最为常见。上尿路结石多发生于青壮年，男性多于女性。其发病率与饮食习惯、遗传和环境等因素有关。

【临床表现】

上尿路结石的主要临床表现为腰部和上腹部钝痛，多为阵发性，也可为持续性。疼痛轻时仅表现为腰部酸胀或不适，活动或劳动可促使疼痛发作或加重。当结石进入输尿管时，常引起肾绞痛，疼痛常突然发作，放射至下腹部、腹股沟或大腿内侧，女性放射至外阴部，常伴有血尿、尿量减少和胃肠道症状。亦有某些肾结石可以长期存在而无疼痛症状，特别是较大结石。血尿也是上尿路结石常见的表现。疼痛时常伴有血尿，一般尿常规检查时可发现，肉眼少见。

上尿路结石还可引起某些并发症，如结石堵塞管腔时，可造成梗阻部位以上的积水；合并感染，常出现畏寒、发热、腰痛、尿频、尿急、尿痛等症状，严重者甚至可能发展为肾周围脓肿；体积较大的结石会造成尿道组织局部损伤。

 【用药特点及原则】

（一）一般治疗原则

主要原则是解除疼痛、促进排石、防止复发、保护肾脏功能。

（二）合理用药原则

上尿路结石是一种慢性疾病，当出现腰腹部不适时应及时就医，明确病因是防止结石进一步扩大的必要措施。结石引起的疼痛多是内脏平滑肌痉挛所致，当出现急性疼痛时，立即就医并注射阿托品和山莨菪碱是缓解平滑肌痉挛的有效方式。对于慢性轻微疼痛，可使用吲哚美辛、硝苯地平等缓解疼痛。

对于排石，首先要经医生检查确定可自行排石后才可采用排石疗法或药物治疗，不可盲目自行采取排石措施，以防止过大结石导致的进一步尿路梗阻。一般纵径＜1.0cm，横径＜0.6cm，表面光滑，呈圆形或椭圆形，无棱角及毛刺的结石可自行排出。如果确定结石可以自行排出，且患者一般情况及肾功能较好，无明显尿路梗阻，即可采用排石疗法；位于输尿管下段且直径＜0.4cm的小结石即使无特殊治疗，在1个月内也有90%以上能自行排出。解痉止痛药可缓解输尿管痉挛，促进结石排出，且可减轻疼痛；高渗葡萄糖和利尿剂的利尿作用可使尿量增加，也可促进输尿管蠕动，促使结石排出；中药排石以清利为主，可试用金钱草、车前子、石韦、滑石、海金沙、冬葵子、川牛膝、枳壳、泽泻等。

多饮水、勤排尿既是治疗上尿路结石的有效手段，也是预防结石产生和复发的最重要方法。保持每日饮水量＞3000mL，每日尿量＞2000mL，可大幅度降低尿液中结石成分的浓度，降低结石的发病率。建议饮水和排尿采用"三定"方法，即定点、定量和定时。定点：因大量饮水后20min左右需要排尿，饮水时周围要有洗手间；定量：每次或20min内分次饮水800～1000mL；定时：每日饮水及排尿时间应固定在早餐、中餐、晚餐后和睡觉前。

 【常用药物】

药理分类	药物	药理作用	用法用量
解痉止痛药	阿托品	通过阻断乙酰胆碱对M胆碱受体的作用达到缓解肾绞痛的目的，适用于排石过程中引起的肾绞痛发作	肌内注射，成人每次0.5～1mg，儿童每次0.01mg/kg
	山莨菪碱		肌内注射或静脉注射，每次5～10mg
	吗啡		皮下注射，每次5～10mg 与阿托品合用可减少不良反应
	黄体酮	可松弛输尿管平滑肌，使输尿管扩张，缓解肾绞痛	肌内注射，每次10～20mg
	硝苯地平	抑制输尿管平滑肌细胞钙离子内流，使平滑肌松弛，减小肾血管阻力，增加肾血管流量和提高肾小球滤过率而产生利尿作用	必要时可口服或舌下含服，每次10mg
	甲氧氯普胺（胃复安）	抑制延髓催吐化学感受区，有较强止吐作用，近来发现本品还具有缓解疼痛和镇静的作用	肾绞痛时肌内注射，每次10mg
	维生素K	松弛内脏平滑肌	维生素K₁10mg或维生素K₃8mg，肌内注射
溶解结石药物	氯化钙、葡萄糖酸钙和乳酸钙	少量应用钙制剂后，钙离子在肠道内与草酸结合形成不溶性草酸钙后排出，阻滞了肠道对草酸的吸收而起到治疗作用	口服，每次1g，每日3次

药理分类	药物	药理作用	用法用量
溶解结石药物	结石通	主要成分为玉米须、金钱草、石韦、茯苓等，其中某些大分子物质能吸附于草酸钙晶体表面，抑制草酸钙晶体的聚合	成人常用剂量为每次5片，每日3次
	消石素	主要成分为茜草酸、山金车花、磷酸镁和铃兰糖苷等，可促进尿路结石自然溶解、排出，防止结石形成	每次2粒，每日3次，饮水前口服。急性发作期，每次3粒，每日3～5次，以促进尿道扩张及促进输尿管蠕动

 【用药关怀】

药物	用药关怀
阿托品	·青光眼及前列腺肥大者、高热者禁用 ·对其他颠茄生物碱不耐受者，对本品也不耐受 ·妊娠期妇女静脉注射阿托品或山莨菪碱可使胎儿心动过速 ·本品可分泌入乳汁，并有抑制泌乳作用 ·老年人容易发生抗M胆碱样不良反应，如排尿困难、便秘、口干（特别是男性），也易诱发未经诊断的青光眼，一经发现，应立即停药；本品容易导致老年人汗液分泌减少，影响散热，故夏天慎用 ·心脏病，特别是心律失常、充血性心力衰竭、冠心病、二尖瓣狭窄等患者禁用
山莨菪碱	·反流性食管炎、食管与胃的运动减弱、下食管括约肌松弛患者禁用，因为本品可使胃排空延迟，从而导致胃潴留，并增加胃食管的反流 ·青光眼患者禁用，20岁以上患者使用阿托品可增加诱发潜隐性青光眼的风险 ·溃疡性结肠炎患者禁用，大剂量使用阿托品可导致肠能动度降低，引起麻痹性肠梗阻，并可加重中毒性巨结肠症 ·前列腺肥大引起的尿路感染（膀胱张力降低）及尿路阻塞性疾病患者使用本品可导致完全性尿潴留，应禁用

续表

药物	用药关怀
吗啡	• 未明确诊断的疼痛，尽可能不用本品，以免掩盖病情，贻误诊断 • 本品可使二氧化碳滞留，脑血管扩张，干扰对脑脊液压升高的病因诊断 • 本品能促使胆管括约肌收缩，引起胆管系的内压上升；可使血浆淀粉酶和脂肪酶升高 • 因本品对平滑肌的兴奋作用较强，单独使用反而会使绞痛加剧，故不能单独用于治疗内脏绞痛（如胆绞痛、肾绞痛），而应与阿托品等有效的解痉药合用
黄体酮	• 血栓性静脉炎、血管栓塞、脑中风或有既往病史者和乳腺肿瘤或生殖器肿瘤患者禁用 • 肾病、心脏病、水肿、高血压患者慎用 • 一旦出现血栓性疾病（如血栓性静脉炎、脑血管病、肺栓塞、视网膜血栓）的临床表现，应立即停药 • 若出现突发性部分视力丧失、突发性失明、复视或偏头痛，应立即停药
硝苯地平	• 绝大多数患者服用后仅有轻度低血压反应，个别患者会出现严重的低血压症状，这种症状常发生在剂量调整期或剂量增加时，特别是合用 β 受体阻滞剂时，在此期间需监测血压，尤其在合用其他降压药时 • 极少数心绞痛和（或）心肌梗死患者，特别是严重冠状动脉狭窄患者，在服用硝苯地平或增加剂量期间，降压后会出现反射性交感兴奋而心率加快，心绞痛或心肌梗死的发生率增加 • 10%的患者会发生轻中度外周水肿，与动脉扩张有关，水肿常初发于下肢末端，可用利尿剂治疗；对于伴充血性心力衰竭的患者，需分辨水肿是否与左心室功能进一步恶化有关 • 肝肾功能不全、正在服用 β 受体阻滞剂者应慎用，宜从小剂量开始，以防诱发或加重低血压，增加心绞痛、心力衰竭，甚至心肌梗死的发生率；慢性肾功能衰竭患者应用本品时偶见可逆性血尿素氮和肌酐升高，这些症状与硝苯地平的关系尚未明确

续表

药物	用药关怀
甲氧氯普胺（胃复安）	· 对普鲁卡因或普鲁卡因胺过敏者禁用 · 癫痫患者禁用，其发作的频率与严重性均可因用药而增加 · 因用药使胃肠道的动力增加，可使胃肠道出血、机械性肠梗阻或穿孔患者病情加重，故此类患者应禁用 · 肝功能衰竭、肾功能衰竭患者慎用 · 本品遇光变成黄色或黄棕色后，毒性增强
维生素K	· 对于有肝功能损伤的患者，本品的疗效不明显，盲目增加剂量可加重肝损伤 · 本品对肝素引起的出血倾向无效。外伤出血无必要使用本品 · 缓慢注射药物，给药速度≤1mg/min · 本品遇光快速分解，使用过程中应避光
氯化钙、葡萄糖酸钙和乳酸钙	· 肾功能不全者禁用 · 用于溶解结石治疗时应口服
结石通	· 妊娠期妇女禁用 · 忌食辛、燥、酸、辣食物
消石素	· 对本品主要成分茜草酸、山金车花、磷酸镁和铃兰糖苷过敏者慎用

第二节 膀胱结石

【疾病简介】

膀胱结石属于下尿路结石，常见排尿突然中断，疼痛放射至远端尿道及阴茎头部，伴有排尿困难和膀胱刺激症状（如尿急、尿痛等）。膀胱结石大多来自肾或输尿管结石排入膀胱，可继发良性前列腺增生、膀胱憩室等尿路梗阻。儿童的发病与营养不良有关。主要类型有原发性膀胱结石和继发性膀胱结石，分别与营养不良、低蛋白饮食、良性前列腺增生、膀胱憩室、神经源性膀胱，以及异物或肾、输尿管结石排入膀胱等有关。原发性膀胱结石常见于经济落后地区的婴幼儿；继发性膀胱结石多见于50岁以上的中老年人。膀胱结石相对发病率较低，仅占尿路结石的5%以下。

 ## 【临床表现】

膀胱结石主要临床表现为下腹部疼痛、排尿困难和血尿等。下腹部疼痛症状在排尿时尤为明显，并向会阴部和阴茎头部放射。排尿过程中结石常堵塞膀胱出口，嵌于膀胱颈口或后尿道，会导致排尿突然中断或明显的排尿困难，尿流呈滴沥状，并伴有剧烈疼痛，改变排尿体位或晃动身体后，可使症状缓解。小儿常用手搓拉阴茎，跑跳或改变排尿姿势后，能使疼痛缓解，继续排尿。当结石摩擦刺激膀胱壁，可出现血尿，血尿常在排尿中断后继续排尿时出现。

膀胱结石的早期有与前列腺增生相似的症状，如尿频、尿急、尿痛、尿不尽等，需注意鉴别，建议进行X线、超声或膀胱镜检查。

 ## 【用药特点及原则】

（一）一般治疗原则

主要原则是解除梗阻、控制感染、缓解疼痛等。医生会根据结石的大小、位置等，给予相应的治疗方案，主要包括体外冲击波碎石术、经尿道膀胱镜取石或碎石术、耻骨上膀胱切开取石术等。感染者可给予抗生素控制感染；排尿困难者还可留置导尿管。具体用药可参考本章第一节上尿路结石。

（二）合理用药原则

纵径＜1.0cm，横径＜0.6cm，表面光滑，呈圆形或椭圆形，无棱角及毛刺的结石可自行排出，较大结石不能自行排出者可进行膀胱内碎石术等外科治疗。

多饮水、勤排尿同样适用于膀胱结石的预防和复发。保持每日饮水量＞3000mL，每日尿量＞2000mL，可大幅度降低尿液中结石成分的浓度，减少结石的发病率。建议饮水和排尿采用"三定"方法，即定点、定量和定时。

应根据结石的类型和尿液酸碱度对饮食进行调整。草酸钙结石患者应避免高草酸饮食，限制菠菜、番茄、土豆、果仁、茶叶、可可制品及钙含量高的牛奶、奶酪的摄入。特发性高钙尿症患者应限制钙摄入，以减少尿钙含量。非高钙尿症患者的复发性草酸结石，无需低钙饮食，应控制钠的摄入，钠摄入过多可使尿钙排泄增多。高尿酸血症和高尿酸尿症患者要低嘌呤饮食，避免食用动物内脏，少摄入鱼和咖啡等。

溶石治疗需较长时间，目前已经较少使用。

当结石合并感染时，建议进行尿道病原菌检测后，遵医嘱选择相应抗生素治疗。

第三节 急性肾损伤

 【疾病简介】

急性肾损伤是对通常所说的急性肾功能衰竭概念的扩展，包括了疾病早期的发展过程，是指由多种病因引起的短时间（几小时至几天）内肾功能突然下降而出现的临床综合征。常见病因包括大量出血、呕吐、腹泻、心功能异常、全身血管扩张等导致的流经肾脏的血液量不足；肾脏疾病、药物或食物中毒、感染、肿瘤等导致肾脏本身出现问题；尿路梗阻导致肾脏过滤的尿液无法排出而引起的肾损伤。

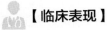 **【临床表现】**

急性肾损伤的临床表现差异很大，与病因和肾损伤程度不同有关。明显的症状常出现在病程后期肾功能严重减退时，常见症状包括乏力、食欲减退、恶心、呕吐、瘙痒、尿量减少或尿色加深，尿路梗阻导致的肾损伤还可能出现气急、呼吸困难等症状。体检可见四肢水肿、颈静脉怒张等。一般要抽血经肾功能检查后才可明确，不能根据临床症状和体征确诊。

 【用药特点及原则】

（一）一般治疗原则

尽早识别并纠正可逆因素，避免肾脏受到进一步损伤，维持水、电解质、酸碱平衡是肾损伤治疗的关键。急性肾损伤可导致并发症发病率和总体死亡率升高，一旦出现急性肾损伤要立即就医。

（二）合理用药原则

急性肾损伤的发病率和死亡率较高，治疗效果通常不令人满意，故预防极为重要。积极治疗原发病，及时发现导致肾损伤的危险因素并加以去除，是防止急性肾损伤发生的关键。

引起急性肾损伤的高危因素包括既往有慢性肾病、慢性心功能不全、高龄、糖尿病、高血压控制不良、冠心病、周围血管病、外科手术史（尤其是接受过心脏手术或外科大手术）等。

日常生活中，需注意药物对肾脏的影响。无论中药还是西药，大多数药物都需要经肾脏排出体外。是药三分毒，过量或长期服用药物都是引发急性肾损伤的危险因素。常见对肾脏影响比较大的药物是氨基糖苷类抗生素，如庆大霉素、阿米卡星、依替米星、硫酸异帕米星等。此外，头孢菌素类抗生素，呋塞米、氢氯噻嗪等利尿剂，影像学检查所用的离子型含碘造影剂，手术用麻醉药，布洛芬、吲哚美辛、阿司匹林等解热镇痛药等也是引起肾损伤的常见药物。需要注意的是，中药、减肥药等也可引起肾损伤，应避免自行使用，如有必要，需在医生或药师的指导下使用。常引起肾损伤的中药有木通、厚朴、防己、苍耳子、朱砂等，要避免过量服用且应注意配伍禁忌，并合理搭配使用。

一旦出现急性肾损伤，应立即就医，由有经验的医生诊治，不可自行处理。

第四节 慢性肾病

【疾病简介】

慢性肾病是指肾脏损伤时间＞3个月或肾小球滤过率＜60mL/（min·1.73m^2）且持续时间＞3个月。慢性肾病进行性进展会引起肾脏损伤和肾功能不可逆地丧失，导致以代谢产物和毒物潴留、电解质紊乱、酸碱平衡紊乱以及内分泌失调为特征的临床综合征，称为慢性肾衰竭，慢性肾衰竭晚期也称尿毒症。慢性肾病病因多样、复杂，包括肾脏本身疾病、代谢性疾病、内分泌性疾病、感染性疾病及先天性和遗传性肾病等都可导致慢性肾病。

【临床表现】

慢性肾病早期可能无临床症状，伴随原发疾病的进展逐渐出现血尿、蛋白尿、水肿、高血压、腰痛、夜尿增多等一般肾脏疾病的临床表现，也会有原发疾病特有的临床表现。大多数情况下因应激状态引起肾功能急剧恶化或直到晚期大部分肾功能丧失后才会出现慢性肾衰竭的临床症状。食欲减退、晨起恶心、呕吐等症状是尿毒症常见的早期表现；尿毒症晚期常表现为胃肠道黏膜糜烂、溃疡而发生胃肠道出血；肾功能衰竭时常会伴随高血压、心肌病、冠状动脉粥样硬化、心力衰竭、心包炎等心血管疾病，以及贫血、呼吸衰竭、内分泌紊乱、皮肤瘙痒等其他系统疾病症状。

【用药特点及原则】

（一）一般治疗原则

有效治疗原发疾病和消除引起肾功能衰竭恶化的可逆因素，是慢性肾病治疗的基础和前提，也是有效延缓肾功能衰竭、保护肾功能的关键。

（二）合理用药原则

1. 营养治疗对慢性肾病有重要作用，营养治疗的核心是低蛋白质饮食。

（1）低蛋白质饮食具有延缓慢性肾病的进展、减少血液氮素含量、改善代谢性酸中毒、改善糖代谢和脂肪代谢、减轻继发性甲状腺功能亢进症状等作用。

（2）慢性肾病患者每日热量摄入应控制在126～147kJ/kg（即30～35kcal/kg）。

（3）无糖尿病的Ⅰ期、Ⅱ期慢性肾病患者每日推荐蛋白质摄入量为0.8g/kg；Ⅲ期慢性肾病患者，每日推荐蛋白质摄入量减至0.6g/kg；Ⅳ期慢性肾病患者，每日推荐蛋白质摄入量减至0.4g/kg。

（4）伴有糖尿病的肾病患者，从肾病期起每日推荐蛋白质摄入量为0.8g/kg；肾小球滤过率下降后，每日推荐蛋白质摄入量减至0.6g/kg。

（5）饮食中动物蛋白和植物蛋白的推荐比为1∶1；每日蛋白质摄入量＜0.6g/kg者，应提高动物蛋白比例至50%～60%；每日蛋白质摄入量为0.4～0.6g/kg者，每日可补充必需氨基酸或α-酮酸制剂0.1～0.2g/kg。

（6）脂肪摄入量应不超过总热量的30%，不饱和脂肪酸与饱和脂肪酸的比应为2∶1。

（7）每日胆固醇摄入量应＜300mg。注意补充叶酸、水溶性维生素等。

2. 对合并高血压的患者，需进行降压治疗。每日尿蛋白＞1.0g者，血压应控制在125/75mmHg以下；每日尿蛋白＜1.0g者，血压应控制在130/80mmHg以下；而对于慢性肾病Ⅳ期患者血压应控制在140/90mmHg以下。

3．控制蛋白尿。无论何种原发病引起的慢性肾病，将尿蛋白控制在每日0.3g以下或至正常范围，这不仅可延缓慢性肾病的进展，还可减少或减轻心血管并发症的发生，是改善患者长期预后的重要环节。

4．治疗肾性贫血。对于出现贫血的患者，要积极寻找病因，治疗原发病，特别是合并营养不良性贫血的患者首先应依据病因给予铁剂、叶酸或维生素B$_{12}$等。

5．纠正电解质紊乱和酸碱平衡紊乱。尿毒症患者只有维持每日2L以上的尿量，才能有效排泄代谢产物，但应注意若因补充体液引起明显水肿、高血压时要进行调整。

6．防治心血管并发症。心血管并发症是慢性肾病患者的主要并发症和主要死亡原因之一，应在患病之初就开始防治。慢性肾病引起的心血管并发症情况复杂，要经检查后，在医生的指导下用药。

 【常用药物】

药理分类	药物	药理作用	用法用量
ACEI类降压药	卡托普利	此类降压药均有良好的肾脏保护作用，可降低肾小球内压，减少蛋白尿，延缓肾小球硬化，维持肾脏调节水钠平衡的功能，增强胰岛素敏感性，改善脂肪代谢，以及降低心血管疾病发生率	餐前口服，每次25～50mg，每日3次；初始剂量可从每次25mg，每日3次起，渐增至每次50mg
ACEI类降压药	依那普利	此类降压药均有良好的肾脏保护作用，可降低肾小球内压，减少蛋白尿，延缓肾小球硬化，维持肾脏调节水钠平衡的功能，增强胰岛素敏感性，改善脂肪代谢，以及降低心血管疾病发生率	口服，每次10mg，每日1次，依据病情需要可增至每次40mg
ACEI类降压药	贝那普利	此类降压药均有良好的肾脏保护作用，可降低肾小球内压，减少蛋白尿，延缓肾小球硬化，维持肾脏调节水钠平衡的功能，增强胰岛素敏感性，改善脂肪代谢，以及降低心血管疾病发生率	口服，每次10mg，每日1次，依据病情需要可增至每次40mg，分1～2次服用 严重肾功能不全或心力衰竭者，初始剂量为每日5mg
ARB类降压药	氯沙坦	此类降压药均有良好的肾脏保护作用，可降低肾小球内压，减少蛋白尿，延缓肾小球硬化，维持肾脏调节水钠平衡的功能，增强胰岛素敏感性，改善脂肪代谢，以及降低心血管疾病发生率	每次50～100mg，每日1次

续表

药理分类	药物	药理作用	用法用量
ARB类降压药	厄贝沙坦		每次80～160mg，每日1次
	替米沙坦		每次40～80mg，每日1次
	坎地沙坦		每次8～16mg，每日1次
	阿利沙坦		每次80～160mg，每日1次
	伊贝沙坦		每次150～300mg，每日1次
	缬沙坦		每次80～160mg，每日1次
钙离子抗抑剂降压药	硝苯地平（心痛定）	此类降压药可扩张动脉平滑肌，降低外周血管阻力而降低血压；也可增加肾血流量、减少自由基产生、改善血管重塑、减少组织钙化，从而起到保护肾脏的作用	每次10mg，每日3次
	尼莫地平		每次20mg，每日2～3次
	尼群地平		每次5～10mg，每日2～3次
	尼卡地平		每次20mg，每日2次
	氨氯地平		每次5mg，每日1次
	地尔硫䓬		每次30mg，每日3次
治疗贫血的药物	叶酸	本品经二氢叶酸还原酶及维生素B_{12}的作用，形成四氢叶酸，与多种一碳基团（如—CH_3、—CH_2、—CHO等）结合成四氢叶酸类辅酶，传递一碳基团，参与体内很多重要反应及核酸和氨基酸的合成	口服，成人每次5～10mg，每日15～30mg，直至血象恢复正常

药理分类	药物	药理作用	用法用量
治疗贫血的药物	维生素B$_{12}$	维生素B$_{12}$参与体内甲基转换及叶酸代谢，促进5-甲基四氢叶酸转变为四氢叶酸，缺乏维生素B$_{12}$时，可导致DNA合成障碍，影响红细胞的成熟；本品还可促使甲基丙二酸转变为琥珀酸，参与三羧酸循环，与神经髓鞘脂类的合成及维持有髓神经纤维功能完整相关，维生素B$_{12}$缺乏症的神经损害可能与此机制有关	口服，每次25μg，每日3次；或隔日每次50μg，每日3次

 【用药关怀】

药物	用药关怀
卡托普利	·食物会减少本品的吸收，故宜餐前1h服药 ·常见不良反应有皮疹、心动过速、咳嗽、味觉迟钝等 ·用药期间应定期监测血白细胞计数和分类计数，每月查一次尿蛋白
依那普利	·对本品过敏者或双侧肾动脉狭窄患者忌用，肾功能严重受损者慎用 ·禁止与脑啡肽酶抑制剂（沙库巴曲）联合使用。无论是从本品转换为脑啡肽酶抑制剂沙库巴曲/缬沙坦，或是从沙库巴曲/缬沙坦转换为本品，在服用沙库巴曲/缬沙坦的36h内，请勿服用本品 ·本品与其他降压药物同时应用时可发生迭加作用，尤其是同时应用利尿剂 ·同时应用本品可以减轻噻嗪类利尿剂引起的血清钾降低 ·肾功能不全的患者可能需要减少本品的剂量和（或）减少用药的次数 ·个别患者，尤其是在应用利尿剂或血容量减少者，可能会引起血压过度下降，故首次剂量宜从2.5mg（1/4片）开始 ·应定期做白细胞计数和肾功能测定 ·儿童慎用

药物	用药关怀
贝那普利	• 患有血管胶原疾病的病人（特别是如果该疾病和肾功能受损相关时）应定期检查白细胞计数 • 出现血管神经性水肿时，应立即停药，并进行适当治疗 • 重度肾功能受损患者（肾小球滤过率＜30mL/min）应避免联合使用ACE抑制剂（包括本品）或者ARBs与阿利吉仑 • 妊娠期妇女不宜应用本品 • 对贝那普利或其他血管紧张素转换酶抑制剂过敏者、有血管神经性水肿史者、孤立肾、移植肾、双侧肾动脉狭窄而肾功能减退者禁用 • 用ACE抑制剂患者应避免与保钾利尿剂（如螺内酯、氨苯喋啶及阿米洛利等药）合用，以及避免补钾或补含钾的电解质溶液，因为这可能导致血钾显著增加；若必须合用，则应密切监测患者血钾水平
氯沙坦	• 本品可与或不与食物同时服用 • 肝功能损害患者应用本品时应该考虑使用较低剂量 • 与保钾利尿剂（如螺内酯、氨苯蝶啶、阿米洛利）、补钾剂，或含钾的盐代用品合用时，可导致血钾升高
厄贝沙坦	• 开始治疗前应纠正血容量不足和（或）钠的缺失 • 肾功能不全的患者可能需要减少本品的剂量 • 轻中度肝功能损害的患者无需调整本品剂量 • 用药期间注意血尿素氮、血清肌酐和血钾的变化 • 不建议本品与锂剂合用 • 妊娠和哺乳期妇女禁用 • 对本品过敏者禁用
替米沙坦	• 对本品活性成分及任一种赋形剂成分过敏者、胆汁淤积患者、胆道阻塞性疾病患者、严重肝功能损害患者、中晚期妊娠（第2个及第3个三月期间）及哺乳期妇女禁用 • 轻中度肝功能不全患者慎用 • 对于肾功能不全的患者，使用本品期间应定期检测血钾水平及血肌酐值 • 替米沙坦不能经血液透析消除，一旦使用过量，应对患者做密切观察，并进行对症和支持治疗

药物	用药关怀
坎地沙坦	· 双侧或单侧肾动脉狭窄的患者、高血钾的患者、肝功能障碍的患者、严重肾功能障碍的患者、有药物过敏史的患者、老年患者慎用 · 出现血管性水肿、急性肾功能衰竭时，应停止用药，并进行适当处理
阿利沙坦	· 在使用本品之前，应先纠正低钠和（或）血容量不足 · 对本品任何成分过敏者、妊娠中晚期及哺乳期间禁用 · 老年患者无需因年龄而调整剂量，如患者伴有严重肝肾功能、心功能减退，用药期间应注意观察，可酌情减量
伊贝沙坦	· 治疗前应纠正血容量不足和（或）钠的缺失 · 抑制肾素—血管紧张素—醛固酮系统，个别肾功能不全的敏感患者可能产生肾功能改变，要注意血尿素氮、血清肌酐和血钾的变化，必要时减少本品剂量 · 轻、中度肝功能不全患者，肾功能不全患者使用本品时不需要调整剂量 · 过量服用本品后可出现低血压、心动过速或心动过缓，应采用催吐、洗胃及支持疗法 · 对本品成分过敏者禁用
缬沙坦	· 每日应在同一时间用药（如早晨），可在进餐时或空腹服用 · 非胆管源性、无淤胆的肝功能不全患者无需调整剂量，胆管梗阻患者因排泄减少，使用时应特别小心 · 肾功能不全患者无需调整剂量，但肌酐清除率＜10mL/min时需注意
硝苯地平（心痛定）	· 常见不良反应有外周水肿、头晕、头痛、恶心、乏力、面部潮红等 · 肝功能损害患者用药需严格监测，病情严重时应减量 · 与西咪替丁、丙戊酸、酮康唑、利托那韦、氟西汀等合用时，应监测血压；不得与利福平合用 · 控释片不可将药片嚼碎、掰开，应整片用少量液体吞服，服药后活性成分被吸收，空药片壳会随大便完整排出体外 · 服用硝苯地平时应避免使用葡萄柚/葡萄柚汁 · 长期给药的患者停药应缓慢减量，避免发生停药综合征

药物	用药关怀
尼莫地平	·对本品或本品中任何成分过敏者禁用 ·尼莫地平与利福平联合应用会显著降低尼莫地平的疗效，因此尼莫地平禁止与利福平联合应用 ·口服尼莫地平与抗癫痫药苯巴比妥、苯妥英或卡马西平联合应用会显著降低尼莫地平的疗效，因此禁止联合应用 ·用于治疗老年性脑功能障碍时，对于肝功能严重不良的患者，特别是肝硬化患者，由于首过效应和代谢清除率降低，可能使尼莫地平的生物利用度增加，因此肝功能严重不良的患者禁用
尼群地平	·较少见的反应有头痛、脸红 ·少见的反应有头晕、恶心、低血压、脚肿、心绞痛，多数不良反应轻微，不影响治疗 ·对本品过敏及严重主动脉瓣狭窄的患者禁用 ·肝功能不全、肾功能不全患者慎用 ·严重冠状动脉狭窄的患者，服用本品期间必须定期做心电图监测
尼卡地平	·常见不良反应有足踝部水肿、头晕、头痛、面部潮红等，有时出现谷丙转氨酶（GPT）、谷草转氨酶（GOT）升高，较少出现心悸、心动过速、心绞痛加重，减少剂量或加β受体阻滞剂可以纠正 ·少有恶心、口干、便秘、乏力、皮疹，胆红素、乳酸脱氢酶、胆固醇、尿素氮、肌酐升高，粒细胞减少等 ·肝功能障碍患者、肾功能障碍患者、充血性心力衰竭患者、急性脑梗死和脑缺血患者、低血压患者、青光眼患者、妊娠期妇女、哺乳期妇女、儿童慎用本品 ·肝功能不全的患者宜从低剂量（每次20mg，每日2次）开始治疗 ·在治疗早期确定合适剂量的过程中，应仔细监测血压，注意避免发生低血压 ·本品的最大降压作用是在血药峰浓度时，故宜在给药后1～2h测量血压 ·用药后注意患者反应，尤其对于降压后心率加快者

续表

药物	用药关怀
氨氯地平	·常见不良反应为潮红、头痛和水肿 ·老年人宜从小剂量开始，逐渐增加剂量 ·重度肝功能不全患者应缓慢增加剂量 ·严重的主动脉狭窄患者，可能发生症状性低血压
地尔硫䓬	·普通片剂应餐前及睡前服药 ·病态窦房结综合征、Ⅱ度或Ⅲ度房室传导阻滞（未安装起搏器者）、低血压（收缩压＜90mmHg）、急性心肌梗死或肺充血患者禁用 ·常见不良反应有浮肿、头痛、恶心、眩晕、皮疹、无力 ·长期用药者应定期监测肝肾功能
叶酸	·不良反应较少，罕见过敏反应，长期用药可出现畏食、恶心、腹胀等胃肠道症状 ·大量服用叶酸时，可使尿液呈黄色 ·对本品过敏者禁用，过敏体质者慎用 ·本品性状发生改变时禁止使用 ·应将本品放在儿童接触不到的地方 ·如正在使用其他药品，使用本品前请咨询医师或药师
维生素B_{12}	·痛风患者如使用本品，由于核酸降解加速，血尿酸升高，可诱发痛风发作，应加以注意 ·神经系统损害者，在诊断未明确前，不宜应用维生素B_{12}，以免掩盖亚急性联合变性的临床表现 ·维生素B_{12}缺乏可同时伴有叶酸缺乏，如以维生素B_{12}治疗，血象虽能改善，但可掩盖叶酸缺乏的临床表现，对该类患者宜同时补充叶酸，才能取得较好疗效 ·维生素B_{12}治疗巨幼细胞性贫血时，在起始48h，宜查血钾，以便及时发现可能出现的严重低钾血症 ·抗生素可影响血清和红细胞内维生素B_{12}的测定，特别是应用微生物学检查方法，可产生假性低值；在治疗前后，测定血清维生素B_{12}时，应加以注意

第五节 肾盂肾炎

【疾病简介】

肾盂肾炎是肾盂与肾实质的炎症，属于上尿路感染的一种类型，多由细菌感染引起，可发生于任何年龄，女性的发病率高于男性，女性在儿童期、新婚期、妊娠期和老年期更容易发生。尿路梗阻、膀胱输尿管反流及尿潴留等情况可以造成继发性肾盂肾炎。据统计，全球每年大约有4000人死于肾盂肾炎引起的败血症。根据临床病程及症状，肾盂肾炎可分为急性肾盂肾炎和慢性肾盂肾炎。

【临床表现】

急性肾盂肾炎常见的临床表现包括发热（体温＞38℃）、寒战、腰痛、恶心、呕吐或肋脊角叩痛，伴或不伴尿频、尿急、尿痛、血尿等膀胱刺激症状。老年人症状常不典型。妊娠期妇女出现急性肾盂肾炎时需要特别关注，急性肾盂肾炎不仅会对妊娠期妇女带来不利影响，导致贫血、肾功能不全或呼吸功能不全，还会对胎儿造成影响。

慢性肾盂肾炎的临床表现较为复杂，全身及泌尿系统局部表现可不典型，有时仅表现为无症状性菌尿。半数以上慢性肾盂肾炎患者有急性肾盂肾炎病史。

【用药特点及原则】

（一）一般对症治疗

1．保证充分休息。急性肾盂肾炎患者在发作期若有发热等全身感染症状，应卧床休息；慢性肾盂肾炎患者不宜从事重体力劳动。

2．建议适当多饮水，勤排尿，以冲洗细菌和炎症物质，预防尿路感染。

3．注意个人清洁卫生，尤其是会阴部及肛周皮肤的清洁，特别是女性月经期、妊娠期、产褥期。

4．坚持运动锻炼，保证营养均衡，增强机体免疫力。

5．消除各种诱发因素，如糖尿病、肾结石及尿路梗阻等。

（二）合理用药原则

1．急性肾盂肾炎的关键治疗手段是选择有效的抗生素。使用抗生素应全面考虑临床症状严重程度、并发症风险、尿培养和药敏试验结果、使用抗生素既往史（可能会导致耐药）和局部抗生素耐药性等多方面因素。

2．门诊患者可将口服氟喹诺酮类药物或头孢菌素类药物作为治疗非复杂性急性肾盂肾炎的经验性用药。但与静脉注射头孢菌素类药物相比，口服头孢菌素类药物患者的血药浓度和尿药浓度更低。如果药敏试验结果提示有效，也可以应用复方磺胺甲噁唑或口服 β 内酰胺类抗生素。

3．住院患者的初始用药包括静脉应用氟喹诺酮类、氨基糖苷类、广谱头孢菌素或青霉素。如果尿培养提示存在多重耐药菌，可选择碳青霉烯类药物。具体治疗方案应基于患者的耐药情况并根据药敏试验结果及时调整。静脉用药症状好转后可改为口服抗生素治疗。

4．妊娠期应用抗生素要同时考虑母胎安全，首选青霉素类和头孢菌素类药物，不建议使用喹诺酮类和氨基糖苷类药物。喹诺酮类药物虽然在肾脏的浓度高，但可能导致胎儿关节病变；氨基糖苷类可穿过胎盘到达胎儿组织，可能引起胎儿听力损害。

5．急性肾盂肾炎疗程一般需≥14日（2~4周），体温正常后可序贯口服抗生素。慢性肾盂肾炎疗程常需4~6周，必要时可联合用药或间断治疗2~3个疗程。

【常用药物】

药理分类	药物名称	药理作用	用法用量
16岁以上非妊娠期妇女和男性			
首选口服抗生素			
头孢菌素	头孢氨苄	通过与细菌的青霉素结合蛋白结合，抑制细菌的细胞壁合成，从而起抗菌作用	每次0.5g，每日2次（严重感染者可增至1~1.5g，每日3~4次），7~10日为1个疗程
青霉素类	阿莫西林克拉维酸钾	阿莫西林是广谱青霉素类抗菌药物，克拉维酸钾不可逆地抑制β内酰胺酶，阻止阿莫西林被β内酰胺酶降解	每次0.5g（阿莫西林）/0.125g（克拉维酸钾），每日3次，7~10日为1个疗程
喹诺酮类	环丙沙星	通过作用于细菌DNA螺旋酶，抑制DNA的合成和复制而导致细菌死亡	每次0.5g，每日2次，7日为1个疗程
首选静脉注射抗生素			
青霉素类	阿莫西林克拉维酸钾	阿莫西林是广谱青霉素类抗菌药物，克拉维酸钾不可逆地抑制β内酰胺酶，阻止阿莫西林被β内酰胺酶降解	每次1.2g，每日3次
头孢菌素	头孢呋辛	通过与细菌的青霉素结合蛋白结合，抑制细菌的细胞壁合成，从而起抗菌作用	每次0.75~1.5g，每日3~4次
	头孢曲松		每次1~2g，每日1次

首选静脉注射抗生素

喹诺酮类	环丙沙星	通过作用于细菌DNA螺旋酶，抑制DNA的合成和复制而导致细菌死亡	每次0.4g，每日2~3次
氨基糖苷类	庆大霉素	作用于细菌核糖体的30S亚单位，抑制细菌合成蛋白质，破坏细菌细胞膜的完整性	初始剂量为每次5~7mg/kg，每日1次，后期根据血药浓度调整剂量
	阿米卡星		初始剂量为每次15mg/kg，每日1次，后期根据血药浓度调整剂量

二线静脉注射抗生素（咨询当地微生物学专家）

妊娠期妇女

首选口服抗生素

头孢菌素	头孢氨苄	通过与细菌的青霉素结合蛋白结合，抑制细菌的细胞壁合成，从而起抗菌作用	每次0.5g，每日2~3次（严重感染者可增至1~1.5g），每日3次，7~10日为1个疗程

首选静脉注射抗生素（用于呕吐、无法口服抗生素或病情严重者）

头孢菌素	头孢呋辛	通过与细菌的青霉素结合蛋白结合，抑制细菌的细胞壁合成，从而起抗菌作用	每次0.75~1.5g，每日3~4次

二线静脉注射抗生素（若细菌对药物产生耐药性或患者可能有脓毒症，可选择二线抗生素或联合使用抗生素，具体应咨询当地微生物学专家）

16岁以下患者

3个月以上患者首选口服抗生素（3个月以下婴幼儿转诊至儿科治疗，并静脉注射抗生素）

头孢菌素	头孢氨苄	通过与细菌的青霉素结合蛋白结合，抑制细菌的细胞壁合成，从而起抗菌作用	3~11个月婴儿：每次12.5mg/kg或125mg，每日2次 1~4岁儿童：每次12.5mg/kg，每日2次 5~11岁儿童：每次12.5mg/kg，每日2次，或250mg，每日3次，7~10日为1个疗程；严重感染者增加至每次25mg/kg，每日2~4次；最大剂量为每次1g，每日4次 12~15岁儿童：每次500mg，每日2~3次，严重感染者可增至每次1~1.5g，每日3~4次，7~10日为1个疗程

药理分类	药物名称	药理作用	用法用量
青霉素类	阿莫西林克拉维酸钾	阿莫西林是广谱青霉素类抗生素，克拉维酸钾不可逆地抑制β内酰胺酶，阻止阿莫西林被β内酰胺酶降解	3个月至5岁儿童：每次125/31混悬液0.25mL/kg，每日3次 6～11岁儿童：每次250/62混悬液0.15mL/kg，每日3次 12～15岁儿童：每次250mg（阿莫西林）/125mg（克拉维酸钾）或500mg（阿莫西林）/125mg（克拉维酸钾），每日3次，7～10日为1个疗程

3个月以上患者首选静脉注射抗生素（用于呕吐，无法口服抗菌药物或病情严重者，若细菌对药物产生耐药性或患者可能有脓毒症，可选择二线抗生素或联合使用抗生素，具体应咨询当地微生物学专家）

药理分类	药物名称	药理作用	用法用量
青霉素类	阿莫西林克拉维酸钾	阿莫西林是广谱青霉素类抗生素，克拉维酸钾不可逆地抑制β内酰胺酶，阻止阿莫西林被β内酰胺酶降解	3个月至15岁儿童：每次30mg/kg，每日3次；最大剂量为每次1.2g，每日3次
头孢菌素	头孢呋辛	通过与细菌的青霉素结合蛋白结合，抑制细菌的细胞壁合成，从而起抗菌作用	3个月至15岁儿童：每次20mg/kg，每日3次，单次最大剂量为750mg；严重感染者可增至50～60mg/kg，每日3～4次，单次最大剂量为1 500mg

续表

			3个月至11岁儿童：每次50~80mg/kg，每日1次，最大剂量为每日4 000mg
头孢菌素	头孢曲松	通过与细菌的青霉素结合蛋白相结合，抑制细菌的细胞壁合成，从而起抗菌作用	12岁以上儿童：每次1~2g，每日1次
氨基糖苷类	庆大霉素	作用于细菌核糖体的30S亚单位，抑制细菌合成蛋白质，破坏细菌细胞膜的完整性	初始剂量为每次5~7mg/kg，每日1次，后期根据血药浓度调整剂量
	阿米卡星		初始剂量为每次15mg/kg，每日1次，后期根据血药浓度调整剂量

3个月以上患者二线静脉注射液抗生素（咨询当地微生物学专家）

 【用药关怀】

药物	用药关怀
头孢菌素	· 对任何一种头孢菌素类药物有过敏史及有青霉素过敏性休克史的患者禁用 · 用药前必须详细询问患者既往有无对头孢菌素类、青霉素类或其他药物的过敏史；有青霉素类、其他β内酰胺类及其他药物过敏史的患者，有明确应用指征时应慎用 · 在用药过程中一旦发生过敏反应，应立即停药；如发生过敏性休克，应立即就地抢救，并予以肾上腺素等相关治疗 · 本类药物主要经肾脏排泄，中度以上肾功能不全患者应根据肾功能适当调整剂量；中度以上肝功能减退患者，应调整用药剂量 · 第一代头孢菌素注射剂可能增加氨基糖苷类药物的肾毒性，合用时注意监测肾功能 · 头孢哌酮可导致低凝血酶原血症或出血，合用维生素K可预防出血；本药亦可引起戒酒硫样反应，用药期间及治疗结束后72h内应避免摄入酒精

药物	用药关怀
青霉素类	·对青霉素G或青霉素类抗生素过敏者禁用本品 ·无论采用何种给药途径，用药前必须明确有无青霉素类药物过敏史、其他药物过敏史及过敏性疾病史，并做青霉素皮肤过敏试验 ·青霉素类药物可安全地应用于妊娠期妇女；少量本品可经乳汁排出，哺乳期妇女应用青霉素时应停止哺乳 ·老年人肾功能呈轻度减退，本品主要经肾脏排出，故老年患者宜适当减量应用
喹诺酮类	·对喹诺酮类药物过敏的患者禁用 ·18岁以下未成年患者避免使用本类药物 ·制酸剂和含钙、铝、镁等金属离子的药物可减少本类药物的吸收，应避免同用 ·与咖啡因、丙磺舒、茶碱类、华法林和环孢素同用可减少此类药物的清除，使其血药浓度升高 ·妊娠期妇女、哺乳期妇女应避免使用本类药物 ·本类药物偶可引起抽搐、癫痫、意识改变、视力损害等严重中枢神经系统不良反应，在肾功能减退或有中枢神经系统基础疾病的患者中易发生，这类患者不宜使用本类药物 ·肾功能减退患者应用本类药物时，需根据肾功能减退程度减量用药，以防发生由于药物在体内蓄积而引起的抽搐等中枢神经系统严重不良反应 ·本类药物可能引起皮肤光敏反应、关节病变、肌腱炎、肌腱断裂等，各种给药途径均可发生，有的病例可发生在停药后，并偶可引起心电图QT间期延长 ·本类药物可引起血糖波动，用药期间应注意密切监测血糖
氨基糖苷类	·对氨基糖苷类药物过敏的患者禁用 ·本类药物具肾毒性、耳毒性（耳蜗、前庭）和神经肌肉阻滞作用，用药期间应监测肾功能（尿常规、血尿素氮、血肌酐），严密观察患者听力及前庭功能，注意观察神经肌肉阻滞症状，一旦出现上述不良反应先兆时，应及时停药 ·肾功能减退患者应用本类药物时，需根据其肾功能减退程度减量给药 ·本类药物不宜与其他肾毒性药物、耳毒性药物、神经肌肉阻滞剂或强利尿剂同用；与注射用第一代头孢菌素类合用时可能增加肾毒性

第六节 前列腺炎

【疾病简介】

前列腺炎是指前列腺受到致病菌感染和（或）某些非感染因素刺激而出现的骨盆区域疼痛或不适、排尿异常、性功能障碍等临床表现的疾病。前列腺炎是成年男性的常见疾病，50岁以下的成年男性患病率较高，高发年龄为31～40岁，我国的一项大样本调查显示前列腺炎样症状发生率为8.4%。

根据目前对前列腺炎的基础研究和临床研究情况，1995年美国国立卫生研究院提出新的分类方法，将前列腺炎分为四型：Ⅰ型前列腺炎为急性细菌性前列腺炎；Ⅱ型前列腺炎为慢性细菌性前列腺炎；Ⅲ型前列腺炎为慢性前列腺炎/慢性骨盆疼痛综合征，根据前列腺液、精液或前列腺按摩后尿液中的白细胞数量是否升高，该型又分为ⅢA型（炎症性）前列腺炎和ⅢB型（非炎症性）前列腺炎；Ⅳ型前列腺炎为无症状性前列腺炎。

【临床表现】

（一）急性细菌性前列腺炎

急性细菌性前列腺炎发病突然，表现为急性疼痛，疼痛部位为会阴部及耻骨区，常伴发外生殖器不适或疼痛，并伴有排尿刺激症状和梗阻症状，也可出现高热、寒战、恶心、呕吐等全身症状。典型症状为尿频、尿急、尿痛；梗阻症状包括排尿犹豫、尿线间断，甚至急性尿潴留；严重患者可出现败血症，临床上往往伴发急性膀胱炎。

（二）慢性细菌性前列腺炎

患者常表现为不同程度的下尿路症状，如尿频、尿急、尿痛、尿不尽、尿道灼热，于晨起、排尿末或排便时尿道口有少量白色分泌物流出；会阴部、外生殖器区、下腹部、耻骨区、腰骶及肛周坠胀疼痛不适；还可有排尿等待、排尿无力、尿线变细、尿线分叉、尿线间断及排尿时间延长等症状。部分患者还可出现头晕、乏力、记忆力减退、性功能异常、射精不适或疼痛、精神抑郁、焦虑等症状。

（三）慢性前列腺炎/慢性骨盆疼痛综合征

主要表现为长期、反复的会阴、下腹部等区域疼痛或不适，或尿频、尿不尽，可伴有不同程度的性功能障碍，生育能力下降，精神、心理症状等一系列综合征。与慢性细菌性前列腺炎不同，该类患者没有反复尿路感染发作。

 【用药特点及原则】

（一）一般对症治疗

1．参加体育锻炼，增强体质，规律作息时间及性生活，避免熬夜、憋精等行为。

2．限制或避免酒精、咖啡因、辛辣或酸性食物的摄入。

3．避免做一些会刺激前列腺的活动，比如久坐、骑自行车、憋尿等。

4．非急性期患者及未合并尿路感染患者可进行前列腺按摩。

5．热水坐浴对于缓解症状有一定的帮助。

（二）合理用药原则

前列腺炎的治疗方式包括生活方式调整、心理治疗、药物治疗、局部理疗等。药物治疗主要包括：

1．Ⅰ型前列腺炎治疗主要有广谱抗生素（广谱青霉素、三代头孢菌素、氨基糖苷类、氟喹诺酮类）治疗、对症治疗和支持治疗。发热症状改善后改为口服抗生素，疗程至少4周，若症状较轻，可使用2～4周。

2．Ⅱ型前列腺炎治疗以口服抗生素为主，选择敏感药物，主要包括氟喹诺酮类、大环内酯类、四环素类等，疗程为4~6周。可同时使用α受体阻滞剂6~12周，缓解排尿症状或疼痛。非甾体抗炎药有助于缓解疼痛及不适症状，伴有尿频、尿急、尿失禁等膀胱过度活动症且无尿路梗阻的患者，可使用M受体阻滞剂。

3．ⅢA型前列腺炎可先口服抗生素2~4周，然后根据其疗效反馈决定是否继续抗生素治疗，推荐的总疗程为4~6周。推荐使用α受体阻滞剂改善排尿症状和疼痛，也可选择非甾体抗炎药、M受体阻滞剂等改善症状。对存在抑郁、无助感等心理障碍症状的患者，可使用5-羟色胺再摄取抑制剂等抗抑郁治疗。

4．ⅢB型前列腺炎不推荐抗生素治疗，可选择α受体阻滞剂、非甾体抗炎药、M受体阻滞剂等药物治疗。

5．Ⅳ型前列腺炎因无疼痛和排尿症状，不影响患者生活质量，如果没有生育需求，且不伴有血清前列腺特异抗原升高，可不治疗。

【常用药物】

药理分类	药物名称	药理作用	用法用量
喹诺酮类	左氧氟沙星	通过作用于细菌DNA螺旋酶，抑制DNA的合成和复制而导致细菌死亡	口服或静脉给药，每次0.5g或0.75g，每日1次
	环丙沙星		口服：每次0.5~0.75g，每日2次 静脉给药：每次0.4g，每12h 1次
大环内酯类	罗红霉素	通过抑制细菌蛋白质的合成发挥抗菌作用	常释剂型：空腹口服，每次150mg，每日2次 缓释剂型：空腹口服，每次300mg，每日1次
	阿奇霉素		口服或静脉给药，每次0.5g，每日1次

药理分类	药物名称	药理作用	用法用量
大环内酯类	克拉霉素	通过抑制细菌蛋白质的合成发挥抗菌作用	常释制剂：口服，每次0.25g，每12h 1次 缓释制剂：口服，每次0.5g，每日1次 注射剂型也可静脉给药
四环素类	多西环素	与核糖体30S亚基的A位置结合，阻止肽链的延长，从而抑制细菌或其他病原微生物的蛋白质合成	口服或静脉给药，初始剂量为每次0.2g，以后每次0.1g，每日1~2次
	米诺环素		口服，初始剂量为0.2g，以后每12h服用0.1g或每6h服用0.05g
磺胺类	复方磺胺甲噁唑片	磺胺甲噁唑作用于二氢叶酸合成酶，干扰合成叶酸的第一步，甲氧苄啶作用于叶酸合成代谢的第二步，选择性抑制二氢叶酸还原酶的作用，二者合用可使细菌的叶酸代谢受到双重阻断	口服，每次服用甲氧苄啶160mg和磺胺甲噁唑800mg，每12h服用1次
氨基糖苷类	阿米卡星	氨基糖苷类药物可作用于细菌核糖体的30S亚单位，抑制细菌合成蛋白质，破坏细菌细胞膜的完整性	静脉给药，7.5mg/kg，每12h 1次或15mg/kg，每日1次
	依替米星		静脉给药，每次0.1~0.15g，每12h 1次，或每次0.2~0.3g，每日1次
	奈替米星		用于成人复杂性尿路感染，静脉注射，每日3~4mg/kg；中、重度感染，每日4~6mg/kg；严重全身感染，每日6~7.5mg/kg；每8~12h给药1次
	庆大霉素		肌内注射或静脉给药，每次80mg或每次1~1.7mg/kg，每8h 1次；或每次5mg/kg，每24h 1次

药理分类	药物名称	药理作用	用法用量
广谱青霉素类	阿莫西林克拉维酸钾（7:1）	阿莫西林是广谱青霉素类抗生素，克拉维酸钾不可逆地抑制β内酰胺酶，阻止阿莫西林被β内酰胺酶降解	口服：每次875mg（阿莫西林）/125mg（克拉维酸钾），每日2次 静脉注射：每次1.2g，每8h 1次，严重感染者可增至每6h 1次
	氨苄西林舒巴坦（2:1）	氨苄西林是广谱青霉素类抗生素，舒巴坦不可逆地抑制β内酰胺酶，阻止氨苄西林被β内酰胺酶降解	静脉注射，每次3g，每6h 1次
	哌拉西林他唑巴坦（8:1）	哌拉西林是广谱半合成β内酰胺类药物，他唑巴坦不可逆抑制β内酰胺酶，阻止哌拉西林被β内酰胺酶降解	静脉注射，每次4.5g，每8h 1次
头孢菌素类	头孢克肟	通过与细菌的青霉素结合蛋白相结合，抑制细菌的细胞壁合成，从而起抗菌作用	口服，每次0.1g，每日2次
	头孢他啶		静脉注射，1~2g，每日2次
	头孢曲松		静脉注射，1~2g，每日1次
	头孢哌酮他唑巴坦（2:1）		静脉注射，每次3g，每12h 1次，严重或难治感染者每日剂量可增加至12g

药理分类	药物名称	药理作用	用法用量
非甾体抗炎镇痛药	对乙酰氨基酚	可抑制前列腺素合成，具有解热镇痛作用	口服，每次0.5g，每4~6h1次，每日最大剂量为2g
	塞来昔布	通过抑制环氧化酶-2来抑制前列腺素生成，产生镇痛、抗炎作用	每次200mg，每日2次
其他止痛药物	加巴喷丁	具有抗癫痫、解痉、镇痛、防止肌萎缩等作用	口服，每次100~300mg，每日1~3次，每日最大剂量为1.8g
	普瑞巴林	γ氨基丁酸受体激动剂，可能的镇痛机制包括抑制NMDA受体及阻滞钙通道	口服，每次75mg或150mg，每日2次；或者每次50mg或100mg，每日3次
M受体阻滞剂	托特罗定	通过选择性作用于膀胱，阻断乙酰胆碱与介导逼尿肌收缩的M受体结合，抑制逼尿肌不自主收缩，从而改善膀胱储尿功能	常释剂型：口服，每次2mg，每日2次 缓释剂型：口服，每次4mg，每日1次
	奥昔布宁		常释剂型：口服，每次5mg，每日2~3次，每日最大剂量为20mg 缓释剂型：口服，初始剂量为5~10mg，每日1次，每日最大剂量为30mg
	索利那新		每次5~10mg，每日1次

药理分类	药物名称	药理作用	用法用量
α受体阻滞剂	多沙唑嗪	选择性阻滞α₁受体，降低膀胱颈及前列腺的平滑肌张力，减小尿道阻力，改善排尿功能	常释剂型：起始剂量为每次1mg，每日1次，睡前服用，1～2周后调整剂量；维持剂量为每次1～8mg，每日1次；每日最大剂量为16mg 缓释剂型：每次4mg，每日1次，每日最大剂量为8mg
	特拉唑嗪		起始剂量：每次1mg，每日1次，睡前服用，1～2周后调整剂量 维持剂量：每次5～10mg，每日1次
	阿夫唑嗪		常释剂型起始剂量为每次2.5mg，每日3次，每日最大剂量为10mg；65岁以上老年患者起始剂量为每次2.5mg，每日2次（早、晚各1次）
	坦索罗辛		餐后口服，每次0.2～0.4mg，每日1次
	赛洛多辛		每次4mg，每日2次，早、晚餐后口服
抗抑郁药	阿米替林	抑制5-羟色胺和去甲肾上腺素的再摄取	每日推荐剂量为25～75mg
	度洛西汀		推荐初始剂量为每次40mg，每日1次，或每次20mg，每日2次；之后逐渐调整至维持剂量每次60mg，每日1次

【用药关怀】

药物	用药关怀
喹诺酮类	· 参照本章第五节肾盂肾炎
大环内酯类	· 主要的不良反应为消化系统反应，偶可见肝功能异常、药疹、耳鸣、听觉障碍、心脏毒性等 · 对大环内酯类药物过敏的患者禁用 · 克拉霉素禁止与阿司咪唑、西沙必利、匹莫齐特和特非那定合用，以免引起心脏不良反应；某些心脏病，如心律失常、心动过缓、QT间期延长、缺血性心肌病、充血性心力衰竭患者及电解质紊乱患者禁用 · 肝功能损害患者需适当减量并定期复查肝功能
四环素类	· 主要不良反应为胃肠道反应，包括腹痛、腹泻、假膜性肠炎等，偶可见神经肌肉阻滞 · 对四环素类药物过敏的患者禁用 · 牙齿发育期患者（胚胎期至8岁）使用四环素类可产生牙齿着色及牙釉质发育不良，故妊娠期妇女和8岁以下患者禁用 · 四环素类药物可致肝损害，肝病患者不宜应用，确有指征使用者应减少剂量
磺胺类	· 对任何一种磺胺类药物过敏，以及对呋塞米、砜类（如氨苯砜）、噻嗪类利尿药、磺酰脲类、碳酸酐酶抑制剂过敏的患者禁用 · 本类药物常引起过敏反应，表现为光敏反应、药物热、血清病样反应等，偶见严重的渗出性多形性红斑、中毒性表皮坏死松解型药疹等，因此过敏体质及对其他药物有过敏史的患者应尽量避免使用 · 本类药物可致粒细胞减少、血小板减少及再生障碍性贫血，用药期间应定期检查周围血象变化；红细胞中缺乏葡萄糖-6-磷酸脱氢酶患者易发生溶血性贫血及血红蛋白尿 · 本类药物可致肝脏损害，引起黄疸、肝功能减退，严重者可发生肝坏死，用药期间需定期监测肝功能；肝病患者应避免使用 · 本类药物可致肾损害，用药期间应监测肾功能；肾功能减退、失水、休克及老年患者应用本类药物易出现或加重肾损害，应避免使用 · 用药期间应多饮水，维持充分尿量，以防发生尿结晶，必要时可服用碱化尿液的药物

药物	用药关怀
氨基糖苷类	
广谱青霉素类	• 参照本章第五节肾盂肾炎
头孢菌素类	
对乙酰氨基酚	• 常规剂量仅偶见恶心、呕吐、出汗、腹痛等不良反应，少数可发生过敏性皮炎、皮疹、粒细胞缺乏、血小板减少等不良反应，长期高剂量用药可能会导致肝转氨酶升高 • 服药期间禁止饮酒
塞来昔布	• 对解热镇痛药过敏者、磺胺类药物过敏者禁用 • 活动性胃溃疡或十二指肠溃疡、肝硬化、严重心功能或肾功能不全的患者禁用 • 有支气管哮喘病史者服用后可能会引起支气管痉挛
其他止痛药物	• 常见的不良反应包括头晕、镇静、消化不良、共济失调、口干、周围水肿、体重增加等 • 已知对该药中任一成分过敏的人群、急性胰腺炎的患者禁用
M受体阻滞剂	• 常见不良反应包括口干、头晕、便秘、排尿困难和视物模糊等，多发生在用药2周内和66岁以上的患者，可能影响驾驶汽车和机械操作 • 逼尿肌收缩无力、尿潴留、胃潴留、窄角性青光眼及对M受体阻滞剂过敏者禁用 • 严重肝功能障碍患者禁用

药物	用药关怀
α受体阻滞剂	· 常见的不良反应包括头晕、头痛、发力、困倦、直立性低血压、异常射精等 · 服用 α_1 受体阻滞剂的患者接受白内障手术时可能出现虹膜松弛综合征，建议术前停药 · 已有直立性低血压或血压过低的老年人禁用 · 与其他降压药物联合使用，可使降压作用增强，注意调整剂量
阿米替林	· 不良反应包括口干、镇静、便秘、尿潴留、视物模糊、直立性低血压、体重增加等 · 严重心脏病、近期有心肌梗死发作史、癫痫、青光眼、尿潴留、甲状腺功能亢进、肝功能损害、对三环类药物过敏者禁用
度洛西汀	· 不良反应包括恶心、镇静、失眠、头痛、头晕、口干、便秘等 · 禁止与单胺氧化酶抑制剂联用，也不可以在单胺氧化酶抑制剂停药14日内使用本品，停用度洛西汀至少5日后，才能开始使用单胺氧化酶抑制剂 · 未经控制的闭角型青光眼患者禁用

第七节 前列腺增生

 【疾病简介】

　　良性前列腺增生（BPH），也称前列腺增生，是引起男性老年人排尿障碍最为常见的一种良性疾病。前列腺增生的发病率随年龄的增长而升高，通常患者首次发病在40岁以后，60岁患者发病率＞50%，80岁患者发病率达83%。目前一致认为老龄和有功能的睾丸是前列腺增生发病的两个重要因素，二者缺一不可。目前尚未发现前列腺增生导致前列腺癌的情况。

【临床表现】

45岁以上男性前列腺可有不同程度的增生，早期可能无症状，多在50岁以后出现临床症状，60岁左右症状更加明显，主要包括储尿期症状（如尿频、尿急、尿失禁、夜尿增多）、排尿期症状（如尿流变细、尿流分叉、尿流间断、排尿费力、尿踌躇）、排尿后症状（如排尿后滴沥、尿不尽），当合并感染或结石时，可出现尿痛、血尿等，梗阻严重可能出现尿潴留、肾积水、肾功能不全等，长期排尿困难还可能引起腹股沟疝、内痔、脱肛等。

【用药特点及原则】

（一）一般对症治疗

1．充分休息，避免熬夜和作息不规律。

2．合理膳食，均衡营养。

3．戒烟酒，避免摄入含咖啡因的饮料、酒精和辛辣刺激性食物。

4．适当限制饮水，避免睡觉前大量饮水。

5．适当锻炼身体，避免久坐、长时间骑行等，可适当进行膀胱再训练（定时或有计划地排尿，避免憋尿）、盆底肌训练（凯格尔运动等），保持大便通畅。

6．避免使用利尿药、充血缓解剂、抗组胺药、抗抑郁药等。

7．密切观察、监测并预防、治疗并发症。

（二）合理用药原则

目前，市面上流行的各种前列腺治疗仪及保健品，对于前列腺增生患者来说，不可盲目使用，一旦出现前列腺增生症状，建议及时就医。

若症状较轻，不影响生活与睡眠，一般无需治疗，可观察等待，并通过调整生活方式来改善症状，同时需密切随访，一旦症状加重，应开始治疗。对于中、重度症状患者，以药物治疗和手术治疗为主。治疗药物包括α_1受体阻滞剂、5α还原酶抑制剂和M受体阻滞剂等。

使用α₁受体阻滞剂治疗后数小时至数天即可改善症状，但不能缩小前列腺体积，不能减少急性尿潴留的发生，主要适用于症状轻、前列腺增生体积较小的患者。

5α还原酶抑制剂起效相对较慢，一般服药3个月左右见效，停药后症状容易复发，需长期服药。适用于前列腺增生体积较大和血清前列腺特异性抗原水平高的患者，对于前列腺增大（体积＞30cm³）相关的下尿路症状患者，推荐α₁受体阻滞剂联合5α还原酶抑制剂使用。

M受体阻滞剂可单独用于以尿急、尿频等以储尿期症状为主且无明显梗阻症状的患者，用药过程中可能出现急性尿潴留。

当前列腺增生患者出现以下并发症时，建议手术治疗：①反复尿潴留，即至少在一次拔管后不能排尿或两次尿潴留；②反复血尿，药物治疗无效；③反复泌尿系统感染；④膀胱结石；⑤继发性上尿路积水（伴或不伴肾功能损害）。对于不能耐受手术的患者，可使用尿道球囊扩张、前列腺尿道支架等治疗方式。

 【 常用药物 】

药理分类	药物名称	药理作用	用法用量
α受体阻滞剂	多沙唑嗪	选择性阻滞α₁受体，降低膀胱颈及前列腺的平滑肌张力，减小尿道阻力，改善排尿功能	常释剂型：起始剂量为每次1mg，每日1次，睡前服用，1~2周后调整剂量；维持剂量为每次1~8mg，每日1次；每日最大剂量为16mg 缓释剂型：每次4mg，每日1次，每日最大剂量为8mg
	特拉唑嗪		起始剂量：每次1mg，每日1次，睡前服用，1~2周后调整剂量 维持剂量：每次5~10mg，每日1次

药理分类	药物名称	药理作用	用法用量
α受体阻滞剂	阿夫唑嗪		常释剂型起始剂量为每次2.5mg，每日3次，每日最大剂量为10mg；65岁以上老年患者起始剂量为每次2.5mg，每日2次（早、晚各1次）
	坦索罗辛		餐后口服，每次0.2～0.4mg，每日1次
	赛洛多辛		每次4mg，每日2次，早、晚餐后口服
5α还原酶抑制剂	非那雄胺	通过在前列腺内阻止睾酮转变为有活性的双氢睾酮，进而缩小前列腺体积，改善排尿症状	每次5mg，每日1次
	度他雄胺		每次0.5mg，每日1次
M受体阻滞剂	托特罗定	通过选择性作用于膀胱，阻断乙酰胆碱与介导逼尿肌收缩的M受体结合，抑制逼尿肌不自主收缩，从而改善膀胱储尿功能	常释剂型：口服，每次2mg，每日2次 缓释剂型：口服，每次4mg，每日1次
	奥昔布宁		常释剂型：口服，每次5mg，每日2～3次，每日最大剂量为20mg 缓释剂型：口服，初始剂量为5～10mg，每日1次，每日最大剂量为30mg
	索利那新		每次5～10mg，每日1次
β₃肾上腺素受体激动剂	米拉贝隆	β₃肾上腺素受体是逼尿肌平滑肌细胞表达的主要β受体，β₃肾上腺素受体激动剂能刺激这一受体诱导逼尿肌松弛，从而改善膀胱储尿功能	餐后服用，每次50mg，每日1次

【用药关怀】

药物	用药关怀
α受体阻滞剂	·参照本章第六节前列腺炎
5α还原酶抑制剂	·常见的不良反应包括勃起功能障碍、射精异常、性欲低下等 ·重度肝功能不全者禁用 ·妊娠期妇女或计划怀孕的妇女不应触摸该类药品的碎片和裂片
M受体阻滞剂	·参照本章第六节前列腺炎
米拉贝隆	·最常见的不良反应为尿路感染和心动过速，也可能出现恶心、呕吐、腹泻、头晕、头痛等不良反应 ·本品可能会升高血压，建议定期监测血压，血压控制不佳的重度高血压［收缩压≥180mmHg和（或）舒张压≥110mmHg］患者禁用 ·重度肝损伤（Child-Pugh C级）患者不推荐使用本品；中度肝损伤（Child-Pugh B级）患者，如正在使用强效CYP3A4酶抑制剂，则不推荐使用本品 ·本品是CYP2D6酶的中度抑制剂，与硫利达嗪、氟卡尼和普罗帕酮等经CYP2D6酶代谢且治疗指数窄的药物联用时，应注意监测并调整用药剂量

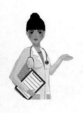

第七章

神经系统疾病及精神疾病用药

第一节 脑梗死

【疾病简介】

脑梗死，即脑卒中，又称脑血管意外，是急性脑血管病引起的局部脑功能障碍，其临床症候持续超过24小时，具有发病率高、死亡率高、致残率高、复发率高的特点，好发于50岁及以上人群，在城市居民死因顺位中居首位。肥胖超重者、糖尿病患者、高血压患者、65岁以上的老年人发病风险大。男性比女性发病风险高。脑梗死可分为两大类，即缺血性脑梗死和出血性脑梗死，两者的病因不同。缺血性脑梗死是由供应脑部氧气和营养的血管发生狭窄或堵塞引起的。出血性脑梗死是由大脑内出血或大脑周围出血引起的，包括脑出血、脑血栓形成、脑栓塞、脑血管痉挛等。高血压是脑出血最常见的病因，动脉粥样硬化是脑血栓形成最常见的病因，心源性栓子的脱落是脑梗死最常见的病因，颅内动脉瘤为蛛网膜下腔出血最常见的病因。

【临床表现】

脑梗死临床表现为一过性或永久性脑功能障碍的症状和体征。缺血性脑梗死常见的特征性表现为突然发生的一侧肢体无力、笨拙、沉重或麻木，一侧面部麻木或口角歪斜，说话不清并伴意识障碍或抽搐、视物模糊、恶心呕吐等。出血性脑梗死症状突发，多在活动中起病，常表现为头痛、恶心、呕吐、不同程度的意识障碍及肢体瘫痪等。

由于病因、病变部位不同，脑梗死的症状也不一致，可能突然发生，也可能渐进性发展。起初患者可能只感到轻微乏力，一段时间后可发展为一侧上肢和下肢无法活动。有的患者因突然急性发作，以致反应和抢救时间很短。

脑梗死发病前可出现以下先兆症状：

1. 头晕，以突发性眩晕最为明显。

2. 突发性单侧肢体、手脚麻木，单侧面部麻木，也可见舌麻、唇麻。

3. 暂时性吐字不清或语言障碍。

4. 肢体无力或运动障碍。

5. 与平时不同的头痛。

6. 不明原因突然跌倒或晕倒。

7. 短暂意识丧失或个性和智力的突然变化。

8. 全身明显乏力，肢体软弱无力。

9. 恶心、呕吐或血压波动。

10. 整天昏昏欲睡，或处于嗜睡状态。

11. 单侧肢体不自主抽动。

12. 双眼突感看不清眼前出现的事物。

 【用药特点及原则】

脑梗死的病因复杂多样，医生会根据不同脑梗死类型和患者个体情况制订相应的治疗方案。

脑梗死的治疗重在早期发现、早期诊断、早期康复训练和预防复发。不同类型的脑梗死，治疗原则不同。缺血性脑梗死，早期多为对症支持治疗，主要为改善脑缺血区的血液循环、促进神经功能恢复。稳定后可针对病因治疗。出血性脑梗死早期应绝对卧床，避免活动，脱水降颅压，加强护理，维持生命功能。

脑梗死的预防重于治疗，脑梗死的预防包括一级预防和二级预防，一级预防是在还没有发生脑梗死的情况下采取的预防措施，二级预防是指脑梗死发生后预防复发。一级预防和二级预防，均应评估患者的危险因素，针对危险因素选择恰当的药物方案加以控制。脑血管病的危险因素包括不可预防和可预防两类，其中不可预防的危险因素包括年龄、性别、种族、遗传因素及出生体重；可预防的危险因素包括高血压、糖代谢异常、糖尿病、血脂异常、吸烟、肥胖、心房颤动、高同型半胱氨酸血症、颈动脉狭窄、其他心脏病、缺乏运动和不良饮食习惯等。脑梗死的一级预防和二级预防药物治疗主要围绕可预防的危险因素，包括使用降压药、调血脂药、降血糖药物、抗栓药物（抗血小板药、抗凝药物）等。

 【常用药物】

药理分类	药物	药理作用	用法用量
抗血小板药	阿司匹林	抑制血小板血栓素A2的生成，不可逆地抑制环氧合酶的合成，从而抑制血小板聚集	每次100mg，每日1次
	氯吡格雷	不可逆地抑制二磷酸腺苷受体从而发挥抗血小板作用	每次75mg，每日1次
抗凝药	华法林	通过抑制维生素K及其2,3-环氧化物的相互转化，抑制凝血因子 II 、VII 、IX 、X 合成，从而发挥抗凝作用	个体化差异大，推荐初始剂量为1～3mg，监测国际标准化比值（INR）并将其范围维持在2.0～3.0，可保持最佳抗凝强度
	利伐沙班	通过抑制Xa因子，阻断凝血过程中内源性和外源性途径，抑制凝血酶的产生和血栓形成	口服，每次15～20mg，每日1次
	达比加群酯	直接抑制凝血酶，防止血液凝集	口服，每次110～150mg，每日2次

续表

药理分类	药物	药理作用	用法用量
调血脂药	阿托伐他汀	抑制胆固醇合成限速酶[β-羟基-β-甲戊二酸单酰辅酶A（HMG-CoA）还原酶]，减少胆固醇合成，继而上调细胞表面LDL受体，加速血清LDL分解代谢	每次10～80mg，每日1次
	瑞舒伐他汀		每次5～20mg，每日1次
	辛伐他汀		每次5～40mg，每日1次
	普伐他汀		每次10～40mg，每日1次
	氟伐他汀		每次20～80mg，每日1次
	匹伐他汀		每次1～4mg，每日1次
	依折麦布	抑制小肠对胆固醇的吸收	每次10mg，每日1次

【用药关怀】

药物	用药关怀
阿司匹林	·常见的不良反应包括胃肠道不适、消化道出血，出血风险与剂量相关；偶见过敏反应，主要表现为哮喘、荨麻疹 ·尽量避免同时使用其他非甾体类抗炎药物；联合其他抗血小板和抗凝药物时，出血风险增加 ·服药期间应禁酒及避免进食辛辣刺激性食物 ·出血性疾病、活动性出血、活动性消化性溃疡、控制不良的重度高血压、严重过敏反应或不能耐受（表现为哮喘及鼻息肉）等患者禁用
氯吡格雷	·肝、肾功能损害者慎用；对氯吡格雷过敏者、溃疡病患者及颅内出血患者禁用 ·本品可经乳汁分泌，故妊娠期妇女及哺乳期妇女用药应权衡利弊

药物	用药关怀
	· 本品与阿司匹林、萘普生、华法林、肝素、月见草油、姜黄素、银杏属、大蒜、丹参等溶栓药合用可增加出血风险；奥美拉唑、艾司奥美拉唑可能降低本品药效，增加心血管事件风险 · 不良反应主要为胃肠道反应、出血
华法林	· 应严格按照医嘱服用，药物的剂量应该根据实验室检查结果进行数次调整 · 尽量在每日的同一时间服用，未经医生同意，禁止停药 · 如果漏服了一次药，应在记起时立即服用；如果已经接近下一次服药时间，则不要再服用，严格禁止一次性服用双倍剂量 · 妊娠期妇女禁用 · 如果怀疑用药过量，应立即急救，药物过量的急性症状包括出血、心动过速、恶心、呕吐、胃痛、腹泻及大小便颜色改变 · 药物主要不良反应包括食欲下降、恶心、腹泻或视力模糊等，如果出现异常的出血或瘀伤、血尿、黑便或严重头痛，应立即就医 · 限制饮用酒精性饮料 · 使用华法林期间，应避免突然改变饮食习惯；避免异常地增加或减少食用富含维生素K的食物，如动物肝脏、甘蓝、花椰菜、卷心菜、菠菜、绿茶、乳酪、某些维生素保健药 · 本品可引起严重出血，因此用药期间应避免受伤，如使用电动剃须刀或刷牙时应小心 · 用药后，患者个体差异非常大，且药物作用容易受到其他药物、食物的影响，因此在用药前后及用药期间应监测国际标准化比值（INR）
利伐沙班	· 利伐沙班片10mg剂型可与食物同服，也可以单独服用；15mg剂型、20mg剂型应与食物同服 · 对于不能整片吞服的患者，在服药前可将10mg、15mg或20mg剂型的利伐沙班片压碎，与苹果酱混合后立即口服；服用压碎的15mg或20mg剂型片剂后，应当立即进食 · 如果发生漏服，患者应立即补服（如果已超过12h，则无需补服），并于次日继续按每日1次剂量服药，不应为了弥补漏服剂量而在1日之内将剂量加倍

药物	用药关怀
	·服药过量的处理：如果1次误服双倍剂量，停服1次即可，如果超服剂量很大或不确定，必要时应住院，按药物过量和中毒处理，密切观察和处理药物可能导致的出血并发症 ·常见不良反应为出血 ·有明显活动性出血的患者禁用 ·具有大出血高风险病灶或病情的患者，如近期罹患胃肠道溃疡患者、存在高出血风险恶性肿瘤患者、近期发生脑部或脊椎损伤的患者、近期接受脑部手术患者、近期接受脊椎手术患者、近期接受眼科手术患者、近期发生颅内出血的患者，以及已知或疑似食管静脉曲张的患者、动脉或静脉畸形的患者、血管动脉瘤或脊椎内血管畸形的患者禁用 ·除了从其他治疗转换为利伐沙班或从利伐沙班转换为其他治疗的情况，或给予维持中心静脉或动脉导管所需的普通肝素（UFH）剂量之外，禁止与任何其他抗凝剂合用，如UFH、低分子肝素（依诺肝素、达肝素等）、肝素衍生物（磺达肝癸钠等）、口服抗凝剂（华法林、阿哌沙班、达比加群等） ·伴有凝血异常和临床相关出血风险的肝病患者，包括达到蔡尔德–皮尤（Child-Pugh）分级标准B级和C级的肝硬化患者禁用 ·妊娠期妇女及哺乳期妇女禁用
达比加群酯	·遗漏服药，若距下次用药时间大于6h，仍能补服漏服剂量；如果距下次用药时间不足6h，则应忽略漏服剂量，不可为弥补漏服剂量而使用双倍剂量的药物 ·如果一次性误服双倍剂量，停服1次即可；如果服用剂量过大或不确定，应考虑住院治疗，按药物过量和中毒处理，密切观察并及时处理药物可能导致的出血并发症 ·常见不良反应为出血 ·重度肾功能不全（肌酐清除率＜30mL/min）患者禁用，有显著的活动性出血或合并明显大出血风险的患者禁用 ·禁止与环孢素合用，全身性应用酮康唑、伊曲康唑、他克莫司和决奈达隆患者禁用 ·除非在相互转换过程中，或给予维持中心静脉或动脉导管所需的普通肝素（UFH）剂量之外，禁止与任何其他抗凝药物合用

续表

药物	用药关怀
阿托伐他汀	
瑞舒伐他汀	·大多数人对他汀类药物耐受良好，不良反应通常较轻且短暂，包括肌肉症状、血糖波动等 ·避免与其他CYP3A4酶抑制剂合用，如唑类抗真菌药、西咪替丁、克拉霉素、环孢素、地尔硫䓬、西柚汁、特异性HIV蛋白酶抑制剂等 ·不推荐用于活动性肝病患者，包括原因不明的血清转氨酶持续升高和任何血清转氨酶升高超过正常值上限（ULN）3倍的患者 ·妊娠期妇女、哺乳期妇女禁用
辛伐他汀	
普伐他汀	
氟伐他汀	
匹伐他汀	
依折麦布	·不良反应轻微且多为一过性，主要表现为头疼和消化道症状，与他汀类药物联用也可发生转氨酶增高和肌痛等不良反应 ·妊娠期妇女和哺乳期妇女禁用

第二节　帕金森病

【疾病简介】

帕金森病又名震颤麻痹，是一种常见于中老年人的神经系统退行性疾病。平均发病年龄约55岁，我国65岁以上人群的患病率为1.7%，与欧美国家相似。患病率随着年龄的增长而升高，男性稍高于女性。绝大部分患者为散发性，约10%的患者有家族史。主要病理改变为黑质多巴胺能神经元进行性退变和路易小体形成，导致纹状体多巴胺递质水平降低，乙酰胆碱系统功能相对亢进。

 【临床表现】

帕金森病是一种运动障碍性疾病，肢体震颤、僵硬、动作迟缓、姿势不稳是帕金森病最主要的临床表现，其中以肢体震颤最为常见，呈"搓丸"样动作，震颤频率为4～6Hz，随意运动时减弱，疲劳和紧张时加剧，入睡时停止。动作迟缓是最关键的表现，患者可以感觉到刷牙、系鞋带、解纽扣等精细动作不灵活，走路时手臂不会自主摆动，眨眼少，字迹弯弯曲曲、越写越小，表情变得平淡，呈"面具脸"。随着病程的进展，患者逐渐会出现经常性震颤、肌肉僵硬、肢体疼痛、走路不稳、容易摔倒、活动受限、吐字不清、吞咽困难等症状。

除运动症状外，帕金森病还具有很多非运动症状，包括头晕、嗅觉失灵、情绪低落、焦虑抑郁、痴呆、睡眠问题、顽固性便秘、尿频、尿失禁等。晚期患者经常出现幻觉，如看到房间出现了人、动物等，傍晚及夜间尤其明显，严重影响患者的生活。

 【用药特点及原则】

（一）一般治疗原则

目前帕金森病需采取综合治疗，包括药物治疗、手术治疗、运动疗法、心理疏导及照料护理。最重要且贯穿疾病全过程的手段是药物治疗，手术治疗则是药物治疗的一种有效补充手段。目前无论是药物治疗还是手术治疗，都只能改善症状，不能阻止病情发展，更无法治愈，需长期管理。

（二）合理用药原则

1．因病情早期进展速度较后期快，一旦确诊应尽早治疗。

2．治疗过程应坚持从小剂量开始逐渐增加至有效剂量的原则，以避免产生药物副作用，力求"以最小剂量达到最满意效果"，降低运动并发症的发生率。

3．治疗应强调个体化特点。

4．帕金森病的治疗以延缓疾病进展为目的，非针对发病机制的治疗称为修饰治疗，是治疗神经退行性疾病的一种重要治疗方法。掌握帕金森病的修饰治疗时机，对延缓疾病进展具有重要意义。目前，临床上对帕金森病起修饰治疗作用的药物主要为儿茶酚-0-甲基转移酶抑制剂。

5．避免突然停药，以免发生停药后恶性综合征，如肌强直、高热、肌酶增高、意识障碍伴自主神经功能障碍等。

 【常用药物】

药理分类	药物	药理作用	用法用量	适用人群
拟多巴胺类药	多巴丝肼（左旋多巴+苄丝肼）	苄丝肼、卡比多巴为外周多巴胺脱羧酶抑制剂，可抑制左旋多巴在外周脱羧成多巴胺，从而增加左旋多巴进入脑中脱羧成多巴胺，减少左旋多巴在外周的副作用	口服，起始剂量为每次0.125g（以左旋多巴剂量计），每日2次，以后每隔1周，每日增加0.125g 维持剂量为每次0.25g，每日3次；每日最大剂量为1g，分3～4次口服	非老年期起病症状较重患者；老年期起病患者；伴认知功能减退的患者
	卡左双多巴（左旋多巴+卡比多巴）		口服，起始剂量为每次25mg（以卡比多巴剂量计），每日2次，起始剂量每日≤75mg（以卡比多巴剂量计），服药间隔时间≥6h	

药理分类	药物	药理作用	用法用量	适用人群
儿茶酚-0-甲基转移酶抑制剂	恩他卡朋	抑制外周儿茶酚-0-甲基转移酶，减少左旋多巴代谢，提高左旋多巴的生物利用度	口服，每次0.1～0.2g，每日3次，每日最大剂量为2g	应用于复方左旋多巴疗效减退、出现剂末现象的患者
	托卡朋		每次0.1g，每日3次，第一剂与左旋多巴制剂第一剂同时服用，此间隔6h和12h再次服用，每日最大剂量为0.6g	
非麦角类多巴胺受体激动剂	吡贝地尔	本类药物可与突触后膜多巴胺受体结合，兴奋多巴胺受体	本品缓释制剂的初始剂量为每次50mg，每日1次（易产生不良反应患者可改为每次25mg，每日2次）；第2周增至每次50mg，每日2次；有效剂量为每日150mg，分3次口服；每日最大剂量为250mg	非老年期帕金森病患者的病程初期
	普拉克索		常释制剂：口服，初始剂量为每次0.125mg，每日3次，每周增加0.125mg，每日3次；有效剂量为每日0.5～0.75mg，每日3次；每日最大剂量为4.5mg	
			缓释制剂：口服，初始剂量为每次0.375mg，每日1次；有效剂量为每日1.5～2.15mg，每日1次；每日最大剂量为4.5mg	
	罗匹尼罗		包括常释制剂和缓释制剂，口服，初始剂量为每次0.25mg，每日3次；1周后每日增加0.75～3mg	
			有效剂量为每日3～9mg，分3次口服；每日最大剂量为24mg	
	罗替高汀		外用贴剂，每日于同一时间贴于皮肤之上，保持24h；初始剂量为每次2mg，每日1次；1周后每日增加2mg；有效剂量，早期患者为每日4～8mg，中晚期患者为每日8～16mg	

药理分类	药物	药理作用	用法用量	适用人群
B型单胺氧化酶抑制剂	司来吉兰	本类药物可阻断多巴胺代谢，抑制多巴胺降解和突触重摄取，延长多巴胺作用时间	每次2.5~5mg，每日2次，早晨、中午服用	症状较轻，对生活、工作无明显影响的患者
	雷沙吉兰		每次1mg，每日1次，早晨服用	
抗乙酰胆碱能药物	苯海索	选择性阻断纹状体的胆碱能神经通路，减少神经细胞对多巴胺重摄取	口服，每次1~2mg，每日3次	伴有震颤的、无认知障碍的非老年期患者
多巴胺释放剂	金刚烷胺	促进纹状体多巴胺的合成和释放，减少神经细胞对多巴胺重摄取，有较弱的抗胆碱作用	口服，每次50~100mg，每日2~3次	肌肉强直、震颤和运动障碍的帕金森患者及由左旋的巴诱导的异动症患者

【用药关怀】

药物	用药关怀
拟多巴胺类药	• 主要不良反应包括胃肠道反应（如恶心、呕吐）、心血管反应（如低血压、心律失常），长期使用可能会出现症状波动、异动症、精神症状等 • 活动性消化道溃疡患者慎用，闭角型青光眼、精神病患者禁用 • 建议餐前1h或餐后1.5h服用
儿茶酚-O-甲基转移酶抑制剂	• 主要不良反应有腹泻、头痛、多汗、口干、转氨酶升高、腹痛、尿色变黄等 • 肝脏疾病及严重肾功能不全患者禁用 • 本类药物不能单独使用，必须与左旋多巴同时服用才有效
非麦角类多巴胺受体激动剂	• 主要不良反应包括直立性低血压、脚踝水肿和精神异常 • 禁止与地西泮类精神药物合用
B型单胺氧化酶抑制剂	• 主要不良反应为失眠，勿在傍晚或晚上应用，以免影响睡眠 • 胃溃疡者慎用，与抗抑郁药物联合应用时应谨慎
抗乙酰胆碱能药物	• 主要不良反应包括口干、便秘、排尿困难、青光眼、记忆力下降 • 窄角型青光眼及前列腺肥大患者禁用，老年患者慎用
多巴胺释放剂	• 主要不良反应包括网状青斑、体重增加、认知障碍 • 肾功能不全、癫痫、严重胃溃疡、肝病患者慎用，哺乳期妇女禁用

第三节 癫痫

【疾病简介】

癫痫是一种临床表现为反复和短暂的中枢神经系统功能失常的慢性脑部疾病。癫痫主要是由于脑神经元过度放电引起的。本病经积极治疗后，一般症状可得到控制。

 【临床表现】

癫痫发作的临床表现可多种多样，如感觉障碍、运动障碍、自主神经功能障碍、意识障碍、情感障碍、记忆障碍、认知及行为障碍等，也可表现为某一身体部位不自主抽动、躯体有麻木感或针刺感。同类型的癫痫，具有不同的症状特点，但都有发作性、短暂性、重复性和刻板性四大特征。

 【用药特点及原则】

（一）一般对症治疗

癫痫发作有自限性，多数患者不需特殊处理。观察意识、瞳孔及生命体征变化，注意记录癫痫发作的具体症状表现，如头是否向一侧偏斜等；强直-阵挛性发作时在保证安全的前提下，可协助患者卧倒，不可强行约束患者，防止自伤或伤人。解开患者衣领、腰带，以利呼吸通畅。抽搐发生时，在患者关节部位垫上软物可防止擦伤；不可强压患者的肢体，以免引起骨折和脱臼。发作停止后，可将患者头部转向一侧，让分泌物流出，防止窒息。多次发作者，可考虑肌内注射苯巴比妥。

（二）合理用药原则

对于癫痫患者应强调有原则的个体化治疗。基本处理原则包括明确诊断、合理选择处理方案、恰当的长期治疗、保持规律健康的生活方式及明确治疗的目标。

对儿童、妇女等特殊人群用药需要考虑患者特点，具体按照特殊人群药物治疗。对治疗困难的癫痫综合征及难治性癫痫，建议转诊至癫痫专科医师处诊治。

在经过抗癫痫药物治疗后，60%～70%的癫痫患者可以实现无发作。通常情况下，癫痫患者如果持续无发作2年以上，即可考虑减停用药，但是否减停、如何减停，需要复诊后确定，患者不能盲目自行减停。需要结合病因和脑电图，综合考虑患者的癫痫类型（病因、发作类型、综合征分类）、既往治疗反应以及患者个人情况，仔细评估停药复发风险，确定减停用药复发风险较低，并且与患者或者其监护人充分沟通减药与继续服药的风险效益比之后，可考虑开始逐渐减停抗癫痫药物。擅自减药可能造成病情的反复，甚至导致病情更难控制。

 【常用药物】

药理分类	药物	药理作用	用法用量
传统抗癫痫药	苯巴比妥	本品可直接促进氯离子内流，增加脑内或突触的γ氨基丁酸水平，选择性增强γ氨基丁酸A受体介导的作用，从而抑制神经元过度放电	成人：口服，每日90mg，最大剂量为每次250mg，每日500mg；每日剂量分1~3次服用 儿童：口服，每日3~5mg/kg
	卡马西平	抑制钠离子通道、T型钙离子通道同时可增强中枢抑制性神经递质GABA左室触压的作用	成人：初始剂量为每次口服100~200mg（半片至1片），每日1~2次；逐渐增加剂量直至最佳疗效［通常为每次400mg（2片），每日2~3次］；某些病人需加至每天1 600mg（8片），甚至每日2 000mg（10片） 12个月以下儿童：每日100~200mg（半片至1片），分次服用 1~5岁儿童：每日200~400mg（1~2片），分次服用 6~10岁儿童：每日400~600mg（2~3片），分次服用 11~15岁儿童：每日600~1 000mg（3~5片），分次服用 4岁或4岁以下儿童，推荐初始剂量为每日20~60mg，然后隔日增加20~60mg；4岁以上儿童，推荐初始剂量为每日100mg（半片），然后每周增加100mg

续表

药理分类	药物	药理作用	用法用量
传统抗癫痫药	苯妥英钠	本品为电压依赖性的钠离子通道阻滞剂，可稳定细胞膜及降低突触传递，从而具有抗神经痛及骨骼肌松弛作用	成人：初始剂量为每日100mg（1片），每日2次；1～3周内增加至维持剂量，每日250～300mg（2.5～3片），分3次口服；每次最大剂量为300mg（3片），每日最大剂量为500mg（5片） 由于个体差异及饱和药动学特点，用药需个体化；用药达到控制发作和血药浓度达稳态后，可改用长效（控释）制剂，一次性顿服；如发作频繁，可以12～15mg/kg的剂量分2～3次服用，每6h 1次，第2日起给予100mg（或1.5～2mg/kg），每日3次，直到调整至恰当剂量为止 儿童：初始剂量为每日5mg/kg，分2～3次口服，按需调整，每日剂量≤250mg；维持剂量为4～8mg/kg（或按体表面积250mg/m²），分2～3次口服，如有条件可进行血药浓度监测
	丙戊酸钠（常释剂型）	本品抗癫痫作用的具体机制尚未明确，可能与血浆及脑中丙戊酸直接药理作用有关；也可能与大脑内丙戊酸盐的代谢物间接作用有关；或者与神经递质的改变或直接的膜作用有关；目前被广泛接受的假设是服用丙戊酸盐后可导致体内γ氨基丁酸（GABA）水平上升，从而抑制神经系统活动	成人：初始剂量为每日5～10mg/kg，1周后剂量递增至疗效满意为止，当每日剂量超过250mg时应分次服用，以减少胃肠刺激；维持剂量为每日15mg/kg或每日600～1 200mg，分次2～3次口服；每日最大剂量为30mg/kg或每日1.8～2.4g 儿童：常用剂量与成人相同，也可每日20～30mg/kg，分2～3次服用或每日15mg/kg，按需每隔1周增加5～10mg/kg，至有效或不能耐受为止

续表

药理分类	药物	药理作用	用法用量
传统抗癫痫药	丙戊酸钠（缓释剂型）		初始剂量通常为每日10~5mg/kg，随后递增至疗效满意为止 维持剂量通常为每日20~30mg/kg，若在该剂量范围下发作状态仍不能得到控制，可以考虑增加剂量，但患者必须接受严密的监测 儿童：常规剂量为每日30mg/kg，分1~2次服用 成人：常规剂量为每日20~30mg/kg，分1~2次服用 老年患者：给药剂量应根据发作状态的控制情况来确定 在癫痫得到良好控制后，可考虑每日服药1次 本品应整片吞服，可以对半掰开服用，但不能研碎或咀嚼
	扑米酮	本品直接促进氯离子内流，提升脑内或突触的 γ 氨基丁酸水平，选择性增强 γ 氨基丁酸A受体介导的作用，从而抑制神经元过度放电	成人：初始剂量为每日50mg，睡前服用，3日后改为每日2次，一周后改为每日3次，第10日起改为每次250mg（1片），每日3次，总量不超过每日1.5g（6片）；维持剂量一般为每次250mg（1片），每日3次； 儿童：8岁以下，每日睡前服50mg；3日后增加为每次50mg，每日2次；1周后改为每次100mg，每日2次；10日后根据情况可以增加至每次125~250mg（半片~1片），每日3次；或每日按体重10~25mg/kg分次服用；8岁以上同成人用量

续表

药理分类	药物	药理作用	用法用量
传统抗癫痫药	氯硝西泮	本品作用于中枢神经系统的苯二氮䓬受体（BZR），加强中枢抑制性神经递质γ氨基丁酸（GABA）与γ氨基丁酸A受体的结合，促进氯离子通道开放及细胞过极化，增强γ氨基丁酸能神经元所介导的突触抑制，使神经元的兴奋性降低，既抑制癫痫病灶的发作性放电，也抑制放电活动向周围组织的扩散	成人：口服，初始剂量为每次0.5mg（1/4片），每日3次，每3日增加0.5～1mg（1/4～1/2片），直至发作被控制或出现了不良反应为止；应根据患者情况实施个体化用药，成人每日最大剂量为20mg（10片） 儿童：初始剂量为每日0.01～0.03mg/kg，分2～3次服用，以后每3日增加0.25～0.5mg（1/8～1/4片），至每日0.1～0.2mg/kg或出现了不良反应为止 本品疗程应为3～6个月
新型抗癫痫药	拉莫三嗪	通过减少钠离子内流而增加神经元的稳定性，也可作用于电压门控钙离子通道减少各氨酸的释放而抑制神经元过度兴奋	成人及12岁以上儿童：本品单药治疗的初始剂量为25mg，每日1次，连服2周；随后为每次50mg，每日1次，连服2周；此后，每1～2周增加剂量至50～100mg，直至达到最佳疗效 通常达到最佳疗效的维持剂量为每日100～200mg，每日1次或分2次口服
	奥卡西平	通过奥卡西平的代谢物单羟基衍生物发挥药理作用	初始剂量为每日600mg（8～10mg/kg），分2次口服；为了获得理想的效果，可以每隔1周增加每日剂量，每次增加剂量不要超过600mg；维持剂量为600～2400mg

药理分类	药物	药理作用	用法用量
新型抗癫痫药	托吡酯	本品为电压依赖性的钠通道阻滞剂，可提升脑内或突触的 γ 氨基丁酸水平，选择性增强 γ 氨基丁酸A受体介导的作用	17岁及以上成人：晚上服用，初始剂量为每日25～50mg，服用1周；随后每间隔1周或2周每日增加25～50mg（至100mg），分2次服用；每日最大剂量为200mg；应根据临床效果进行剂量调整 2～16岁儿童：每日0.5～1mg/kg，分2次服用；每间隔1周或2周每日增加0.5～1mg/kg（分2次服用），直到达到最佳的临床效果；每日最大剂量为3～6mg/kg
	左乙拉西坦	能选择性地抑制癫痫样突发放电的超同步性和癫痫发作的传播	4～11岁儿童、12～17岁体重≤50kg的青少年：口服，初始剂量为每次10mg/kg，每日2次；根据临床效果及耐受性，剂量可以增加至每次30mg/kg，每日2次；剂量应每2周进行调整，每次增加或减少10mg/kg，每日2次；应尽量使用最低有效剂量 12～17岁体重≥50kg的青少年、18岁及以上65岁以下成人：口服，初始剂量为每次500mg，每日2次；根据临床效果及耐受性，剂量可增加至每次1500mg，每日2次；剂量应每2～4周进行调整，每次增加或减少500mg，每日2次 65岁及以上老年人：口服，根据肾功能状况，调整剂量，肌酐清除率为50～79mL/min者，每次500～1000mg，每日2次；肌酐清除率为30～49mL/min者，每次250～750mg，每日2次；肌酐清除率<30mL/min者，每次250～500mg，每日2次；肾透析患者，每次500～1000mg，每日1次

续表

药理分类	药物	药理作用	用法用量
新型抗癫痫药	唑尼沙胺	通过阻断钠离子通道、降低电压依赖的瞬时内向电流（T型钙离子电流），进而稳定神经细胞膜抑制神经元过度同步放电	成人：初始剂量为每日100～200mg，分1～3次口服；在1～2周内剂量增至每日200～400mg，分1～3次口服；每日最大剂量为600mg 儿童：初始剂量为每日2～4mg/kg，分1～3次口服；在1～2周内剂量增至每日4～8mg/kg，分1～3次口服；每日最大剂量为12mg/kg

注：目前对于抗癫痫药的作用机制尚未完全了解，有些是单一作用机制，而有些可能是多重作用机制。

 【用药关怀】

药物	用药关怀
苯巴比妥	• 常见嗜睡、眩晕、头痛、乏力、精神不振等延续效应 • 长期用药可产生耐受性与依赖性，突然停药可引起戒断症状，应逐渐减量至停药 • 肝功能不全、肾功能不全、呼吸功能障碍、卟啉症患者禁用
卡马西平	• 神经系统常见的不良反应包括头晕、共济失调、嗜睡和疲劳 • 与剂量相关的不良反应通常可在几天内自行减轻或减少剂量后减轻；神经系统的不良反应可能与剂量过高或是血药浓度明显波动相关，出现神经系统不良反应的情况时应进行血药浓度监测，降低每日用药剂量，并分成3～4次服用 • 房室传导阻滞者、血清铁严重异常者、有骨髓抑制史的患者、有肝卟啉症病史者、有严重肝功能不全病史者等禁用 • 本品可引起眩晕、嗜睡，影响患者的反应能力，特别是在服药初期或剂量调整期；服药期间禁止驾驶汽车或操作机械

药物	用药关怀
苯妥英钠	·本品副作用小，常见齿龈增生（儿童发生率高），应注意口腔卫生和按摩齿龈 ·长期服药后或血药浓度达30μg/mL时可能引起恶心、呕吐，甚至引发胃炎；饭后服用可减轻不良反应 ·神经系统不良反应与剂量有关，常见眩晕、头痛，严重时可引起眼球震颤、共济失调、语言不清和意识模糊，调整剂量或停药可消失 ·对乙内酰脲类药有过敏史者禁用，阿斯综合征、Ⅱ~Ⅲ度房室阻滞、窦房结阻滞、窦性心动过缓等心功能损害者禁用
丙戊酸钠	·常见不良反应包括恶心、体重增加、嗜睡、震颤、脱发、肝功能异常 ·肝病、卟啉症、尿素循环障碍者禁用
扑米酮	·患者不耐受或服用过量可导致视力改变、复视、眼球震颤、共济失调、认知迟钝、情感障碍、精神错乱、呼吸短促或障碍等不良反应 ·肝功能不全者、肾功能不全者，有卟啉症者、哮喘患者、肺气肿或其他可能加重呼吸困难或气道不畅等呼吸系统疾病患者慎用 ·不同患者血药浓度差异很大，需个体化用药 ·停药时用量应递减，防止复发 ·治疗期间需按时服药，发现漏服应尽快补服，若距下次服药时间不足1h则不必补服，禁止一次性服用双倍剂量 ·用药期间应注意检查红细胞计数，定期测定扑米酮及其代谢产物苯巴比妥的血药浓度
氯硝西泮	·常见的不良反应包括嗜睡、头晕、共济失调、行为紊乱、异常兴奋、神经过敏易激惹（反常反应）、肌力减退 ·突然停药可引起癫痫持续状态 ·避免长期大量使用而导致药物成瘾，如长期使用应逐渐减量，不宜骤停 ·本品可以通过胎盘及分泌入乳汁，因此妊娠期妇女、哺乳期妇女禁用 ·幼儿、老年患者中枢神经系统对本药异常敏感，应慎用；新生儿禁用 ·严重的精神抑郁患者服用本品可使病情加重，甚至产生自杀倾向

药物	用药关怀
拉莫三嗪	• 常见不良反应包括头痛、疲倦、复视、结膜炎、胃肠功能紊乱、共济失调
奥卡西平	• 本品对认知能力影响小，常见不良反应包括皮疹、无症状低钠血症、白细胞下降、乏力、嗜睡、头晕、复视 • 应监测血钠浓度及血象 • 房室传导阻滞者禁用
托吡酯	• 常见不良反应包括疲劳、认知障碍、语言障碍、情绪不稳、厌食、少汗、体重下降 • 对托吡酯或磺胺过敏患者禁用
左乙拉西坦	• 常见不良反应包括嗜睡、敌意、神经质、情绪不稳、易激动、食欲减退、乏力和头痛
唑尼沙胺	• 常见不良反应包括困倦、食欲不振、乏力、运动失调、白细胞降低、转氨酶升高，偶见过敏反应、复视、视觉异常 • 连续用药后不可骤减剂量或突然停药 • 服药过程中应定期监测肝功能、肾功能及血象 • 本品可引起注意力及反射运动能力降低，用药后禁止驾驶汽车及操作机械 • 妊娠期妇女禁用，哺乳期妇女慎用

第四节　偏头痛

【疾病简介】

偏头痛是一种常见的慢性神经血管性疾病，其病情特征为反复发作、一侧或双侧搏动性剧烈头痛，且多发生于偏侧头部，可合并自主神经系统功能障碍症状，如恶心、呕吐、畏光和畏声等。

【临床表现】

1．前驱期：头痛发作前，可出现抑郁、不安、嗜睡、畏光及颈部发硬等不适症状。

2．先兆期：主要有视觉先兆、感觉先兆和语言先兆三种表现。视觉先兆主要表现为闪光、暗点、视野缺损、视物变形等症状，感觉先兆主要表现为面部和上肢部位出现针刺感、麻木感等症状，语言先兆主要表现为言语障碍。偶有出现运动障碍的情况。这些症状通常会持续5～30min。

3．头痛期：以单侧头痛为主，可左右交替发生，但也存在双侧头痛的可能。头痛发作时常出现食欲下降、头晕、注意力不集中、记忆力下降及恶心等症状，严重时出现呕吐现象。

4．恢复期：头痛症状持续4～72h后会自行好转，常伴疲劳、头皮触痛等症状。

但并非所有患者发作均出现上述四期症状。

【用药特点及原则】

（一）一般对症治疗

治疗目的是尽快减轻或者消除头痛发作，缓解伴发症状，减轻或避免不良反应，预防复发，并尽快恢复正常生活。主要治疗方法包括药物治疗和非药物治疗。首先要针对危险因素进行预防，避免各种理化因素刺激。然后进行药物治疗，可分为预防性用药和治疗性用药。严重恶心、呕吐时，可选择肠外给予止吐药，甲氧氯普胺、多潘立酮等止吐和促进胃动力药物不仅能治疗伴随症状，还有利于其他药物的吸收和头痛的治疗。伴有烦躁者可给予苯二氮䓬类药物以促使患者镇静和入睡。

（二）合理用药原则

偏头痛的防治原则：①积极开展健康教育；②充分利用各种非药物治疗手段，包括按摩、理疗、生物反馈治疗、认知行为治疗和针灸等；③药物治疗包括急性期药物治疗和头痛间歇期预防性药物治疗。

1. 急性期药物治疗。急性期药物治疗的目的是快速、持续镇痛，减少头痛再发生，恢复患者的正常生活状态。轻度、中度偏头痛时可选用布洛芬、萘普生、对乙酰氨基酚、阿司匹林等非甾体抗炎药（NSAIDs）。针对中度、重度偏头痛，症状严重时可选用麦角胺咖啡因、双氢麦角胺等麦角胺生物碱类药物，也可选用5-羟色胺受体激动剂，如佐米曲普坦等。苯二氮䓬类、巴比妥类镇静剂可产生镇静、安眠的作用，促进头痛症状消失。因镇静剂有成瘾性，故仅适用于采用其他药物治疗无效的严重患者。阿片类药物有成瘾性，可导致药物过量性头痛，并诱发对其他药物的耐药性，故不推荐常规使用，仅适用于采用其他药物治疗无效的严重头痛者，应在权衡利弊后使用。

药物的选择应根据头痛的严重程度、伴随症状、既往用药情况及患者的个体情况而定。药物选择的方法有分层法和阶梯疗法。分层法是基于头痛程度、功能受损程度及之前对药物的反应选药。阶梯疗法指每次头痛发作时均首先给予非特异性药物治疗，若治疗失败再给予特异性药物治疗。药物应在头痛的早期足量使用，延迟使用可使疗效下降、头痛复发及发生不良反应的风险增高。曲坦类药物的疗效和安全性优于麦角胺生物碱类药物，故麦角胺生物碱类药物仅作为二线选择。麦角胺生物碱类药物半衰期长、头痛复发率低，适用于发作持续时间长的患者，极小量麦角胺生物碱类药物可迅速导致药物过量性头痛，故应限制该类药物的使用频率，不推荐常规使用。

急性期用药建议每周使用不超过2日。为预防药物过量性头痛，单纯非甾体抗炎药的使用在1个月内不能超过15日，麦角胺生物碱类药物、曲坦类药物、非甾体抗炎药复合制剂的使用在1个月内不超过10日。

2. 预防性药物治疗。预防性药物治疗的目的是降低发作频率、减轻发作程度、减少失能、增强急性发作期治疗的疗效。偏头痛导致以下情况应考虑预防性治疗：①生活质量严重下降、工作和学业受到严重影响（需根据患者本人判断）；②每月发作2次以上；③急性期药物治疗无效或患者无法耐受；④存在频繁、长时间或令患者极度不适的先兆，或为偏头痛性脑梗死、偏瘫性偏头痛、伴有脑干功能障碍的先兆偏头痛等；⑤连续2个月，每月进行急性期药物治疗6～8次以上；⑥偏头痛发作持续72h以上等。预防性药物治疗应个体化，除了注意药物的治疗效果与不良反应外，同时需考虑并发症、与其他药物的相互作用、每日用药次数、经济情况及患者用药意愿等。通常首先考虑使用疗效确切的一线药物；若一线药物治疗失败、存在禁忌证，或患者存在以二、三线药物可同时治疗的并发症时，方才考虑使用二线或三线药物。避免使用患者其他疾病的禁忌药及可能加重偏头痛发作的治疗其他疾病的药物。长效制剂可提高患者的顺应性。

药物治疗应从小剂量单药开始，缓慢加量至合适剂量，同时注意不良反应。对每种药物给予足够的观察期以判断疗效，一般观察期为4～8周。指导患者记录头痛发作日记来评估治疗效果。有效的预防性药物治疗需要持续约6个月，之后可缓慢减量或停药。若偏头痛再次频繁发作，可重新使用原先有效的药物。若预防性药物治疗无效，且患者没有明显的不良反应，可增加药物剂量；否则，应换用其他预防性治疗药物。若数次单药治疗无效，再考虑联合治疗，也应从小剂量开始。

 【常用药物】

药理分类	药物	药理作用	用法用量
		急性期药物治疗	
非甾体抗炎药	对乙酰氨基酚	非甾体抗炎药通过抑制环氧合酶，减少前列腺素的合成，产生镇痛、抗炎作用	口服，每次1 000mg，每日最大剂量为4 000mg
	布洛芬		口服，每次300～1 000mg，每日最大剂量为1 200mg
	阿司匹林		口服，每次250～1 000mg，每日最大剂量为4 000mg
	萘普生		口服，每次50～100mg，每日最大剂量为1 000mg
	双氯芬酸		口服，每次50～100mg，每日最大剂量为150mg

续表

药理分类	药物	药理作用	用法用量
止吐药	甲氧氯普胺	本品作用于多巴胺D2受体、5-羟色胺受体，发挥中枢性镇吐作用	口服，每次5~10mg，每日3次，每日最大剂量为0.5mg/kg
			肌内注射或静脉注射，每次10mg，每日最大剂量为0.5mg/kg
	多潘立酮	本品为外周多巴胺受体阻滞剂，能够防止胃食管反流，增强胃蠕动，促进胃排空	口服，每次20~30mg，每日最大剂量为80mg
曲坦类	舒马普坦	本品为5-羟色胺受体激动剂，可使颅内动脉收缩，血液重新分布，促进脑血流供应改善	口服，初始剂量为每次50mg；若用药后症状缓解可加服50mg，若用药后无效，无需继续用药；每日最大剂量为200mg
	佐米曲普坦		口服制剂初始剂量为每次2.5mg，若24h内症状持续或复发，可加服5mg，服药间隔时间应≥2h；鼻喷雾剂每次1喷（2.5mg）；每日最大剂量为10mg
	利扎曲普坦		口服，初始剂量为每次5mg，若24h内症状持续或复发，可加服5mg，服药间隔时间应≥2h；每日最大剂量为20mg

药理分类	药物	药理作用	用法用量
麦角胺生物碱类	双氢麦角胺	本品可使平滑肌收缩，从而导致扩张的颅外动脉收缩，从而缓解偏头痛	口服，每次5mg，每日1次
	麦角胺咖啡因	也可激活动脉管壁的5-羟色胺受体，从而使脑动脉血管的过度扩张，搏动恢复正常	口服，每次1~2片（每片含麦角胺1mg，无水咖啡因100mg），每日最大剂量为6片
预防性药物治疗			
钙离子拮抗剂	氟桂利嗪	本品可阻滞过量的钙离子跨膜进入细胞内，防止细胞内钙负荷过量，也可防止缺血、缺氧时大量钙离子进入神经元，改善脑微循环及神经元代谢，抑制脑血管痉挛	口服，每日5~10mg，每日最大剂量为10mg
抗癫痫药	丙戊酸钠（缓释剂）	参照本章第三节癫痫	口服，每日500~1 800mg（小剂量起始，根据病情发作控制情况调整用药），每日最大剂量为1 800mg
	托吡酯		口服，每次25~100mg，每日最大剂量为100mg

续表

药理分类	药物	药理作用	用法用量
β受体阻滞剂	美托洛尔（常释剂）	抑制β受体，减慢心率、抑制心收缩力、降低心脏自律性、延长房室传导时间	口服，每次50～200mg，每日最大剂量为200mg
	普萘洛尔		口服，每次40～240mg，每日最大剂量为240mg
	比索洛尔		口服，每次5～10mg，每日最大剂量为10mg
抗抑郁药	阿米替林	抑制5-羟色胺和去甲肾上腺素的再摄	口服，每次25～75mg，每日最大剂量为75mg

 【用药关怀】

药物	用药关怀
对乙酰氨基酚	·长期用药主要不良反应为胃肠道反应及出血危险 ·对本药或同类药物过敏者、活动性溃疡患者、血友病患者、血小板减少症患者、哮喘患者、出血体质者、妊娠期妇女及哺乳期妇女禁用
布洛芬	
阿司匹林	
萘普生	
双氯芬酸	
甲氧氯普胺	·主要不良反应为锥体外系反应 ·10岁及以下儿童、肌张力障碍患者、癫痫患者、妊娠期妇女、哺乳期妇女禁用
多潘立酮	·胃肠道出血患者、机械性肠梗阻患者、胃穿孔患者禁用 ·分泌催乳素的垂体肿瘤（催乳素瘤）患者禁用 ·合用强效CYP3A4酶抑制剂（如酮康唑口服制剂、红霉素、氟康唑、伏立康唑、克拉霉素、胺碘酮、泰利霉素）者禁用

药物	用药关怀
舒马普坦	• 常见不良反应包括疲劳、恶心、头痛、头晕、眩晕、嗜睡、骨痛、胸痛、无力、口干、呕吐、感觉异常、胃肠道反应、精神异常、神经系统疾病等
佐米曲普坦	• 严重不良事件包括心肌梗死、心律失常、脑梗死
利扎曲普坦	• 未控制的高血压患者、冠心病患者、雷诺病患者、有缺血性脑梗死史患者、妊娠期妇女、哺乳期妇女、严重肝肾功能不全患者、18 岁以下和 65 岁以上者禁用
双氢麦角胺	• 常见不良反应包括恶心、呕吐、眩晕、嗜睡、胸痛、焦虑、感觉异常、精神萎靡和麦角胺类中毒
麦角胺咖啡因	• 妊娠期妇女、哺乳期妇女、12岁以下儿童、控制不良的高血压患者、冠心病患者、心绞痛患者、心肌梗死患者、雷诺病患者、周围血管粥样硬化性疾病患者、短暂性脑缺血患者、脑梗死患者、严重肝功能不全患者、严重肾功能不全患者、存在多种血管危险因素患者禁用
氟桂利嗪	• 常见不良反应包括嗜睡、体重增加、抑郁、锥体外系反应 • 有抑郁症病史患者、帕金森病患者或其他锥体外系疾病患者禁用
丙戊酸钠（缓释剂）	• 参照本章第三节癫痫
托吡酯	
美托洛尔（常释剂）	• 常见不良反应包括心动过缓、低血压、嗜睡、无力、运动耐量降低
普萘洛尔	• 哮喘患者、心力衰竭患者、房室传导阻滞患者、心动过缓患者、低血压患者、心源性休克患者禁用
比索洛尔	
阿米替林	• 常见不良反应包括口干、嗜睡、体重增加 • 青光眼患者、前列腺增生患者禁用

第五节　眩晕

 ### 【疾病简介】

眩晕是因机体对空间定位出现障碍而产生的一种运动性或位置性错觉，表现为无自身运动时的旋转感或摆动感等，可由眼、本体感觉或前庭系统疾病引起，也可由心脑血管疾病、贫血、中毒、内分泌疾病及心理疾病引起。

【临床表现】

发病时有明显的外物或自身旋转感，主要表现为患者自觉视物不稳、天旋地转，站立或走路时难以保持平衡，严重者甚至不敢睁眼，坐下或躺下休息后可逐渐缓解。常伴有恶心、呕吐症状，有的患者伴有耳鸣症状或者听力下降。一般为突然发病，并伴有明显的恐惧感。眩晕可分为中枢性眩晕、周围性眩晕、精神疾患相关性眩晕、全身疾患导致的眩晕等。眩晕严重时，可能导致摔倒，造成外伤。

 ### 【用药特点及原则】

眩晕不是一种疾病，而是某些疾病的综合症状。眩晕的情况较为复杂，涉及耳部或脑部的多种疾病。医生会根据患者的具体情况来选择合适的治疗方案，包括对症治疗、对因治疗、预防治疗及康复治疗。眩晕的诊断往往以患者主诉为主要依据，临床医生会根据不同患者的情况制订相应的个体化治疗方案。

眩晕的治疗药物有前庭抑制剂、改善内耳微循环的药物、糖皮质激素、利尿剂、钙离子拮抗剂、尼麦角林、天麻素等。

（一）一般对症治疗

可采取合适的体位，如半靠位、平卧位，以缓解症状。对于频繁呕吐且出现意识障碍的患者，头要偏向一侧，防止误吸。在眩晕发作期应卧床休息，保持安静，保持室内空气清新，消除患者紧张情绪及顾虑；在眩晕间歇期不宜单独外出，防止突然发作。对于体位性眩晕者，可加强前庭锻炼，注意精神调理，保持心情舒畅。对于眩晕发作持续时间较长且伴有恶心、呕吐等症状患者，一般需要应用前庭抑制剂控制症状。目前，临床上常用的前庭抑制剂包括抗组胺药、抗胆碱药和苯二氮䓬类药物等。

（二）合理用药原则

前庭抑制剂主要通过抑制神经递质发挥作用，眩晕症状严重或呕吐剧烈的患者可短期使用，以改善症状，在减轻症状的同时应积极评估病因。前庭症状改善后应停用前庭抑制剂，以避免损害前庭中枢代偿恢复能力。前庭抑制剂不适合用于前庭功能永久损害的患者，一般头晕也无需使用前庭抑制剂。心理治疗可消除眩晕造成的恐惧、焦虑、抑郁症状，必要时应使用帕罗西汀等抗抑郁、抗焦虑药物。

【常用药物】

药理分类	药物	药理作用	用法用量
前庭抑制剂	异丙嗪	本品具有抗组胺、局部麻醉、镇吐、抗胆碱作用	肌内注射，每次25～50mg
	苯海拉明		肌内注射，每次10～20mg
	美克洛嗪	本品为组胺受体拮抗剂，并有中枢抑制和局部麻醉作用；其抗眩晕作用和眩晕效应与其抗胆碱作用有关	口服，每次25mg，每日3次；用于预防晕动病时应于乘坐交通工具前1h服药，每次25～50mg，每日1次

续表

药理分类	药物	药理作用	用法用量
	东莨菪碱	本品为抗胆碱药，可阻断M胆碱受体，改善微循环，有镇静、催眠作用	口服，成人常用剂量为每次0.3~0.6mg，每日0.6~1.2mg，每次最大剂量为0.6mg，每日最大剂量为2mg
	地芬尼多	本品可改善椎底动脉供血，调节前庭系统功能，抑制呕吐中枢，有抗眩晕及镇吐作用	用于治疗晕动病：口服，成人每次25~50mg，每日3次 用于预防晕动病：应在乘坐交通工具前3min服药
	地西泮	本品为中枢神经系统抑制药，具有抗焦虑、镇静、催眠作用	注射剂：肌内注射，每次5~10mg 片剂：口服，每次2.5~10mg，每日2~4次
改善内耳微循环的药物	倍他司汀	本品可改善内耳血供，平衡双侧前庭神经核放电率，并可与中枢神经组胺受体结合，进而控制眩晕发作	餐后口服，成人每次1~2片（含甲磺酸倍他司汀6~12mg），每日3次，可视年龄、症状酌情增减
	银杏叶提取物片	本品可扩张脑血管，改善血流供应，增加脑血流量，降低脑血管阻力，并能改善脑缺血、缺氧，减轻脑水肿和脑供血不足造成的脑功能障碍	口服，每次40mg，每日3次，进餐时服用
利尿剂	氢氯噻嗪	减轻内淋巴积水，从而控制眩晕的发作	口服，每次25~50mg，每日1~2次
	氨苯蝶啶		口服，成人每日25~100mg，分2次服用，与其他利尿剂合用时，剂量可减少，每日最大剂量为300mg

药理分类	药物	药理作用	用法用量
钙离子拮抗剂	氟桂利嗪	通过抑制钙超载和皮层扩布抑制（CSD）的发生，改善内耳血流和脑微循环，促进前庭功能代偿，从而预防前庭性偏头痛的发生，可显著降低前庭性偏头痛患者的眩晕发作频率和严重程度	晚上服用，65岁以下患者初始剂量为每次10mg，65岁以上患者每次5mg 如在治疗中出现抑郁、锥体外系反应及其他严重的不良反应，应及时停药；如在治疗2个月后症状未见明显改善，则可视为治疗无效，可停止用药
麦角生物碱类药物	尼麦角林	本品是一种半合成麦角生物碱衍生物，能改善循环，从而减少眩晕发作	片剂：口服，勿咀嚼，每日20~60mg，分2~3次服用 胶囊剂：早晨口服，每次30mg，每日1次
其他	天麻素	改善循环，减少眩晕发作	口服，成人每次50~100mg，每日3次

【用药关怀】

药物	用药关怀
异丙嗪	·嗜睡为常见不良反应；偶见有视力模糊、色盲（轻度）、头晕目眩、口鼻咽干燥、耳鸣、皮疹、胃痛、胃部不适感、反应迟钝（儿童多见）、晕倒感（低血压）、恶心或呕吐［多见于外科手术后和（或）同时使用其他药物时］，甚至出现黄疸 ·极少数患者用药后会导致皮肤对光的敏感性增加、多噩梦、易兴奋、易激动、幻觉，中毒性谵妄，儿童易发生锥体外系反应

药物	用药关怀
苯海拉明	• 常见不良反应包括中枢神经抑制作用、共济失调、恶心、呕吐、食欲不振等；偶见气急、胸闷、咳嗽、肌张力障碍、皮疹、粒细胞减少、贫血及心律失常等；有报道称给药后可发生牙关紧闭，并伴喉痉挛 • 重症肌无力、闭角型青光眼、前列腺肥大者禁用，对本品及赋形剂过敏者禁用，新生儿、早产儿禁用 • 幽门十二指肠梗阻、消化性溃疡所致幽门狭窄、膀胱颈狭窄、甲状腺功能亢进、心血管病、高血压及下呼吸道感染（包括哮喘）者不宜用本品 • 用药后避免驾驶汽车或操作机械 • 肾功能衰竭时，给药间隔时间应延长
美克洛嗪	• 主要不良反应为困倦，其他不良反应包括视力模糊、乏力、口干等 • 对该药过敏者禁用
东莨菪碱	• 常见不良反应包括口干、眩晕，严重时瞳孔散大、皮肤潮红、灼热、兴奋、烦躁、谵语、惊厥、心跳加快 • 青光眼患者禁用 • 严重心脏病患者、器质性幽门狭窄患者或麻痹性肠梗阻患者禁用
地芬尼多	• 常见不良反应包括口干、心悸、头昏、头痛、嗜睡、不安和轻度胃肠不适，停药后症状即可消失；偶见幻听、幻视、定向力障碍、精神错乱、忧郁、皮疹、一过性低血压等不良反应 • 6个月以内婴儿、肾功能不全患者禁用 • 青光眼患者、胃肠道或泌尿道梗阻性疾病患者、心动过速患者慎用
地西泮	• 常见的不良反应包括嗜睡，头昏、乏力等，大剂量使用可引起共济失调、震颤 • 长期连续用药可产生依赖性和成瘾性，停药可能发生撤药症状，表现为激动或忧郁；长期用药后应逐渐减量，不宜骤停 • 妊娠期妇女、哺乳期妇女、新生儿禁用 • 注射剂型含苯甲醇，禁止用于儿童肌内注射

续表

药物	用药关怀
倍他司汀	·常见不良反应包括恶心、呕吐、皮疹 ·有消化道溃疡史患者、活动期消化道溃疡患者、支气管哮喘患者、肾上腺髓质瘤患者慎用
银杏叶提取物片	·本品含有乳糖，先天性半乳糖血症患者、葡萄糖或半乳糖吸收障碍综合征患者、乳糖酶缺乏的患者禁用
氢氯噻嗪	·本品可引起水电解质紊乱，临床可表现为口干、烦渴、肌肉痉挛、恶心、呕吐和极度疲乏无力，还可引起血糖波动、尿酸升高
氨苯蝶啶	·常见不良反应为高钾血症，高钾血症患者禁用
氟桂利嗪	·本品可引起困倦（尤其在服药初期），用药后应避免驾驶汽车或操作机械 ·本品可引发锥体外系反应、抑郁症和帕金森病，尤其是有此类病症发病倾向的患者（如老年人），所以此类患者应慎用 ·有抑郁症病史患者、帕金森病患者或其他有锥体外系疾病症状的患者禁用
尼麦角林	·常见不良反应包括低血压、头晕、胃痛、潮热、面部潮红、嗜睡、失眠等 ·近期发生心肌梗死、急性出血、严重的心动过缓、直立性调节功能障碍的患者禁用，有出血倾向和对尼麦角林过敏者禁用 ·本品能增强降压药的作用，因此与降压药合用应慎重 ·服药期间禁止饮酒
天麻素	·偶见口鼻干燥、头昏、上腹部不适等不良反应

第六节 失眠症

【疾病简介】

失眠症是以频繁而持续的入睡困难和（或）睡眠维持困难，并导致睡眠感不满意为特征的睡眠障碍，其他症状均继发于失眠。失眠可引起焦虑、抑郁或恐惧心理，并导致精神活动效率下降，妨碍患者发挥其社会功能。

【临床表现】

失眠症患者的主要临床表现为难以入眠、难以保持熟睡、早醒、醒后精神不振，上述情况可同时存在，严重时甚至出现通宵不眠的情况。有的患者失眠仅表现为主观诉述，旁人可闻其打鼾，但患者醒后仍称未曾睡眠，临床上称为主观性失眠，此类患者通常极度关注睡眠时间及质量，常伴有焦虑、抑郁情绪。失眠患者通常内心焦虑，主动求医，迫切希望通过治疗迅速改善睡眠状况。酒精或药物滥用可能导致失眠症；相反，失眠症也可能导致患者酒精或药物滥用。患者持续焦虑可使失眠症状加重。

【用药特点及原则】

（一）合理用药原则

1. 明确失眠原因。

2. 通过心理咨询和心理治疗，缓解失眠问题，改善患者的生活质量。对于长期失眠、多次复发的患者，还需结合更多的预防措施和治疗措施。

3. 药物治疗时，应根据药物对睡眠的影响适当调整剂量；催眠药虽然有助于睡眠，但容易产生依赖性，所以不宜长期持续使用。

（二）非药物治疗

1．心理治疗：一般心理治疗，是指通过专业人士的指导、解释，了解有关睡眠的基本知识，减少不必要的预期性焦虑反应。

2．行为干预：入睡前进行放松训练，加快入睡速度，以减轻对睡眠的焦虑情绪；保持规律的作息，定时睡觉和起床，避免睡前摄入咖啡、浓茶和香烟等兴奋性物质，养成良好的睡眠习惯。

【常用药物】

药理分类	药物名称	药理作用	用法用量
苯二氮䓬类	地西泮	本类药物可结合γ氨基丁酸A受体，通过作用于α亚基协同增加γ氨基丁酸介导的氯离子通道开放频率，促进氯离子内流，增强γ氨基丁酸的抑制作用，抑制兴奋中枢，从而产生镇静、催眠作用	成人：用于镇静，口服，常用剂量为每次2.5～5mg，每日3次；用于催眠，睡前口服，每次5～10mg 儿童：6个月以下儿童禁用；6个月以上儿童，口服，每次1～2.5mg，或每次40～200μg/kg，或每次1.17～6mg/m²，每日3～4次；用量根据情况酌量增减，每日最大剂量为10mg
	艾司唑仑		睡前口服，成人常用剂量为每次1～2mg
	氟西泮		睡前口服，每次15～30mg，老年或体弱患者每次15mg
	夸西泮		睡前口服，常用剂量为每次15mg，老年或体弱患者每次7.5mg
	替马西泮		睡前口服，成人常用剂量为每次7.5～30mg；一过性失眠患者，睡前口服，每次7.5mg即可缩短入睡时间；老年或体弱患者初始剂量为每次7.5mg，以后按需调整剂量

药理分类	药物名称	药理作用	用法用量
	三唑仑		睡前口服，成人常用剂量为每次0.25～0.5mg
	阿普唑仑		用于镇静、催眠，睡前口服，成人每次0.4～0.8mg，18岁以下患者用量尚未确定
	劳拉西泮		口服，成人每次1～2mg，每日2～3次，老年或体弱患者酌情减少用量
非苯二氮䓬类	唑吡坦	药理作用与苯二氮䓬类类似	睡前口服，成人推荐剂量为每日10mg，每日1次，老年和体质虚弱患者推荐剂量为每日5mg，每日1次 肝功能不全者，应从每日5mg剂量开始服用 老年病患者应特别注意，疗程可由几天至2周不等，最多4周（包括逐渐减量时间），不得超过推荐剂量和疗程服用
	佐匹克隆		睡前口服，每次7.5mg 老年患者睡前口服初始剂量为每次3.75mg，必要时调整为每次7.5mg 肝功能不全者，睡前口服，每次3.75mg
	右佐匹克隆		本品应个体化给药，睡前口服，成人推荐初始剂量为每次2mg，可根据临床需要调整剂量至每次3mg 主诉入睡困难的老年患者推荐睡前口服的初始剂量为每次1mg，必要时可增加到每次2mg 睡眠维持障碍的老年患者，睡前口服，推荐剂量为每次2mg 严重肝功能受损患者慎用，推荐初始剂量为每次1mg

药理分类	药物名称	药理作用	用法用量
	扎来普隆		成人，睡前口服或入睡困难时口服，每次5～10mg；体重较轻的患者，推荐剂量为每次5mg 老年患者、糖尿病患者和轻度、中度肝功能不全患者，睡前口服，推荐剂量为每次5mg 持续用药时间为7～10日，若失眠症状仍未减轻，应由医生调整剂量
褪黑素类	褪黑素缓释片	作用于下丘脑的视交叉上核，激活褪黑素受体，从而调节睡眠-觉醒周期，改善因时差变化引起的失眠、睡眠障碍	适用于55岁以上失眠人群，睡前口服，每次2mg
	雷美替胺	选择性激动褪黑激素1型受体（MT1）和2型受体（MT2），增加慢波睡眠（SWS）和快速眼动睡眠（REM），从而减少失眠	睡前口服，成人推荐剂量为每次8mg
	阿戈美拉汀	褪黑素受体激动剂，也是5-羟色胺2C（S-HTx）受体拮抗剂，具有调节睡眠-觉醒周期的作用，可在晚间调节患者的睡眠结构，促进睡眠	睡前口服，推荐剂量为每次25mg，每日1次 若治疗2周后症状没有改善，可增加至每次50mg 本品可能会导致转氨酶升高，增加剂量前需权衡利弊，结合具体患者的获益和风险决定是否增加剂量，并严格监测肝功能

药理分类	药物名称	药理作用	用法用量
具有催眠作用的抗抑郁药	多塞平	本品可阻断5-羟色胺和去甲肾上腺素再摄取，从而发挥抗抑郁作用；同时可拮抗胆碱能受体、α₁肾上腺素能受体和组胺H₁受体 本品对组胺H₁受体具有较强的选择性作用，因此较低剂量就可发挥镇静、催眠作用	睡前口服，成人推荐剂量为每次6mg
	阿米替林	阻断去甲肾上腺素5-羟色胺在神经末梢的再摄取，从而使突触间隙的递质浓度增高，促使突触传递功能而发挥镇静、催眠作用	睡前口服，成人推荐剂量为每次10~25mg
	曲唑酮	本品具有较强的阻断5-羟色胺2A受体、α₁肾上腺素能受体和组胺H₁受体的作用，小剂量（每次25~150mg）即可发挥镇静、催眠作用	睡前口服，成人推荐剂量为每次25~150mg
	米氮平	去甲肾上腺素能和特异性5-羟色胺能抗抑郁剂，通过阻断5-羟色胺2A受体、组胺H₁受体而改善睡眠	睡前口服，成人推荐剂量为每次3.75~15mg

续表

药理分类	药物名称	药理作用	用法用量
食欲素受体拮抗剂	苏沃雷生	通过阻断食欲素受体促进睡眠	睡前口服，成人每次20mg；老年人每次15mg

 【用药关怀】

药物	用药关怀
地西泮	・肝肾功能损害能延长本药的消除半衰期 ・癫痫患者突然停药可引起癫痫持续状态 ・严重的精神抑郁可使病情加重，甚至产生自杀倾向，应采取预防措施 ・避免长期大量使用而成瘾，如长期使用应逐渐减量，不宜骤停 ・重症急性乙醇中毒患者、重症肌无力患者、急性或隐性闭角型青光眼患者、低蛋白血症患者、多动症患者、严重慢性阻塞性肺部病变患者、外科或长期卧床患者、有药物滥用和成瘾史患者慎用
艾司唑仑	・肝肾功能损害能延长本药的消除半衰期 ・癫痫患者突然停药可引起癫痫持续状态 ・严重的精神抑郁可使病情加重，甚至产生自杀倾向，应采取预防措施 ・避免长期大量使用而成瘾，如长期使用应逐渐减量，不宜骤停 ・重症急性乙醇中毒患者、重度重症肌无力患者、急性或隐性闭角型青光眼患者、低蛋白血症患者、多动症患者、严重慢性阻塞性肺部病变患者、外科或长期卧床患者、有药物滥用和成瘾史患者慎用 ・用药期间不宜饮酒 ・出现呼吸抑制或低血压常提示超剂量用药
氟西泮	・长期用药可产生耐受性与依赖性 ・肝功能不全、肾功能不全患者慎用 ・用药期间定期检查肝功能与白细胞计数 ・用药期间不宜驾驶汽车、操作机械 ・长期用药后骤停可能引起惊厥等撤药反应 ・服药期间禁止饮酒

药物	用药关怀
夸西泮	· 对夸西泮或其他苯二氮䓬类药物过敏的患者、已确诊或疑似睡眠呼吸暂停或肺功能不全的患者禁用 · 与阿片类药物合用会出现深度镇静、昏迷、呼吸抑制、死亡等严重不良反应 · 使用期间需要评估滥用、误用和成瘾风险，避免驾驶汽车或参与其他危险活动或需要完全精神警觉的活动，不可饮酒
替马西泮	· 在老年和虚弱患者中，随着苯二氮䓬类药物剂量的增加，出现过度镇静、头晕、意识混乱和（或）共济失调的风险显著增加，该类患者使用本品的推荐初始剂量为7.5mg · 肾功能或肝功能受损及慢性肺功能不全的患者应采取通常的预防措施
三唑仑	· 肝肾功能损害能延长本药的消除半衰期 · 癫痫患者突然停药可引起癫痫持续状态 · 严重的精神抑郁可使病情加重，甚至产生自杀倾向，应采取预防措施 · 避免长期大量使用而成瘾，如长期使用应逐渐减量，不宜骤停 · 重症急性乙醇中毒患者、重度重症肌无力患者、急性或隐性闭角型青光眼患者、低蛋白血症患者、多动症患者、严重慢性阻塞性肺部病变患者、外科或长期卧床患者、有药物滥用和成瘾史患者慎用 · 连续用药10日后可能出现白天焦虑增多，发生此现象应换药
阿普唑仑	· 肝肾功能损害能延长本药的消除半衰期 · 癫痫患者突然停药可引起癫痫持续状态 · 严重的精神抑郁可使病情加重，甚至产生自杀倾向，应采取预防措施 · 避免长期大量使用而成瘾，如长期使用应逐渐减量，不宜骤停 · 重症急性乙醇中毒患者、重度重症肌无力患者、急性或隐性闭角型青光眼患者、低蛋白血症患者、多动症患者、严重慢性阻塞性肺部病变患者、外科或长期卧床患者、有药物滥用和成瘾史患者慎用 · 用药期间禁止驾驶汽车或操作机械

药物	用药关怀
劳拉西泮	·本品有可能导致致命性呼吸抑制，并可能导致生理和心理依赖性 ·可能导致已有的抑郁症发作或加重，增加抑郁症患者自杀风险，故不用于原发性抑郁症或精神疾病的治疗 ·呼吸功能不全患者慎用 ·用药期间禁止驾驶汽车或操作机械 ·服用本品者对酒精和其他中枢神经抑制剂的耐受性会降低 ·不推荐长期持续性用药，避免突然停药，长期用药后应逐渐减少用量 ·癫痫患者或正在服用如抗抑郁药类药物的患者可能出现惊厥或癫痫发作 ·有药物或酒精依赖倾向的患者服用本品时应严密监测 ·长期用药应定期检查血细胞计数和肝功能 ·严重肝功能不全和（或）肝性脑病的患者应慎用，对于严重肝功能不全的患者，应根据患者的反应调整剂量 ·长期用药及老年患者用药时应谨慎，并监测上消化道症状
唑吡坦	·本品可能产生耐药性，连续用药几周后，药效和催眠效果可能降低 ·可能产生生理和心理依赖性，产生依赖性的风险随剂量的增加及治疗期的延长而增加；产生依赖性后，如骤停用药会出现戒断症状，严重时会出现意识障碍，失去理智，听觉过敏，麻木，四肢麻刺感，对光、声音和身体接触过敏，出现幻觉和癫痫发作 ·骤停用药会导致失眠症复发，应逐渐减少剂量 ·偶有发生梦游症的报道，应在睡前服用，保证充足睡眠，不建议在夜间增加服用次数或与酒精及其他中枢神经系统抑制药合用，应加强老年人用药后的监护 ·服药后出现头晕、困倦、乏力、精神警觉度降低等状况或服药不足8h，不建议驾驶汽车或操作机械
佐匹克隆	·肌无力患者用药时需注意医疗监护，呼吸功能不全者和肝、肾功能不全者应适当调整剂量 ·使用本品时应绝对禁止摄入酒精 ·连续用药时间不宜过长，突然停药可引起停药综合征，服药后不宜驾驶汽车或操作机械

药物	用药关怀
右佐匹克隆	·剂量快速减少或突然停药时，有可能出现类似的戒断体征或症状 ·右佐匹克隆有中枢抑制作用，由于快速起效，右佐匹克隆应仅在睡觉前服用或在入睡困难时服用 ·不可与酒精同服 ·服药后不宜驾驶汽车或操作机械 ·对本品及其成分过敏者，失代偿的呼吸功能不全患者，重症肌无力、重症睡眠呼吸暂停综合征患者禁用
扎来普隆	·长期服药可能会产生依赖性，有药物滥用史者慎用 ·服药后若出现行为异常、精神异常等症状，应立即就医 ·服药期间禁止饮酒 ·服药后要保证4h以上的睡眠时间 ·在医生指导下才能增加用量 ·用药后次日，不宜驾驶汽车、操作机械 ·停药后的第1~2日晚上，可能会入睡困难 ·妊娠期妇女、备孕妇女、哺乳期妇女用药，应遵医嘱 ·应尽量减少抑郁症患者用药剂量，防止用药过量 ·应在睡前立即服用，或在难以入睡时服用 ·禁止在高脂肪饮食后立即服药 ·应尽可能使用最低剂量，特别是老年患者，防止不良反应发生 ·与作用于脑部的药物合用时，可能加重药物后遗效应，导致清晨仍嗜睡
褪黑素缓释片	·过量服用可能引发困倦、头晕、性欲减退、体温降低等副作用
雷美替胺	·严重肝功能受损的患者、出现血管性水肿的患者不应再接受该药治疗 ·禁止和氟伏沙明合用 ·不可与酒精饮品合用，以免产生累加效应 ·使用时会出现幻觉以及引起行为变化，例如行为异常、激动和躁狂症等；健忘症、焦虑症和其他神经精神症状也可能无征兆地发生 ·应避免从事需要集中注意力的危险活动 ·对成年人的生殖激素有影响，如降低睾酮水平和增加催乳素水平

药物	用药关怀
阿戈美拉汀	· 初期治疗几个月后，可能出现肝功能衰竭、血清转氨酶高于正常值上限的10倍、肝炎和黄疸；停药后，血清转氨酶水平通常恢复正常 · 肥胖、超重、非酒精性脂肪肝，糖尿病，酒精使用障碍和（或）大量酒精摄入的患者，或正接受可能引起肝功能损害药物的患者，应权衡风险后用药 · 血清转氨酶升高超过正常值上限、出现有潜在肝功能损害症状或体征的患者应立即停药，停用后应反复进行肝功能检查直至血清转氨酶水平恢复正常 · 不推荐18岁以下、75岁以上患者使用
多塞平	· 不得与单胺氧化酶抑制剂合用，停用单胺氧化酶抑制剂后14日，才能使用本品 · 定期监测血象、肝功能、肾功能 · 有躁狂倾向时应立即停药 · 用药期间，不宜驾驶汽车或操作机械
阿米替林	· 肝功能严重不全患者、肾功能严重不全患者、前列腺肥大患者、老年患者、心血管疾病患者、妊娠期妇女慎用，哺乳期妇女禁用 · 用药期间应监测心电图 · 6岁以下儿童禁用，6岁以上儿童酌情减量
曲唑酮	· 应在餐后服用 · 手术前，应在临床许可的情况下尽早停药 · 偶见白细胞计数和中性粒细胞计数降低 · 用药期间不宜驾驶汽车或操作机械 · 癫痫患者、肝肾功能不全患者慎用 · 对本品过敏者、肝功能严重受损患者、严重心脏疾病患者、心律失常患者、意识障碍患者禁用

药物	用药关怀
米氮平	· 用药4~6周内可能会发生粒细胞减少和粒细胞缺乏症，停药后可恢复 · 肝功能不全患者、肾功能不全患者、心血管疾病患者、低血压患者应注意用药剂量，并定期检查 · 排尿困难（如前列腺肥大）患者、急性窄角性青光眼的眼内压升高患者、糖尿病患者慎用 · 出现黄疸症状应立即停药 · 精神分裂症及其他精神性疾病患者用药后，精神病症状可能恶化，虚妄的念头也会加重 · 处于躁狂、抑郁阶段的患者用药时，可能会引起躁狂症发作 · 用药初期，患者自杀风险上升，用药剂量应予以限制 · 长期用药后不能突然停药 · 用药期间，避免驾驶汽车或操作机械
苏沃雷生	· 停药后，某些患者的CNS抑制作用可能会持续数天 · 与其他CNS抑制剂合用，会增加CNS抑制的风险 · 使用20mg苏沃雷生的患者不要在次日驾驶汽车或进行其他需要完全精神警觉的活动，服用低剂量的患者也应注意驾驶障碍的可能性，因为患者对苏沃雷生的敏感性存在个体差异 · 不可与酒精饮品合用，以免产生累加效应

第七节 抑郁症

 【疾病简介】

抑郁症是抑郁障碍的一种典型情况，主要表现为情绪低落、兴趣减低、悲观、思维迟缓、缺乏主动性、自责、自罪、食欲不振、失眠、担心自己患有各种疾病、感到全身多处不适等，严重者可出现自杀念头和行为，是精神科中自杀率最高的疾病。

 【临床表现】

抑郁症的主要临床表现为心情低落、思维缓慢、意志活动减退，严重的患者常伴有消极观念、自杀的念头或行为，并伴随心理症状，如焦虑、激越、精神病性症状（主要是幻觉和妄想）。常见躯体症状包括睡眠障碍、食欲减退、体重下降、便秘、性欲减退、阳痿、闭经、身体各部位的疼痛、乏力等。也有患者抑郁症发作时表现出人格解体、现实解体及强迫症的症状。

 【用药特点及原则】

1．心理治疗。通过认知治疗、行为治疗、人际心理治疗、婚姻及家庭治疗等心理治疗，可减轻和缓解抑郁症状。

2．电抽搐治疗。有严重消极观念、自杀言行或拒食、紧张性木僵的患者应首选电抽搐治疗，使用抗抑郁药治疗无效的患者也可使用电抽搐治疗。

3．抗抑郁药物治疗。抗抑郁药物治疗提倡全程治疗，以保证足够的用药剂量及完整的治疗疗程。抑郁症治疗疗程包括急性期治疗、巩固期治疗和维持期治疗。急性期治疗为6～8周；巩固期治疗为4～6个月；维持期治疗因人而异，对于首次发作患者主张维持治疗6～12个月，对于第二次发作患者应维持治疗3～5年；对于第三次发作患者，应长期维持治疗。

【常用药物】

药理分类	药物名称	药理作用	用法用量
5-羟色胺再摄取抑制剂	氟西汀	通过抑制突触前膜5-羟色胺的再摄取，增加突触间隙的5-羟色胺的浓度，提高5-羟色胺能神经的传导，从而发挥抗抑郁作用、抗焦虑作用	一般只需每日早上口服20mg，每日1次，必要时可加至每日40mg
	帕罗西汀		每日20mg，服用2～3周后根据患者反应调整剂量，如需要加量，每周以10mg递增，每日最大剂量可达50mg
	舍曲林		早上或晚上口服，每日1次，每次50mg 疗效不佳时，可在几周内逐渐增加剂量，每次增加50mg，每日最大剂量为200mg，调整剂量间隔时间应≥1周 服药约7日可见疗效，第2～4周显现完全疗效
	氟伏沙明		口服，初始剂量为每晚50mg或100mg，逐渐增加剂量直至有效 有效剂量为每日100mg，可增至每日300mg，若每日剂量超过150mg，可分次服用 症状缓解后，继续服药时间≥6个月 用于预防抑郁症复发的推荐剂量为每日100mg
	西酞普兰		口服，每日20～60mg，从20mg开始，可根据病情酌情增加至60mg，每日最大剂量为60mg，增加剂量时间间隔为2～3周，为防止病情反复，维持治疗时间应≥6个月 65岁以上患者和肝功能损伤的患者，剂量减半，常用剂量为每日10～30mg，从每日10mg开始，推荐剂量为每日20mg，每日最大剂量为40mg

药理分类	药物名称	药理作用	用法用量
5-羟色胺再摄取抑制剂	艾司西酞普兰		口服，每日1次，每日10mg，可根据病情增加剂量，每日最大量为20mg，通常2～4周即可获得疗效；症状缓解后，应持续治疗至少6个月
去甲肾上腺素和5-羟色胺双重摄取抑制剂	文拉法辛	通过阻滞去甲肾上腺素和5-羟色胺两种神经递质再摄取而发挥抗抑郁作用、抗焦虑作用	口服，初始剂量为每次25mg，每日2～3次，可根据病情逐渐增至每日75～225mg，分2～3次服用 每日最高剂量为350mg，可与食物同时服用
	度洛西汀		口服，推荐起始剂量为每日40mg，可根据病情逐渐增加剂量至每日60mg
去甲肾上腺素和特异性5-羟色胺抗抑郁药	米氮平	拮抗去甲肾上腺素前膜 α_2 受体，阻断负反馈机制，促进中枢去甲肾上腺素释放；拮抗5-羟色胺后膜 α_2 受体，增加5-羟色胺的释放	口服，初始剂量为每次15mg，每日1次，可根据病情逐渐增加剂量以达最佳疗效，有效剂量通常为每日15～45mg，睡前一次性口服，或早晚各1次分服 应在症状完全消失4～6个月后再停药 若剂量合适，可在2～4周内显效；若疗效不明显，可增加至最大剂量；若增加剂量后2～4周内仍无显著疗效，应立即停药
	米那普仑		餐后口服，初始剂量为每日50mg，逐渐增至每日100mg，分2～3次口服 一般在服药1～3周后显效，停药时应逐渐减量
三环类抗抑郁剂	丙米嗪	抑制突触间隙对5-羟色胺和去甲肾上腺素的再摄取，增加突触间隙中单胺递质的浓度	初始剂量为每次25～50mg，每日2次，早上与中午口服，不宜晚上使用；以后根据病情逐渐增加剂量至每日100～250mg，每日最高剂量为300mg，维持剂量为每日50～150mg

续表

药理分类	药物名称	药理作用	用法用量
三环类抗抑郁剂	阿米替林		口服，成人初始剂量为每次25mg，每日2～3次，根据病情和耐受情况逐渐增加剂量至每日150～250mg，每日最高剂量为300mg，维持剂量为每日50～150mg
	氯米帕明		口服，初始剂量为每次25mg，每日2～3次，可根据患者耐受性逐渐增加剂量（例如，在治疗的第1周内每隔2～3日增加25mg），直至每日100～150mg；病情严重时，每日最大剂量可增至250mg；病情显著改善，则调整至维持剂量，平均每日50～100mg
	多塞平		口服，初始剂量为每次25mg，每日2～3次，以后逐渐增至每日总量100～250mg，每日最高剂量为300mg
	阿莫沙平		口服，初始剂量为每次50mg，每日3次，以后根据病情逐渐增加剂量至每次100mg，每日3次；病情严重者，剂量可增至每日600mg；老年患者剂量减半
	去甲替林		口服，初始剂量为每日30mg，分次口服或睡前一次性口服；可根据病情逐渐增加剂量至每日75～100mg；病情严重者，每日最大剂量为150mg；当剂量超过每日100mg时，应监测血药浓度；青少年及老年患者剂量减半，分次口服
	度硫平		口服，成人初始剂量为每次25mg，每日3次，可根据病情逐渐增加剂量至每次50mg，每日3次，或晚上一次性口服；病情严重者，剂量可增至每日225mg 老年患者初始剂量为每日50～75mg，一般维持仅用半量

药理分类	药物名称	药理作用	用法用量
去甲肾上腺素和多巴胺再摄取抑制剂	安非他酮	本品的抗抑郁作用机制尚不明确，可能与去甲肾上腺素和（或）多巴胺能作用有关	治疗应从小剂量开始，初始剂量为每次75mg，早、晚各1次分服；服用至少3日后，根据疗效和耐受情况，可逐渐增加剂量至每次75mg，早、中、晚各1次分服；以后酌情逐渐增至每日300mg的维持剂量，每日3次（早150mg，中、晚各75mg） 在增加剂量过程中，3日内增加剂量每日应≤100mg，服用4周后可出现明显的疗效；如连续数周后仍无明显疗效，可逐渐增加剂量至每日最大剂量450mg，但每次口服剂量应≤150mg，两次用药时间间隔≥6h
四环类抗抑郁剂	米安色林	本品可阻断中枢突触前α-受体，加快脑内去甲肾上腺素转换，阻断脑内某些部位的5-羟色胺受体	口服，初始剂量为每日30mg，可根据疗效逐步调整剂量，常用维持剂量为每日30～90mg（一般为每日60mg） 老年患者初始剂量为每日≤30mg，根据病情逐步增加，一般至稍低于常用维持剂量即可获得满意疗效 每日剂量可分次服用，最好能于睡前顿服；症状改善后，应维持药物治疗数月
	马普替林		用药应遵循以尽可能小的剂量达到治疗效果的原则，并缓慢增加剂量，每日最大剂量为150mg 用于轻度到中度抑郁症：口服，每次25mg，每日1～3次；或每次25～75mg，每日1次 用于严重抑郁症：口服，每次25mg，每日3次；或每次75mg，每日1次；必要时，每日逐渐增加剂量至150mg，分次口服或一次性顿服

续表

药理分类	药物名称	药理作用	用法用量
四环类抗抑郁剂	马普替林		60岁以上老年患者：口服，初始剂量为每次10mg，每日3次，或每次25mg，每日1次；可根据病情逐渐增加剂量，必要时可每次增加剂量至25mg，每日3次，或每次75mg，每日1次
其他抗抑郁药物	吗氯贝胺	通过可逆性抑制A型单胺氧化酶，提高脑内去甲肾上腺素、5-羟色胺和多巴胺的水平，产生抗抑郁作用、抗焦虑作用	口服，初始剂量为每次50～100mg，每日2～3次，逐渐增至每日150～450mg，每日最高剂量为600mg
	曲唑酮	选择性地拮抗5-羟色胺的再摄取，并有微弱的阻止去甲肾上腺素再摄取的作用	成人初始剂量为每日50～100mg，分次口服，每3～4日可增加50mg 门诊患者剂量一般以每日200mg为宜 住院患者最高剂量为每日400mg，分次口服 药物治疗取得足够的疗效后，可逐渐减少剂量，一般建议起效后疗程持续数月
	噻奈普汀（达体朗）	增加突触前5-羟色胺的再摄取，增加囊泡中5-羟色胺的浓度，从而发挥抗抑郁作用	三餐前口服，每次12.5mg，每日3次 慢性酒精中毒者，无必要改变剂量 70岁及以上老年患者及肾功能不全患者，每日最大剂量为25mg

【**用药关怀**】

药物	用药关怀
氟西汀	· 肝功能不全患者、肾功能不全患者、老年患者应适当减少用药剂量 · 妊娠期妇女或哺乳期妇女慎用 · 儿童用药应遵医嘱，如出现皮疹或发热，应立即停药 · 不宜与单胺氧化酶抑制剂并用；必要时，应停药5周后，再换用单胺氧化酶抑制
帕罗西汀	· 有躁狂病史患者慎用 · 在治疗初期的数周内，极少数患者会出现不能静坐或安静站立等精神运动性兴奋 · 罕见发生血清素综合征或抗精神病药物恶性综合征 · 不能与血清素前体物质（L-色氨酸、羟色胺酸）合用，若合用则有发生血清素综合征的危险 · 癫痫发作期应停药 · 青光眼患者慎用 · 在抑郁症状明显改善前，自杀倾向持续存在的情况下需停止用药 · 老年患者罕见发生低钠血症，通常在停药后可恢复 · 本品与增加出血危险性的药物合用时应谨慎，具有出血倾向的患者应慎用 · 严重肾功能损害或肝功能损害的患者慎用
舍曲林	· 服药期间出现癫痫发作的患者应停药 · 治疗早期应对有自杀倾向的患者进行密切监视 · 育龄妇女用药时应避孕 · 肝脏疾病患者慎用，肝功能损伤患者应减少用药剂量或降低给药频率
氟伏沙明	· 抑郁症状明显改善前，患者可持续出现自杀倾向，应对其密切监视 · 肝功能异常患者、肾功能异常患者，应从低剂量开始，出现血清转氨酶升高伴临床症状时，应立即停药 · 有癫痫史患者慎用，发生惊厥应立即停药 · 同时应用影响血小板功能药物的患者及有不正常出血史患者，可能出现皮肤黏膜异常出血，应慎用

续表

药物	用药关怀
西酞普兰	• 同时使用5-羟色胺再摄取抑制剂和单胺氧化酶抑制剂，或近期停用5-羟色胺再摄取抑制剂并开始使用单胺氧化酶抑制剂，会发生严重不良反应或致命；5-羟色胺再摄取抑制剂和单胺氧化酶抑制剂不可联用；停服其中一种药物至少14日后才可服用另一种药物 • 抑郁症状明显改善前持续出现自杀倾向（如进入躁狂期）的患者，应停药 • 有癫痫病史、躁狂病史、严重肾功能障碍患者慎用 • 监测并防止低钠血症和抗利尿激素分泌异常综合征发生 • 服药期间，禁止驾驶汽车或操作机械 • 不应服用含酒精的制品
艾司西酞普兰	• 避免突然停药，当停用本品时应逐渐减少剂量，并注意监测可能出现的停药症状 • 使用本类药物可能发生皮下出血和（或）出血异常 • 少数患者使用本品会出现低钠血症，通常在治疗终止后可恢复正常 • 治疗初期的数周内，可能出现不能静坐或安静站立等精神运动性兴奋 • 躁狂抑郁症患者、癫痫发作的患者应停用本品 • 糖尿病患者需要对胰岛素和（或）口服降糖药的剂量进行调整 • 抑郁发作的患者可能会增加精神疾病症状 • 本品对神经系统有轻度或中度的影响，用药期间不宜驾驶汽车或操作机械
文拉法辛	• 抑郁症状明显改善前，可导致自杀倾向持续出现 • 不能与单胺氧化酶抑制剂同服，停用单胺氧化酶抑制剂至少14日后，方可使用本品；停用本品至少7日后，方可使用单胺氧化酶抑制剂 • 可能发生5-羟色胺综合征，危及生命 • 不推荐与5-羟色胺前体物质（如色氨酸补充剂）合用 • 眼压增高或者急性闭角型青光眼的患者用药应密切监测 • 避免突然停药，停药时应逐渐减少剂量，并且进行监测 • 有双相情感障碍病史或家族史的患者、有攻击性倾向病史的患者、有惊厥史的患者慎用 • 癫痫发作时应停药 • 有出血倾向的患者服用本品或与抗凝药合用可能会增加出血风险

药物	用药关怀
度洛西汀	· 对本药或其中任何非活性成分过敏的患者禁用 · 未经治疗的窄角型青光眼患者应避免使用 · 禁止与单胺氧化酶抑制剂（MAOI）联用 · 应逐渐减药，而不是骤停药物；由于减少药物剂量或停药而引起了无法耐受的症状时，可以考虑应用以往的处方剂量，然后，遵医嘱以一个更慢的速度减药 · 肝功能不全患者使用度洛西汀后其血药浓度会明显增加，因此不推荐此类患者服用度洛西汀 · 度洛西汀伴随大量的酒精摄入时会导致严重的肝损害 · 在治疗期间怀孕或准备怀孕，应当告知其医生，处在哺乳期的患者也应如此；在治疗的 1～4 周内使用度洛西汀治疗的抑郁症患者的病情会改善，但要建议患者维持治疗
米氮平	· 用药 4～6 周内可能会发生粒细胞减少和出现粒细胞缺乏症，停药后可恢复 · 肝功能不全患者、肾功能不全患者、心血管疾病患者、低血压患者应注意用药剂量，并定期检查 · 排尿困难（如前列腺肥大）患者、急性窄角性青光眼的眼内压升高患者、糖尿病患者慎用 · 出现黄疸症状应立即停药 · 精神分裂症及其他精神性疾病患者用药后，精神病症状可能恶化，虚妄的念头也会加重 · 处于躁狂、抑郁阶段的患者用药时，可能会引起躁狂症发作 · 用药初期，患者自杀风险上升，用药剂量应予以限制 · 长期用药后不能突然停药 · 用药期间，避免驾驶汽车或操作机械

续表

药物	用药关怀
米那普仑	·若患者出现新的自伤、情绪波动、精神运动性兴奋，或此类症状恶化，应停止增加用药剂量，并逐渐减少剂量至停药；有自杀倾向的患者，用药剂量应控制在最低限度 ·从最小剂量开始，减少过量用药危险 ·终止治疗应当尽快递减用药剂量，但不能突然停药，否则会导致停药症状 ·用药期间禁止驾驶汽车或操作机械 ·排尿困难的患者、青光眼患者、眼内压增高的患者、高血压或心脏疾病患者、肝肾疾病患者、癫痫等抽搐性疾病患者、双相情感障碍患者、有自杀倾向患者、脑器质性损害或共济失调患者、有止血障碍史的患者慎用
丙米嗪	·本品不得与单胺氧化酶抑制剂合用，停用单胺氧化酶抑制剂14日后，才能使用本品 ·用药期间应定期监测血象、肝功能、肾功能 ·有躁狂倾向时应立即停药 ·用药期间不宜驾驶汽车或操作机械
阿米替林	
氯米帕明	·参照本章第六节失眠症
多塞平	

药物	用药关怀
阿莫沙平	· 有效剂量因患者而异 · 常见不良反应有便秘（12%）、口干（14%）、嗜睡（14%）、视力模糊（7%）、疲劳（14%）；严重不良反应有心脏传导阻滞、心肌梗死、QT间期延长、粒细胞缺乏症（<1%）、神经阻滞剂恶性综合征（<1%）、癫痫发作（<1%）、迟发性运动障碍、抑郁症恶化、有自杀想法、自杀 · 伴有心血管疾病的患者慎用，大剂量用药可能会导致心脏传导障碍、心律失常、心动过速，推荐对患者进行监测 · 若出现严重免疫系统和神经系统反应则应立即停药 · 闭角型青光眼或眼内压升高的患者慎用该药 · 对于潜在双相情感障碍的患者，该药可能诱发混合性发作/躁狂发作，重度抑郁症可能是双相情感障碍的首发症状，在启用该药治疗前应评估用药风险 · 对于精神分裂症患者，该药可能导致精神病恶化或偏执症状加剧，必要时应减量 · 有肾病史、尿潴留病史的患者慎用该药
去甲替林	· 不建议儿童使用盐酸去甲替林 · 建议老年患者和青少年使用低于平常的剂量；与门诊患者相比，门诊患者的建议剂量也要低一些；从低剂量开始，然后逐渐增加剂量，并仔细观察临床反应和有无任何不耐受的迹象 · 如果患者出现轻微副作用，则应减少剂量；如果出现严重副作用或过敏表现的不良反应，应马上停药 · 由于5-羟色胺综合征的风险增加，所以禁止使用盐酸去甲替林治疗精神病或在停用盐酸去甲替林治疗14天内使用单胺氧化酶抑制剂（MAOI） · 与其他二苯并佐类药物可能存在交叉敏感性 · 心肌梗死后的急性恢复期禁止使用
度硫平	· 可自乳汁排出，哺乳期妇女应慎用 · 治疗抑郁症时须减量 · 老年患者因为代谢与排泄功能均下降，对本类药的敏感性增强，故用量一定要减小，使用中应格外注意防止直立性低血压以致摔倒

药物	用药关怀
安非他酮	·本品有致癫痫、致癌的风险，故每日用药剂量应≤300mg ·心脏疾病患者、有过敏史或出现过敏反应者慎用 ·肝功能损害患者慎用；必须用时，轻中度肝硬化患者应减少用药次数，重度肝硬化患者每2日总剂量应≤150mg ·肾功能障碍者慎用，必须用时应减少用药次数 ·避免睡前服用 ·出现精神症状应减少剂量或停药
米安色林	·不能突然减量或中止给药，停药前应逐渐减小剂量 ·QT间期延长患者、明显心动过缓患者、低钾血症患者、青光眼患者、排尿困难患者、高眼压患者、心脏疾病患者、肝功能损害患者、肾功能损害患者慎用 ·用药后，癫痫等抽搐性疾病患者可能出现惊厥，躁郁症患者可能出现躁狂、自杀倾向，脑器质性损伤或易患精神分裂症者可能出现精神症状恶化，控制不良的糖尿病患者可能出现糖耐量下降 ·用药期间不宜驾驶汽车或操作机械 ·双相情感障碍患者禁用 ·本品可能引起粒细胞减少症和粒细胞缺乏症，停药后可恢复
马普替林	·本品不能和抗心律失常药合用 ·仅在密切监视的前提下才可同时实施电惊厥治疗 ·老年患者和心血管疾病患者应当监测心功能，易发生直立性低血压患者应定期测量血压 ·对于同时口服磺酰脲类降糖药或使用胰岛素的患者，治疗初期或中断治疗时，需严密监测血糖浓度 ·长期用药应监测肝肾功能 ·本品可能引起麻痹性肠梗阻 ·甲状腺功能亢进患者、使用甲状腺激素制剂患者应慎用 ·避免突然停药或突然降低剂量，中断治疗应尽快逐渐减少剂量 ·用药期间，禁止驾驶汽车或操作机械

药物	用药关怀
吗氯贝胺	· 严重的肝功能不全或肾功能不全患者慎用 · 禁止与其他抗抑郁药物同时使用，以避免5-羟色胺综合征危及生命 · 使用中枢性镇痛药、麻黄碱、伪麻黄碱或苯丙醇胺的患者禁用 · 有躁狂发作倾向时，应立即停药 · 用药期间，不宜驾驶汽车或操作机械 · 定期监测血象、心、肝、肾功能 · 由其他抗抑郁药换用本品，建议停药2周后再开始使用本品；使用氟西汀的患者应停药5周后，再开始使用本品
曲唑酮	· 应在餐后服用 · 手术前，应在临床许可的情况下尽早停药 · 偶见白细胞计数和中性粒细胞计数降低 · 癫痫患者、肝肾功能不全患者慎用 · 用药期间，不宜驾驶汽车或操作机械 · 对本品过敏者、肝功能严重受损患者、严重心脏疾病患者、心律失常患者、意识障碍患者禁用
噻奈普汀 （达体朗）	· 初始治疗期应密切监护有遗传性自杀倾向的抑郁症患者 · 全身麻醉前应告知医生正在服用本药，并在手术前24h或48h停药；进行急诊手术时，无需停药期，但应进行术前监测 · 中断治疗，需逐渐减少剂量，时间为7~14日 · 用药期间，不宜驾驶汽车或操作机械

第八节 焦虑症

 【疾病简介】

焦虑症又称焦虑性神经症，是一种以焦虑情绪为主要表现的精神障碍。

【临床表现】

焦虑症在临床上主要表现为惊恐障碍和广泛性焦虑症两种形式。

（一）惊恐障碍

惊恐障碍又称急性焦虑症，表现为突然发生的强烈惊恐，伴濒死感或失控感，有明显的自主神经功能紊乱症状，如心慌、呼吸困难、四肢发抖、大汗淋漓等。

（二）广泛性焦虑症

广泛性焦虑症又称慢性焦虑症。主要临床表现有过分关注周围环境或自身健康、表情紧张、唉声叹气、注意力难以集中、记忆力下降，同时还会感到眩晕、呼吸急促、胸部发紧、心悸、心律不齐、口干、出汗、胃部不适、阵发性发冷或发热、手脚冰凉或发热、坐卧不安、来回踱步、四肢震颤、捶胸顿足等，伴睡眠障碍的患者还表现出入睡困难、睡眠浅、易醒、多梦等症状。

 【用药特点及原则】

1．心理治疗。

（1）放松疗法不论是对惊恐障碍或广泛性焦虑均是有益的。当全身松弛时，人的警醒性全面降低，心率、呼吸、脉搏、血压等会出现缓解焦虑状态的变化。生物反馈疗法、音乐疗法、瑜伽、静气功也有相近的治疗效果。

（2）认知疗法。焦虑症患者发病前常经历过较多的生活事件，发病后又总担心结局不好，从而产生错误感知或错误评价。通过认知疗法可以纠正患者的错误认知，达到治疗焦虑症的目的。

2．药物治疗。抗焦虑药主要是用来减轻焦虑、紧张和恐惧，稳定情绪的药物。

 【常用药物】

药理分类	药物	药理作用	用法用量
苯二氮䓬类	地西泮	参考本章第六节失眠症	口服，每次2.5~10mg，每日2~4次
	氯硝西泮		口服，成人每日推荐剂量为1.5~8mg
	艾司唑仑		口服，成人每日推荐剂量为1~6mg
	奥沙西泮		口服，成人每日推荐剂量为15~90mg
	阿普唑仑		口服，成人每日推荐剂量为0.4~4mg
	劳拉西泮		口服，成人每日推荐剂量为2~8mg
	硝西泮		口服，成人每日推荐剂量为5~15mg
	氟西泮		口服，成人每日推荐剂量为15~45mg

药理分类	药物	药理作用	用法用量
其他抗焦虑药	丁螺环酮	作用于5-HT1A受体，可以调节5-羟色胺细胞的活性，减少5-羟色胺在大脑特定区域的浓度	口服，成人每日推荐剂量为15~45mg
	普萘洛尔	非选择性竞争抑制肾上腺素β受体阻滞剂，可阻断心脏β$_1$、β$_2$受体，拮抗交感神经兴奋和儿茶酚胺作用，降低心脏的收缩力与收缩速度，同时抑制血管平滑肌收缩，降低心肌耗氧量，使缺血心肌的氧供需关系在低水平上恢复平衡	口服，成人每日推荐剂量为10~100mg
	氟哌噻吨美利曲辛	氟哌噻吨是一种噻吨类神经阻滞剂，小剂量即可产生抗焦虑和抗抑郁作用 美利曲辛为双相抗抑郁剂，低剂量应用时具有兴奋作用 复合制剂具有抗抑郁、抗焦虑和兴奋作用	成人：早晨、中午各口服1片（含氟哌噻吨0.5mg、美利曲辛10mg）；病情严重者，早晨可加至2片；每日最大用量为4片 老年患者：早晨口服1片 维持量：早晨口服1片
	坦度螺酮	选择性作用于大脑边缘系统的5-HT1A受体，抑制在焦虑状态下亢进的5-羟色胺能神经系统，从而发挥抗焦虑作用	口服，成人每日推荐剂量为30~60mg

续表

药理分类	药物		药理作用	用法用量
具有抗焦虑作用的抗抑郁药	5-羟色胺再摄取抑制剂	氟西汀	参照本章第七节抑郁症	口服，成人每日推荐剂量为20~40mg
		帕罗西汀		口服，成人每日推荐剂量为20~50mg
		舍曲林		口服，成人每日推荐剂量为50~150mg
		氟伏沙明		口服，成人每日推荐剂量为100~300mg
		西酞普兰		口服，成人每日推荐剂量为20~40mg
		依他普仑		口服，成人每日推荐剂量为10~20mg
	去甲肾上腺素和5-羟色胺双重摄取抑制剂	文拉法辛		口服，成人每日推荐剂量为75~225mg
		度洛西汀		口服，推荐起始剂量为每次60mg，每日1次
	三环类抗抑郁剂	丙米嗪		初始剂量为每次25~50mg，每日2次，早上与中午口服，不宜晚上使用；以后根据病情逐渐增加剂量至每日100~250mg，每日最高剂量为300mg，维持剂量为每日50~150mg
		阿米替林		口服，成人初始剂量为每次25mg，每日2~3次，根据病情和耐受情况逐渐增至每日150~250mg，每日最大剂量为300mg，维持剂量为每日50~150mg

续表

药理分类	药物		药理作用	用法用量
具有抗焦虑作用的抗抑郁药	三环类抗抑郁剂	氯米帕明	参考本章第七节抑郁症	口服，初始计量为每日10mg，不同患者每日所需剂量差距很大，剂量变化范围为25~100mg，如病情需要，可增至150mg 持续治疗时间应≥6个月，在此期间可逐渐减少维持剂量
		多塞平		口服，初始剂量为每次25mg，每日2~3次，以后根据病情逐渐增加至每日总量100~250mg；每日最大剂量为300mg
	其他	吗氯贝胺		口服，成人每日推荐剂量为300~600mg
		曲唑酮		成人初始剂量每日50~100mg，分次口服，每3~4日可增加50mg 门诊患者一般以每日200mg为宜 住院患者最高剂量为每日400mg，分次口服 药物治疗取得足够的疗效后，可逐渐减少剂量，一般建议起效后疗程持续数月

续表

药理分类	药物		药理作用	用法用量
具有抗焦虑作用的抗抑郁药	其他	噻奈普汀（达体朗）	增加海马部位锥体细胞的自发性活动，并加速其功能受抑制后的恢复 增加大脑皮质和海马部位神经元对5-羟色胺的再吸收作用	三餐前口服，每次12.5mg，每日3次 70岁及以上老年患者及肾功能不全患者，每日最大剂量为2片，或遵医嘱
		米氮平	参照本章第六节失眠症	口服，成人初始剂量为每日1次，每次15mg，后根据病情逐渐增加剂量，有效口服剂量为每日15～45mg

 【用药关怀】

药物	用药关怀
地西泮	·参照本章第六节失眠症
氯硝西泮	·参照本章第三节癫痫

药物	用药关怀
艾司唑仑	
奥沙西泮	
	·参照本章第六节失眠症
阿普唑仑	
劳拉西泮	
硝西泮	·长期使用可产生耐受性和依赖性 ·肝肾功能不全者慎用，应定期检查肝功能与白细胞计数 ·用药期间不宜驾驶汽车、操作机械或高空作业 ·长期用药后骤停可能引起惊厥等撤药反应 ·服药期间勿饮酒
氟西泮	·参照本章第六节失眠症
丁螺环酮	·长期使用可产生耐受性和依赖性 ·肝肾功能不全者慎用，应定期检查肝功能与白细胞计数 ·用药期间不宜驾驶汽车、操作机械或高空作业 ·长期用药后骤停可能引起惊厥等撤药反应 ·服药期间勿饮酒 ·青光眼、重症肌无力、白细胞减少及对本品过敏者禁用

药物	用药关怀
普萘洛尔	·从小剂量开始，逐渐增加剂量并密切观察反应 ·血药浓度不能完全预示药理效应，应根据心率及血压等临床征象指导临床用药 ·甲状腺功能亢进患者、冠心病患者用药后不宜骤停 ·停药时应逐渐递减剂量，持续时间应≥3日，一般为2周 ·长期用药可出现心力衰竭，可用洋地黄苷类和（或）利尿剂纠正，并逐渐递减剂量，直至停用 ·可引起糖尿病患者血糖降低，糖尿病患者应定期检查血糖，并逐渐递减剂量；对非糖尿病患者无降糖作用 ·应定期监测血象、血压、心功能、肝功能、肾功能等 ·运动员、有药物过敏史患者、充血性心力衰竭患者、糖尿病患者、肺气肿或非过敏性支气管哮喘患者、肝功能不全患者、甲状腺功能低下患者、雷诺病患者或其他周围血管疾病患者、肾功能衰退患者等慎用 ·支气管哮喘患者、心源性休克患者、心脏传导阻滞（Ⅱ～Ⅲ度房室传导阻滞）患者、重度或急性心力衰竭患者、窦性心动过缓患者禁用
氟哌噻吨美利曲辛	·器质性脑损伤患者、惊厥抽搐患者、尿潴留患者、甲状腺功能亢进患者、帕金森病患者、重症肌无力患者、肝脏疾病晚期患者、心血管及其他循环系统疾病患者慎用 ·有自杀倾向的患者不应大剂量用药 ·糖尿病患者使用时要调整降糖药剂量 ·闭角性青光眼患者、前房变浅的患者使用本品，会导致青光眼急性发作 ·外科手术前，应提前数日停药，如未停药，应告知麻醉医生有使用抗焦虑药物史 ·极少数患者可能发生致命神经抑制综合征 ·治疗初期，极少数患者可能出现锥体外系反应 ·长期用药，可能发生不可逆的迟发性运动障碍 ·服药期间，禁止驾驶汽车或操作机械

药物	用药关怀
坦度螺酮	• 器质性脑功能障碍患者、中度或严重呼吸功能衰竭患者、心功能障碍患者、肝功能障碍患者、肾功能障碍、疲惫伴脱水或营养不良的患者慎用 • 神经症患者每日用药剂量达60mg仍未见效时，应及时联系医师，不得随意长期应用 • 伴有高度焦虑症状的患者用药后难以产生疗效，应慎重观察症状 • 服药期间，禁止驾驶汽车或操作机械
氟西汀	• 肝功能不全患者、肾功能不全患者、老年患者应适当减少用药剂量 • 妊娠期妇女或哺乳期妇女慎用 • 儿童用药应遵医嘱，如出现皮疹或发热，应立即停药 • 不宜与单胺氧化酶抑制剂并用；必要时，应停药5周后，再换用单胺氧化酶抑制
帕罗西汀	• 有躁狂病史患者慎用 • 在治疗初期的数周内，极少数患者会出现不能静坐或安静站立等精神运动性兴奋 • 罕见发生血清素综合征或抗精神病药物恶性综合征 • 不能与血清素前体物质（L-色氮酸、羟色胺酸）合用，如合用则有发生血清素综合征的危险 • 癫痫发作期应停药 • 青光眼患者慎用 • 在抑郁症状明显改善前，自杀倾向持续存在的情况下需停止用药 • 老年患者罕见发生低钠血症，通常在停药后可恢复 • 本品与增加出血危险性的药物合用时应谨慎，具有出血倾向的患者应慎用 • 严重肾功能损害或肝功能损害的患者慎用
舍曲林	• 服药期间出现癫痫发作的患者应停药 • 治疗早期应对有自杀倾向的患者进行密切监视 • 育龄妇女用药应避孕 • 肝脏疾病患者慎用，肝功能损伤患者应减少用药剂量或降低给药频率

药物	用药关怀
氟伏沙明	•参照本章第七节抑郁症
西酞普兰	
依他普仑	
文拉法辛	
度洛西汀	•对本药或其中任何非活性成分过敏的患者禁用 •未经治疗的窄角型青光眼患者应避免使用 •禁止与单胺氧化酶抑制剂（MAOI）联用 •应逐渐减药，而不是骤停药物；由于减少药物剂量或停药而引起了无法耐受的症状时，可以考虑应用以往的处方剂量；然后，遵医嘱以一个更慢的速度减药 •肝功能不全患者使用度洛西汀后其血药浓度会明显增加，因此不推荐此类患者服用度洛西汀 •度洛西汀伴随大量的酒精摄入时会导致严重的肝损害 •在治疗期间怀孕或准备怀孕，应当告知其医生，处在哺乳期的患者也应如此；在治疗的1～4周内使用度洛西汀治疗的抑郁症患者的病情会改善，但要建议患者维持治疗
丙米嗪	•参照本章第七节抑郁症
阿米替林	
氯米帕明	
多塞平	
吗氯贝胺	
曲唑酮	
噻奈普汀 （达体朗）	
米氮平	•参照本章第六节失眠症

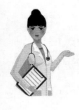

第八章

血液系统疾病用药

第一节 贫血

【疾病简介】

　　贫血是指人体外周血红细胞容量减少，低于正常值下限的一种常见临床症状。在一定容积的循环血液内红细胞计数、血红蛋白量及红细胞比容均低于正常标准者可诊断为贫血患者。

【临床表现】

　　贫血引起的症状与红细胞减少引起组织和器官慢性缺氧所致的代偿表现有关。皮肤、黏膜苍白是贫血患者共同的体征，在口唇、甲床、手心最为明显。其他症状包括代偿性心率、呼吸加速，进行体力活动时尤为明显。病情进展迅速的贫血患者心慌、气促症状明显；慢性贫血患者症状表现较轻；严重贫血患者常有头痛、头晕、耳鸣、晕厥、视觉盲点、倦怠、注意力不集中和记忆减退等神经系统表现，可能与脑缺氧有关。其他临床表现还包括食欲缺乏、恶心、腹部不适、便秘或腹泻等消化系统症状。

【用药特点及原则】

（一）病因治疗

病因治疗是贫血治疗的关键所在。所有的治疗都应该在查明病因的基础上进行，才能达到标本兼顾、最终治愈的目的。如果月经过多，应考虑妇科疾病病因；如果有寄生虫感染，应进行驱虫治疗；如果有恶性肿瘤，应进行手术治疗、放疗或化疗；如果有消化性溃疡，应进行抑制胃酸的护胃治疗等。因此，贫血的治疗需要在医生的评估与指导下进行，患者不可擅自用药。

（二）预防

1. 早产儿和低出生体重儿。提倡母乳喂养，纯母乳喂养应从2～4周龄婴儿开始，每日补铁1～2mg/kg直至1周岁；非母乳喂养婴儿应采用铁强化配方乳。

2. 足月儿。尽量母乳喂养4～6个月，此后如继续纯母乳喂养，应及时添加富含铁的食物，必要时可按每日1mg/kg铁元素的剂量补铁。采用非母乳喂养者，应选用铁强化配方乳，并及时添加富含铁的食物。1岁以内婴儿应尽量避免单纯牛乳喂养。

3. 幼儿。注意食物的均衡和营养，纠正厌食和偏食等不良习惯；鼓励进食蔬菜和水果，促进肠道铁吸收；尽量采用铁强化配方乳，不建议单纯牛乳喂养。

4. 青春期儿童（尤其是女孩）。应加强营养，合理搭配饮食；鼓励进食蔬菜、水果等，以促进铁的吸收。

5. 妊娠期妇女。目前国内暂无统一的妊娠期健康女性预防性补铁规范，可根据自身意愿从妊娠初期至分娩每日小剂量补充铁元素30～40mg以预防贫血。

（三）合理用药原则

1. 支持治疗。输血是贫血的对症治疗措施。对于慢性贫血患者而言，血红蛋白<60g/L和急性失血量超过总血容量的30%可视为输血的指征。

2. 补充所需的铁元素或造血生长因子。缺铁性贫血、维生素B_{12}或叶酸缺乏导致的巨幼细胞性贫血等因缺乏铁元素或造血生长因子所致的贫血，在进行合理补充后可取得良好疗效。维生素B_{12}或铁元素在正常机体内有一定的储备，只有在其耗竭后才会发生贫血。因此，治疗此类贫血时应注意补足储备，以免复发。成年人每日补充铁元素的剂量以150～200mg为宜；儿童每日补充铁元素的剂量为每次2～6mg/kg，餐间补充，每日2～3次，必要时可同时补充其他维生素和微量元素（如叶酸和维生素B$_{12}$），具体治疗方案应由医生根据患者/患儿缺铁的严重程度进行个体化制订。

　　缺乏造血生长因子的贫血可使用造血刺激药物，如肾性贫血红细胞生成素合成减少，是红细胞生成素治疗的适应证；雄激素对慢性再生障碍性贫血有效。

　　3．免疫抑制剂，如糖皮质激素、抗胸腺细胞球蛋白或者抗淋巴细胞球蛋白、环孢素、环磷酰胺、霉酚酸酯等适用于发病机制与免疫有关的贫血。

　　4．单克隆抗体。抗人CD$_{20}$单克隆抗体可用于自身免疫性溶血性贫血的二线治疗。人源性抗补体C5单克隆抗体可显著提高治疗经典型阵发性血红蛋白尿患者的疗效。

　　5．对于某些类型的贫血，只能进行手术治疗，如异基因造血干细胞移植适用于骨髓造血功能衰竭或某些严重的遗传性贫血（如重型再生障碍性贫血、珠蛋白生成障碍性贫血及镰状细胞贫血等）；脾切除手术适用于遗传性球形红细胞增多症、遗传性椭圆形红细胞增多症、内科治疗无效的自身免疫性溶血性贫血和脾功能亢进等。

 【常用药物】

药理分类		药物	药理作用	用法用量
补铁剂	无机铁	硫酸亚铁（含铁量60mg/片）	补充铁元素，促进红细胞生长　用于各种原因引起的缺铁性贫血	口服，每次1片，每日3次
	有机铁	右旋糖酐铁（含铁量25mg/片）		口服，每次1～2片，每日3次
		葡萄糖酸亚铁（含铁量36mg/片）		口服，每次1～2片，每日3次
		富马酸亚铁（含铁量60mg/片）		口服，每次1～2片，每日3次

续表

药理分类		药物	药理作用	用法用量
补铁剂	有机铁	琥珀酸亚铁 （含铁量33mg/片）		口服，每次2片，每日3次
		蛋白琥珀酸铁 （含铁量2.6mg/mL）		口服，每次30mL，每日2次
		多糖铁复合物 （含铁量150mg/片）		口服，每次1~2片，每日1次
B族维生素		叶酸	叶酸经二氢叶酸还原酶及维生素B_{12}的作用，形成四氢叶酸，与多种一碳基团（如—CH_3、—CH_2、—CHO等）结合成四氢叶酸类辅酶，传递一碳基团，参与体内很多重要反应及核酸和氨基酸的合成，可用于巨幼红细胞贫血	口服，每次5~10mg，每日3次
		维生素B_{12}	维生素B_{12}参与体内甲基转换及叶酸代谢，促进5-甲基四氢叶酸转变为四氢叶酸，缺乏维生素B_{12}时，可导致DNA合成障碍，影响红细胞的成熟 本品还可促使甲基丙二酸转变为琥珀酸，参与三羧酸循环，与神经髓鞘脂类的合成及维持有髓神经纤维功能完整相关，维生素B_{12}缺乏症的神经损害可能与此机制有关 用于巨幼红细胞贫血	肌内注射，每次500μg，每周2次，直至血象恢复正常；有神经系统受累者宜给予较大剂量（每日500~1 000μg）；对非吸收障碍者，后期治疗可给予等剂量口服药物；全胃切除或恶性贫血患者需终生维持治疗（肌内注射100μg，每月1次）

续表

药理分类	药物	药理作用	用法用量
糖蛋白激素	重组人促红素	本品可刺激红系造血祖细胞增殖和分化，促使网织红细胞由骨髓释放入血液，稳定红细胞膜，可用于肾性贫血及接受化疗的非髓性恶性肿瘤成人的症状性贫血	用于肾性贫血诱导治疗：皮下注射，初始剂量为每周100～120IU/kg，每周2～3次；静脉注射，剂量为每周120～150IU/kg，每周3次；应根据患者血红蛋白增长速率调整剂量 用于维持治疗阶段：使用剂量约为诱导治疗期的2/3；若维持治疗期血红蛋白浓度每月改变＞1g/dL，应酌情增加或减少剂量25％
雄激素类	司坦唑醇	蛋白同化激素类药，具有促进蛋白质合成、抑制蛋白质糖异生、降低血胆固醇和甘油三酯、促使钙磷沉积和减轻骨髓抑制等作用，主要用于治疗再生障碍性贫血、肾性贫血等	口服，每日6～12mg
	十一酸睾酮		口服，每日120～160mg

续表

药理分类	药物	药理作用	用法用量
糖皮质激素	糖皮质激素	本品具有抗炎、抗毒、抗过敏、抗休克、非特异性抑制免疫及退热等多种作用，主要用于免疫介导的溶血性贫血，对温抗体型自身免疫性溶血性贫血有明显的疗效	按泼尼松计算，静脉注射，每日0.5～1.5mg/kg，也可以根据具体情况换算为地塞米松、甲泼尼龙等；当糖皮质激素用至红细胞比容＞30%或者血红蛋白水平稳定于100g/L以上才考虑减量；若使用推荐剂量治疗4周仍未达到上述疗效，建议考虑二线用药；对于急性重型自身免疫性溶血性贫血可能需要使用甲泼尼龙，静脉注射，每日100～200mg，维持10～14日才能控制病情；治疗有效的患者，泼尼松剂量应在4周内逐渐减至每日20～30mg，以后每月递减（减少2.5～10.0mg），在此过程中严密检测血红蛋白水平和网织红细胞绝对值变化；泼尼松剂量减至每日5mg并持续缓解2～3个月，考虑停用糖皮质激素

续表

药理分类	药物	药理作用	用法用量
免疫抑制剂	环孢素	本品为强效免疫抑制剂，可逆性、特异性作用于淋巴细胞 对于某些糖皮质激素治疗无效的温抗体型自身免疫性溶血性贫血或者冷抗体型自身免疫性溶血性贫血可能有效	静脉注射，初始剂量为每日3mg/kg，维持血药浓度（谷浓度）为150～200μg/L，由于环孢素需要达到有效血药浓度后才起效，建议初期与糖皮质激素联用
	硫唑嘌呤	免疫活性细胞在抗原刺激后的增殖期需要嘌呤类物质，本品具有嘌呤拮抗作用，能抑制DNA、RNA及蛋白质的合成，从而抑制淋巴细胞的增殖，阻止抗原敏感淋巴细胞转化为免疫母细胞，产生免疫作用 为自身免疫性溶血性贫血的二线治疗药物	口服，每日50～200mg，一般有效率为40%～60%，多数情况下与糖皮质激素联用
细胞毒性药物	环磷酰胺	本品进入人体内被肝脏或肿瘤内存在的过量的磷酰胺酶或磷酸酶水解，变为活化作用型的磷酰胺氮芥而起作用，可与DNA发生交叉联结，抑制DNA的合成，也可干扰RNA的功能，属细胞周期非特异性药物，并具有免疫抑制活性 对于某些糖皮质激素治疗无效的温抗体型自身免疫性溶血性贫血或者冷抗体型自身免疫性溶血性贫血可能有效	口服，每日50～150mg，一般有效率为40%～60%，多数情况下与糖皮质激素联用

药理分类	药物	药理作用	用法用量
人鼠嵌合型抗CD20抗体	利妥昔单抗	特异性清除B淋巴细胞为自身免疫性溶血性贫血的二线治疗药物	静脉滴注，每日375mg/m^2，分别在第1、8、15、22天用药，共4次

 【用药关怀】

药物	用药关怀
补铁剂	·约有1/3的患者口服补铁剂后出现恶心、呕吐、便秘、腹痛、腹泻等副作用，若发生上述情况，建议从较小剂量开始，每2~3日逐渐加量，直至达到治疗剂量 ·饭前服用补铁剂有利于减少食物对铁吸收的抑制作用，而饭后服用补铁剂则可减少部分胃肠道刺激的副作用，可视情况选择饭前或饭后服用 ·补铁治疗首选食物补充，食补不足时，需要在医生指导下口服补铁剂，与维生素C共同服用可以增加铁的吸收率 ·口服补铁剂治疗后，一般1~2周后血红蛋白浓度上升，1~2月恢复正常；血红蛋白正常后，应在医生指导下至少继续服用补铁剂4~6个月，以完全补充机体铁储备，防止复发 ·有机铁较无机铁对胃肠道刺激小，不良反应较少，但价格略高
叶酸	·不良反应较少，极少数患者可出现过敏反应；长期用药可出现畏食、恶心、腹胀等胃肠道症状。大量服用叶酸时，可使尿液呈黄色 ·不能明确是维生素B$_{12}$缺乏还是叶酸缺乏或同时缺乏者，应同时补充叶酸和维生素B$_{12}$，否则单用叶酸会加重维生素B$_{12}$缺乏，加重神经系统损伤 ·使用干扰核酸合成药物治疗的患者应同时补充叶酸和维生素B$_{12}$，每月1次

药物	用药关怀
维生素B$_{12}$	· 应避免与氯霉素合用，否则可抵消维生素B$_{12}$的造血功能 · 体外实验发现，维生素C可破坏维生素B$_{12}$，同时给药或长期大量摄入维生素C时，可使维生素B$_{12}$血浓度降低 · 氨基糖苷类抗生素、对氨基水杨酸类、苯巴比妥、苯妥英钠、扑米酮等抗惊厥药及秋水仙碱等可减少肠道对维生素B$_{12}$的吸收 · 消胆胺可结合维生素B$_{12}$，减少其吸收 · 不能明确是维生素B$_{12}$缺乏还是叶酸缺乏或同时缺乏者，应同时补充叶酸和维生素B$_{12}$，否则单用叶酸会加重维生素B$_{12}$缺乏，加重神经系统损伤 · 应用干扰核酸合成药物治疗的患者应同时补充叶酸和维生素B$_{12}$，每月1次
重组人促红素	· 主要不良反应包括血压升高、心动过速，偶见头痛、低热、乏力、肌痛、关节痛、瘙痒、血栓、癫痫发作等 · 用药期间应严密监测红细胞比容、血压及血清铁含量 · 恶性肿瘤伴发的贫血是否能够采用重组人促红素仍存在诸多争议，有研究指出重组人促红素可促进肿瘤生长，使应用者寿命缩短，故目前主张应慎用
雄激素类	· 雄激素类药物治疗的主要不良反应是雄性化和肝功能损害 · 雄激素类药物联合免疫抑制剂环孢素可提高疗效 · 患者在服用药品过程中，若出现胸痛、呼吸急促或呼吸困难、身体部分或一侧虚弱、口齿不清等症状，应立即就医

续表

药物	用药关怀
糖皮质激素	·用于自身免疫性溶血性贫血治疗有效者，泼尼松剂量应在4周内逐渐减至每日20～30mg，以后每月递减2.5～10mg，在此过程中应严密监测血红蛋白水平和网织红细胞绝对值变化；泼尼松剂量减至每日5mg并持续缓解2～3个月，可考虑停用糖皮质激素 ·常见不良反应包括水、盐、糖、蛋白质及脂肪代谢紊乱，表现为向心性肥胖（库欣综合征），出现满月脸、水牛背，痤疮、多毛，高血钠和低血钾、高血压、水肿，高血脂、高血糖或糖尿病加重，肾上腺皮质功能减退甚至萎缩，闭经，肌肉消瘦、无力，骨质疏松、股骨头坏死和精神症状等；此外还可出现机体抵抗力减弱、组织修复及组织愈合缓慢、儿童生长发育抑制等不良反应
环孢素	·常见不良反应包括齿龈增生、毛发增生、高血压、胆红素增高、肾功能受损等 ·由于环孢素需要达到有效血药浓度后才起效，初期可与肾上腺皮质激素类药物一起使用 ·使用本品偶见血脂轻微可逆性升高，建议在治疗前及治疗1个月后进行血脂测定，若发现血脂升高，应考虑限制摄取脂肪食物或降低给药剂量 ·有高尿酸血症患者慎用 ·在使用环孢素治疗期间可能降低疫苗接种的效果，应避免接种减毒活疫苗 ·本品与多种药物间存在相互作用，联合用药时，应遵医嘱
硫唑嘌呤	·可致骨髓抑制，肝功能损害，畸胎，亦可发生皮疹，偶见肌萎缩，用药期间应严格监测血象 ·对本品高度过敏的患者禁用

药物	用药关怀
环磷酰胺	· 主要不良反应为骨髓抑制，表现为白细胞减少；泌尿道不良反应主要来自化学性损害，如膀胱炎（主要症状有尿频、尿急、膀胱尿感强烈、血尿，甚至排尿困难），应多饮水，增加尿量以减轻症状；消化系统不良反应包括恶心、呕吐及厌食，静脉注射或口服均可发生，大剂量静脉注射后3~4h即可出现；常见的皮肤反应为脱发，停药后可再生细小新发 · 长期用药可导致男性睾丸萎缩、精子缺乏，女性闭经、卵巢纤维化或致畸胎 · 本品可引起出血性膀胱炎，用药期间应多饮水，必要时可用美司钠拮抗 · 有痛风病史患者、有泌尿系统结石史患者或肾功能损害患者应慎用 · 在治疗期间应监测血象，如果中性粒细胞≤1 500/mm^{3}且血小板<50 000/mm^3，避免使用 · 本品可能会干扰伤口愈合，导致伤口愈合不良 · 肾功能不全者应慎用 · 严重肝损害患者，药物在体内的消除半衰期延长64%，严重肝功能不全的患者可能会减少环磷酰胺向活性代谢物的转化，从而可能降低疗效，肝功能不全患者慎用 · 本品与多种药物间存在相互作用，联合用药时，应遵医嘱
利妥昔单抗	· 监测B淋巴细胞水平可以指导控制本品的并发症，如感染、进行性多灶性白质脑病等

第二节 白血病

【疾病简介】

　　白血病是起源于造血干细胞的恶性克隆性疾病，受累细胞（白血病细胞）出现增殖失控、分化障碍、凋亡受阻、大量蓄积于骨髓和其他造血组织，从而抑制骨髓正常造血功能，并浸润淋巴结、肝、脾等组织器官。根据白血病细胞的分化程度和自然病程，一般分为急性白血病（AL）和慢性白血病（CL）两大类。急性白血病的细胞分化停滞于早期阶段，多为原始细胞和早期幼稚细胞，病情发展迅速，自然病程仅数月。慢性白血病的细胞分化停滞于晚期阶段，多为较成熟细胞或成熟细胞，病情相对缓慢，自然病程可达数年。

　　根据受累细胞系，急性白血病可分为急性髓细胞性白血病（AML）和急性淋巴细胞白血病（ALL）两类；而慢性白血病则主要分为慢性髓细胞性白血病（CML）和慢性淋巴细胞白血病（CLL）等。

【临床表现】

（一）急性白血病

　　急性白血病的起病急缓不一，多无特异性。与正常造血功能受抑制相关的临床表现包括发热、出血、贫血等；与白血病细胞浸润相关的临床表现包括淋巴结肿大、肝肿大、脾肿大、胸骨下段局部压痛、绿色瘤、头痛、恶心、呕吐、颈项强直、抽搐及昏迷等，白血病细胞牙龈浸润时会出现牙龈增生和肿胀。

（二）慢性髓细胞性白血病

慢性髓细胞性白血病的主要临床表现为乏力、易疲劳、低热、腹部不适等，部分患者可能出现肝肿大、脾肿大。如出现不明原因的发热、虚弱、骨痛、脾进行性肿大、其他髓外器官浸润表现、贫血加重或出血，以及原来有效的药物失效，则提示进入加速期或急变期。急变期为慢性髓细胞性白血病终末期，多数呈急性粒细胞白血病病变，其次是急性淋巴细胞白血病病变。

（三）慢性淋巴细胞白血病

慢性淋巴细胞白血病的患者多为老年人，男女比例为2∶1，早期常见临床表现为疲倦、乏力、不适感，随病情进展而出现消瘦、发热、盗汗等；晚期因骨髓造血功能受损，出现贫血和血小板减少。由于免疫功能减退，易并发感染。60%～80%的患者出现淋巴结肿大症状，颈部、锁骨上部位常见；4%～25%的晚期或化疗后患者并发自身免疫性溶血性贫血（AIHA）；2%的患者出现特发性血小板减少性紫癜（ITP）；＜1%的患者合并纯红细胞再生障碍性贫血（PRCA）；小部分患者有肾病综合征、天疱疮及血管性水肿等副肿瘤综合征。

 【用药特点及原则】

所有的白血病治疗都应在医生的评估与指导下用药。

（一）急性白血病的治疗

急性白血病确诊后应根据MICM分型［世界卫生组织基于形态学（morphology）、免疫学（immunology）、细胞遗传学（cytogenetics）和分子生物学（molecular biology）而确定的分型］结果进行预后危险度分层，结合患者基础状况、意愿和经济能力等，制订个体化治疗策略并及早启动治疗。治疗期间，建议留置深静脉导管。适合造血干细胞移植的患者应尽早进行人类白细胞抗原（HLA）配型。

1. 急性白血病治疗策略。

（1）诱导缓解治疗。急性白血病治疗的第一阶段，主要是联合化疗使患者尽早获得完全缓解（CR），即白血病的症状和体征消失，外周血中粒细胞绝对值≥$1.5×10^9$/L，血小板计数≥$100×10^9$/L，白细胞分类中无白血病细胞；骨髓原粒细胞（原单核细胞+幼单核细胞或原淋巴细胞+幼淋巴细胞）≤5%。急性早幼粒细胞白血病（APL）则要求原粒细胞+早幼粒细胞≤5%且无Auer小体，红细胞及细核细胞系正常，无髓外白血病。理想的完全缓解状态为白血病免疫学、细胞遗传学和分子生物学异常均应消失。

（2）完全缓解后治疗。其目的是争取患者的长期无病生存（DFS）和痊愈。初治时体内白血病细胞数量10^{10}~10^{12}/L；诱导缓解治疗达完全缓解时，体内仍残留白血病细胞，称为微小残留病（MRD），数量为10^8~10^9/L，所以必须进行完全缓解后治疗，以防复发。治疗方式包括巩固强化治疗和维持治疗。

（3）复发治疗一般指复发后挽救治疗。

2．急性白血病的一般治疗包括紧急处理高白细胞血症、防治感染、成分输血及处理代谢并发症。

（二）慢性髓细胞性白血病的治疗

治疗着重于慢性期（CP）。初始目标为控制异常增高的白细胞，缓解相关症状及体征；慢性髓细胞性白血病治疗的主要目标是达到细胞遗传学甚至分子生物学反应、控制疾病进展、延长生存期、提高生活质量和治愈疾病。

1．一般治疗。慢性髓细胞性白血病慢性期白细胞瘀滞并不多见，一般无需快速降低白细胞，因快速降低白细胞反而易致肿瘤溶解综合征。初始治疗时对白细胞计数＞$100×10^9$/L者应进行白细胞分离术或加用羟基脲或者伊马替尼。同时每日服用别嘌醇200~300mg和大量补水。并发巨脾症、压迫症状明显时可行局部放射治疗，但不能改变慢性髓细胞性白血病的病程。

2．靶向治疗。目前，慢性髓细胞性白血病的一线治疗药物包括伊马替尼、尼洛替尼、达沙替尼和博舒替尼等酪氨酸激酶抑制剂。

（三）慢性淋巴细胞白血病的治疗

不是所有慢性淋巴细胞白血病都需要治疗，具备以下至少1项时可开始治疗：①表现出进行性骨髓衰竭的证据，如血红蛋白和（或）血小板进行性减少；②有巨脾症表现（如脾肿大超过左肋缘下6cm）或出现进行性或有症状的脾肿大；③出现巨块型淋巴结肿大（如淋巴结最长直径＞10cm）或出现进行性或有症状的淋巴结肿大；④进行性淋巴细胞增多（如2个月内淋巴细胞增多＞50%），或淋巴细胞倍增时间（LDT）＜6个月，但若初始治疗时淋巴细胞计数＜30×10⁹/L，则不能单凭淋巴细胞倍增时间作为治疗指征；⑤外周血淋巴细胞计数＞200×10⁹/L，或存在白细胞淤滞症状；⑥自身免疫性溶血性贫血（AIHA）和（或）免疫性血小板减少症（ITP）对肾上腺皮质激素类药物或其他标准治疗反应不佳；⑦至少存在下列一种疾病相关症状：在前6个月内无明显原因体重下降≥10%、严重疲乏（如ECOG体能状态≥2分，不能进行常规活动）、无感染证据体温＞38.0℃持续2周以上、无感染证据夜间盗汗持续1个月以上。

 【常用药物】

药理分类	药物	药理作用	用法用量
嘧啶类抗代谢药物	阿糖胞苷（Ara-C）	本品主要作用于细胞S增殖期，通过抑制细胞DNA的合成，干扰细胞的增殖，用于急性白血病的治疗	用于非急性早幼粒细胞白血病的急性髓细胞性白血病的治疗：诱导缓解治疗，静脉注射，与蒽环类联合应用，每次1~2g/m²，每12h1次，第1、3、5日给药或第1~5日每日给药；与高三尖杉酯碱联合应用，前4日，每日100mg/m²，第5~7日，每次1~1.5g/m²，每12h1次；完全缓解后治疗，每次3g/m²，每12h1次，第1~6日给药，3~4个疗程，包括单药应用和联合应用 每次1~2g/m²，每12h1次，从第1天到第6天，为基础方案，与蒽环类或蒽醌类药物、氟达拉滨等联合应用，2~3个疗程后行标准剂量化疗，完全缓解后化疗周期≥4个疗程 用于急性早幼粒细胞白血病的治疗：静脉注射，每日100mg/m²，连续5日

药理分类	药物	药理作用	用法用量
蒽环类药物	去甲氧柔红霉素（IDA）	本品可干扰Ⅱ型拓扑异构酶的活性、抑制核酸合成，用于非急性早幼粒细胞白血病的急性髓细胞性白血病治疗及急性淋巴细胞白血病的诱导治疗	用于非急性早幼粒细胞白血病的急性髓细胞性白血病的治疗：静脉注射，每日12mg/m²，连续3日；与阿糖胞苷联合时，用药剂量根据患者的情况进行调整
			用于急性早幼粒细胞白血病的治疗：静脉注射，每日8mg/m²，连续3日
	柔红霉素（DNR）		用于非急性早幼粒细胞白血病的急性髓细胞性白血病的治疗：静脉注射，每日60～90mg/m²，连续3日，与阿糖胞苷联合时，用药剂量根据患者的情况进行调整
			用于急性早幼粒细胞白血病的治疗：静脉注射，每日40mg/m²
生物碱	高三尖杉酯碱（HHT）	本品能抑制真核细胞蛋白质的合成，使多聚核糖体解聚，干扰蛋白核糖体功能，对细胞内DNA的合成亦有抑制作用，用于急性髓细胞性白血病的治疗	用于非急性早幼粒细胞白血病的急性髓细胞性白血病的治疗：静脉滴注，每日2.0～2.5mg/m²，连续7日或每日4mg/m²，连续3日，与阿糖胞苷联合时，用药剂量根据患者的情况进行调整
			用于急性早幼粒细胞白血病的巩固治疗：静脉滴注，每日2mg/m²，连续7日
维生素A的代谢中间产物	全反式维甲酸（ATRA）	本品能同时阻断多条Pin1蛋白调节的致癌信号通路，对于治疗恶性肿瘤和对化疗药物抵抗的肿瘤具有重要意义，可用于急性早幼粒细胞白血病的治疗	口服，每日25mg/m²

续表

药理分类	药物	药理作用	用法用量
砷剂	三氧化二砷（简称亚砷酸）	本品可降解PML-RARα融合蛋白，用于急性早幼粒细胞白血病的治疗	成人：静脉滴注，每次7mg/m²，每日1次 儿童：静脉滴注，每次0.16mg/kg，每日1次 使用时用5%葡萄糖注射液或0.9%的氯化钠注射液500mL溶解稀释后静脉滴注3~4h，4周为1个疗程，间歇1~2周，也可连续用药
核苷二磷酸还原酶抑制剂	羟基脲	本品可阻止核苷酸还原为脱氧核苷酸，干扰嘌呤及嘧啶碱基生物合成，选择性地阻碍DNA合成，对RNA及蛋白质合成无阻断作用，为周期特异性药，对S期细胞敏感，可用于急性早幼粒细胞白血病的治疗	口服，每次1.0g，每日3次
蒽环类药物	米托蒽醌（MIT）	本品为细胞周期非特异性药物，可杀灭任何细胞周期的癌细胞，增殖与非增殖细胞均受到抑制，分裂细胞比休止细胞对本品更敏感，S后期细胞对本品最敏感，可用于急性早幼粒细胞白血病的治疗	静脉滴注，每日6~8mg/m²

续表

药理分类	药物	药理作用	用法用量
抗叶酸类抗肿瘤药	甲氨蝶呤	本品为叶酸还原酶抑制剂，通过抑制二氢叶酸还原酶，阻碍四氢叶酸生成，从而使嘌呤核苷酸和嘧啶核苷酸的生物合成过程中一碳基团的转移作用受阻，导致DNA的生物合成受到抑制，阻碍肿瘤细胞的合成，从而抑制肿瘤细胞的生长与增殖，可用于Ph染色体阴性的急性淋巴细胞白血病的治疗	完全缓解后的治疗：静脉注射，每次$1\sim3g/m^2$；治疗急性T淋巴细胞白血病（T-ALL）可以用到每次$5g/m^2$ 维持治疗：口服，每次$15\sim20mg/m^2$，每周1次
巯嘌呤	6-巯嘌呤（6-MP）	本品可竞争性地抑制次黄嘌呤的转变过程，用于Ph染色体阴性的急性淋巴细胞白血病的治疗	维持治疗，口服，每次$60\sim75mg/m^2$，每日1次
氮芥类衍生物	环磷酰胺（CTX）	本品在肝微粒体酶催化下分解释出烷化作用很强的氯乙基磷酰胺（或称磷酰胺氮芥），而对肿瘤细胞产生细胞毒作用，可用于急性淋巴细胞白血病和慢性淋巴细胞白血病的治疗	用于急性淋巴细胞白血病的治疗：静脉注射，每次$300mg/m^2$，每日1次 用于慢性淋巴细胞白血病的治疗：口服，每日$50\sim100mg$（或静脉注射，每次$0.50\sim0.75g/m^2$）

药理分类	药物	药理作用	用法用量
生物碱	长春新碱	本品通过抑制微管蛋白的聚合而影响纺锤体微管的形成，使有丝分裂停止于中期，可用于急性白血病的治疗	静脉注射，每次1～1.4mg/m²或每次0.02～0.04mg/kg，每次最大剂量为2mg，每周1次
糖皮质激素	泼尼松	本品具有抗炎及抗过敏作用，能抑制结缔组织的增生，降低毛细血管壁和细胞膜的通透性，减少炎性渗出，并能抑制组胺及其他毒性物质的形成与释放，可用于急性白血病和慢性淋巴细胞白血病的 治疗	用于急性白血病的治疗：口服，每日1mg/kg 用于慢性淋巴细胞白血病的治疗：口服，每日40～60mg
	地塞米松		静脉注射，每日40mg
	门冬酰胺酶	本品可使门冬酰胺水解，使肿瘤细胞缺乏门冬酰胺，从而起到抑制肿瘤细胞生长的作用，可用于急性淋巴细胞白血病的治疗	静脉注射，每日5 000～10 000U 用药前需要做皮肤过敏试验，可根据病情增加剂量

药理分类	药物	药理作用	用法用量
酪氨酸激酶抑制剂（TKI）	伊马替尼	本类药物主要通过抑制细胞信号转导而抑制肿瘤细胞的生长和增殖，促进细胞凋亡 伊马替尼、尼洛替尼和氟马替尼为慢性髓细胞性白血病慢性期一线治疗药物，也用于Ph染色体阳性的急性淋巴细胞白血病的治疗	口服，每次400mg，每日1次
	尼洛替尼		口服，每次300mg，每日2次
	氟马替尼		口服，每次600mg，每日1次
	达沙替尼	达沙替尼用于慢性髓细胞性白血病、Ph染色体阳性的急性淋巴细胞白血病的治疗	口服，每次100mg，每日1次
	博苏替尼	博苏替尼用于慢性髓细胞性白血病的治疗	口服，每次500mg，每日1次
烷化剂	苯丁酸氮芥	本品引起DNA链的交叉连接而影响DNA的功能，可用于慢性淋巴细胞白血病的治疗	连续用药：口服，每日0.1mg/kg 间断用药：口服，每次0.4mg/kg，每2周1次

续表

药理分类	药物	药理作用	用法用量
烷化剂	苯达莫斯汀	本品具有烷化作用，可使DNA单链和双链交联，打乱DNA的功能和DNA的合成，也可使DNA和蛋白质之间，以及蛋白质和蛋白质之间产生交联，从而发挥抗肿瘤作用，可用于慢性淋巴细胞白血病的治疗	静脉注射，单用每次100mg/m²，或者与利妥昔单抗（BR）联合使用，每次90mg/m²
嘌呤类似物	氟达拉滨（FLU）	本品可相对地抵抗腺苷脱氨基酶的脱氨基作用，可用于慢性淋巴细胞白血病的治疗	静脉注射，每次25～30mg/m²
人鼠嵌合型抗CD20抗体	利妥昔单抗（BR）	特异性清除B淋巴细胞，可用于慢性淋巴细胞白血病的治疗	静脉滴注，每日375～500mg/m²建议第1疗程在给予环磷酰胺化疗前1日给药，推荐剂量为375mg/m²，后续疗程每次500mg/m²

【用药关怀】

药物	用药关怀
阿糖胞苷 （Ara-C）	·主要的不良反应包括骨髓抑制，表现为白细胞及血小板减少，严重者可发生再生障碍性贫血或巨幼细胞性贫血；高尿酸血症，严重者可发生尿酸性肾病。偶见有口腔炎、食管炎、肝功能异常、发热反应及血栓性静脉炎等不良反应；阿糖胞苷综合征多出现于用药后6～12h，症状包括骨痛、肌痛、咽痛、发热、全身不适、皮疹、眼睛发红等 ·使用本品时可引起血清丙氨酸氨基转移酶（ALT）、血及尿中尿酸量增高 ·骨髓抑制患者、白细胞及血小板显著减少者、肝功能不全患者、肾功能不全患者、胆管病患者、有痛风病史患者、有尿酸盐肾结石病史患者、近期接受过细胞毒药物或反射治疗的患者慎用 ·用药期间应定期做血常规、骨髓涂片检查，监测红细胞和血小板计数及肝肾功能 ·肝功能不全患者可能会增加中枢神经系统毒性风险，应慎用，如需使用应调整剂量 ·肾功能不全患者应慎用，高剂量阿糖胞苷可能会增加中枢神经系统毒性的风险，如需使用应调整剂量
去甲氧柔红霉素（IDA）和柔红霉素（DNR）	·常见不良反应包括恶心、呕吐、厌食、口腔黏膜炎、口腔溃疡、腹泻、便秘等，可对症使用止吐药物（如昂丹司琼、格拉司琼、阿瑞匹坦等）、止泻药物、抗便秘药物等 ·心脏毒性是蒽环类药物最为严重的不良反应，右丙亚胺可有效降低蒽环类药物所致的心脏毒性，同时限制蒽环类药物的累积剂量，改变给药方法或使用脂质体蒽环类药物可降低蒽环类药物的心脏毒性 ·骨髓抑制是蒽环类药物常见的不良反应，如贫血、粒细胞减少、血小板减少、出血、白细胞减少等，可选用重组人粒细胞集落刺激因子（rhG-CSF）、重组人粒细胞-巨噬细胞集落刺激因子（rhGM-CSF）、促血小板生成素（TPO）等进行对症治疗；若中性粒细胞<1.0×10^9/L时应使用rhG-CSF，血小板计数<20×10^9/L时需静脉输注血小板，也可使用TPO等促进血小板恢复，rhG-CSF、rhGM-CSF应在化疗结束后24～48h开始使用，不可在化疗前或化疗过程中使用

药物	用药关怀
去甲氧柔红霉素（IDA）和柔红霉素（DNR）	·蒽环类药物的膀胱黏膜渗透性较低，进入全身血液循环量少，不良反应主要以膀胱局部表现为主，如尿频、尿痛；膀胱灌注所致化学性膀胱炎的严重程度与灌注剂量、频率相关，少数可出现尿道狭窄或过敏反应 ·本类药物可致暂时性脱发，洗头时可使用清水或无碱洗发水，用药时佩戴冰帽可减轻脱发 ·给药时，必须快速静脉推注，绝对禁止肌内注射或皮下注射，如果在给药过程中有药物渗出，会导致严重的局部组织坏死 ·本类药物可致高尿酸血症、尿酸性肾病，尤其是给药前白细胞计数增高者，严重程度与肿瘤细胞数有关；急性白血病首次化疗时，可预防性口服别嘌呤醇 ·其他不良反应还包括感染、肝功能异常、肾毒性、神经毒性、皮疹、光敏反应、红斑、色素沉着、手足皮肤变深、感觉迟钝、体重增加等
高三尖杉酯碱（HHT）	·本品具有骨髓抑制、心脏毒性、低血压、高血糖等毒副作用，常见不良反应包括恶心、呕吐、消化等，若用药后引起心房扑动，应立即停药 ·本品毒副作用与用于血液病治疗的多数化疗药物相比较为温和且多数可逆；其毒副作用的发生率与给药途径和注射持续时间有一定的关系，部分毒副作用的发生与给药剂量有关；本品耐药事件发生率相对较低 ·心律失常患者、肝功能不全患者、肾功能不全患者慎用，用药期间应监测血象
全反式维甲酸（ATRA）	·主要不良反应包括口唇干燥、皮肤干燥伴脱屑、消化道反应、头痛、头晕、关节酸痛，与谷维素、维生素B$_1$、维生素B$_6$等同服，可使头痛的症状减轻或消失 ·与本品相关的发热、头痛及神经毒性反应在儿童中比在成人中更为常见，可给予糖皮质激素、利尿剂、甘露醇及止痛药对症处理，必要时减少剂量或停药 ·唑类抗真菌药物可抑制细胞色素P450酶介导的ATRA代谢，当与唑类抗真菌药物联合应用时，可导致ATRA的血药浓度升高，增加假性脑瘤及神经毒性等不良反应的发生风险

药物	用药关怀
三氧化二砷（简称亚砷酸）	·在儿童急性早幼粒细胞白血病患者中，砷剂的不良反应与成人类似，主要包括水肿（四肢、胸腔积液等）、QT间期延长、心律失常等，因此，若出现咳嗽、胸闷等症状，需要行胸部CT检查；此外，应用砷剂（包括三氧化二砷和复方黄黛片）过程中，还需要注意监测心电图，QT间期＞460ms或较基线水平增加10%以上者剂量应减半，并密切观察、纠正电解质紊乱、停用可能引起QT间期延长的药物（如大环内酯类抗生素、唑类抗真菌药及抗心律失常药等）、增加心电图监测频次；QT间期＞500ms或较基线水平增加20%以上者应暂时停药，并在1～2日后复查心电图；一旦发生扭转型心动过速，应永久禁用砷剂 ·治疗前除进行心电图检查（评估有无QT间期延长）外，还应进行外周血的肝功能和肾功能相关检查，同时注意口服砷剂患者的消化道反应
羟基脲	·本品可使患者免疫功能受到抑制，在使用羟基脲治疗期间应避免接种活疫苗，以免增强病毒复制，以及由于羟基脲抑制正常防御机制而导致疫苗不良反应增加，引起严重感染；本品可导致疫苗的抗体反应降低，一般停药3个月至1年才能考虑接种疫苗 ·羟基脲可能引起严重的骨髓抑制，使用时需要监测基线用药情况和整个治疗期间的血常规，必要时中断治疗或减少剂量 ·在治疗的早期即可出现自限性巨噬细胞增多等情况（类似于恶性贫血，但与维生素B_{12}或叶酸缺乏无关），可能掩盖了恶性贫血的诊断，建议预防性补充叶酸 ·服用本品时应当增加液体的摄入量，以增加尿量及尿酸的排泄 ·定期监测白细胞、血小板、血中尿素氮、尿酸及肌苷浓度 ·羟基脲是一种在开始酪氨酸激酶抑制剂治疗前短时间内使用的口服化疗药，例如在未确诊慢性髓细胞性白血病的初期，或是确诊慢性髓细胞性白血病时，白细胞计数异常升高，可用以降低白细胞计数 ·本品具有致癌性，长期用药可能导致皮肤癌，用药期间建议防晒，并监测继发性恶性肿瘤的体征及症状；长期使用羟基脲治疗骨髓增生异常（例如真性红细胞增多症，血小板增多症）与继发性白血病有关，目前尚不清楚这是与药物有关还是与疾病有关

续表

药物	用药关怀
米托蒽醌（MIT）	· 主要不良反应为消化道反应，如恶心、呕吐，少数有腹泻，偶见发热、烦躁、呼吸困难、口腔炎等；此外，还可发生脱发、肝肾功能损害及静脉炎等不良反应，但发生率低 · 本品可导致心力衰竭，主要发生于有阿霉素用药史的患者；本品引起的心脏毒性是可逆的 · 用药期间应严格监测血象 · 有心脏疾病患者、有蒽环类药物用药史患者或胸部照射的患者，应密切注意心脏毒性的发生 · 本品应缓慢注入自由流动的静脉输注液中，严禁皮下注射、肌内注射或动脉内给药，如果在给药过程中药物外溢，可能会导致严重的局部组织损伤；本品严禁鞘内给药，否则会导致永久性后遗症的严重伤害 · 输液后24h，尿液、唾液、眼泪和汗液可能会变成蓝绿色；白种人的眼睛可能出现蓝绿色 · 给药时，如发现药物外溢应立即停止，再选择另一静脉重新给药 · 本品遇低温可能析出晶体，可将安瓿置热水中加温，待晶体溶解后使用
甲氨蝶呤	· 大剂量给药必须严格监测血液浓度和肝肾功能，化疗过程需充分水化、碱化尿液，在正常的细胞遭到致命损害前，及时给予甲酰四氢叶酸（CF）解救 · 本品在肾功能不全患者体内清除延迟，可导致甲氨蝶呤过度暴露（血药浓度＞1μmol/L），可用葡糖苷酶缓解（葡糖苷酶是一种酶，可将细胞外的甲氨蝶呤迅速水解成无活性的代谢产物，从而迅速降低甲氨蝶呤浓度） · 曾有单次或多次服用甲氨蝶呤后出现严重的、偶发性的、致命性皮肤反应的报道，在口服、肌内注射、静脉注射或鞘内注射后的几天内均可发生，停止用药后可恢复；严重的皮肤反应包括毒性表皮坏死、重症多形性红斑、剥脱性皮炎、皮肤坏死和多形性红斑；本品还可引起辐射性皮炎和光照性皮炎（晒伤），建议患者避免过度日晒，并使用防晒霜 · 本品可引起胚胎-胎儿毒性，甚至导致胎儿死亡；有肿瘤疾病史的妊娠期妇女，应评估用药的获益和风险，以及对胎儿的影响；在开始治疗之前，需验证具有生育潜力的女性的怀孕状况；建议有生育潜力的男性和女性在使用甲氨蝶呤治疗期间和之后采取有效的避孕方法

药物	用药关怀
6-巯嘌呤（6-MP）	· 主要不良反应包括胃肠道反应（如食欲减退、恶心、呕吐、腹泻、口腔炎、口腔溃疡）、骨髓抑制（如白细胞和血小板下降，严重者可有全血象抑制），偶见肝功能损害，可出现黄疸；对本品敏感患者可出现血尿酸过高、尿酸结晶尿及肾功能障碍 · 本品可能引起光过敏反应，用药期间应尽量减少阳光照射 · 曾有急性淋巴细胞白血病的儿童用药后出现症状性低血糖的报道，多发生于6岁以下或体重指数较低的儿童中
环磷酰胺（CTX）	· 参照本章第一节贫血
长春新碱	· 本品具有剂量限制性神经系统毒性，主要表现为外周神经症状，如手指神经毒性等，与累积剂量有关；其他不良反应还包括骨髓抑制、消化道反应，均较轻微 · 本品仅用于静脉注射，且必须在单独的静脉完成给药；药物漏于皮下可导致组织坏死、蜂窝织炎；一旦发生药物渗漏或可疑外漏，应立即停止注射，并实施适当的渗出管理，包括局部注射透明质酸酶、患处适度加热等 · 防止药液溅入眼内，一旦发生应立即用大量生理盐水冲洗，并涂抹地塞米松眼膏 · 肝功能异常患者减量使用 · 妊娠期妇女，如需用药，应避免在妊娠早期进行，并且在最后一次用药和预分娩期之间留有3周的时间间隔，且应避免在妊娠第33周后进行
泼尼松	· 糖皮质激素在应用生理剂量替代治疗时无明显不良反应，不良反应多发生在应用药理剂量时，而且与疗程、剂量、用药种类、用法及给药途径等有密切关系 · 妊娠期用药，糖皮质激素可通过胎盘 · 哺乳期用药，生理剂量或低药理剂量（可的松每日25mg或强的松每日5mg，或更少）对婴儿一般无不良影响

药物	用药关怀
地塞米松	·常见不良反应包括一过性轻微烧灼感、干燥感、头痛、头晕、心率加快，长期使用可致心悸、焦虑不安、失眠等 ·本品可能导致儿童骨质疏松症或抑制骨生长，骨质疏松症患者慎用 ·儿童、妊娠期妇女、冠心病患者、高血压患者、甲状腺功能亢进患者、糖尿病患者、闭角型青光眼患者慎用
门冬酰胺酶	·使用该药物前应做皮肤过敏试验，结果呈阴性者方可使用 ·常见不良反应除过敏反应之外，还有一些非免疫相关的毒副作用，与抑制蛋白质合成密切相关，如急性胰腺炎、凝血功能紊乱（血栓形成或出血）、高血糖、高甘油三酯血症、胆红素升高、转氨酶升高、低蛋白血症等 ·本品可引起低蛋白血症，由于白蛋白与药物的结合、转运密切相关，当白蛋白减少时，会对其他化疗药物的药代动力学产生影响，因此，化疗方案中应合理安排门冬酰胺酶与其他化疗药物使用的先后顺序及用药间隔时间
伊马替尼	·除骨髓抑制外，其他常见的非血液学毒副作用患者都能进行自我监测；约2.5%新诊断的慢性髓细胞性白血病患者用药后会发生严重水潴留，表现为胸腔积液、水肿、肺水肿、腹水和浅表水肿等，应注意定期监测和评估体重的增加；胃肠道反应表现为恶心、呕吐、腹泻、消化不良等；皮肤反应表现为湿疹、皮炎 ·用药前应检查肝功能（包括氨基转移酶、血胆红素和碱性磷酸酶），用药后应每月复查1次 ·治疗的第1个月宜每周检查血常规，第2个月应每2周检查1次 ·尽管3~4级贫血患者使用红细胞生成素治疗是有效的，但近来各种指南均不支持在髓系恶性肿瘤治疗中使用，建议输注红细胞 ·对于老年人来说，如果左心室射血分数（LVEF）明显减少，并出现充血性心力衰竭症状，应注意密切监测LVEF，观察有无明显的心力衰竭症状；临床中应特别注意，儿童患者可能出现无法识别的水肿；轻、中度肝功能损害患者推荐使用每日最小剂量为400mg；严重心力衰竭患者临床应用伊马替尼的经验有限，应慎用

药物	用药关怀
尼洛替尼	· 本品不应与食物一起服用，应空腹或餐后2h用水送服，整粒咽下，不能咀嚼；服药前至少2h，服药后至少1h，不得摄入食物，每日2次，每日固定在同一个时间服用；如摄入食物会引起血药浓度不可预期地增加，发生心律不齐等危险不良反应 · 其他常见不良反应还包括骨髓抑制、QT间期延长、肝功能异常、电解质紊乱，应定期监测 · 避免使用已知延长QT间期的药物和强效CYP3A4酶抑制剂 · 使用本品会引起血清脂肪酶升高，有胰腺炎病史的患者慎用，并应定期监测血清脂肪酶水平
氟马替尼	· 建议每日在同一时间服用药物，用一整杯水将药片完整吞服，禁止咀嚼或压碎药片；只要患者获益，治疗应持续进行 · 常见不良反应包括骨髓抑制、肝功能异常、心脏毒性、血清脂肪酶和（或）淀粉酶升高、出血、液体潴留、低磷血症等 · 肝功能损害者慎用，目前尚无严重肝功能损害患者每日使用600mg剂量的数据资料；轻度、中度肝功能损害者推荐使用每日最大剂量为600mg；严重肝功能损害者，经医生评估获益大于风险后，才可谨慎使用 · 肾功能损害患者临床用药尚未明确，本品及其代谢产物只有少部分经肾排泄，预期肾功能损害患者并不会出现总体清除率降低，建议在医生指导下使用
达沙替尼	· 不良反应包括血液学以及非血液学不良反应，血液学不良反应包括贫血、白细胞（尤其是中性粒细胞）减少及血小板减少，非血液学不良反应包括液体潴留、胃肠道反应、心血管不良反应、流感样症状及生化代谢异常；肺动脉高压仅见于使用达沙替尼治疗的患者 · 肝功能损害的患者慎用

续表

药物	用药关怀
博苏替尼	・如果患者接受过一种或超过一种酪氨酸激酶抑制剂治疗，且未获疗效、未发生耐药或不耐受，可考虑转用本品 ・本品具有中等催吐作用，可以使用止吐药和补液来控制恶心和呕吐反应 ・在Ph染色体阳性的慢性髓细胞性白血病临床研究中，未达到或维持血液学检查的患者允许以每日1次、每次100mg的剂量递增剂量（每日最多增加至600mg） ・本品可导致贫血、中性粒细胞减少和血小板减少，若发生上述情况应中断治疗、降低剂量或中止治疗；初始治疗的第1个月，应每周监测1次血象，此后每月监测1次 ・极少数患者用药后可发生急性胰腺炎，有胰腺炎病史的患者应慎用 ・质子泵抑制剂可能会降低本品药效，应考虑使用短效抗酸药或H_2受体拮抗剂代替，且抗酸药或H_2受体拮抗剂与博舒替尼给药时间间隔应≥2h ・西柚汁可能会增加本品血药浓度，在用药期间应避免摄入西柚等柑橘类水果及饮料 ・如果漏服超过12h，无需补服，并在第2日恢复常规剂量
苯丁酸氮芥	・消化道反应、骨髓抑制均较轻，但高剂量或长期应用则可能导致严重骨髓抑制、抽搐及间质性肺炎，且恢复缓慢；偶见过敏、皮疹、发热等不良反应 ・由于本品可造成不可逆转的骨髓损害，在治疗期间应密切监测血象；近期曾接受放射治疗或其他细胞毒类药物治疗的患者不宜使用本品；当出现骨髓淋巴细胞浸润或骨髓增生时，每日剂量应≤0.1mg/kg ・肾病综合征的儿童、行间歇高剂量苯丁酸氮芥治疗的患者和有癫痫史的患者用药时发生癫痫的危险性增加，应严密监测用药情况；肝功能明显异常者应考虑减少剂量 ・本品有致突变性，可损害男性染色单体和染色体；可显著提高急性白血病的发生率；使用本品治疗应权衡获益与致白血病的风险，无论夫妻任何一方使用本品，均应采取避孕措施

药物	用药关怀
苯达莫斯汀	·常见不良反应包括恶心、呕吐、腹泻、疲乏、虚弱、皮疹、瘙痒、感染症状和体征（如持续咽喉疼痛、发热和寒战）、容易碰伤/出血及口腔溃疡等，严重不良反应包括骨髓抑制、肿瘤溶解综合征等。 ·本品可能引起轻微或严重过敏反应，在给药过程中或给药后初期可能出现皮疹、面部肿胀、呼吸困难等过敏症状 ·可能对胎儿造成影响，因此，女性在治疗过程中及治疗后3个月内，应采取适当避孕措施及停止哺乳
氟达拉滨 （FLU）	·主要不良反应为剂量依赖性的骨髓抑制，如中性粒细胞减少、贫血等；其他不良反应还包括恶心、呕吐、腹泻、厌食、药疹、咳嗽、肺炎等；大剂量用药可产生不可逆性的中枢神经系统毒性，导致严重不良反应，包括迟发性失明、昏迷、严重的机会性感染，甚至死亡 ·用药期间应定期监测血象，以了解贫血、粒细胞减少和血小板减少的进展；曾有用药后引发骨髓再生不良或发育不全，从而导致全血细胞减少症，甚至死亡的报道，在报道的病例中有临床意义的细胞减少持续的时间为2~12个月 ·用药期间应该严密监测溶血征象，一旦发生溶血，应中断治疗；输血和应用肾上腺素皮质激素是治疗自身免疫性溶血性贫血最常用的方法 ·对本品过敏患者、肌酐清除率＜30mL/min的患者、失代偿期的溶血性贫血患者、严重骨髓抑制者、妊娠期妇女及哺乳期妇女禁用
利妥昔单抗 （BR）	·常见不良反应包括短暂性低血压、流感样症状（发热、头痛）、过敏、细胞因子释放综合征、感染等 ·其他不良反应包括致命性输液相关反应、致命性黏膜皮肤反应、乙型肝炎病毒再激活和进行性多灶性白质脑病，多数与输液有关的反应在第一次输液后逐渐消失，而对一般情况不佳和既往存在肺功能不全、心功能不全的患者，应进行密切监测

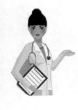

第九章

眼科疾病用药

【疾病简介】

结膜是连接眼睑与眼球的透明黏膜，覆盖在眼睑后面和眼球前面。结膜炎是一种主要影响结膜的炎症，各个年龄段均可发病。大多数结膜炎是自限性疾病，但有些也可能会进展成为严重的眼和（或）眼外并发症。根据病因不同，结膜炎可分为非感染性结膜炎和感染性结膜炎；根据发病情况可以分为急性结膜炎、慢性结膜炎和复发性结膜炎。非感染性结膜炎的类型包括变应性结膜炎、机械性结膜炎、刺激性结膜炎、毒性结膜炎、免疫介导的结膜炎和赘生性结膜炎，这些类型可能有重叠；感染性结膜炎的病因包括病毒感染、细菌感染。

【临床表现】

结膜充血是急性结膜炎最常见的体征，充血从表层穹隆部向角膜缘方向逐渐减轻，鲜红色充血一般提示为细菌性结膜炎，充血模糊不清则为过敏性结膜炎，只有充血而不伴有细胞浸润则多为物理性刺激引起。

结膜分泌物是各种急性结膜炎共有的体征，细菌感染或衣原体感染结膜炎一般表现为脓性黏液分泌物，可粘住睫毛、睑缘等；过敏性结膜炎分泌物呈黏稠丝状；病毒性结膜炎分泌物一般呈水样或浆液样。

结膜乳头增生是结膜炎症的一种表现，多见于睑结膜，外观扁平。结膜乳头呈红色多见于细菌感染或衣原体感染结膜炎，上睑结膜乳头增生多见于春季结膜炎，上下睑结膜乳头同时增生多见于过敏性结膜炎。

结膜滤泡是某些结膜炎的炎症表现，上睑结膜出现滤泡，一般提示为病毒性结膜炎、衣原体感染结膜炎及某些寄生虫引起的结膜炎。

结膜炎主要临床表现包括异物感、烧灼感、痒、畏光、流泪、结膜充血、分泌物增多、结膜乳头增生和结膜滤泡等，部分结膜炎还会出现真膜和假膜的形成、结膜水肿、假性上睑下垂和耳前淋巴结肿大等症状。

 【用药特点及原则】

（一）治疗原则

结膜炎应针对病因进行治疗，以局部给药为主。白天可使用滴眼液；夜晚，因眼膏可在结膜囊停留时间较长，推荐睡前使用眼膏。必要时全身用药，如严重的淋病奈瑟菌结膜炎和衣原体感染结膜炎。结膜炎急性期忌包扎患眼。当结膜囊分泌物较多时，可用生理盐水冲洗，冲洗时注意勿让冲洗液流入健眼，以免引起交叉感染。传染性结膜炎多为接触传染，故提倡勤洗手、洗脸，不用手和衣物擦眼。

（二）合理用药原则

一般的病毒感染的结膜炎、过敏性结膜炎和非特异性结膜炎可以自愈，对症治疗可减轻症状，但不会改变疾病进程。

只有明确诊断的细菌感染的结膜炎才可使用抗生素进行治疗。在大多数情况下，细菌感染的结膜炎也是自限性的，但如果在结膜炎发病6日之内使用局部抗生素眼药水，可缩短疾病进程。因糖皮质激素可能会延长病程或加重感染，一般不适用于病毒感染和真菌感染的结膜炎。

过敏性结膜炎应避免揉眼，同时进行冷敷可减轻眼睑和眼眶周围水肿。使用经冷藏的人工泪液有利于稀释和去除过敏原。

【常用药物】

药理分类	药物	药理作用	用法用量
广谱抗生素眼用制剂	左氧氟沙星	本品通过抑制细菌DNA旋转酶（细菌Ⅱ型拓扑异构酶）的活性，阻止细菌DNA的复制，从而发挥抗菌作用，可用于敏感菌引起的角膜结膜感染	滴眼液：每次1～2滴，每日4次 眼用凝胶：每次1cm，每晚1次
	妥布霉素	本品为氨基糖苷类抗生素，可与细菌核糖体30S亚单位结合，抑制细菌蛋白质的合成，可用于敏感菌引起的角膜结膜感染	滴眼液：每次1～2滴，每日4次 眼膏：每次1cm，每晚1次
抗病毒类眼用制剂	阿昔洛韦	本品能被病毒编码的胸苷激酶（TK）磷酸转化为单磷酸无环鸟苷，后者再通过细胞酶的催化形成二磷酸、三磷酸无环鸟苷；三磷酸无环鸟苷是单纯疱疹病毒DNA聚合酶的强效抑制剂，它作为病毒DNA聚合酶的底物与酶结合，并掺入病毒DNA中，从而终止病毒DNA的合成；阿昔洛韦对Ⅰ、Ⅱ型单纯疱疹病毒（HSV），水痘-带状疱疹病毒（VZV）有效，对EB（Epstein-Barr）病毒及巨细胞病毒作用较弱，一般用于单纯疱疹性角膜炎	滴眼液：每次1～2滴，每日4～6次
	更昔洛韦	本品的作用机制与阿昔洛韦相似，可终止病毒DNA的合成，对巨细胞病毒作用最强，对疱疹病毒具有广谱抑制作用，对水痘-带状疱疹病毒和EB病毒也有效，一般用于单纯疱疹性角膜炎	滴眼液：每次1～2滴，每日4次 眼用凝胶：每次1cm，每晚1次
	重组人干扰素α2b	本品具有广谱抗病毒、抑制细胞增殖及提高免疫功能等作用；提高免疫功能包括增强巨噬细胞的吞噬作用、增强淋巴细胞对靶细胞的细胞毒性和天然杀伤细胞的功能	滴眼液：每次1～2滴，每日4次

药理分类	药物	药理作用	用法用量
H₁受体拮抗剂	依美斯汀	本品为选择性组胺H₁受体拮抗剂，可阻止受体与组胺相结合，缓解过敏引起的眼痒及红肿	滴眼液：每次1～2滴，每日4次
肥大细胞稳定剂	色甘酸钠	本品可稳定肥大细胞膜，阻止组胺、慢反应物质等过敏介质的释放	滴眼液：每次1～2滴，每日4～6次
H₁受体拮抗剂+肥大细胞稳定剂	氮䓬斯汀	本类药品可稳定肥大细胞膜，阻止组胺、慢反应物质等过敏介质的释放；阻断组胺H₁受体，阻止受体与组胺相结合，缓解过敏引起的眼痒及红肿	滴眼液：每次1～2滴，每日2次
	奥洛他定		滴眼液：每次1～2滴，每日2次
非甾体抗炎药	酮咯酸氨丁三醇	本品可抑制前列腺素的生物合成	滴眼液：每次1～2滴，每日4次
肾上腺皮质激素	氯替泼诺	本品通过抑制磷脂酶A2，从而抑制花生四烯酸的释放，影响前列腺素和白细胞三烯的生物合成	滴眼液：每次1～2滴，每日4次
减充血剂	萘甲唑林	本品可直接激动血管 α₁受体，从而引起血管收缩，减轻炎症所致的充血和水肿	滴眼液：每次1～2滴，每日4次
人工泪液	玻璃酸钠	玻璃酸钠分子能存留大量水分子，从而具有较好的保水、润滑作用，可促进角膜上皮损伤的愈合	滴眼液：每次1～2滴，每日4次
	小牛血去蛋白提取物	本品可促进细胞能量代谢，改善组织营养，刺激细胞再生和加速组织修复	滴眼液：每次1～2滴，每日4次

【用药关怀】

药物	用药关怀
左氧氟沙星	· 长期用药会导致非敏感性菌株的过度生长，甚至引起真菌感染，如果出现二重感染，应及时给予适当的治疗 · 在治疗眼部感染期间，不建议戴隐形眼镜，用药前，患者应先取下隐形眼镜，使用本品15min后才可重新佩戴
妥布霉素	· 用药时，应闭上眼睑，用手指按住泪囊区保持2min，有助于减少药物的全身吸收，尽量避免产生全身不良反应
阿昔洛韦	· 本品水溶性差，在寒冷条件下易析出结晶，用药前需使之溶解 · 本品对Ⅰ、Ⅱ型单纯疱疹病毒、水痘-带状疱疹病毒感染有效；对EB病毒及巨细胞病毒感染作用较弱；对腺病毒感染无效
更昔洛韦	· 严禁过量用药，用药持续时间应≤4周 · 本品对巨细胞病毒感染作用最强，对疱疹病毒具有广谱抑制作用；对水痘-带状疱疹病毒和EB病毒感染也有效，对腺病毒感染无效
重组人干扰素α2b	· 本品为无色或微黄色澄明液体，如出现浑浊、异物等异常现象则不得使用 · 本品需在2~8℃下保存
依美斯汀	· 角膜浸润与本品的相关性尚未明确；一旦出现角膜浸润，应停止用药，并适当处理 · 本品含苯扎氯铵（用作眼科防腐剂），可能导致点状角膜病变、中毒性溃疡性角膜病变、眼睛干涩，以及导致隐形眼镜变色，频繁用药、长期用药的患者及角膜受损患者应进行严密监测，用药时应摘除隐形眼镜，滴眼15min后才可重新佩戴
色甘酸钠	· 本品起效较缓慢，不适用于单独治疗急性期过敏性结膜炎，应与其他抗过敏药联合使用
氮草斯汀	· 滴眼时可能会有刺痛感和灼热感，可在用药前使用冷藏人工泪液缓解不适

药物	用药关怀
奥洛他定	·本品含苯扎氯铵（用作眼科防腐剂），可能导致点状角膜病变、中毒性溃疡性角膜病变、眼睛干涩，以及导致隐形眼镜变色，频繁用药、长期用药的患者及角膜受损患者应进行严密监测，用药时应摘除隐形眼镜，滴眼后15min才可重新佩戴 ·本品为无镇静作用的抗组胺药，滴眼后可能出现暂时视力模糊或其他视力障碍，使用期间应避免驾驶汽车或操作机械
酮咯酸氨丁三醇	·某些非甾体抗炎药，由于干扰血小板聚集，因而存在延长出血时间的风险；曾有报道称眼科手术时，局部应用非甾体抗炎药，可增加眼组织出血（包括眼前房出血）风险；已知有出血倾向的患者或因使用其他可致出血时间延长的药物的患者，建议慎用 ·佩戴隐形眼镜时不得使用酮咯酸氨丁三醇滴眼液
氯替泼诺	·用药时间一般≤2周，尤其是长时间用药者及儿童，应监测眼内压 ·长期使用肾上腺皮质激素类药物可能会抑制宿主反应，从而增加眼部继发感染的风险，还可能导致损害视神经的青光眼，导致视力下降和视野缺损，造成后囊下白内障，因此青光眼患者应慎用 ·肾上腺皮质激素可能延长眼部病毒感染（包括单纯疱疹病毒）的病程，加重感染严重程度，有单纯疱疹病毒感染史的患者，应慎用 ·白内障手术后使用肾上腺皮质激素，可能会延长愈合时间，并增加囊泡形成的风险
萘甲唑林	·本品仅适合短期使用（＜2周）或偶尔使用；长期使用（≥2周），会导致血管收缩，引起反弹性充血
玻璃酸钠	·本品与其他滴眼液联合使用时，间隔时间应≥5min
小牛血去蛋白提取物	·为保证本品生物活性及治疗效果，应避免将本品置于高温环境

第二节 睑腺炎

 【疾病简介】

睑腺炎，人们习惯性称之为"针眼"，俗称为"麦粒肿"，是细菌（常见为葡萄球菌）感染引起睑腺体的急性、痛性、化脓性、结节性、炎性病症。

在睫毛根部有内外两部分腺体，位于外层的是皮脂腺和汗腺，这两部分腺体作为眼睑支架的睑板，皮脂腺感染导致的炎症称为外睑腺炎，一般形成的肿胀范围较小且表浅；位于内层的是睑板腺，起湿润眼球的作用，睑板腺感染导致的炎症称为内睑腺炎，一般容易形成较大的肿胀区。

 【临床表现】

外睑腺炎临床表现为眼睑局限性红肿、疼痛、局部有小硬结，并有压痛，严重时整个眼睑红肿，患侧耳前淋巴结肿大、压痛。数日后，毛囊根部出现黄色脓点，不久溃破排脓，症状消失，从而痊愈。如果致病菌毒性强烈，可引起眼睑及附近结膜发生水肿，患侧耳前淋巴结肿大，抵抗力低下者可发展成眼睑蜂窝织炎。重症病例可有畏寒、发热等全身症状。

内睑腺炎临床表现与外睑腺炎相似。但因炎症位于较坚实的睑板组织内，故疼痛较剧，炎症持续的时间也较长，数日后在睑结合膜面出现黄色脓点，最后溃破排脓，炎症逐渐消失而痊愈。少数亦有从皮肤穿破而排脓，如果睑板未能穿破，同时致病的毒性又强烈，则炎症会扩大，侵犯整个睑板组织，形成眼睑脓肿。

【用药特点及原则】

大多数睑腺炎可在数日内自发缓解，不需要特定干预。早期可采用冷敷，硬结未软化时可湿热敷，每日3~4次，每次15min。患处局部使用抗生素眼用制剂有助于感染的控制，使用抗生素复合糖皮质激素类眼膏，可治疗与酒糟鼻相关的睑缘炎继发睑腺炎。儿童、老年人，尤其是糖尿病患者的抵抗力低下，睑腺炎症状通常较重，可发展为眼睑蜂窝织炎，此种情况需要及时就诊，在医生指导下全身给予抗生素治疗，一般治疗应持续5~7日，如仍存在眼睑蜂窝织炎的症状，则应继续治疗直至眼睑红斑和肿胀消失。

脓肿形成后，如果排脓不畅可由专科医生切开排脓，外睑腺炎切口应在皮肤面，与睑缘平行，以减少瘢痕形成；内睑腺炎切口应在结膜面，与睑缘垂直，避免损伤过多睑板腺导管。切忌过早切开或任意挤压，以防炎症扩散或形成慢性肉芽肿。

 【常用药物】

药理分类	药物	药理作用	用法用量
广谱抗生素类眼用制剂	左氧氟沙星	参照本章第一节结膜炎	
	妥布霉素		
抗菌药物+糖皮质激素	妥布霉素地塞米松眼膏	糖皮质激素可以抑制过敏反应后期的炎症反应，抑制花生四烯酸的代谢，阻止炎性细胞的趋化和激活稳定白细胞溶酶体膜，抑制白三烯和前列腺素的生成，减少渗出，提高腺苷酸环化酶的表达活性等 妥布霉素为氨基糖苷类抗生素，能与细菌核糖体30S亚单位结合，抑制细菌蛋白质的合成，起到杀灭细菌、防治感染的作用 可用于酒糟鼻相关睑缘炎	外用，每次1cm，每日1~2次

【用药关怀】

药物	用药关怀
左氧氟沙星	·参照本章第一节结膜炎
妥布霉素	
妥布霉素地塞米松眼膏	·长期使用眼部激素类药物可能导致眼内压升高和（或）青光眼，以及视神经受损、视力下降、视野缺损、后囊下白内障；有青光眼病史或家族史的患者、易感人群（如糖尿病患者），使用糖皮质激素会引起诱导性眼内压升高和（或）白内障的风险增加 ·糖皮质激素可能降低机体对细菌、真菌或病毒感染的免疫性，同时还可能掩盖感染的临床体征，并加重已经存在的感染，长期使用应该注意角膜真菌感染的风险 ·对于出现持续性角膜溃疡的患者，应考虑真菌感染的可能性，如果患者出现真菌感染，应停用糖皮质激素 ·本品仅可用于需要激素、抗感染联合治疗的眼部急性化脓性病变 ·长期使用抗生素可能会导致非药物敏感性病原体（包括真菌）的过度生长，抑制宿主的免疫反应，增加眼部二重感染的风险；如果出现二重感染，应进行适当的治疗

第三节 沙眼

【疾病简介】

　　沙眼是由沙眼衣原体反复感染所致的一种慢性传染性角膜结膜炎，因其在睑结膜表面形成粗糙不平的外观，形似砂砾，故名沙眼。地方性流行性沙眼多由A型、B型、C型和Ba型四个血清型沙眼衣原体感染所致，具有高度传染性，特别容易在卫生条件差的地区迅速传播，主要通过与被眼、鼻分泌物污染的手指直接接触或污染物间接传播，节肢动物（如果蝇等）也能充当传播媒介。随着科学和医疗技术的发展，以及生活水平和卫生条件的改善，我国的沙眼流行状况得到有效遏制。2014年，中国已达到了世界卫生组织根治致盲性沙眼的标准。

 【临床表现】

沙眼的临床表现包括两个阶段，即活动性沙眼（结膜炎）阶段和结膜瘢痕形成阶段。

活动性沙眼主要发生在幼儿或学龄儿童，大多数患儿早期无症状或症状不明显，仅有轻微异物感，表现为滤泡性慢性结膜炎，一般都是通过眼科检查发现。急性期临床表现包括畏光、流泪、异物感、较多脓性或黏液脓性分泌物、眼睑红肿、结膜明显充血、结膜乳头增生、上下穹隆部结膜满布滤泡，还可合并弥漫性角膜上皮炎及耳前淋巴结增大。

反复感染引起的结膜发炎，会导致形成结膜瘢痕，其特征是在上睑结膜的睑板下沟处形成一条瘢痕线，使眼睑边缘变形，从而导致眼睑内翻和倒睫。角膜上的睫毛擦伤会导致角膜水肿、溃疡和瘢痕，若不及时治疗最终会形成角膜血管翳，进而进展为角膜混浊甚至视力丧失。

世界卫生组织对沙眼严重程度的简单分期见表9-1。

表9-1 世界卫生组织对沙眼严重程度的简单分期

分期	临床体征
沙眼性毛囊炎（TF）	上睑结膜上有5个或以上，直径＞0.5mm的滤泡
沙眼严重炎症（TI）	炎性增厚掩盖了正常睑板深血管的一半以上
沙眼结膜瘢痕形成（TS）	形成典型的睑结膜瘢痕
沙眼性倒睫（TT）	倒睫或睑内翻，至少一根睫毛在眼球上摩擦
角膜混浊（CO）	角膜混浊导致瞳孔边缘模糊

【用药特点及原则】

　　沙眼主要使用抗生素治疗，可一次性口服阿奇霉素或者持续6周在眼局部使用四环素眼膏。此外，并发倒睫的患者需要根据个体状况进行手术。

　　世界卫生组织公布的不同群体中沙眼检出率及治疗原则见表9-2。

表9-2　世界卫生组织公布的不同沙眼检出率及治疗原则

分期	检出率	基本治疗	附加治疗
TF	<5%	个体局部抗生素治疗	无
TF	5%~20%	群体或个体/家庭局部抗生素治疗	对严重患者进行选择性全身抗生素治疗
TF	≥20%	群体局部抗生素治疗	对严重患者进行选择性全身抗生素治疗
TI	≥5%		

 【常用药物】

药理分类	药物	药理作用	用法用量
抗生素	阿奇霉素	本品为大环内酯类抗生素，通过和细菌核糖体的50S亚单位结合及阻碍细菌转肽过程，从而抑制细菌蛋白质的合成	成人、45kg及以上儿童：单次口服1 000mg 　45kg以下儿童：单次口服20mg/kg，连续服用3日
抗菌类眼用制剂	四环素（1%）	本品为广谱抗生素，能特异性地与细菌核糖体的30S亚单位的A位结合，抑制肽链的增长和影响细菌蛋白质的合成	眼膏：每次1cm，每日2次，持续6周

【用药关怀】

药物	用药关怀
阿奇霉素	· 常见消化道不良反应，主要表现为腹泻/稀便、上腹部不适（疼痛或痉挛）、恶心、呕吐，偶见腹胀，一般为轻度至中度，停用后可恢复 · 本品主要经肝脏清除，故肝功能损害的患者应慎用 · 本品不得与含铝和镁的抗酸剂同服 · 本品可引起心室复极化和QT间期延长，增加发生心律失常和尖端扭转型室性心动过速的风险，有此类风险疾病的患者，应权衡风险和获益，谨慎用药
四环素（1%）	· 虽然四环素半衰期为6～12h，进入乳汁的量极少，但四环素与乳汁里的钙结合，可降低婴儿对钙离子的吸收，因此哺乳期妇女不建议使用；婴儿短时间（≤3周）接触并非禁忌；即使吸收量很小，长期接触也可导致牙齿色素沉着，应避免长期接触

第四节 青光眼

 【疾病简介】

青光眼是一组威胁和损害视神经及其视觉通路，最终导致视觉功能受损，主要与病理性眼压升高有关的临床症候群或眼病，通常按前房角情况和潜在病因分类：

1. 开角型青光眼是一种慢性、进行性的视神经病变，以获得性视神经萎缩和视网膜节细胞及其轴索的丢失为病理特征，临床表现为进行性的周围视野缺失伴随中心视野缺失，通常但并非总是存在眼内压升高的情况。房水增加和（或）流出减少是眼内压升高的可能机制。在眼底镜检查中，视盘呈现出杯状凹陷的外观。

2．闭角型青光眼是一类以前房角变窄或闭合为特征的青光眼，房水因房角关闭引流不畅而导致眼内压升高，并损害视神经。急性闭角型青光眼病情发展快，患眼有明显的胀痛、虹视和视物模糊，伴随同侧头痛等，应及时进行治疗以防止失明。

3．发育性青光眼发生在婴儿和儿童中，为眼球在胚胎期和发育期内房角结构发育不良或发育异常所致。

4．开角型青光眼和闭角型青光眼均可分为原发性青光眼和继发性青光眼。原发性青光眼是一种慢性眼病，而且多数病人需长期治疗，如不坚持治疗，也可导致不可逆性视功能障碍。根据眼压升高时前房角的状态，原发性青光眼分为闭角型青光眼和开角型青光眼，闭角型青光眼又根据发病急缓，分为急性闭角型青光眼和慢性闭角型青光眼。继发性青光眼具有许多亚型，这些亚型由葡萄膜炎、创伤、糖皮质激素治疗、血管增生性视网膜病等引起。

5．青光眼也可以根据病程分为急性青光眼、亚急性青光眼和慢性青光眼。

6．混合机制性青光眼是指具有多种病因的青光眼，如开角型青光眼并发闭合性前房角，或开角型青光眼并发葡萄膜炎等。

【临床表现】

青光眼的主要临床表现为视力下降，闭角型青光眼急性期一方面由于角膜水肿，另一方面由于高眼压引起视神经普遍性缺血，视力多呈急剧下降；开角型青光眼早期几乎没有症状，病变进展到一定程度时才出现视力模糊、头痛（通常眼局部充血越明显，疼痛就越严重）、眼胀、眼压升高、视网膜视神经损害及视野缺失。闭角型青光眼急性发作时眼内压可升高至40mmHg甚至更高；开角型青光眼早期眼内压多不稳定，后随病情进展逐渐增高。

【用药特点及原则】

青光眼治疗的目的是尽可能地阻止病程进展，最终使视网膜神经节细胞的丧失维持在正常年龄的相应水平，以保持有生之年视觉功能（视野）的生理需要。应根据青光眼不同的类型及具体情况采取不同的治疗手段，包括药物治疗、激光治疗和手术治疗等。

若局部滴用1～2种药物即可使眼内压控制在安全水平，视野和眼底病变不再进展，患者能耐受，并配合定期复查，则可长期选用药物治疗。

【常用药物】

药理分类	药物	药理作用	用法用量
拟胆碱药（缩瞳药）	毛果芸香碱	本品为拟胆碱药物，直接作用于位于瞳孔括约肌、睫状体及分泌腺上的毒蕈碱受体，收缩瞳孔括约肌，使周边虹膜离开房角前壁，开放房角，促进房水排出；同时还可收缩睫状肌的纵行纤维，增加巩膜突的张力，使小梁网间隙开放，房水引流阻力减小，促进房水排出，降低眼压	滴眼液：每次1滴，每日1～4次 眼膏：每晚1次
β肾上腺素受体阻滞剂	倍他洛尔 噻吗洛尔 卡替洛尔 左布诺洛尔	倍他洛尔为选择性β₁肾上腺素能受体阻滞剂，其他为非选择性β肾上腺素能受体阻滞剂，降眼压作用与减少房水生成有关，对高眼压患者和正常人群均有降低眼内压作用	滴眼液：白天使用，每次1～2滴，每日2次
α肾上腺素受体激动剂	溴莫尼定	本品为α肾上腺素能受体激动剂，可减少房水的生成，促进葡萄膜巩膜的外流	滴眼液：每次1～2滴，每日2～3次
碳酸酐酶抑制剂	布林佐胺	通过抑制眼部睫状突的碳酸酐酶，减少房水分泌；还可减少碳酸氢盐离子的生成，从而减少钠离子和水的转运，降低眼内压	滴眼液：每次1～2滴，每日2～3次
	醋甲唑胺		口服，每次25～50mg，每日2次

续表

药理分类	药物	药理作用	用法用量
前列腺素衍生物	拉坦前列素	本类药品为前列腺素F2α类似物，为高选择性及高亲和力的前列腺素FP受体完全激动剂，可促进经由小梁网和葡萄膜巩膜通路的房水外流，降低眼内压	滴眼液：每次1～2滴，每晚1次
	曲伏前列素		
高渗脱水剂	甘露醇	本品为单糖，在体内不被代谢，经肾小球滤过后在肾小管内甚少被重吸收，起到渗透利尿、组织脱水作用，可提高血浆渗透压，导致组织内（包括眼、脑、脑脊液等）水分进入血管内，从而减轻组织水肿，降低眼内压、颅内压和脑脊液容量及其压力	静脉滴注，每日0.25～2g/kg

 【用药关怀】

药物	用药关怀
毛果芸香碱	·本品可引起睫状肌痉挛，导致头痛，尤其是在年轻患者中；虹膜睫状体炎患者、瞳孔阻滞性青光眼患者禁用 ·本品可引起瞳孔缩小，导致暗适应困难，夜间开车或在昏暗环境中从事危险职业的患者应禁用
倍他洛尔	·倍他洛尔心动过缓患者、心脏传导阻滞患者、心力衰竭患者、哮喘或阻塞性气管疾病患者不建议使用，心脏疾病患者使用本品应监测心率 ·自发性低血糖患者及接受胰岛素或降糖药治疗的患者，因β受体阻滞剂可掩盖低血糖症状，应慎用 ·90%的患者用药初期效果明显，眼压下降40%或更多，但数日或数周后药效降低，眼压缓慢上升（短期脱逸）；长期用药（数月至1年）后，由于对β受体阻断的敏感性下降，药效降低（长期漂移）；用药3周的眼压值，可作为长期用药眼压控制的预期指标
噻吗洛尔	
卡替洛尔	
左布诺洛尔	

药物	用药关怀
溴莫尼定	·脑或冠状动脉供血不足患者、出现雷诺现象患者、直立性低血压患者、肝功能或肾功能不全患者慎用 ·婴儿使用可能会出现心率下降、血压过低、体温降低、张力减弱及呼吸暂停等危及生命的症状，2岁以下的儿童禁用
布林佐胺 醋甲唑胺	·口服醋甲唑胺可引起短暂性近视、恶心、腹泻、食欲不振、味觉异常、感觉异常、精神不振、肾结石和血液学问题 ·布林佐胺滴眼液极少引起全身不良反应，但可以引起局部刺激和发红 ·葡萄糖-6-磷酸脱氢酶缺乏症患者慎用
拉坦前列素 曲伏前列素	·长期用药可使虹膜色素增加，睫毛增粗 ·使用时会引起眼部刺激和发红
甘露醇	·除作肠道准备用，均应静脉内给药 ·甘露醇遇冷易结晶，故应用前应仔细检查，如有结晶，可置热水中或用力振荡待结晶完全溶解后再使用。当甘露醇浓度高于15%时，应使用有过滤器的输液器 ·根据病情选择合适的浓度，避免不必要地使用高浓度和大剂量甘露醇 ·使用低浓度和含氯化钠溶液的甘露醇能减少过度脱水和电解质紊乱的发生 ·下列情况慎用：①明显心肺功能损害者，因本药所致的突然血容量增多可引起充血性心力衰竭；②高钾血症或低钠血症；③低血容量患者应用后可因利尿而加重病情，或使原来低血容量情况被暂时性扩容所掩盖；④严重肾功能衰竭患者，因其排泄减少使本药在体内积聚，引起血容量明显增加，加重心脏负荷，诱发或加重心力衰竭；⑤对甘露醇不能耐受者 ·给大剂量甘露醇不出现利尿反应，可使血浆渗透浓度显著升高，故应警惕血高渗发生 ·使用前仔细检查包装，应完好无损，内装溶液应澄清，无可见微粒 ·应一次性使用，用药不得与输血同时进行

第五节 眼干燥症

 【疾病简介】

眼干燥症是由于泪液的量、质或流体动力学异常引起的泪膜不稳定和（或）眼表损害，从而导致眼不适症状及视功能障碍的一类疾病。临床上出现的各类名称，如干眼症、干眼病、干眼综合征等，统一称为眼干燥症。

 【临床表现】

眼干燥症常见的症状包括眼疲劳、异物感、干涩感，严重者还可能出现烧灼感、眼胀感、眼痛、畏光、眼红等。

 【用药特点及原则】

眼干燥症治疗的目标为缓解眼不适症状和保护患者的视功能。眼干燥症的病因复杂，可能是单一因素，也可能是综合因素。治疗时应遵循从易到难的原则，针对已知的相关因素进行干预，指导患者积极改善工作、生活环境，矫正屈光不正，增加有效瞬目，纠正不良的用眼习惯，减少电子产品的使用时间等；对于由全身免疫性疾病或其他疾病引起的眼干燥症，应协同相关专科共同治疗原发病。对于需要药物治疗的眼干燥症患者，应充分分析用药的必要性，给予合理和个性化的治疗方案。

润滑眼表和促进修复在眼干燥症的治疗中最为关键，人工泪液是首选。应按照眼干燥症病情的轻重程度，由低到高选择人工泪液的黏稠度，使用频率根据病情和症状适当调整，一般情况下每日给药4次，对于必须长期及高频率（如每日给药6次以上）使用人工泪液者，应优先选择不含防腐剂的品种。对于睑板腺功能障碍等脂质层异常的眼干燥症，应优先选用含脂质成分的人工泪液。眼用凝胶、膏剂在眼表面保持时间较长，主要用于重度眼干燥症，但会造成视力模糊及眼部不适，可选择在睡前应用。对于泪液分泌不足者，可以使用泪液促泌剂，如地夸磷索钠，来刺激眼表上皮细胞分泌黏蛋白；含生长因子或眼用血清制剂的滴眼液也可用来修复眼表上皮。

对于眼干燥症的抗炎治疗，常选择糖皮质激素、免疫抑制剂和非甾体抗炎药。糖皮质激素用于伴眼部炎性反应的中、重度眼干燥症，使用原则为低浓度、短疗程，炎性反应得到控制后缓慢停药。免疫抑制剂，如他克莫司和环孢素，主要适用于伴眼部炎性反应的中、重度眼干燥症，尤其适用于免疫相关性眼干燥症。非甾体抗炎药具有外周镇痛及消炎作用，抗炎作用弱于糖皮质激素，适用于轻、中度眼干燥症的抗炎治疗，也可用于中、重度眼干燥症维持期的治疗，使用频率一般为每日2～4次，用药时间视病情控制情况而定。口服四环素或阿奇霉素等具有抗功效果又兼具抗炎作用的药物，可用于睑板腺功能障碍等睑缘异常的抗炎治疗。

睑缘清洁、热敷熏蒸、睑板腺按摩等物理治疗，以及强脉冲光治疗、热脉动治疗、佩戴湿房镜或佩戴治疗性角膜接触镜、泪道栓塞或泪点封闭手术、睑缘缝合术、松弛结膜切除术、羊膜移植术、颌下腺及唇腺移植术等均是针对不同类型眼干燥症的治疗手段。

 【常用药物】

药理分类	药物	药理作用	用法用量
人工泪液	玻璃酸钠	参照本章第一节结膜炎	滴眼液：每次1～2滴，每日4～6次
	聚乙二醇	本品为高分子聚合物，具有亲水性和成膜性，在适宜浓度下，能起到人工泪液的作用	滴眼液：每次1～2滴，每日4～6次

续表

药理分类	药物	药理作用	用法用量
人工泪液	卡波姆	本品为聚丙烯酸聚合物，由固相基质和水相分散层组成，类似泪膜的二层结构即黏液层和水层，可黏着在角膜表面，并在眼球表面形成液体储库；其聚合物骨架和泪液中的电解质作用后可稀释水分，增加基质的黏度，从而延长在眼球表面的黏着和保留时间	滴眼液：每次1～2滴，每日4次 眼用凝胶：每次1滴，每日4次
牛血清提取物	小牛血去蛋白提取物	参照本章第一节结膜炎	滴眼液：每次1～2滴，每日4次 眼用凝胶：每次1滴，每日3～4次
含细胞因子类	碱性成纤维细胞生长因子	本品可促进角膜上皮细胞的再生，缩短受损角膜愈合时间	滴眼液：每次1～2滴，每日4～6次 眼用凝胶：每次1滴，每日早晚1次
泪液促泌剂	地夸磷索钠	本品为二核苷酸衍生物，通过作用于结膜组织及杯状细胞膜上的P2Y2受体，使细胞内钙离子浓度升高，促进含有水分及黏蛋白的泪液分泌，使泪液层在质和量两方面接近正常状态，进而改善角膜上皮损伤	滴眼液：每次1～2滴，每日6次
糖皮质激素	氯替泼诺	通过抑制磷脂酶A2，进而抑制花生四烯酸的释放，影响前列腺素和白细胞三烯的生物合成，缓解炎症反应	滴眼液：每次1～2滴，每日4次
非甾体抗炎药	普拉洛芬	本品可抑制前列腺素的生成和稳定溶酶体	滴眼液：每次1～2滴，每日4次
免疫抑制剂	环孢素	本品通过调节黏蛋白的合成与分泌，达到抑制结膜杯状细胞和泪腺泡细胞凋亡的目的	滴眼液：每次1～2滴，每日2～4次
	他克莫司	本品可抑制钙调磷酸酶的活性发挥免疫抑制作用，阻碍抗原特异性T细胞的活化和增生，抑制免疫和炎症细胞中细胞因子产生	滴眼液：每次1滴，每日2次

【用药关怀】

药物	用药关怀
玻璃酸钠	·人工泪液并不是用药次数越多越好，若无适应证无需长期使用，过量频繁用药反而会将正常的泪膜完全冲走，加快泪液的蒸发，建议每日滴用次数≤6次
聚乙二醇	
卡波姆	
小牛血去蛋白提取物	·参照本章第一节结膜炎
碱性成纤维细胞生长因子	·对感染性或急性炎症期角膜病患者，需同时局部或全身使用抗生素或抗炎药，以控制感染和炎症
地夸磷索钠	·用药期间应避免佩戴隐形眼镜，以免药物所含的苯扎氯铵被隐形眼镜吸附
氯替泼诺	·长期使用糖皮质激素滴眼液会产生明显的眼部不良反应，包括白内障、眼压升高、青光眼、继发感染等，建议短期使用，且选择低浓度或效力较弱的糖皮质激素滴眼液
普拉洛芬	·本品绝不能用于干燥综合征相关性眼干燥症患者，因为有角膜-巩膜融解、穿孔和重度角膜病变等潜在风险
环孢素	·药物眼表刺激性较大，会引起眼睛暂时性灼热感，配合人工泪液使用可缓解眼部不适感
他克莫司	·可能需要使用较长时间的治疗才能明显改善眼部干燥程度

第六节 白内障

 【疾病简介】

　　白内障是晶状体的光学质量下降的退行性改变。白内障的发病与营养、代谢、环境和遗传等多种因素有关，是机体内外各种因素对晶状体长期综合作用的结果。白内障的发展是一个无痛、渐进的过程，自由基损伤、晶状体上皮细胞过度凋亡及晶状体蛋白异常都是引起白内障发生的重要因素。

 【临床表现】

　　白内障的主要临床表现包括视力下降、对比敏感度下降、色觉敏感度下降、屈光改变，甚至发生复视、多视、眩光、视野缺损。

 【用药特点及原则】

　　白内障现阶段唯一的治疗方法是通过更换人工晶状体来恢复视轴的透明度。无论任何类型的白内障，手术治疗都是最基本、最有效的手段，但当患者还未完全具备手术指征时，药物治疗仍是延缓白内障病情进展的重要手段。健康的饮食（如多摄入富含叶黄素或维生素B的食物）、良好的生活习惯（如不吸烟）、避免紫外线等措施可能对预防白内障或延缓病情进展有效。

 【常用药物】

药理分类	药物	药理作用	用法用量
抗氧化损伤类	谷胱甘肽	还原型谷胱甘肽广泛分布于生物体内，眼组织中的晶状体、角膜内含量较高，具有解毒、激活多种酶及维持眼角膜和晶状体透明性的作用	滴眼液：每次1～2滴，每日3～5次

续表

药理分类	药物	药理作用	用法用量
抗氧化损伤类	谷胱甘肽	当晶状体混浊时，还原型谷胱甘肽含量下降，补充谷胱甘肽对晶状体中某些重要酶具有良好的复活和保护作用，可阻止晶状体混浊化，阻止白内障病情进展，或使之恢复透明	
抗醌体药	法可林	本品为蛋白分解酶的激活剂，对晶状体可溶性蛋白中活性基团具有较强的亲和性，可透过晶状体囊，激活前房水中蛋白分解酶，分解与吸收已经混浊的蛋白质，因此可防止晶状体的氧化变性和混浊，促进新陈代谢，使蛋白代谢机制发挥有效作用，维持晶状体透明，预防白内障发生或控制病情进展	滴眼液：每次2~3滴，每日3~5次
	吡诺克辛钠	本品可以竞争性抑制醌类物质的作用，使晶状体保持透明，并吸收非水溶性蛋白转变为水溶性蛋白，阻止白内障病情进展，还可对抗自由基对晶状体损害而导致的白内障	滴眼液：每次1~2滴，每日3~4次
醛糖还原酶抑制剂	苄达赖氨酸	本品对晶状体醛糖还原酶有抑制作用，可预防或治疗白内障	滴眼液：每次1~2滴，每日3次
辅助营养类	利眼明滴眼液	本品含有碘化钾、碘化钠、维生素C、维生素B_1等；碘化物中的碘离子能激活玻璃体和晶状体的代谢，促进混浊的蛋白吸收；维生素C是还原剂，有抗自由基和维持晶状体透明度的作用	滴眼液：每次1~2滴，每日4次
	氨碘肽	本品为生化制剂，由猪全眼球和甲状腺经胰酶和霉菌蛋白酶水解提取而成，能改善眼部血液循环和新陈代谢	滴眼液：每次1滴，每日3次

续表

药理分类	药物	药理作用	用法用量
其他	碘化钾	碘化钾中的碘离子能增强胶原组织和黏液蛋白的水合作用，并刺激黏膜，软化和消散肉芽组织，促进炎症产物、胶样肿、坏死组织及混浊病变组织的吸收	滴眼液：每次1～2滴，每日4次
	甲状腺素碘塞罗宁	本品对实验性硒白内障有治疗作用，能提高晶状体整体透明度，减轻晶状体混浊，减轻晶状体纤维破坏程度，减轻其对晶状体上皮细胞内含巯基的钾钠三磷酸腺苷酶的损害程度	滴眼液：每次1～2滴，每日4次

 【用药关怀】

药物	用药关怀
谷胱甘肽	·偶见刺激感、痛痒感、结膜充血、一过性雾视等不良反应，停药后即消失
法可林	·化脓性眼病患者禁用 ·如应用本品后能改善症状，则可长期连续应用，同时可配合口服维生素C
吡诺克辛钠	·偶见结膜充血、过敏等不良反应，若出现不良反应，应及时停药 ·化脓性眼病患者、对本品过敏者禁用
苄达赖氨酸	·偶见刺激感，刺激强度与眼部其他感染或炎症相关 ·眼部有感染或炎症的白内障患者慎用，对本品过敏者禁用
氨碘肽	·与汞制剂配伍使用，可生成对角膜有强烈腐蚀性的二碘化汞
甲状腺素碘塞罗宁	·对甲状腺激素过敏者、甲状腺功能亢进患者、心动过速患者、眼内出血患者禁用

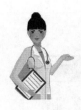

第十章

耳、鼻、喉科疾病用药

第一节 外耳炎

【疾病简介】

外耳炎为细菌、真菌感染或变态反应引起的外耳皮肤、皮下组织的慢性非特异性炎症。外耳炎通常是指弥漫性外耳炎，而局限性外耳炎称为外耳道疖。外耳炎多发于夏秋季节，可分为急性外耳炎和慢性外耳炎，急性外耳炎以浸润性炎症为主，慢性外耳炎以脱屑为主；真菌感染引起的外耳炎又称为真菌性外耳炎，最常发生在外耳道细菌感染治疗之后，占外耳炎病例的2%~10%。

【临床表现】

（一）急性弥漫性外耳炎

急性弥漫性外耳炎主要临床表现为疼痛。发病初期耳内有灼热感，随病情发展，耳内胀痛、疼痛加剧，患者甚至坐卧不宁，咀嚼或说话时疼痛加重。随病情的发展，外耳道有分泌物流出，并逐渐增多，初期是稀薄的分泌物，后逐渐变稠成脓性。

（二）慢性外耳炎

慢性外耳炎常见临床表现为耳痒不适，耳道内不时有少量分泌物流出。

游泳、洗澡导致外耳道进水，或挖耳损伤外耳道可转为急性感染，具有急性弥漫性外耳炎的症状。

（三）真菌性外耳炎

真菌性外耳炎常见的临床表现为耳痒不适、耳溢液和（或）外耳道异物感。真菌性外耳炎的外耳道水肿和疼痛程度不如细菌性外耳炎。

 【用药特点及原则】

（一）治疗原则

1．清洁外耳道，保证局部清洁、干燥和引流通畅，保持外耳道处于酸性环境。

2．取分泌物做细菌培养和药物敏感试验，选择敏感的抗生素。

3．在尚未获得细菌培养结果时，可局部选择广谱抗生素滴耳液（如氧氟沙星滴耳液、左氧氟沙星滴耳液、氯霉素滴耳液等）治疗，注意不要使用有耳毒性的药物，并避免接触过敏药物。

4．早期局部热敷或理疗有助于炎症的吸收消散，可使用2%的酚甘油滴耳以消炎止痛。

5．外耳道疖成熟后应切开引流，并用过氧化氢溶液清洁外耳道脓液及分泌物。

6．严重的外耳炎需全身应用抗生素，初始可口服阿莫西林、阿莫西林克拉维酸钾，也可选用第一代或第二代头孢菌素。

7．耳痛剧烈者应使用镇痛药和镇静剂。

8．慢性外耳炎应保持局部清洁，局部使用酸化干燥的药物，并联合应用抗生素和激素类药物。

（二）预防原则

外耳炎多因挖耳损伤外耳道皮肤、异物入耳、药物刺激、化脓性中耳炎的脓液刺激等原因引起。防治外耳炎应避免各种诱发因素。

1．应戒除挖耳的不良习惯。挖耳不但容易损伤皮肤，引起耳道感染，而且经常刺激皮肤还容易生长"外耳道乳头状瘤"，使耳道经常出血，甚至影响听力。

2．防止污水入耳。在洗头、理发、沐浴、游泳之前可以用特制的橡皮塞或干净的棉球堵塞外耳道。

3．外耳炎患者，应注意保持耳内干燥、洁净。

4．防止儿童口涎、眼泪侵入耳道。

5．外耳炎患者禁止游泳。

 【常用药物】

药理分类	药物	药理作用	用法用量
抗菌药物	阿莫西林	本品为青霉素类抗生素，通过抑制细菌细胞壁合成而发挥杀菌作用	成人：每次0.5g，每6～8h服用1次，每日剂量不超过4g；严重感染者，每次0.5g，每8h服用1次 儿童：片剂或颗粒剂，每日20～40mg/kg，每8h服用1次；分散片、咀嚼片、口腔崩解片，每日50～100mg/kg，分3～4次服用 3个月以下婴儿：每日30mg/kg，每12h服用1次
	阿莫西林克拉维酸钾	本品为青霉素类抗生素，通过抑制细菌细胞壁合成而发挥杀菌作用；克拉维酸为β内酰胺酶抑制剂，可有效地抑制耐药菌产生的β内酰胺酶，发挥抗菌作用	口服，由于阿莫西林克拉维酸钾有不同规格，具体用法用量请遵医嘱

续表

药理分类	药物	药理作用	用法用量
抗菌药物	头孢拉定	本品为第一代头孢菌素，通过抑制细菌细胞壁合成而发挥杀菌作用	成人：常用量为每次0.25～0.5g，每6h服用1次；感染较严重者可增至每次1g，但每日总剂量≤4g 儿童：常用剂量为每次6.25～12.5mg/kg，每6h服用1次，每次最大剂量为1g，每6h服用1次
	头孢呋辛	本品为第二代头孢菌素，通过抑制细菌细胞壁合成而发挥杀菌作用	成人：餐后口服，一般用量为每次0.25g，每日2次 儿童：餐后口服，2岁及以下儿童，每次0.125g，每日2次；2岁以上儿童及青少年，使用剂量同成人
	头孢克洛	本品为第二代头孢菌素，通过抑制细菌细胞壁合成而发挥杀菌作用	缓释剂：口服，成人每次0.375mg，每日2次 干混悬剂：口服，成人每次0.25g，每8h 1次；儿童每日20mg/kg，分3次给药；严重感染时可增至40mg/kg，但每日总剂量≤1g 片剂、颗粒剂、分散片、胶囊剂用法用量同干混悬剂
解热镇痛药	布洛芬	本品通过抑制环氧合酶，减少前列腺素的合成，产生镇痛、抗炎作用；通过下丘脑体温调节中枢而起解热作用	缓释剂型：口服，成人每次300mg，每日2次（早晚各1次） 常释剂型：口服，12岁以上青少年及成人每次200mg，每隔4～6h服用1次，24h内不超过4次；1～3岁儿童每次50mg；4～6岁儿童每次10mg；7～12岁儿童每次150mg；若持续疼痛或发热，可间隔4～6h重复用药1次，24h内不超过4次

药理分类	药物	药理作用	用法用量
解热镇痛药	对乙酰氨基酚	本品为解热镇痛药，通过抑制下丘脑体温调节中枢前列腺素合成酶，减少前列腺素E_1的合成和释放，导致外周血管扩张、出汗而达到解热的作用	片剂：口服，12岁以上青少年及成人每次0.5g；6～12岁儿童每次0.25g；若持续发热或疼痛，可间隔4～6h重复用药1次，24h内用药次数≤4次 缓释剂：口服，12岁以上青少年及成人每次0.65g，若持续疼痛或发热，每8h1次，24h内不超过3次 肠溶制剂：口服，每次0.1g，每日1次
解热镇痛药	双氯芬酸	本品为解热镇痛药，可选择性切断花生四烯酸代谢过程中环氧合酶的作用环节，阻断前列腺素E_2的合成途径，抑制其致突变、致痛作用	缓释剂：口服，成人每次75mg，每日1次，每日最大剂量为150mg；儿童及青少年不宜使用 常释剂：口服，每日100～150mg，症状较轻者每日75～100mg，分2～3次服用
局部用药	过氧化氢溶液	本品为氧化性消毒剂，含过氧化氢2.5%～3.5%，在过氧化氢酶的作用下迅速分解，释出新生氧，对细菌组分产生氧化作用，干扰其酶系统而发挥抗菌作用	外用，清洁伤口
	氧氟沙星滴耳液	本品为喹诺酮类抗菌药物，主要通过抑制细菌拓扑异构酶Ⅳ和DNA旋转酶（均为Ⅱ型拓扑异构酶）的活性，阻碍细菌DNA的复制而达到抗菌作用	成人每次6～10滴，每日2～3次；滴耳后进行约10min耳浴，可根据症状适当增减滴耳次数，儿童滴数应酌减

续表

药理分类	药物	药理作用	用法用量
局部用药	左氧氟沙星滴耳液	本品为喹诺酮类抗菌药物，主要作用机制是通过抑制细菌拓扑异构酶Ⅳ和DNA旋转酶（均为Ⅱ型拓扑异构酶）的活性，阻碍细菌DNA的复制而达到抗菌作用	成人每次6～10滴，每日2～3次；滴耳后进行约10min耳浴，可根据症状适当增减滴耳次数，儿童滴数应酌减
	氯霉素滴耳液	本品通过可逆性地结合在细菌核糖体的50S亚单位上，使肽链增长受阻，抑制肽链的形成，从而阻止蛋白质的合成	成人每次2～3滴，每日3次；儿童滴数应酌减
	克霉唑溶液	本品通过抑制真菌细胞膜的合成，影响真菌代谢过程	涂于洗净的患处，每日2～3次

 【用药关怀】

药物	用药关怀
阿莫西林	・常见不良反应包括恶心、呕吐、腹泻、食欲减退、皮疹，大剂量用药可能出现结晶尿和抽搐 ・用药前应进行青霉素皮肤过敏试验，皮肤过敏试验呈阴性方可使用，呈阳性患者禁用
阿莫西林克拉维酸钾	・可在空腹时或餐后30min用药，也可与牛奶等食物同服；颗粒剂禁用热开水冲服，以免增加过敏反应风险 ・对青霉素及其他β内酰胺类抗生素过敏者禁用 ・本品可通过胎盘，计划怀孕妇女或妊娠期妇女应遵医嘱用药 ・哺乳期妇女如需用药，需停止哺乳

药物	用药关怀
头孢拉定	· 常见不良反应包括舌炎、恶心、呕吐、腹泻、皮疹 · 对头孢菌素过敏患者、有青霉素过敏性休克史或即刻反应史者禁用，用药期间应严密观察是否发生过敏反应 · 用药期间禁止喝酒或摄入含酒精的饮料、药品、食品 · 哺乳期妇女如需用药，应停止哺乳
头孢呋辛	· 常见不良反应包括恶心、呕吐、腹痛、腹泻、食欲减退、皮疹、瘙痒等 · 本品与青霉素类或头霉素类药物有交叉过敏反应，因此对青霉素类、青霉素衍生物、青霉胺及头霉素类药物过敏者慎用 · 有胃肠道疾病史者，特别是溃疡性结肠炎、局限性肠炎或抗生素相关性结肠炎患者慎用 · 本品应于餐后服用，以增强吸收，提高血药浓度，并减少胃肠道反应；片剂应完整吞服，不可掰碎服用，以免产生强烈且持续的苦味 · 用药期间禁止喝酒或摄入含酒精的饮料、药品、食品 · 哺乳期妇女如需用药，应停止哺乳
头孢克洛	· 常见不良反应包括恶心、呕吐、腹泻、消化不良、皮疹、荨麻疹等 · 抗酸药（如氢氧化铝）可能降低头孢克洛的疗效，如需合用，应间隔1~4h；乙酰半胱氨酸也可能降低头孢克洛的疗效，如需合用，应间隔4h · 已知对头孢克洛和其他头孢菌素类抗生素过敏的患者禁用 · 头孢克洛可通过胎盘，计划怀孕妇女或妊娠期妇女应遵医嘱用药 · 哺乳期妇女如需用药，应停止哺乳 · 用药期间禁止喝酒或摄入含酒精的饮料、药品、食品

药物	用药关怀
布洛芬	• 常见不良反应包括胃肠道刺激、消化不良，偶见胃溃疡、胃出血、肝肾功能损害、血象异常等 • 对解热镇痛药过敏者禁用 • 活动性的胃溃疡、十二指肠溃疡、肝硬化、严重心功能不全或肾功能不全患者禁用 • 有支气管哮喘病史者可能会引起支气管痉挛，应慎用 • 餐后立即服用或用餐时服用，与牛奶、治疗消化性溃疡药同服可减轻胃肠道反应 • 缓释剂应完整吞服，禁止掰开、碾碎、咀嚼或溶解后服用，以免产生毒副作用 • 不能同时服用其他含有布洛芬或解热镇痛成分的药品（如复方氨酚烷胺片、氨麻苯美片等复方感冒药），以免造成过量 • 用药期间禁止饮酒或摄入含有酒精的饮料
对乙酰氨基酚	• 不良反应包括药物热、粒细胞减少，偶见皮疹、荨麻疹等过敏反应；长期大量用药会导致肝肾功能异常 • 对本品过敏者禁用 • 不能同时服用其他含有对乙酰氨基酚或解热镇痛成分的药品（如复方氨酚烷胺片、氨麻苯美片等复方感冒药），以免造成过量 • 缓释剂应完整吞服，禁止掰开、碾碎 • 餐后15~30min服药，以减少对胃肠道刺激 • 服药期间禁止饮酒或摄入含有酒精的饮料 • 本品可能诱发或加重高血压，用药期间要密切监测血压
双氯芬酸	• 不良反应包括头痛、头晕、恶心、呕吐、腹痛、腹胀、皮疹等 • 已知对本品过敏者，或服用阿司匹林或其他非甾体抗炎药后诱发哮喘、荨麻疹或过敏反应者禁用；应用非甾体抗炎药后有胃肠道出血史或穿孔病史的患者、有活动性消化道溃疡或出血史的患者、重度心力衰竭患者、肝功能衰竭的患者、肾功能衰竭的患者禁用 • 禁用于冠状动脉搭桥手术围手术期疼痛的治疗 • 肠溶剂应空腹服用，缓释剂应在进餐时或餐后服用；肠溶剂、缓解剂应完整吞服，禁止掰开、碾碎、咀嚼后服用，以免产生毒副作用

药物	用药关怀
过氧化氢溶液	·本品为外用制剂，严禁口服 ·本品为无色澄明液体，无臭或有类似臭氧的气味，遇氧化物或还原物即迅速分解并产生泡沫，遇光易变质，宜避光保存 ·应避免皮肤和黏膜接触高浓度溶液，以免产生刺激性灼烧感或形成引发疼痛的"白痂" ·本品不可与还原剂、强氧化剂、碱、碘化物等混合使用
氧氟沙星滴耳液	·偶见耳痛、瘙痒感等不良反应 ·本品为滴耳液制剂，只用于滴耳 ·本品一般适用于炎症局限在中耳黏膜部位的局部治疗；若炎症已涉及鼓室周围时，除局部治疗外，还应同时服用口服制剂
左氧氟沙星滴耳液	·滴耳时若药物温度过低，可能会引起眩晕，用药时药品温度应接近体温 ·出现过敏症状时应立即停药 ·使用本品的疗程以4周为限，若继续给药，应谨慎 ·开启本品之后最多可使用4周
氯霉素滴耳液	·如耳内分泌物较多时，应先清除分泌物，再滴耳 ·使用后应拧紧瓶盖，防止污染 ·本品虽为局部用药，但因氯霉素具有较强的骨髓抑制作用，妊娠期妇女及哺乳期妇女使用后可能会导致新生儿和哺乳婴儿产生严重的不良反应，故妊娠期妇女及哺乳期妇女慎用 ·新生儿和早产儿禁用
克霉唑溶液	·本品偶可引起一过性刺激症状，如瘙痒、刺痛、红斑、水肿等 ·用药部位如有烧灼感、红肿等情况应停药，并将局部药物洗净，必要时向医师咨询 ·本品仅供外用，切忌口服 ·避免接触眼睛和其他黏膜（如口、鼻等） ·妊娠期妇女、哺乳期妇女应在医师指导下用药 ·对本品过敏者禁用，过敏体质者慎用

第二节 中耳炎

【疾病简介】

中耳炎多为细菌、病毒等病原微生物引起的中耳黏膜感染性疾病。中耳炎通常继发于普通感冒，是儿童和成人听力下降的常见原因之一。本病可分为非化脓性中耳炎及化脓性中耳炎两大类。非化脓性中耳炎包括分泌性中耳炎、气压损伤性中耳炎等，化脓性中耳炎可分为急性中耳炎和慢性中耳炎。中耳炎好发于儿童。

【临床表现】

中耳炎主要临床表现为耳痛、听力减退、耳道流脓，全身症状轻重不一，可有畏寒、发热、倦怠、食欲减退等症状。儿童症状较重，常伴呕吐、腹泻等类消化道中毒症状。一旦鼓膜穿孔，体温很快恢复正常，全身症状减轻。

【用药特点及原则】

（一）抗感染治疗

有以下情况者应立即使用抗菌药物：①重症感染，出现中度至重度的耳痛或体温≥39℃；②患者年龄＜6个月；③近期有使用抗菌药物但效果欠佳；④出现并发症，如扁桃体炎；⑤6～24个月的患儿确诊为急性中耳炎；⑥观察2～3日病情无好转。

初始可口服阿莫西林、阿莫西林克拉维酸钾，其他可选药物包括第一代头孢菌素类或第二代头孢菌素。用药3日无效的患者，可口服大剂量阿莫西林克拉维酸钾或静脉滴注头孢菌素。

（二）局部治疗

1．鼓膜穿孔前，可用1%酚甘油滴耳，同时用1%麻黄碱和含有激素的抗生素滴鼻液交替滴鼻，减少咽鼓管咽口肿胀，有利于引流并恢复咽鼓管功能，减轻咽鼓管的水肿和炎症。

2．鼓膜穿孔后，宜先用过氧化氢溶液彻底清洁并拭净外耳道脓液，局部针对可能病原菌使用敏感抗生素滴耳液（氧氟沙星滴耳液、左氧氟沙星滴耳液、氯霉素滴耳液等），禁止使用粉剂，以免与脓液结块，影响引流；脓液减少、炎症消退时，可用3%硼酸乙醇甘油、3%硼酸乙醇、5%氯霉素甘油等滴耳。

（三）对症治疗

急性中耳炎使用抗组胺药和鼻减充血剂可缓解咽鼓管咽口炎性黏膜的肿胀，降低中耳腔负压，减少渗出，缓解疼痛。疼痛明显或有发热症状的中耳炎患者可使用解热镇痛药对症治疗。

（四）滴耳剂使用方法

患者取坐位或卧位，患耳朝上，将耳郭向后上方轻轻牵拉，向外耳道内滴入药液3～4滴，然后用手指轻按耳屏数次，促使药液经鼓膜穿孔流入中耳，数分钟后方可变换体位。注意滴耳药液应尽可能与体温接近，以免引起眩晕。

 【常用药物】

药理分类	药物	药理作用	用法用量
抗菌药物	阿莫西林	参照本章第一节外耳炎	参照本章第一节外耳炎
	阿莫西林克拉维酸钾		
	头孢拉定		
	头孢呋辛		
	头孢克洛		

续表

药理分类	药物	药理作用	用法用量
解热镇痛药	布洛芬	参照本章第一节外耳炎	参照本章第一节外耳炎
	对乙酰氨基酚		
	双氯芬酸		
抗组胺药	氯苯那敏	本品能竞争性阻断变态反应靶细胞上组胺H$_1$受体，使组胺不能与H$_1$受体结合，从而抑制其引起的过敏反应，具有抑制中枢和抗胆碱作用	片剂：成人每次4mg，每4～6h服用1次，每日最大剂量24mg；2～6岁儿童每次1mg，每4～6h服用1次，每日最大剂量6mg；6～12岁儿童每次2mg，每4～6h服用1次，每日最大剂量12mg 缓释剂型：口服，每次8mg，每日1次
	氯雷他定	本品具有选择性拮抗外周组胺H$_1$受体的作用，其抗组胺作用起效快、效强、持久，无镇静作用，无抗毒蕈碱样胆碱作用	成人：口服，每次10mg，每日1次 2～12岁体重≤30kg的儿童，口服，每次5mg 12岁以上儿童、2～12岁体重＞30kg的儿童，剂量同成人
局部用药	过氧化氢溶液	参照本章第一节外耳炎	参照本章第一节外耳炎
	氧氟沙星滴耳液		
	左氧氟沙星滴耳液		
	氯霉素滴耳液		

【用药关怀】

药物	用药关怀
阿莫西林	参照本章第一节外耳炎
阿莫西林克拉维酸钾	
头孢拉定	
头孢呋辛	
头孢克洛	
布洛芬	
对乙酰氨基酚	
双氯芬酸	
过氧化氢溶液	
氧氟沙星滴耳液	
左氧氟沙星滴耳液	
氯霉素滴耳液	
氯苯那敏	• 常见不良反应包括嗜睡、口渴、多尿、咽喉痛、困倦、虚弱感、心悸、皮肤瘀斑、出血倾向、便秘、痰液变稠及鼻黏膜干燥等 • 服药期间不得驾驶汽车或操作机械 • 新生儿、早产儿、妊娠期妇女、哺乳期妇女、膀胱颈梗阻患者、幽门十二指肠梗阻患者、甲状腺功能亢进患者、青光眼患者、消化性溃疡患者、高血压患者和前列腺肥大患者慎用 • 缓释剂应完整吞服，禁止掰开、咀嚼或碾碎，以免产生毒副作用 • 用药期间应避免饮酒或摄入含酒精的饮料 • 本品不应与含抗组胺药（如氯苯那敏、苯海拉明等）的复方抗感冒药（如氨酚美敏片、氨麻苯美片等）同服 • 本品可抑制皮肤反应，导致皮肤过敏试验结果呈假阴性，皮肤过敏试验前应至少停药2~3日 • 本品不应与含抗胆碱药（如颠茄制剂、阿托品等）的药品同服

药物	用药关怀
氯雷他定	• 常见不良反应包括乏力、头痛、嗜睡、口干、胃肠道不适（包括恶心、胃炎）、皮疹、脱发、过敏反应、肝功能异常、心动过速及心悸等 • 做任何皮肤过敏性试验前48h应停止使用该药，以免阻止或影响阳性反应的发生 • 妊娠期妇女、哺乳期妇女慎用；6岁以下儿童服用本品的安全性及疗效目前尚未确定，应在医生指导下用药 • 肝功能不全患者、肾功能不全患者应减少用量，建议每次口服10mg，每2日1次，或在医生指导下使用

第三节 慢性鼻炎

【疾病简介】

慢性鼻炎是鼻腔黏膜和黏膜下层的慢性炎症性疾病。

【临床表现】

慢性鼻炎的临床表现以鼻黏膜肿胀、分泌物增多、无明确致病微生物感染、病程持续数月以上或反复发作为特征，可分为慢性单纯性鼻炎和慢性肥厚性鼻炎。

【用药特点及原则】

慢性鼻炎的治疗主要以对症治疗、预防并发症的发生为原则。

（一）局部治疗

1. 鼻内应用糖皮质激素是慢性鼻炎的首选治疗方式，糖皮质激素具有良好抗炎作用，还可产生减充血效果，疗效和安全性好，根据病情需要可较长期应用。

2. 鼻腔清洗。鼻内分泌物较多或较黏稠者，可用生理盐水清洗鼻腔，以清除鼻内分泌物，改善鼻腔通气。

3. 鼻内应用减充血剂，可选择盐酸羟甲唑啉喷雾剂，连续应用不宜超过7日，若需继续使用，应间断3~5日。长期应用0.52%~1%麻黄碱滴鼻液可损害鼻黏膜纤毛结构，应尽量避免长期使用。若不得不使用，应少量、间断应用。

（二）口服药物治疗

口服药物包括黏液促排剂、中成药等，若合并细菌感染，还需要使用抗生素。

 【常用药物】

药理分类	药物	药理作用	用法用量
局部治疗用药	布地奈德鼻喷雾剂	本品为糖皮质激素，可抑制肥大细胞、嗜碱性粒细胞和黏膜炎症反应；减少嗜酸性粒细胞数目；稳定鼻黏膜上皮和血管内皮屏障；降低刺激受体的敏感性；降低腺体对胆碱能受体的敏感性 鼻用激素易于在局部被吸收，全身生物利用度低，起效快，安全性好	喷鼻，成人、6岁及以上儿童推荐起始剂量为每日256μg，此剂量可于早晨一次性喷入（每喷64μg，每个鼻孔内各喷入2喷）或早晚分2次喷入（每次每个鼻孔内喷入1喷，早晚各1次）；通常喷鼻治疗后5~7h即可缓解症状，连续治疗数天可达到最大疗效，少数患者可能需要2周；治疗季节性鼻炎，最好在接触过敏原前开始用药

药理分类	药物	药理作用	用法用量
局部治疗用药	糠酸莫米松鼻喷雾剂		成人（包括老年患者）和青年：喷鼻，推荐量为每侧鼻孔100μg（每喷50μg，每侧鼻孔2喷），每日1次（总剂量为200μg）；若症状控制，可减至每侧鼻孔50μg（总量100μg），即能维持疗效；若症状未被有效控制，可增加至每侧鼻孔200μg（每日最大剂量），每日1次（总量400μg），在症状控制后减小剂量；通常在首次给药后12h即能产生明显的临床效果 3~11岁儿童：常用推荐量为每侧鼻孔1喷，每日1次（总量为100μg）
	丙酸氟替卡松鼻喷雾剂		成人和12岁以上儿童：喷鼻，每侧鼻孔各100μg（每喷50μg，每侧鼻孔各2喷），每日1次（总剂量为200μg），以早晨用药为好；某些患者也可于晚上以同样剂量喷鼻1次，直至症状改善；当症状得到控制时，维持剂量为每侧鼻孔1喷，每日1次；每日最大剂量为每侧鼻孔4喷
	盐酸左卡巴斯汀鼻喷雾剂	本品为强效、长效、速效、具有高度选择性的组胺H_1受体拮抗剂，局部应用于鼻部，可立刻起效，消除过敏性鼻炎的典型症状（喷嚏、鼻痒、流涕），其作用可维持数小时	喷鼻，常规剂量为每侧鼻孔每次2喷，每日2次，也可增加至每侧鼻孔每次2喷，每日3~4次，连续用药直至症状消除

药理分类	药物	药理作用	用法用量
局部治疗用药	色甘酸钠滴鼻液	本品为肥大细胞膜稳定剂，具有稳定肥大细胞膜的作用，可阻止该细胞脱颗粒和释放介质，但仅适用于轻症患者	成人：滴鼻，每次5~6滴，每日5~6次 儿童：滴鼻，每次2~3滴，每日3~4次 对于季节性患者，在易发季节应提前2~3周使用
	盐酸羟甲唑啉滴鼻液	本品为减充血剂，其为咪唑啉类衍生物，具有直接激动血管α_1受体而引起血管收缩的作用，从而减轻炎症所致的充血和水肿	成人及6岁以上儿童：滴鼻，每次每侧鼻孔1~3滴，早晚各1次
糖皮质激素	醋酸泼尼松片	本品具有显著的抗炎、抗过敏和抗水肿作用；激素分子穿过靶细胞进入细胞质，与相应受体结合后通过调节基因的转录，增加抗炎基因转录和减少炎症基因的转录，起到抗炎作用	口服，主要采用短期突击疗法，每日0.5~1.0mg/kg，连续用药10~14日，晨起顿服，疗程5~7日
抗组胺药	氯苯那敏	参照本章第二节中耳炎	参照本章第二节中耳炎
	氯雷他定		

药理分类	药物	药理作用	用法用量
白三烯受体拮抗剂	孟鲁司特	本品特能有效地抑制炎症介质半胱氨酰白三烯（LTC4、LTD4、LTE4）与半胱氨酰白三烯受体结合，显著改善鼻内半胱氨酰白三烯受体激发，从而降低鼻部气管阻力，缓解鼻阻塞等症状	15岁及以上青少年及成人患者：睡前口服，每日1次，每次10mg 6～14岁患者：睡前口服，每日1次，每次5mg 2～5岁儿童：每日1次，每次4mg 疗程4周以上，未得到良好控制的中度至重度变应性鼻炎患者，可考虑联合应用其他白三烯受体拮抗剂
黏液溶解促排剂	氨溴索	本品能增加呼吸道黏膜浆液腺的分泌，减少黏液腺的分泌，从而降低痰液黏度，促进肺表面活性物质的分泌，增加支气管纤毛运动，使痰液易于排出	餐后口服，成人每次30～60mg，每日3次
抗菌药物	头孢呋辛	参照本章第一节外耳炎	参照本章第一节外耳炎
	头孢克洛		
	克林霉素	本品为林可霉素类抗菌药物，可抑制细菌蛋白质的合成，对革兰阳性菌、革兰阴性菌、厌氧菌均有抗菌活性	成人：口服，每次150～300mg（重症感染可增加剂量至每次450mg），每日4次 儿童：口服，每日剂量为8～25mg/kg（一般感染者每日8～16mg/kg，重症感染者每日17～25mg/kg），分3～4次服用；体重10kg以下幼儿每次剂量应≥37.5mg，每日3次

【用药关怀】

药物	用药关怀
布地奈德 鼻喷雾剂	·常见的不良反应包括鼻出血，鼻、喉部干燥、刺激，头痛 ·鼻用糖皮质激素长期治疗时，建议使用全身生物利用度低的制剂，用药时需注意年龄限制和推荐剂量
糠酸莫米松 鼻喷雾剂	·本品仅为鼻腔用药，不得接触眼睛，若不慎接触眼睛，应立即用水清洗 ·掌握正确的鼻腔喷药方法可以减少鼻出血的发生，喷药时应避免朝向鼻中隔
丙酸氟替卡松 鼻喷雾剂	·用药期间注意避免接触花粉、尘螨、动物毛屑、真菌、气味烟雾，避免温湿变化、情绪变化、刺激饮食等 ·儿童（尤其是6岁以下儿童）、妊娠期妇女及哺乳期妇女用药应咨询医师或药师
盐酸左卡巴斯汀鼻喷雾剂	·不良反应包括暂时且轻微的局部刺激，如鼻刺痛、烧灼感；还可能出现恶心、疲乏、疼痛、鼻窦炎、头痛、嗜睡、头晕、咽喉疼痛、咳嗽等不良反应 ·肾功能不全患者应在医师指导下使用 ·本品无镇静作用，对神经系统几乎无影响，故用药期间可以驾驶汽车和操作机械，但是仍可能发生嗜睡反应，若出现该情况，应立即停止驾驶汽车或操作机械 ·3岁以下儿童及老年人应在医师指导下使用 ·除非特殊需要，妊娠期妇女不宜使用
色甘酸钠 滴鼻液	·不良反应包括鼻刺痛、烧灼感、喷嚏、头痛、嗅觉改变，罕见鼻出血、皮疹等过敏反应 ·使用后应将瓶盖盖好，避免瓶口污染 ·用药前应清洁鼻腔 ·如出现不良反应，立即停药，并咨询医师或药师 ·药品性状发生改变时禁用 ·儿童必须在成人监护下使用 ·药品必须放在儿童无法触及的地方

药物	用药关怀
盐酸羟甲唑啉 滴鼻液	• 滴药过频可致反应性鼻出血，久用可致药物性鼻炎；少数人有轻微的烧灼感、针刺感、鼻黏膜干燥以及头痛、头晕、心率加快等反应 • 萎缩性鼻炎及鼻腔干燥者禁用，妊娠期妇女及2周岁以下儿童禁用 • 正在接受单胺氧化酶抑制剂（如帕吉林、苯乙肼、多塞平等）治疗的患者禁用 • 严格按推荐用量使用，连续使用不得超过7日，如需继续使用，应咨询医师 • 高血压、冠心病、甲状腺功能亢进、糖尿病等患者慎用 • 3~6 岁儿童应在医师指导下使用
醋酸泼尼松片	• 本品可能诱发感染，大剂量用药可能引起糖尿病、消化道溃疡、库欣综合征（表现为向心性肥胖、皮肤紫纹或瘀斑、皮肤油腻、骨质疏松、高血压、多毛、月经稀少或闭经、阳痿、痤疮等） • 结核病、急性细菌性感染、病毒性感染患者慎用，必须应用时，应给予适当的抗感染治疗 • 长期用药后，停药时应逐渐减量；切忌擅自停药 • 对本品及肾上腺皮质激素类药物有过敏史患者禁用；高血压、血栓症、胃与十二指肠溃疡、精神病、电解质代谢异常、心肌梗死、内脏手术、青光眼等患者一般不宜使用；特殊情况下，应权衡利弊，注意病情恶化的可能 • 为避免消化道不良反应的发生，建议与食物同服
氯苯那敏	• 参照本章第二节中耳炎
氯雷他定	

药物	用药关怀
孟鲁司特	· 本品一般耐受性好，不良反应轻微，通常不需要终止治疗；常见不良反应包括上呼吸道感染、发热、头痛、咽炎、咳嗽、腹痛、腹泻等 · 同时使用口服糖皮质激素患者，当减少糖皮质激素剂量时，应注意监测不良反应 · 罕见的遗传性半乳糖不耐受患者、乳糖缺乏症患者及葡萄糖半乳糖吸收不良患者禁用 · 本品对驾驶汽车或操作机械的能力无影响或仅有轻微影响，但仍有个别患者可出现嗜睡和头晕反应 · 本品可导致神经精神事件，包括兴奋、攻击行为或敌意、焦虑、抑郁、定向力障碍、注意力障碍、幻觉、失眠、易怒等；若出现这些症状应及时就诊 · 对阿司匹林敏感的患者在服用本品时应避免使用阿司匹林或非甾体抗炎药
氨溴索	· 偶见皮疹、恶心、胃部不适、食欲不振、腹痛、腹泻等不良反应 · 妊娠期妇女、哺乳期妇女慎用 · 儿童用量请遵医嘱 · 应避免与中枢性镇咳药（如右美沙芬等）同时使用，以免痰液堵塞气管 · 本品为一种黏液调节剂，仅对咳痰症状有一定作用，在使用时应注意咳嗽、咳痰的原因，如使用7日后未见好转，应及时就医 · 如服用过量或出现严重不良反应，应立即就医
头孢呋辛 头孢克洛	· 参照本章第一节外耳炎
克林霉素	· 胃肠道反应为常见不良反应，如恶心、呕吐、稀便、腹泻、腹痛等 · 对林可霉素类及林可霉素过敏者禁用 · 老年人用药更容易导致严重腹泻，如需用药，必须密切观察腹泻的情况 · 哺乳期妇女如需用药，应遵医嘱

第四节 过敏性鼻炎

【疾病简介】

过敏性鼻炎，也叫变应性鼻炎，是发生在鼻黏膜的变态反应性疾病，以鼻痒、喷嚏、鼻分泌亢进、鼻黏膜肿胀等为主要特点，可分为常年性过敏性鼻炎和季节性过敏性鼻炎。

【临床表现】

过敏性鼻炎典型症状为连续性阵发性喷嚏、清水样涕、鼻痒和鼻塞，可伴有眼部症状，包括眼痒、流泪、眼红和灼热感，多见于花粉过敏患者。部分患者伴哮喘症状。

【用药特点及原则】

根据过敏性鼻炎的分类和严重程度，采用阶梯式治疗方法，主要治疗原则包括：①避免接触过敏原；②药物治疗（非特异性治疗）；③免疫治疗（特异性治疗）。从疗效和安全性角度考虑，上下呼吸道联合治疗是重要治疗策略。

（一）非特异性治疗

非特异性治疗的常用药物包括糖皮质激素、抗组胺药、白三烯受体拮抗剂、肥大细胞膜稳定剂、鼻用减充血剂、鼻用抗胆碱药及中成药。

1．糖皮质激素。糖皮质激素具有显著的抗炎、抗过敏和抗水肿作用，其抗炎作用为非特异性，对各种炎性疾病均有效。

（1）鼻用糖皮质激素对过敏性鼻炎患者的所有鼻部症状，包括喷嚏、流涕、鼻痒和鼻塞均有显著改善作用，是目前治疗过敏性鼻炎的有效药物。

（2）口服糖皮质激素为治疗过敏性鼻炎的二线药物，中度至重度持续性过敏性鼻炎患者若通过其他治疗方法无法控制严重鼻塞症状时，可考虑短期口服糖皮质激素。

2．抗组胺药。

（1）口服抗组胺药。第二代口服抗组胺药为治疗过敏性鼻炎的一线药物，临床推荐使用。这类药物起效快速，作用持续时间较长，能明显缓解鼻部症状，特别是鼻痒、喷嚏和流涕，对合并眼部症状也有疗效，但对改善鼻塞的效果有限。一般每日只需用药1次，疗程≥2周。对花粉过敏的患者，推荐在致敏花粉播散前预防性用药，以利于症状控制，并根据花粉播散时间及对症状产生的影响决定疗程。儿童用药需注意年龄限制和推荐剂量，5岁以下儿童建议使用糖浆剂型或颗粒剂型。

（2）鼻用抗组胺药。鼻用抗组胺药为治疗过敏性鼻炎的一线药物，临床推荐使用。其疗效相当于或优于第二代口服抗组胺药，尤其是对鼻塞症状的缓解，起效快，在过敏症状突然发作期也可用作"按需治疗"。

3．白三烯受体拮抗剂。口服白三烯受体拮抗剂为治疗过敏性鼻炎的一线药物，临床推荐使用。其对鼻塞症状的缓解作用优于第二代口服抗组胺药，并能有效缓解喷嚏、流涕症状。临床可用于伴或不伴哮喘的过敏性鼻炎的治疗。

4．肥大细胞膜稳定剂。肥大细胞膜稳定剂为治疗过敏性鼻炎的二线药物，临床应酌情使用。

5．鼻用减充血剂。目前，常用的鼻用减充血剂包括0.05%羟甲唑啉和0.05%赛洛唑啉鼻喷剂，可快速缓解鼻塞症状，但对过敏性鼻炎的其他鼻部症状无明显改善作用。

6．鼻用抗胆碱药。异丙托溴铵为常用鼻用抗胆碱药，主要用于减少鼻分泌物，对鼻痒、喷嚏和鼻塞等症状无明显效果。

（二）特异性治疗

过敏原特异性免疫治疗适用于常规非特异性治疗不能有效控制症状、非特异性治疗引起严重不良反应及不愿意接受持续或长期药物治疗的患者。临床常用的过敏原特异性免疫治疗方法有皮下注射法和舌下含服法，分为剂量累加和剂量维持两个阶段，总疗程在3年左右。

另外，日常生活中应采取多方面措施避免接触引起症状的过敏原，如经常打扫房间，清除灰尘、动物皮屑或霉菌；花粉传播季节尽量待在室内。可通过鼻用生理盐水鼻腔冲洗的方法来改善打喷嚏和鼻塞症状。同时，应加强锻炼，提高机体免疫力，以防止感冒及鼻炎的复发。对鼻翼两侧进行按摩，也能达到减轻鼻炎发作症状的效果。

【常用药物】

药理分类	药物	药理作用	用法用量
局部治疗用药	布地奈德鼻喷雾剂	参照本章第三节慢性鼻炎	参照本章第三节慢性鼻炎
	糠酸莫米松鼻喷雾剂		
	丙酸氟替卡松鼻喷雾剂		
	盐酸左卡巴斯汀鼻喷雾剂		
	色甘酸钠滴鼻液		
	盐酸羟甲唑啉滴鼻液		
糖皮质激素	醋酸泼尼松片		
抗组胺药	氯苯那敏	参照本章第二节中耳炎	参照本章第二节中耳炎
	氯雷他定		
白三烯受体拮抗剂	孟鲁司特	参照本章第三节慢性鼻炎	参照本章第三节慢性鼻炎
中成药	苍耳子鼻炎胶囊	本品具有疏风、清肺热、通鼻窍、止头痛的功效	口服，每次2粒，每日3次

【用药关怀】

药物	用药关怀
布地奈德鼻喷雾剂	·参照本章第三节慢性鼻炎
糠酸莫米松鼻喷雾剂	
丙酸氟替卡松鼻喷雾剂	
盐酸左卡巴斯汀鼻喷雾剂	
色甘酸钠滴鼻液	
盐酸羟甲唑啉滴鼻液	
醋酸泼尼松片	
氯苯那敏	·参照本章第二节中耳炎
氯雷他定	
孟鲁司特	·参照本章第三节慢性鼻炎
苍耳子鼻炎胶囊	·宜饭后服用，胃肠虚寒者慎用

第五节 急性咽炎

【疾病简介】

急性咽炎是咽黏膜、黏膜下组织的急性炎症，常常累及咽部淋巴组织，急性咽炎多由病毒引起，主要为柯萨奇病毒、腺病毒、副流感病毒，少数由细菌感染引起；可通过飞沫和密切接触而传染。另外，物理、化学因素，如高温粉尘、烟雾、刺激性气体等也可引起急性咽炎。

【临床表现】

急性咽炎起病急骤，病情进展迅速，初期症状多为咽部干燥、灼热、咳嗽等，继而出现咽痛。一般不出现或仅出现较轻的全身症状，免疫力低下患者或病毒、细菌严重感染的患者，则可出现一系列全身不适症状，如发热、寒战、头痛、食欲减退、四肢酸痛、口渴等。一般病程在1周左右。治疗不彻底常会发展成慢性咽炎，若未能得到及时有效的治疗，极易迅速加重或合并其他病变，如中耳炎、鼻窦炎、喉炎、支气管炎及肺炎等。此外，若致病菌及其毒素侵入血液循环，则可引起急性肾炎、风湿热、败血症等严重全身并发症。

 【用药特点及原则】

（一）一般对症治疗

多休息，多饮水，含漱温盐水有助于缓解咽痛，进食流质食物，避免摄入酸性食物和饮料，保持大便通畅；密切观察、监测并预防治疗并发症。此病具有传染性，应尽量隔离。

（二）合理用药原则

治疗急性咽炎要坚持预防隔离与药物治疗并重、对因治疗与对症治疗并重的原则。基本原则包括合理应用对症治疗药物，避免盲目或不恰当使用糖皮质激素类药物、抗生素，预防和治疗并发症等。

大多数急性咽炎为病毒感染所致，目前尚无有效杀灭病毒的药物。本病具有自限性，通常1周左右自愈，无需使用抗病毒药物。病毒感染引起的急性咽炎可采用对症治疗，如缓解咽痛可口服解热镇痛药（如对乙酰氨基酚、布洛芬等）、局部治疗（如咽喉喷雾剂喷喉）等，也可给予中医药辨证治疗（如口服清热解毒的中成药）。细菌感染引起的急性咽炎，除了对症治疗外，还需要给予抗生素治疗，急性咽炎常见的病原菌为A群β溶血性链球菌，首选青霉素类抗生素（如阿莫西林、阿莫西林克拉维酸钾），也可选用第一代、第二代头孢菌素（如头孢拉定、头孢克洛），若患者对青霉素过敏则可选用氟喹诺酮类（如左氧氟沙星）、大环内酯类（如阿奇霉素）、林可霉素（如克林霉素）、四环素类（如多西环素）等。

【常用药物】

药理分类	药物	药理作用	用法用量
解热镇痛药	布洛芬		
	对乙酰氨基酚		
	双氯芬酸		
抗生素	阿莫西林	参照本章第一节外耳炎	参照本章第一节外耳炎
	阿莫西林克拉维酸钾		
	头孢拉定		
	头孢呋辛		
	头孢克洛		
	左氧氟沙星	本品为喹诺酮类抗生素，主要作用机制是通过抑制细菌拓扑异构酶 IV 和DNA旋转酶（均为 II 型拓扑异构酶）的活性，阻碍细菌DNA的复制而起到抗菌作用	口服，成人每次0.5g，每日1次
	阿奇霉素	本品为大环内酯类抗生素，通过和50S核糖体的亚单位结合及阻碍细菌转肽过程，从而抑制细菌蛋白质的合成	口服，成人每日一次性服用500mg，连续服用3日（总剂量1 500mg）；或首日服用500mg，第2～5日每日口服本品250mg（总剂量1 500mg）

续表

药理分类	药物	药理作用	用法用量
抗生素	克林霉素	参照本章第三节慢性鼻炎	参照本章第三节慢性鼻炎
	多西环素	本品为四环素类抗生素，能影响细菌蛋白质的合成，对革兰阳性菌、革兰阴性菌、厌氧菌、非典型病原体均有抗菌活性	成人：口服，初始剂量为0.2g，以后每次0.15g，每日1次 8岁及以上儿童：口服，初始剂量为4mg/kg，以后每次2~4mg/kg，每日1~2次
清热解毒中成药	牛黄解毒片	清热解毒	口服，成人每次2片，每日2~3次
	蓝芩口服液	清热解毒，利咽消肿	口服，成人每次20mL，每日3次
	连花清瘟胶囊	清瘟解毒，宣肺泄热	口服，成人每次1.4g（4粒），每日3次
	复方草珊瑚含片	疏风清热，消肿止痛，清利咽喉	含服，每次0.88g（2片），每隔2h 1次，每日6次
	西瓜霜润喉片	清音利咽、消肿止痛	含服，每小时含化1.2~2.4g（2~4片）
	银黄含片	清热、解毒、消炎	含服，每次1.3g（2片），每日6.5~13g（10~20片），分次含服
局部治疗用药	开喉剑喷雾剂	清热解毒，消肿止痛	喷患处，每次适量，每日数次
	双料喉风散	清热解毒，利咽消肿	喷敷患处，每日3次

【用药关怀】

药物	用药关怀
布洛芬	・参照本章第一节外耳炎
对乙酰氨基酚	
双氯芬酸	
阿莫西林	
阿莫西林克拉维酸钾	
头孢拉定	
头孢呋辛	
头孢克洛	
左氧氟沙星	・常见不良反应包括恶心、呕吐、头晕、头痛、腹泻、便秘、腹痛、消化不良、失眠、肌腱炎或肌腱断裂、周围神经病变（如皮肤疼痛、麻刺感、麻木、无力等）、中枢神经系统副作用（头晕、嗜睡）、QT间期延长、光毒性等 ・含金属离子的药物（如铝碳酸镁、葡萄糖酸钙）可降低本品的疗效，若需服用此类药物，应间隔2~4h ・对喹诺酮类药物过敏者、妊娠期妇女、18岁以下未成年人禁用 ・哺乳期妇女禁用，如需用药，应停止哺乳 ・用药期间要做好防晒措施，如涂抹防晒霜、佩戴太阳眼镜等
阿奇霉素	・常见不良反应包括恶心、呕吐、腹泻、腹痛、皮疹、瘙痒、厌食等 ・抗酸药（如碳酸氢钠、碳酸镁）可能降低阿奇霉素疗效，用药期间如需服用这类药物，需间隔1~4h ・已知对阿奇霉素、红霉素、其他大环内酯类或酮内酯类药物过敏的患者禁用 ・如果出现肝功能损害症状和体征，应立即停止使用 ・本品可通过胎盘，计划怀孕或妊娠期妇女，应遵医嘱用药 ・哺乳期妇女如需用药，应遵医嘱用药
克林霉素	・参照本章第三节慢性鼻炎

药物	用药关怀
多西环素	· 常见不良反应包括头痛、恶心、呕吐、厌食、光敏反应、皮疹，偶见休克、肝功能异常 · 本品宜餐前1h或餐后2h空腹口服，以避免食物影响药物吸收 · 含有镁、钙、锌、铝、铋的药物和尿液碱化药（如乳酸钠）可减少本品吸收，降低其疗效，如需合用，应至少间隔2h · 有四环素类药物过敏史患者禁用 · 妊娠期妇女、8岁以下儿童禁用；哺乳期妇女用药时，应停止哺乳 · 与巴比妥类、苯妥英钠或卡马西平合用时应调整本品剂量
牛黄解毒片	· 常见不良反应包括恶心、呕吐、腹泻、腹痛、口干、胃部不适、头晕、头痛、嗜睡等，过量或长期使用可能出现皮肤粗糙、增厚、色素沉着等砷中毒症状 · 妊娠期妇女、哺乳期妇女、婴幼儿、对本品及所含成分过敏者禁用 · 本品含雄黄，不可超剂量或长期服用 · 本品不宜与含雄黄的其他药品同时服用
蓝芩口服液	· 个别患者服药后出现轻度腹泻，一般可自行缓解 · 用药期间，忌烟酒，忌辛辣、鱼腥食物 · 不宜在服药期间同时服用温补性中药 · 妊娠期妇女、脾虚便溏者慎用 · 属风寒感冒咽痛者，症见恶寒发热、无汗、鼻流清涕者慎用 · 对本品过敏者禁用，过敏体质者慎用
连花清瘟胶囊	· 不良反应包括恶心、呕吐、腹痛、腹泻、腹胀、反胃、皮疹、瘙痒、口干、头晕等 · 忌烟酒，忌辛辣、生冷、油腻食物 · 不宜在服药期间同时服用温补性中药 · 属风寒感冒咽痛者，症见恶寒发热、无汗、鼻流清涕者不适用 · 高血压、心脏病患者慎用 · 对本品过敏者禁用，过敏体质者慎用
复方草珊瑚含片	· 对本品过敏者禁用，过敏体质者慎用 · 忌烟酒，忌辛辣、鱼腥食物 · 不宜在服药期间同时服用温补性中药

续表

药物	用药关怀
西瓜霜润喉片	·对本品过敏者禁用，过敏性体质者慎用 ·忌烟酒，忌辛辣、鱼腥食物 ·不宜在服药期间同时服用温补性中药
银黄含片	·对本品过敏者禁用，过敏性体质者慎用 ·忌辛辣、鱼腥食物 ·不宜在服药期间同时服用温补性中药
开喉剑喷雾剂	·妊娠期妇女禁用
双料喉风散	·妊娠期妇女禁用

第六节　扁桃体炎

 【疾病简介】

　　扁桃体炎，又称扁桃腺炎，分为急性扁桃体炎和慢性扁桃体炎。急性扁桃体炎是指腭扁桃体的非特异性炎症，常伴有不同程度的咽部黏膜和淋巴组织的急性炎症。慢性扁桃体炎多因急性扁桃体炎反复发作而转为慢性。大多数扁桃体炎是由病毒感染引起的，常见的病毒包括EB病毒、鼻病毒、流感病毒和腺病毒等，少部分由细菌（主要为A群β溶血性链球菌）及其他病原体（如沙眼支原体、肺炎支原体）感染引起。由于慢性扁桃体炎以手术治疗为主，少部分行消融治疗，因此本节主要介绍急性扁桃体炎的相关药物治疗。

 【临床表现】

　　急性扁桃体炎起病急，可出现畏寒、高热（39～40℃）、头痛、食欲减退、疲惫、乏力、周身不适等全身症状。儿童有时可因高热而引起抽搐、呕吐及昏睡等；婴幼儿可因肠系膜淋巴结受累而出现腹痛及腹泻。局部症状以剧烈咽痛为主，疼痛常放射至耳部，多伴有吞咽困难。婴幼儿常表现为流涎、拒食。部分患者出现下颌和（或）颈部淋巴结肿大、转头受限，炎症波及咽鼓管时可出现耳闷、耳鸣、耳痛，甚至听力下降。扁桃体肿大较显著，还可引起婴幼儿呼吸困难。急性扁桃体炎若治疗不彻底常会发展成慢性扁桃体炎；若未能得到及时有效的治疗，可引起扁桃体周围脓肿、咽部脓肿、中耳炎、鼻窦炎、喉炎、支气管炎及肺炎等。此外，若致病菌及其毒素侵入血液循环，还可引起急性肾炎、风湿热、败血症等严重全身并发症。

【用药特点及原则】

（一）一般对症治疗

急性扁桃体炎患者应注意休息、多饮水，并给予适当的对症治疗。饮食方面应进食易于消化并富含营养的流质或半流质食物，同时注意保持大便通畅。此病具有传染性，应尽量隔离。

（二）合理用药原则

治疗急性扁桃体炎要坚持预防隔离与药物治疗并重、对因治疗与对症治疗并重的原则。基本原则包括合理应用对症治疗药物，避免盲目或不恰当使用糖皮质激素类药物、抗生素，预防和治疗并发症等。

大多数急性扁桃体炎由病毒感染引起，目前没有杀灭病毒的特效药物。本病具有自限性，通常1周左右自愈，无需使用抗病毒药物。常给予对症治疗，如咽痛剧烈或高热时可口服解热镇痛药（如对乙酰氨基酚、布洛芬等）、局部治疗（如咽喉喷雾剂喷喉）；便秘者可服用牛黄解毒片，既能通便，又可消炎消肿。也可给予中医药辨证治疗（如口服清热解毒的中成药）等。由细菌感染引起的急性扁桃体炎，除了对症治疗外，还需要给予抗生素治疗，急性扁桃体炎主要致病菌为乙型溶血性链球菌、葡萄球菌、肺炎双球菌，腺病毒也可引起本病。如果是由A群β溶血性链球菌引起的急性扁桃体炎，则首选青霉素或阿莫西林治疗，对青霉素过敏的患者可用头孢菌素或大环内酯类代替，常用药物为阿奇霉素、罗红霉素等，根据病情轻重决定给药途径，能口服的尽量不静脉用药。

【常用药物】

药理分类	药物	药理作用	用法用量
解热镇痛药	布洛芬	参照本章第一节外耳炎	参照本章第一节外耳炎
	对乙酰氨基酚		
	双氯芬酸		
抗菌药物	阿莫西林		
	阿莫西林克拉维酸钾		
	头孢拉定		
	头孢呋辛		
	头孢克洛		
	左氧氟沙星	参照本章第五节急性咽炎	参照本章第五节急性咽炎
	阿奇霉素		
	克林霉素	参照本章第三节慢性鼻炎	参照本章第三节慢性鼻炎
	多西环素		
清热解毒类中成药	牛黄解毒片	参照本章第五节急性咽炎	参照本章第五节急性咽炎
	蓝芩口服液		
	连花清瘟胶囊		
	复方草珊瑚含片		
	西瓜霜润喉片		
	银黄含片		
局部治疗用药	开喉剑喷雾剂		
	双料喉风散		

【用药关怀】

药物	用药关怀
布洛芬	• 参照本章第一节外耳炎
对乙酰氨基酚	
双氯芬酸	
阿莫西林	
阿莫西林克拉维酸钾	
头孢拉定	
头孢呋辛	
头孢克洛	
左氧氟沙星	• 参照本章第五节急性咽炎
阿奇霉素	
克林霉素	• 参照本章第三节慢性鼻炎
多西环素	• 参照本章第五节急性咽炎
牛黄解毒片	
蓝芩口服液	
连花清瘟胶囊	
复方草珊瑚含片	
西瓜霜润喉片	
银黄含片	
开喉剑喷雾剂	
双料喉风散	

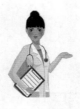

第十一章

口腔科疾病用药

【疾病简介】

口腔单纯性疱疹主要由单纯疱疹病毒Ⅰ型（HSV-Ⅰ）感染所致，是一种口腔黏膜急性感染性炎症，也可单独发生在唇及口周皮肤。原发性感染多见于儿童（6岁以下的儿童），尤其是6个月至3岁的婴幼儿；复发性感染多见于成年人，有自限性。在公共场所容易传播，发病无明显季节差异。

【临床表现】

口腔单纯性疱疹患者通常有与疱疹患者的接触史，潜伏期4～7日，起病急，好发于颊黏膜、齿龈、舌、唇内、唇红部及邻近口周皮肤。起病时体温可达38～40℃，1～2日后上述各部位口腔黏膜出现单个或成簇的小疱疹，周围有红晕，迅速破溃后形成溃疡，有黄白色纤维性分泌物覆盖，多个溃疡融合形成不规则的大溃疡，有时累及软腭、舌和咽部。由于疼痛剧烈，患儿可表现出拒食、流涎、烦躁等症状，常因拒食啼哭才被发现。患者体温在3～5日后恢复正常，病程1～2周。全身症状或轻或重，所属淋巴结有时略肿大和压痛，可持续2～3周。

【用药特点及原则】

（一）一般对症治疗

口腔单纯性疱疹以对症治疗为主，要保持口腔卫生，进食后用淡盐水漱口，以防止继发感染；多饮水，饮食以微温或凉的流质食物为宜，避免摄入刺激性食物。

（二）合理用药原则

口腔单纯性疱疹的治疗要坚持预防隔离与药物治疗并重、对因治疗与对症治疗并重的原则。基本原则包括及早应用抗病毒药物、避免盲目或不恰当使用抗生素、加强对症治疗措施、预防和治疗并发症，以及合理应用对症治疗药物等。

对于口腔单纯性疱疹的治疗，可口服抗病毒药物。抗生素不能缩短病程，因此在没有合并细菌感染迹象的情况下不得使用抗生素，否则易引起二重感染或产生耐药菌。存在继发细菌感染时可及时使用抗生素。

局部喷洒西瓜霜或锡类散等药物可促进溃疡愈合，并可减轻疼痛。

高热者可进行物理降温，或应用解热镇痛药物。

患儿应适当隔离，暂时不要上学或去幼儿园。

【常用药物】

药理分类	药物	药理作用	用法用量
抗单纯疱疹病毒药	阿昔洛韦	本品为广谱、高效的抗病毒药，是目前最有效的抗Ⅰ型和Ⅱ型单纯疱疹病毒药物之一，对正常细胞几乎无影响，而在被感染的细胞内，在病毒腺苷激酶和细	一般以口服用药为主，成人每次0.2g，每日5次，共10日，或每次0.4g，每日3次，共5日；用于复发性感染治疗，每次0.2g，每日5次，共5日；用于复发性感染的慢性抑制法，每次0.2g，每日3次，共6个月，必要时剂量可加至每日5次，每次0.2g，共6~12个月

药理分类	药物	药理作用	用法用量
抗单纯疱疹病毒药	阿昔洛韦	胞激酶的催化下，转化为三磷酸无环鸟苷，对病毒DNA多聚酶呈强大的抑制作用，阻滞病毒DNA的合成	2岁及以下儿童：口服，每次100mg，每日5次，共5日 2岁以上及12岁以下儿童：口服，每次200mg，每日5次，共5日 成人、12岁及以上青少年：静脉滴注，每次5~10mg/kg，每隔8h 1次，每日3次，共7~10日；成人每日最高剂量为30mg/kg或1.5g/m^2，每8h不可超过20mg/kg，青少年最高剂量为每8h不超过500mg/m^2 有严重吞咽疼痛的患者可选择静脉用药
	伐昔洛韦	本品是阿昔洛韦的前体药物，口服后吸收迅速，并在体内很快转化为阿昔洛韦，且在体内的抗病毒活性优于阿昔洛韦 其药理作用同阿昔洛韦	常释剂（如片剂、胶囊剂、颗粒剂等）：口服，成人每次0.3g，每日2次 缓释剂（如缓释片）：口服，成人每次0.6g，每日1次 餐前空腹服用，口腔单纯性疱疹患者需连续服药7日
免疫调节剂	胸腺肽	本品可促进骨髓干细胞转化为T细胞，促进幼稚淋巴细胞成熟，转化为具有免疫功能的淋巴细胞，从而起到诱导T细胞分化成熟、增强成熟T细胞对抗原的免疫反应、调节机体免疫平衡的作用	3岁及以下儿童：肌内注射，每次10mg，每日1次 3岁以上儿童：每次20mg，每日1次

续表

药理分类	药物	药理作用	用法用量
免疫调节剂	转移因子	本品可增强细胞免疫功能，具有双向免疫调节作用，可纠正免疫功能紊乱	胶囊剂：口服，每次3~6mg，每日2~3次 口服液：口服，每次10~20ml，每日2~3次
解热镇痛药	布洛芬	本品通过抑制环氧合酶，减少前列腺素的合成，产生镇痛、抗炎作用；通过下丘脑体温调节中枢而起到解热作用	缓释剂型：口服，成人每次300mg，每日2次（早晚各1次） 常释剂型：口服，12岁以上青少年及成人每次200mg，每隔4~6h服用1次，24h内不超过4次；1~3岁儿童每次50mg；4~6岁儿童每次100mg；7~9岁儿童每次150mg；10~12岁儿童每次0.2g；若持续疼痛或发热，可间隔4~6h重复用药1次，24h内不超过4次
解热镇痛药	对乙酰氨基酚	本品通过抑制下丘脑体温调节中枢前列腺素合成酶，减少前列腺素E₁的合成和释放，导致外周血管扩张、出汗而起到解热的作用	片剂：口服，12岁以上青少年及成人每次0.5g；6~12岁儿童每次0.25g；若持续发热或疼痛，可间隔4~6h重复用药1次，24h内不超过4次 缓释制剂：12岁以上青少年及成人每次0.65g，若持续发热或疼痛，每8h服用1次，24h内不超过3次
促进溃疡愈合药物	西瓜霜	清热泻火，消肿止痛	外用，适量吹敷患处，每日3次
促进溃疡愈合药物	锡类散	解毒化腐	外用，适量吹敷患处，每日1~2次
促进溃疡愈合药物	康复新液	本品为美洲大蠊提取物，能够利血生肌，促进细胞组织增长和血管生成，从而有效促进伤口愈合和新的肉芽组织生成，减少炎性渗出物，消除患处水肿	用医用纱布浸透药液后敷于患处，感染创面先清创后再用本品冲洗，并用浸透本品的纱布填塞或敷用

对乙酰氨基酚中前列腺素E₁的合成：E_1

【用药关怀】

药物	用药关怀
阿昔洛韦	· 常见不良反应包括注射部位炎症或静脉炎、皮肤瘙痒或荨麻疹、皮疹、发热、轻度头痛、恶心、呕吐、腹泻、蛋白尿，血液尿素氮和血清肌酐值升高、肝功能异常等 · 对本品过敏者禁用 · 本品可引起急性肾功能衰竭，用药前或用药期间应检查肾功能；急性肾功能不全或慢性肾功能不全患者不宜用本品静脉滴注，因为滴速过快时可引起肾功能衰竭 · 静脉滴注本品宜缓慢，滴注后2h，尿药浓度最高，需大量饮水，以防止药物沉积于肾小管内 · 肥胖患者的用药剂量应按标准体重计算；必要时，可根据肌酐清除率调整剂量
伐昔洛韦	· 偶见头晕、头痛、关节痛、恶心、呕吐、腹泻、腹痛、胃部不适、食欲减退、口渴、皮肤瘙痒等不良反应；长期用药偶见痤疮、失眠、月经紊乱 · 对本品及阿昔洛韦过敏者禁用，对更昔洛韦过敏者也可能对本品过敏 · 脱水或肝肾功能不全者慎用；肾功能不全者使用本品时，需根据肌酐清除率调整剂量 · 缓释剂应完整吞服，禁止掰开、咀嚼或碾碎后服用，避免产生毒副作用 · 服药期间应多喝水，建议每日饮水1 500mL以上，防止药物在肾小管内沉淀 · 一旦疱疹症状与体征出现，应尽早用药；如果用药过晚，可能无效 · 本品对单纯疱疹病毒的潜伏感染无明显效果，不能根除病毒
胸腺肽	· 本品可引起注射部位疼痛，极少数情况下有红肿、短暂性肌肉萎缩、多关节痛伴有水肿、皮疹等不良反应 · 皮肤敏感试验呈阳性反应者禁用，对本品过敏者禁用 · 对于过敏体质者，注射前或治疗终止后再用药时需做皮内试验（配成25μg/mL的溶液，皮内注射0.1mL）

续表

药物	用药关怀
转移因子	• 对本品过敏者禁用
布洛芬	• 常见不良反应包括胃肠道刺激、消化不良，偶见胃溃疡、胃出血、肝肾功能损害、血象异常等 • 对解热镇痛药过敏者禁用 • 活动性的胃溃疡、十二指肠溃疡、肝硬化、严重心功能不全或肾功能不全的患者禁用 • 有支气管哮喘病史者可能会引起支气管痉挛，应慎用 • 餐后立即服用或用餐时服用，与牛奶、治疗消化性溃疡药同服可减轻胃肠道反应 • 缓释剂应完整吞服，禁止掰开、碾碎、咀嚼或溶解后服用，以免产生毒副作用 • 不能同时服用其他含有布洛芬或解热镇痛成分的药品（如复方氨酚烷胺片、氨麻苯美片等复方感冒药），以免造成过量 • 用药期间禁止饮酒或摄入含有酒精的饮料
对乙酰氨基酚	• 不良反应包括药物热、粒细胞减少，偶见皮疹、荨麻疹等过敏反应；长期大量用药会导致肝肾功能异常 • 对本品过敏者禁用 • 不能同时服用其他含有对乙酰氨基酚或解热镇痛成分的药品（如复方氨酚烷胺片、氨麻苯美片等复方感冒药），以免造成过量 • 缓释剂应完整吞服，禁止掰开、碾碎、咀嚼或溶解后服用，以免产生毒副作用 • 餐后15～30min内服药，以减少对胃肠道刺激 • 服药期间禁止饮酒或摄入含有酒精的饮料 • 本品可能诱发或加重高血压，用药期间要密切监测血压
西瓜霜	• 忌烟酒，忌辛辣、鱼腥食物 • 对本品过敏者禁用，过敏体质者慎用 • 用药3日后症状无改善，或出现其他症状，应去医院就诊 • 喷敷药物时不要吸气，以防药粉进入呼吸道而引起呛咳；用药后30min内不得进食、饮水
锡类散	• 喷敷药物时不要吸气，以防药粉进入呼吸道而引起呛咳。用药后30min内不得进食、饮水 • 对本品过敏者禁用，过敏体质者慎用

续表

药物	用药关怀
康复新液	·使用纱布覆盖或浸渗药液时，均应采用灭菌医用纱布；条件不具备时，应将纱布高压灭菌后使用 ·用药前，应先用生理盐水、过氧化氢溶液或抗生素类药液将创面消毒干净 ·应尽量延长药物在创面的作用时间，以便更好发挥药效，建议餐后或睡前用药 ·若不慎咽下不必惊慌，无需特殊处理 ·使用后应将瓶盖及时盖紧，以防污染

第二节 念珠菌性口炎

【疾病简介】

念珠菌性口炎是主要由白色念珠菌感染引起的机会性黏膜感染性疾病，也可由光滑念珠菌、热带念珠菌和克柔念珠菌等引起。根据其易感因素、临床表现和好发部位，主要分为假膜型念珠菌性口炎（鹅口疮）、红斑型念珠菌性口炎、增生型念珠菌性口炎、义齿性念珠菌性口炎。念珠菌性口炎可发生于任何年龄，近年来发生率明显上升。念珠菌是消化道的正常菌群，所以口咽部念珠菌感染大多数是内源性感染，偶有新生儿的感染为外源性，可能与直接接触其他患者（如母婴间的垂直传播）或接触被污染的物品有关。

【临床表现】

假膜型念珠菌性口炎（鹅口疮）表现为白色、凝乳状易脱落的斑块，基底为红色浅糜烂面，好发于颊黏膜、咽、舌或齿龈。

红斑型念珠菌性口炎表现为硬腭、软腭、舌背或颊黏膜的光滑红色斑片。

增生型念珠菌性口炎表现为白色、固着性斑片斑块，剥除较为困难，通常对称分布于颊黏膜、舌或上腭。

义齿性念珠菌性口炎表现为光滑或颗粒性红斑，局限于硬腭的义齿附着区，通常与传染性口角炎（口角的红色、皲裂性皮损）伴发。

念珠菌性口炎临床症状存在个体差异，可无自觉症状，也可有溃疡性疼痛；有时可累及舌至声带，产生舌部烧灼感、味觉改变等症状，严重时可影响发声、进食，甚至影响生活质量。

对于大多数患者，如果没有及时治疗或去除风险因素，念珠菌性口炎可持续数月甚至数年。新生儿的念珠菌性口炎通常可在3~8周后自愈。

 【用药特点及原则】

（一）一般对症治疗

多饮水，充分休息，饮食应当易于消化并富有营养。咽痛严重者可食流质或半流质食物，进食后以温开水或温盐水漱口，保持口咽清洁。密切观察、监测并预防治疗并发症。

（二）合理用药原则

念珠菌性口炎是儿科、口腔科和皮肤科的一种常见真菌感染性疾病，治疗时以局部对症治疗为主，祛除口咽念珠菌感染的症状和损害；预防或延缓免疫缺陷患者的复发；尽可能减小抗真菌药物的耐药性，并避免副作用的发生。

抗真菌治疗可选择含服局部唑类药物（如克霉唑）、口服唑类药物（如氟康唑、伊曲康唑）或多烯类药物（如制霉菌素）等。对于顽固性或复发性念珠菌性口炎，可选择两性霉素B、卡泊芬净，还可考虑氟康唑、伊曲康唑、伏立康唑等小剂量静脉给药。治疗疗程通常为7~14日。

【常用药物】

药理分类	药物	药理作用	用法用量
抗真菌药	氟康唑	本品通过高度选择性地抑制真菌细胞色素P-450甾醇C-14-α-脱甲基作用，使真菌内的14-α-甲基甾醇堆积，从而抑制真菌的繁殖和生长	成人：口服，首次使用负荷剂量，为200~400mg，然后使用维持剂量，每次100~200mg，每日1次，7~21日为1个疗程（直至口咽念珠菌感染症状缓解）；免疫功能严重受损者，可根据需要延长疗程 4周龄以上婴幼儿：口服，初始剂量为每次6mg/kg，后续维持剂量为3mg/kg，每日1次 2~4周龄婴幼儿：口服，每次3mg/kg，每2日1次，最大剂量为每2日总剂量≤12mg/kg 2周龄以下婴幼儿：口服，每次3mg/kg，每3日1次，最大剂量为每3日总剂量≤12mg/kg
	伊曲康唑	本品通过结合真菌细胞色素P-450同工酶，抑制真菌细胞膜中麦角甾醇合成，从而产生抗真菌作用	口服溶液：成人每日200mg，分1~2次服用，连服1周；若服药1周后无效，应再连续服用1周 胶囊剂、颗粒剂、分散片：成人口服，每次100mg，每日1次，15日为1个疗程

续表

药理分类	药物	药理作用	用法用量
抗真菌药	制霉菌素	本品通过与真菌细胞膜上的甾醇相结合，致细胞膜的通透性发生改变，导致重要细胞内容物外漏，从而发挥抗真菌作用	成人：口服，每次50万~100万U，每日3次 儿童：口服，每日5万~10万U/kg，分3~4次口服
	克霉唑	本品通过抑制真菌细胞膜的合成影响真菌代谢过程	成人：口服，每次0.25~1g，每日3次 儿童：口服，每日20~60mg/kg，分3次服用
	西地碘	本品活性成分为碘元素，在唾液作用下迅速释放，直接卤化菌体蛋白质，杀灭各种微生物	含服，每次1.5mg，每日3~5次
	两性霉素B	本品通过与敏感真菌细胞膜上的固醇相结合，损伤细胞膜的通透性，导致细胞内重要物质（如钾离子、核苷酸和氨基酸等）外漏，破坏细胞的正常代谢，从而抑制其生长	两性霉素B可分为去氧胆酸盐制剂和脂质体制剂，具体用法用量遵医嘱
	卡泊芬净	本品通过非竞争性抑制β-（1，3）-D-糖苷的合成，破坏真菌细胞壁	静脉滴注，每日50mg
改善口腔内酸碱度药物	2%~4%碳酸氢钠溶液	白色念珠菌生长的最适pH为3~6，碳酸氢钠属于弱碱性药物，可消除具备分解产酸作用的残留糖类或凝乳，碱化口腔环境，从而抑制真菌生长	适量清洗口腔，轻症病变在2~3日内即可消失，但仍需持续用药数日，以预防复发；哺乳期妇女可在哺乳前后用药物清洗乳头，以免交叉感染或重复感染；也可用于浸泡义齿

续表

药理分类	药物	药理作用	用法用量
局部杀菌药物	0.05%甲紫（龙胆紫）溶液	本品通过与微生物酶系统发生氢离子竞争性对抗，使酶成为无活性的氧化状态，从而发挥杀菌作用	适量涂于患处，每日2～3次；注意不可将药液咽下
局部杀菌药物	氯己定	口腔含漱或涂抹时，带正电荷的阳离子吸附在带负电荷的斑块和口腔黏膜表面，随后吸附的药物从这些部位弥散，逐渐析出，产生持续的作用，其吸附在细菌细胞膜的渗透屏障，低浓度时有抑菌作用，高浓度时有杀菌作用	0.02%氯己定溶液冲洗或含漱，1%氯己定凝胶局部涂布

 【用药关怀】

药物	用药关怀
氟康唑	·本品通常耐受良好，常见不良反应包括头痛、皮疹、腹痛、腹泻、胃肠胀气、恶心、头晕、失眠、嗜睡、癫痫发作、感觉异常、味觉倒错等 ·对本品所含成分及其他唑类药物过敏的患者禁用 ·禁止同时使用西沙必利，否则可出现心脏不良反应，包括尖端扭转型室性心动过速等

药物	用药关怀
伊曲康唑	• 常见胃肠道不良反应包括恶心、腹痛等；神经系统不良反应包括头痛、味觉障碍、触觉减退、感觉错乱等，当发生神经系统症状时应停药；还可出现高钾血症、低钾血症、低镁血症和水肿 • 本品有一定的心脏毒性，有心室功能障碍的患者（如充血性心力衰竭或有充血性心力衰竭病史的患者）禁用 • 育龄妇女使用本品应采取适当的避孕措施，直至停药后的下一个月经周期；妊娠期妇女禁用 • 伊曲康唑口服液采用特殊的制备方法（环糊精包合技术），空腹状态下吸收更好，应空腹服用，不宜与食物同服，服药后至少1小时内不要进食 • 使用伊曲康唑口服液治疗口腔疾病时，应将口服液在口腔内含漱约20秒后再吞咽；吞咽后不可用其他液体漱口 • 伊曲康唑其他剂型（如胶囊剂、颗粒剂、分散片）空腹服用吸收差，应餐后服用 • 本品可能引起肝功能损伤，应定期检查肝功能 • 因伊曲康唑儿童用药机制尚未明确，除非经评估后潜在获益大于风险，否则不建议用于儿童
制霉菌素	• 大剂量口服可发生腹泻、恶心、呕吐、上腹疼痛等消化道反应，减量或停药后反应迅速消失 • 对本品过敏的患者禁用 • 妊娠期妇女、哺乳期妇女慎用，5岁以下儿童不推荐使用
克霉唑	• 常见不良反应包括恶心、呕吐、腹痛、腹泻等，严重者需停药 • 对本品过敏的患者禁用，过敏体质者慎用 • 肝功能不全、粒细胞减少、肾上腺皮质功能减退者禁用 • 本品因吸收差且毒性大而少用于内服，出现不良反应应立刻停药

续表

药物	用药关怀
西地碘	·偶见皮疹、皮肤瘙痒等过敏反应；长期含服可导致舌苔染色，停药后可消退 ·对碘过敏者禁用，过敏体质者慎用 ·连续使用5日症状未见缓解，应停药就医 ·甲状腺疾病患者、妊娠期妇女、哺乳期妇女慎用 ·儿童用药应遵医嘱，且必须在成人监护下使用
两性霉素B	·静脉滴注过程中或静脉滴注后可发生寒战、高热、严重头痛、食欲不振、恶心、呕吐等不良反应，偶见血压下降、眩晕等反应 ·本品可造成不同程度的肾功能损害，尿中可出现红细胞、白细胞、蛋白和管型，血尿素氮和肌酐增高，肌酐清除率降低，也可引起肾小管性酸中毒；其所致的电解质紊乱亦可导致心律失常 ·偶见过敏性休克、皮疹等变态反应 ·对本品过敏的患者、严重肝病患者禁用 ·本品宜缓慢、避光静脉滴注，去氧胆酸盐制剂每剂滴注时间≥6h；静脉滴注时应避免药液外漏而发生血栓性静脉炎 ·妊娠期妇女如确有应用指征时方可慎用；哺乳期妇女应避免应用本品，若必须用药，应暂时停止哺乳 ·两性霉素B脂质体制剂在每一个疗程的第1次用药前，建议做试验注射，即以少量药物（1.6~8.3mg/10mL的稀释液）缓慢静脉注射，持续时间15~30min，再仔细观察30min，若患者可以忍受且无不良反应，则可以适当缩短注射时间，但注射时间仍应≥2h；若患者出现急性反应或不能耐受，则需延长静脉注射时间 ·两性霉素B去氧胆酸盐制剂和脂质体制剂均应以灭菌注射用水溶解，然后用5%葡萄糖注射液稀释，禁止使用生理盐水，以免产生沉淀 ·用药期间建议定期检查肝肾功能、血常规、尿常规、血钾、心电图

续表

药物	用药关怀
卡泊芬净	• 常见不良反应包括发热、头痛、腹痛、疼痛、寒战、恶心、腹泻、呕吐、呼吸困难、肝酶水平升高、血清肌酐升高、贫血、心动过速、皮疹、瘙痒症、发汗等；静脉滴注过程中可能出现静脉炎、血栓性静脉炎、静脉输注并发症、发红等；用于儿童患者时，可能出现低钾血症、低镁血症、血糖增高、磷降低、磷增加和嗜酸性粒细胞增多等不良反应 • 对本品中任何成分过敏的患者禁用 • 使用过程中如果出现过敏症状，应停止用药，并进行适当的处理 • 本品应静脉缓慢滴注1h以上，不能静脉推注给药
2%~4%碳酸氢钠溶液	• 不宜长期使用，否则会出现口内异味感
0.05%甲紫（龙胆紫）溶液	• 本品对黏膜有刺激，口腔黏膜大面积破损时不宜使用，也不宜长期使用 • 婴儿涂药后应暂时将婴儿面部朝下，以避免婴儿咽下药物
氯己定	• 本品可使口腔表面着色，最快可在使用后1周左右发生，使用6个月后约50%的患者牙齿染色，约10%的患者重度着色，较多牙斑块沉积者着色更显著；因义齿表面或边缘粗糙，可发生永久性着色 • 可发生味觉改变，继续治疗可恢复 • 少见局部刺激和过敏反应 • 牙周炎患者、门齿填补者及对本品成分过敏者禁用 • 本品不能吞服，应避免本品接触眼睛和其他敏感组织

第三节 鹅口疮

 【疾病简介】

鹅口疮俗称"雪口病"，为假膜型念珠菌性口炎，为白色念珠菌感染在口腔黏膜表面形成白色斑膜的疾病。多见于新生儿和婴幼儿，营养不良、腹泻、长期使用广谱抗菌药物或肾上腺皮质激素类药物的患儿常有此症。新生儿多由产道感染或哺乳时被污染的乳头或乳具感染。鹅口疮一年四季都可发生。

 【临床表现】

鹅口疮初期，患儿口腔黏膜表面覆盖白色乳凝块样小点或小片状物，可逐渐融合成大片，不易擦去，周围无炎症反应，强行剥离后局部黏膜潮红、粗糙，可有溢血，无痛，不流涎，一般不影响幼儿哺乳，无全身症状。重症者全部口腔均被白色斑膜覆盖，甚至可蔓延到咽、喉、食管、气管、肺等处，可伴低热、拒食、吞咽困难等症状，甚至危及生命。

 【用药特点及原则】

（一）一般对症治疗

多饮水，充分休息，保持口腔清洁，避免摄入过烫、过硬或刺激性食物，以防损伤口腔黏膜。积极治疗原发病，密切观察、监测病情，预防及治疗并发症。长期使用广谱抗菌药物或肾上腺皮质激素类药物者，应尽可能暂停用药。

妊娠期妇女应注意个人卫生，及时治愈阴道霉菌病；注意哺乳卫生，哺乳器具要消毒；注意加强新生儿营养。

（二）合理用药原则

鹅口疮是一种常见的真菌感染性疾病，以局部治疗为主，一般无需口服抗真菌药物。对于鹅口疮的治疗，抗菌药物是无效的，反而会加重病情，因此在没有合并细菌感染迹象的情况下不得使用抗菌药物，否则易引起二重感染或产生耐药菌；若存在继发细菌感染，应及时使用抗菌药物。

适合白色念珠菌生长的pH为3~6，碳酸氢钠属于弱碱性药物，弱碱性环境不适宜白色念珠菌生长，可用2%~4%碳酸氢钠溶液局部涂抹，或局部涂抹10万~20万U/mL制霉菌素溶液；亦可口服肠道微生态制剂，抑制真菌生长；可适当补充维生素B_2和维生素C。

 【常用药物】

药理分类	药物	药理作用	用法用量
抗真菌药	氟康唑	参照本章第二节念珠菌性口炎	参照本章第二节念珠菌性口炎
	酮康唑	本品通过抑制真菌细胞膜麦角甾醇的生物合成，影响细胞膜的通透性，抑制其生长	用200mg去胶囊粉末，加入蒙脱石散3.0g，溶于0.9%氯化钠注射液10mL中调匀，取适量涂抹于患处，每日2次，7日为1个疗程
	伊曲康唑	参照本章第二节念珠菌性口炎	参照本章第二节念珠菌性口炎
	制霉菌素		
	克霉唑		
	特比萘芬	本品通过抑制角鲨烯环氧化酶，干扰真菌麦角固醇的早期生物合成，导致麦角固醇合成减少，角鲨烯堆积又可导致细胞破坏致真菌细胞死亡	将2片特比萘芬碾碎，溶于20mL开塞露，调匀后涂抹口腔，每日3~4次，3日为1个疗程

药理分类	药物	药理作用	用法用量
免疫调节剂	匹多莫德	本品具有刺激和调节作用，能够促进机体的特异性免疫功能和非特异性免疫功能，发挥控制感染的作用	3岁以上儿童及青少年：每次0.4g，每日10mL，连续服用不能超过60日 成人：每次0.8g，每日2次，连续服用不能超过60日
	转移因子	参照本章第一节口腔单纯性疱疹	参照本章第一节口腔单纯性疱疹
改善口腔内酸碱度药	2%～4%碳酸氢钠溶液	参照本章第二节念珠菌性口炎	参照本章第二节念珠菌性口炎
局部杀菌药	0.05%甲紫（龙胆紫）溶液		
	锡类散	参照本章第一节口腔单纯性疱疹	参照本章第一节口腔单纯性疱疹
调节肠道菌群药	双歧杆菌三联活菌	本品为消化道厌氧菌，可抵御真菌、病毒、细菌等侵入，调节肠道微环境，提高肠道正常菌群生长繁殖能力，防止病原体定植、入侵	口服，每次0.42～0.84g，每日2次，重症加倍，餐后30min温水服用；儿童用药酌减，婴幼儿服用可将胶囊内药粉用温开水或温牛奶冲服

 【用药关怀】

药物	用药关怀
氟康唑	· 参照本章第二节念珠菌性口炎
酮康唑	· 常见不良反应包括黄疸、尿色深、异常乏力等，通常停药后可恢复；亦有可能出现恶心、呕吐、纳差等胃肠道不良反应 · 对本品过敏者、急性肝病患者、慢性肝病患者禁用 · 服药期间禁用酒精类饮料

药物	用药关怀
伊曲康唑	
制霉菌素	· 参照本章第二节念珠菌性口炎
克霉唑	
特比萘芬	· 常见消化道不良反应，如腹部胀满感、食欲不振、恶心、轻度腹痛及腹泻；偶见轻度皮肤反应，如皮疹、荨麻疹等 · 对本品过敏的患者禁用
匹多莫德	· 偶见头痛、眩晕、恶心、呕吐、腹痛、腹泻、皮疹等不良反应，一般无需停药 · 对本品过敏的患者禁用，过敏体质者慎用 · 因食物会影响药物吸收，应在餐前或餐后2h左右服用 · 3岁以下儿童、妊娠期前3个月内妇女禁用 · 遗传性果糖不耐受患者、糖尿病患者、半乳糖吸收不良者禁用
转移因子	· 参照本章第一节口腔单纯性疱疹
2%~4%碳酸氢钠溶液	· 参照本章第二节念珠菌性口炎
0.05%甲紫（龙胆紫）溶液	
锡类散	· 参照本章第一节口腔单纯性疱疹
双歧杆菌三联活菌	· 本品应真空封装、冷藏保存，开封后尽快使用 · 本品为活菌制剂，服药的水温应≤40℃，以免高温杀菌，降低药物疗效 · 制酸药、抗菌药物与本品合用可减弱其疗效，应分开服药，用药间隔应为2~3h · 铋剂、鞣酸、药用炭、酊剂等能抑制、吸附或杀灭活菌，不应合用 · 冲好的活菌制剂不宜放置太久，一般在30min内服用，否则益生菌会失活，降低药物疗效

第四节　口角炎

【疾病简介】

　　口角炎俗称"烂嘴角"，是上下唇联合处口角区炎症的总称。本病好发于儿童，冬春季节高发，且容易复发。其发病原因复杂，如干冷气候、舔唇等不良生活习惯、抵抗力低下、营养不良、化妆品或药品的接触、急性创伤等均可诱发口角炎。依据病因可分为感染性口角炎、接触性口角炎、创伤性口角炎、营养不良性口角炎。

【临床表现】

　　口角炎主要表现为口角潮红、起疱、皲裂、糜烂、结痂、脱屑等，多为两侧对称，亦可单侧发病。急性期口角区以充血、红肿、糜烂、明显疼痛为主，可有血性或脓性分泌物；转入慢性期时，局部皮肤黏膜增厚、皲裂、粗糙、脱屑，并伴有自口角向外的放射性皱纹等。患者发生口角炎后，张口易出血，吃饭、说话等可受影响。

【用药特点及原则】

（一）一般治疗原则

　　口角炎的治疗原则主要为祛除诱因，如加强口唇保暖、保湿，保持口唇清洁卫生，改正舔唇的不良生活习惯；祛除过敏原，停用可疑药品或化妆品；加强营养，多吃富含B族维生素的食物，如牛奶、猪肝、羊肝、胡萝卜、鲜蘑菇等，避免食用辛辣等具有刺激性的食物。

（二）合理用药原则

　　口角炎由于口角皲裂或糜烂导致疼痛，可影响患者的进食、说话等日常生活行为，因此对口角炎患者应给予积极治疗，从而缩短病程、避免临床复发，减轻患者的痛苦。对于接触性口角炎，在停用可疑药品或化妆品后，可予激素类药物局部对症处理，全身反应明显者可予氯苯那敏、氯雷他定等药物进行抗过敏治疗。对于创伤性口角炎，以局部治疗为主，可用过氧化氢溶液等消毒防腐剂局部洗涤、湿敷，用康复新液促进创面愈合，继发性感染者可局部使用或口服抗菌药物。感染性口角炎可由细菌、真菌、病毒等病原微生物感染而引起，其中金黄色葡萄球菌、链球菌、白色念珠菌是最常见的致病菌。针对不同的致病菌，可局部应用相应的抗菌药物，必要时可口服抗菌药物（如青霉素V钾、乙酰螺旋霉素等）。若考虑为真菌性口角炎，可用2%～4%碳酸氢钠溶液清洗，局部予曲安奈德益康唑乳膏等药涂布。对于营养不良性口角炎，可补充复合维生素B或维生素B$_2$，必要时可予局部对症治疗。

 【常用药物】

药理分类	药物	药理作用	用法用量
局部治疗用药	过氧化氢溶液	本品为氧化性消毒剂，含过氧化氢2.5%～3.5%，在过氧化氢酶的作用下迅速分解，释出新生氧，对细菌组分产生氧化作用，干扰其酶系统而发挥抗菌作用	外用，清洁伤口
	康复新液	参照本章第一节口腔单纯性疱疹	参照本章第一节口腔单纯性疱疹
	2%～4%碳酸氢钠溶液	参照本章第二节念珠菌性口炎	参照本章第二节念珠菌性口炎
	曲安奈德益康唑乳膏	本品所含益康唑为抗真菌药，对皮肤癣菌、霉菌和酵母菌属（如念珠菌）等有抗真菌活性，对某些革兰阳性菌也有效；曲安奈德为糖皮质激素，具有抗炎、止痒及抗过敏作用	外用，取适量本品涂于患处，每日早晚各1次 用于治疗炎症性真菌性疾病时应持续用药至炎症反应消退，持续用药时间不得超过4周

药理分类	药物	药理作用	用法用量
抗菌药物	青霉素V钾	本品为青霉素类抗菌药物，通过抑制细菌细胞壁的合成，使细菌迅速破裂溶解，对多数革兰阳性菌、革兰阴性球菌、个别革兰阴性杆菌（如嗜血杆菌属）、螺旋体和放线菌均有抗菌活性	成人：口服，每次125～250mg，每日3～4次（不同厂家的药品规格及用法稍有不同，请遵医嘱用药）
	乙酰螺旋霉素	本品为大环内酯类抗菌药物，通过与敏感微生物的核糖体50S亚单位结合，抑制依赖于RNA的蛋白质合成而发挥抑菌作用，对金黄色葡萄球菌、化脓性链球菌、肺炎链球菌等革兰阳性球菌具良好抗菌作用	成人：口服，每次0.2～0.3g，每日4次，首次剂量加倍 儿童：每日20～30mg/kg，分4次服用
抗组胺药	氯苯那敏	本品能竞争性阻断变态反应靶细胞上组胺H_1受体，使组胺不能与H_1受体结合，从而抑制其引起的过敏反应，具有抑制中枢和抗胆碱作用，故服药后有困倦感、口干、便秘、痰液变稠及鼻黏膜干燥等反应	2～6岁儿童：每次1mg，每4～6h服用1次，每日最大剂量6mg 6～12岁儿童：片剂，每次2mg，每4～6h服用1次，每日最大剂量12mg；缓释剂型，每次8mg，每日服用1次 成人：片剂，每次4mg，每4～6h服用1次，每日最大剂量24mg；缓释剂型，每次8mg，每日服用2～3次
	氯雷他定	本品具有选择性拮抗外周组胺H_1受体的作用，其抗组胺作用起效快、效力强、持久、无镇静作用，无抗毒蕈碱样胆碱作用	成人：口服，每次10mg，每日1次 2～12岁体重≤30kg的儿童：口服，每次5mg 12岁及以上青少年、2～12岁体重＞30kg的儿童：剂量同成人

续表

药理分类	药物	药理作用	用法用量
维生素	维生素B$_2$	本品为B族维生素，是辅酶的重要组成成分，参与糖、蛋白质、脂肪代谢，可维持正常的视觉功能和促进生长	成人：口服，每次5~10mg，每日3次
	复合维生素B	本品为多种B族维生素的复方制剂，含维生素B$_1$、维生素B$_2$等多种成分，参与糖、脂肪、蛋白质的代谢	成人：口服，每次1~3片，每日3次 儿童：每次1~2片，每日3次

 【用药关怀】

药物	用药关怀
过氧化氢溶液	·本品为外用制剂，严禁口服 ·本品为无色澄明液体，无臭或有类似臭氧的气味，遇氧化物或还原物即迅速分解并产生泡沫，遇光易变质，宜避光保存 ·应避免皮肤和黏膜接触高浓度溶液，以免产生刺激性灼烧感或形成引发疼痛的"白痂" ·本品不可与还原剂、强氧化剂、碱、碘化物等混合使用
康复新液	·参照本章第一节口腔单纯性疱疹
2%~4%碳酸氢钠溶液	·参照本章第二节念珠菌性口炎
曲安奈德益康唑乳膏	·用于念珠菌性口角炎，局部偶见过敏反应，用药部位如有烧灼感、红肿等症状应停药，并将局部药物洗净，必要时向医师咨询 ·不得长期、大面积使用，连续使用不能超过4周；面部、腋下、腹股沟及外阴等皮肤细薄处连续使用不能超过2周；症状未缓解者，应咨询医师 ·对本品过敏者禁用，过敏体质者慎用 ·儿童、妊娠期妇女及哺乳期妇女应在医师指导下使用 ·该药应放在儿童不能接触的地方，儿童必须在成人监护下使用 ·避免接触眼睛和其他黏膜（如口腔内、鼻内黏膜等）

药物	用药关怀
青霉素V钾	·用药前，必须先进行青霉素皮肤过敏试验；皮肤过敏试验呈阳性反应者、对青霉素类药物有过敏史者、传染性单核细胞增多症患者禁用 ·对头孢菌素类药物过敏者及有哮喘、湿疹、枯草热、荨麻疹等过敏性疾病史者慎用 ·常见恶心、呕吐、腹泻等胃肠道反应；个别患者可出现过敏反应，如皮疹、荨麻疹、喉水肿、药物热和嗜酸性粒细胞增多等；若发生过敏反应，应立即停药，并采取相应措施 ·长期或大量服用本品可致二重感染 ·本品可通过胎盘，计划怀孕妇女、妊娠期妇女用药应遵医嘱 ·本品可经乳汁分泌，可使乳儿出现皮疹、腹泻等不良反应；哺乳期妇女如需用药，应停止哺乳 ·食物可能加速青霉素、V钾在胃内失活，使药效降低，最好空腹（餐前1h或餐后2h）服药
乙酰螺旋霉素	·不良反应主要为腹痛、恶心、呕吐等胃肠道反应，程度大多轻微，停药后反应消失 ·变态反应极少，主要为药疹，如有过敏反应，立即停药 ·对本品、红霉素及其他大环内酯类药物过敏的患者禁用；严重肝功能不全患者慎用
氯苯那敏	·常见不良反应包括嗜睡、口渴、多尿、咽喉痛、困倦、虚弱感、心悸、皮肤瘀斑、出血倾向 ·服药期间不得驾驶汽车或操作机械 ·新生儿、妊娠期妇女、哺乳期妇女、膀胱颈梗阻患者、幽门十二指肠梗阻患者、甲状腺功能亢进患者、青光眼患者、消化性溃疡患者、高血压患者和前列腺肥大患者慎用 ·缓释剂型应完整吞服，禁止掰开、咀嚼和碾碎，以免引起毒副作用 ·用药期间避免饮酒或饮用含酒精的饮料，禁止驾驶汽车或操作机械 ·本品禁止与含抗组胺药（如氯苯那敏、苯海拉明等）的复方抗感冒药同服，如氨酚美敏（新康泰克）、氨麻苯美片（白加黑片中的黑片）等 ·本品可抑制皮肤反应，导致皮肤过敏试验结果呈假阴性，在皮肤过敏试验前应停药2～3日 ·本品不应与含抗胆碱药（如颠茄合剂、阿托品等）的药品同服

药物	用药关怀
氯雷他定	· 常见不良反应包括乏力、头痛、嗜睡、口干、胃肠道不适（包括恶心、胃炎）以及皮疹、脱发、过敏反应、肝功能异常、心动过速及心悸等 · 做任何皮肤过敏试验前48h应停止使用该药，以免阻止或影响阳性反应的发生 · 妊娠期妇女、哺乳期妇女慎用；6岁以下儿童服用本品的安全性及疗效目前尚未确定，应在医生指导下用药 · 肝功能不全患者、肾功能不全患者应减少用量，建议每次口服10mg，每2日1次，或在医生指导下使用
维生素B₂	· 本品服用后尿液呈黄色，无需惊慌，可继续用药 · 本品宜餐后服用，以增加药物的吸收 · 饮酒可影响肠道对维生素B₂的吸收，服药期间不建议饮酒或饮用含酒精的饮料 · 对本品过敏者禁用，过敏体质者慎用 · 药品性状发生改变时禁用
复合维生素B	· 大剂量服用可出现烦躁、疲倦、食欲减退等不良反应，偶见皮肤潮红、瘙痒、尿液呈黄色等 · 对本品过敏者禁用，过敏体质者慎用 · 药品性状发生改变时禁用

第五节　牙周炎

 【疾病简介】

　　牙周炎是由局部因素引起的牙周支持组织的慢性炎症，与菌斑（一般的洁牙和漱口水无法冲洗去除的黏附于牙齿表面的微生物群）、牙结石（沉积在牙面上的矿化的菌斑）、创伤性咬合（咬合时早接触、夜间磨牙等）、全身易感因素（如遗传、吸烟、精神压力大）等因素关系密切，多见于35岁以上人群。牙周炎会引起牙龈、牙周膜、牙槽骨和牙骨质炎症，导致牙周袋形成、牙槽骨吸收，甚至牙齿松动缺失，是我国成人牙齿缺失的首要病因。牙周炎无传染性，可分为慢性牙周炎和侵袭性牙周炎，前者约占牙周炎患者的95%。

 【临床表现】

牙周炎早期症状不明显，通常表现为牙龈出血或口臭，出现牙周袋和牙槽骨吸收（程度较轻），较少出现牙齿松动，容易被患者忽略。晚期出现深牙周袋、牙周溢脓、牙齿松动，患者在咀嚼时出现不适、钝痛，牙龈颜色呈鲜红或暗红色，质地松软，可伴有口臭加重、出血、溢脓，还可有体温升高、全身不适以及颌下淋巴结肿大、压痛等症状。

【用药特点及原则】

（一）一般对症治疗

龈上洁治术或龈下刮治术，可彻底清除菌斑和牙结石等刺激物，有助于消除牙龈炎症。必要时可行口腔正畸术，消除食物嵌塞，纠正不良修复体周袋溢脓时，可用氯己定溶液、生理盐水冲洗，牙周脓肿可切开引流，牙周袋也应同时施行冲洗、上药等措施；较深的牙周袋需行牙周手术，以消除牙周炎；牙齿松动者可用牙周夹板固定松动的牙齿，牙齿松动明显者可考虑拔除。感染症状明显者可以使用抗菌药物杀灭细菌，发热或疼痛患者可口服解热镇痛药物对症处理。

（二）合理用药原则

抗菌药物主要用于杀灭致病菌，可以选择全身用药或局部用药。局部用药可以选择氯己定含漱液、甲硝唑含漱液等直接杀灭病变区域的致病菌。全身用药选择较多，如甲硝唑、阿莫西林、多西环素等，这些药物应在医生指导下使用，不可私自乱用，使用药物前要注意患者是否存在药物过敏。布洛芬、对乙酰氨基酚主要用于缓解患者的发热、疼痛等症状。

（三）预防措施

牙周炎早期症状不明显，易被忽视。等到发现时，往往已经比较严重，甚至必须拔牙。因此，为了预防牙周炎，可采取以下措施加强口腔卫生：

1．餐后、睡前要刷牙、漱口，彻底清洁牙齿和牙龈上的残留物，必要时可配合使用牙线。

2．可选用有杀菌剂成分的漱口液。

3．定期去医院洗牙，去除牙菌斑，降低发病风险。

4．出现任何口腔不适，应及时去正规医院诊治。

5．戒烟戒酒，避免香烟、酒精对口腔和身体的侵害。

6．均衡饮食，补充足够的维生素和矿物质，多吃新鲜水果、蔬菜、坚果。

7．避免焦虑、抑郁等负面情绪。

【常用药物】

药理分类	药物	药理作用	用法用量
抗菌药物	阿莫西林	本品为青霉素类抗菌药物，通过抑制细菌细胞壁合成而发挥杀菌作用	成人：每次0.5g，每6～8h服用1次，每日剂量不超过4g；严重感染者，每次0.5g，每8h服用1次 儿童：片剂或颗粒剂，每日20～40mg/kg，每8h服用1次；分散片、咀嚼片、口腔崩解片，每日50～100mg/kg，分3～4次服用 3个月以下婴儿：每日30mg/kg，每12h服用1次
	阿莫西林克拉维酸钾	本品为青霉素类抗菌药物，通过抑制细菌细胞壁合成而发挥杀菌作用；克拉维酸为β内酰胺酶抑制剂，可有效地抑制耐药菌产生的β内酰胺酶，发挥抗菌作用	口服，由于阿莫西林克拉维酸钾有不同规格，具体用法用量请遵医嘱

药理分类	药物	药理作用	用法用量
抗菌药物	甲硝唑	本品为抗厌氧菌药物，可抑制细菌的脱氧核糖核酸的合成，干扰细菌的生长、繁殖	成人：每日0.6～1.2g，分3次服用，7～10日为1个疗程 儿童：每日20～50mg/kg，分3次服用
	克林霉素	本品为林可霉素类抗菌药物，可抑制细菌蛋白质的合成，对革兰阳性菌、革兰阴性菌、厌氧菌均有抗菌活性	成人：口服，每次150～300mg（重症感染可增加剂量至每次450mg），每日4次 儿童：口服，每日剂量为8～25mg/kg（一般感染每日8～16mg/kg，重症感染每日17～25mg/kg），分3～4次服用；体重10kg以下幼儿每次剂量应≥37.5mg，每日3次 对青霉素过敏患者可选用本品
	多西环素	本品为四环素类抗菌药物，能影响细菌蛋白质的合成，对革兰阳性菌、革兰阴性菌、厌氧菌、非典型病原体均有抗菌活性	成人：首日剂量为每次100mg，每12h服用1次；继以每次100～200mg，每日1次，或每次50～100mg，每12h服用次 8岁及以上儿童：首日剂量为每次2.2mg/kg，每12h服用1次；继以每次2.2～4.4mg/kg，每日1次，或每次2.2mg/kg，每12h服用1次（体重＞45kg的儿童，用药剂量同成人）
	米诺环素	本品为半合成四环素类广谱抗菌药物，具高效性和长效性，在四环素类抗菌药物中，抗菌作用最强，抗菌谱与四环素相近，对革兰阳性菌（包括耐四环素的金黄色葡萄球菌、链球菌等）和革兰阴性菌中的淋病奈瑟菌均有很强的抑制作用	成人：口服，首次剂量为200mg，以后每12h服用100mg，或每6h服用50mg

续表

药理分类	药物	药理作用	用法用量
抗菌药物	罗红霉素	本品为半合成的大环内酯类抗菌药物,对革兰阳性菌有良好的抑制作用,对革兰阴性菌也有一定的抑制作用,能有效抑制黏性放线菌、产黑色素类杆菌菌群及螺旋体;若与抗厌氧菌药联合用于治疗牙周病疗效更佳;一般用于青霉素过敏者牙周炎的辅助治疗	成人:空腹口服,每次150mg,每日2次,也可每次300mg,每日1次;一般5～12日为1个疗程 12～23kg的儿童:空腹口服,每次50mg,每日2次 24～40kg的儿童:空腹口服,每次100mg,每日2次 婴幼儿:空腹口服,每次2.5～5mg/kg,每日2次;或遵医嘱
解热镇痛药	对乙酰氨基酚	参照本章第一节口腔单纯性疱疹	参照本章第一节口腔单纯性疱疹
	布洛芬		
	双氯芬酸钠	本品为解热镇痛药,可选择性切断花生四烯酸代谢过程中环氧合酶的作用环节,阻断前列腺素E$_2$的合成途径,抑制其致突变、致痛作用	肠溶制剂:口服,每次100mg,每日1次 缓释剂型:口服,成人每次75mg,每日1次,最大剂量为150mg 常释剂型:口服,每日100～150mg,症状较轻者每日75～100mg,分2～3次服用
局部用药	复方氯己定含漱液	本品含葡萄糖酸氯己定、甲硝唑;其中葡萄糖酸氯己定为广谱杀菌剂,甲硝唑具有抗厌氧菌作用	每次10～20mL,早晚刷牙后含漱,5～10日为1个疗程
	浓替硝唑含漱液	本品为抗厌氧菌药,所含硝基被厌氧菌的硝基还原酶还原,产生细胞毒素,抑制DNA的合成,促使细菌死亡	在50mL温开水中加入本品2mL,在口腔中含漱1min后吐弃,每日3次;儿童剂量减半,或遵医嘱
	西帕依固龈液	本品可加速牙龈组织蛋白质的沉淀,对牙龈炎引起的出血有明显疗效;还可破坏牙龈局部细菌菌体结构,对细菌的繁殖产生抑制作用,阻碍牙菌斑形成,从而保护牙龈组织	含漱2～3min(可吞服),每次3～5mL,每日3～5次

【用药关怀】

药物	用药关怀
阿莫西林	·常见不良反应包括恶心、呕吐、腹泻、食欲减退、皮疹，大剂量用药可能出现结晶尿和抽搐 ·用药前应进行青霉素皮肤过敏试验，皮肤过敏试验呈阴性方可使用，阳性患者禁用
阿莫西林克拉维酸钾	·可在空腹或餐后30min用药，也可与牛奶等食物同服；禁用热开水冲服颗粒剂，以防增加过敏反应风险 ·对青霉素过敏者或其他β内酰胺类抗生素过敏者禁用 ·本品可通过胎盘，计划怀孕妇女或妊娠期妇女应遵医嘱用药 ·哺乳期妇女如需用药，应停止哺乳
甲硝唑	·常见不良反应包括恶心、呕吐、食欲不振、腹部绞痛等；发生中枢神经系统不良反应或过敏反应时，应及时停药 ·少数患者用药后可出现荨麻疹、潮红、瘙痒、膀胱炎、排尿困难、口中金属味及白细胞减少等症状，停药后可自行恢复 ·本品的代谢产物可使尿液呈深红色，停药后可恢复正常 ·用药期间禁止饮酒或摄入含酒精的饮料、药品等 ·有活动性中枢神经系统疾病患者、血液病者、妊娠期妇女、哺乳期妇女禁用，接受抗凝血药治疗的患者、肝功能减退者、肾功能减退患者慎用
克林霉素	·胃肠道反应为常见不良反应，如恶心、呕吐、稀便、腹泻、腹痛等 ·对林可霉素类及林可霉素过敏者禁用 ·老年人用药更容易导致严重腹泻，如需用药，必须密切观察腹泻的进展 ·哺乳期妇女如需用药，应遵医嘱
多西环素	·常见不良反应包括头痛、恶心、呕吐、厌食、光敏反应、皮疹，偶见休克、肝功能异常 ·本品宜餐前1h或餐后2h空腹口服，以避免食物影响药物吸收 ·含有镁、钙、锌、铝、铋的药物，尿液碱化药（如乳酸钠）和制酸药（如奥美拉唑）可减少本品吸收，降低其疗效，如需合用，应至少间隔2h ·有四环素类药物过敏史患者禁用 ·妊娠期妇女、8岁以下儿童禁用；哺乳期妇女用药时，应停止哺乳 ·与巴比妥类、苯妥英钠或卡马西平合用时应调整本品剂量

续表

药物	用药关怀
米诺环素	· 常见不良反应包括倦怠、头晕、光敏性皮炎等，故用药期间应避免日晒，避免驾驶汽车及操作机械 · 含有镁、钙、锌、铝、铋、铁的药物、尿液碱化药（如乳酸钠）和制酸药（如奥美拉唑）可减少本品的吸收，降低药物疗效，如需合用，应至少间隔2h · 本品滞留于食管并崩解时，会引起食管溃疡，故应多饮水，尤其在临睡前服用时 · 严重肾功能不全患者应减少剂量，如需长期治疗，应监测血药浓度；用药期间应定期检查肝、肾功能 · 8岁以下儿童禁用 · 本品可透过胎盘屏障进入胎儿体内，沉积在牙齿和骨的钙质区内，引起胎儿牙齿变色、牙釉质再生不良及抑制胎儿骨骼生长；在动物实验中有致畸胎情况，因此妊娠期妇女禁用 · 本品可自乳汁分泌，在乳汁中浓度较高，哺乳期妇女用药时应停止哺乳 · 对四环素类抗菌药物有过敏史的患者禁用 · 本品可与食品、牛奶或含碳酸盐饮料同服 · 使用本品后，尿液可呈黄棕色、深褐色、绿色或蓝色
罗红霉素	· 常见不良反应包括胃肠道反应（如腹痛、腹泻、恶心、呕吐等）、皮疹、皮肤瘙痒、头昏、头痛、肝功能异常等 · 对本品、红霉素或其他大环内酯类药物过敏者禁用 · 妊娠期妇女、慢性肝病或肝功能损害者慎用 · 餐前空腹服用有利于吸收及提高疗效，可于餐前1h或餐后3~4h与水同服
对乙酰氨基酚	· 参照本章第一节口腔单纯性疱疹
布洛芬	

药物	用药关怀
双氯芬酸钠	· 常见不良反应包括头痛、头晕、恶心、呕吐、腹痛、腹胀、皮疹等 · 可能出现消化系统、中枢神经系统不良反应及皮疹 · 已知对本品过敏者，或服用阿司匹林或其他非甾体抗炎药后诱发哮喘、荨麻疹或过敏反应者禁用；应用非甾体抗炎药后有胃肠道出血或穿孔病史的患者、有活动性消化道溃疡或出血史的患者、重度心力衰竭患者、肝功能衰竭的患者、肾功能衰竭的患者禁用 · 禁用于冠状动脉搭桥手术围手术期疼痛的治疗 · 肠溶剂应空腹服用，缓释剂应进餐时或餐后服用；应完整吞服肠溶剂、缓释剂，禁止掰开、碾碎、咀嚼后服用，以免引起毒副作用
复方氯己定含漱液	· 偶见过敏反应或口腔黏膜浅表脱屑，长期使用能使口腔黏膜表面与牙齿着色，舌苔发黄，味觉改变 · 对本品过敏者禁用，过敏体质者慎用 · 连续使用不宜超过3个疗程 · 本品仅供含漱用，含漱后药液应吐出，不得咽下，含漱时至少在口腔内停留2～5min；用药时应避免药液接触眼睛 · 使用本药期间，如使用其他口腔含漱液，应至少间隔2h · 本品应放在儿童不能接触的地方，儿童应在成人监护下使用
浓替硝唑含漱液	· 常见不良反应包括恶心、呕吐、口腔金属味、食欲不振 · 对本品或甲硝唑等硝基咪唑类药物过敏者禁用，过敏体质者慎用 · 妊娠期妇女和哺乳期妇女禁用 · 本品仅供含漱；必须稀释后使用，不得咽下 · 用药3日后，症状未缓解，应咨询医师
西帕依固龈液	· 对本品过敏者禁用，过敏体质者慎用 · 忌烟、酒及辛辣食物 · 儿童必须在成人的监护下使用

第六节 牙周脓肿

 【疾病简介】

牙周脓肿是发生于牙周袋中或深部牙周结缔组织中的局限性化脓性炎症，并非独立的疾病，而是牙周炎发展到中、晚期出现深牙周袋后的一个常见的伴发症状。一般为急性发作，也有以慢性牙周脓肿形式存在的情况，发生于任何类型的牙周炎。形成脓肿的病因包括牙周袋深，龈上洁治、龈下刮治和根面平整术后未彻底清除龈下牙石，异物堵塞牙周袋口，牙周炎治疗不充分，以及糖尿病控制较差。

 【临床表现】

1．急性牙周脓肿。发病突然，在患牙的唇颊侧或舌腭侧牙龈形成椭圆形或半球状的肿胀突起，牙龈发红、水肿，表面光亮。脓肿早期炎症浸润广泛，组织张力较大，疼痛较剧烈，可有搏动性疼痛。

2．慢性牙周脓肿。牙周脓肿一般为急性发作，但若急性期过后未及时治疗或反复急性发作，可进展为慢性牙周脓肿。慢性牙周脓肿一般无明显症状，可见牙龈表面有窦道开口。开口处平坦，也可呈肉芽组织增生状，按压时有少许脓液流出，有时可伴有咬合不适感，当脓液引流不畅时，牙周脓肿又可急性发作。

 【用药特点及原则】

（一）一般对症治疗

急性牙周脓肿在脓肿初期脓液尚未形成前，可清除大块牙石，冲洗牙周袋，将防腐收敛药或抗菌药引入袋内，必要时行全身抗菌药物治疗或支持疗法。过早切开脓肿引流会造成创口流血过多和疼痛。脓液形成后，出现波动时，应切开引流，对症治疗。

慢性牙周脓肿无需切开引流，可在刮治疗法的基础上直接进行牙周翻瓣手术。

（二）合理用药原则

牙周脓肿以病因治疗和抗感染治疗为主，急性牙周脓肿的治疗原则是消炎止痛、防止感染扩散、脓液引流。抗菌药物主要用于杀灭致病菌，可以选择局部用药或全身用药。局部用药可以选择氯己定含漱液、甲硝唑含漱液等，以直接杀灭病变区域的致病菌。全身用药选择较多，可在医生指导下使用甲硝唑、阿莫西林、米诺环素等抗菌药物，不可私自乱用，使用药物前要注意患者是否存在药物过敏。布洛芬、对乙酰氨基酚主要用于缓解患者的疼痛症状。

 【常用药物】

药理分类	药物	药理作用	用法用量
抗菌药物	阿莫西林	参照本章第五节牙周炎	参照本章第五节牙周炎
	阿莫西林克拉维酸钾		
	甲硝唑		
	克林霉素		
	米诺环素		
	罗红霉素		
解热镇痛药	对乙酰氨基酚	参照本章第一节口腔单纯性疱疹	参照本章第一节口腔单纯性疱疹
	布洛芬		
	双氯芬酸钠		
局部用药	复方氯己定含漱液	参照本章第五节牙周炎	参照本章第五节牙周炎
	浓替硝唑含漱液		
	西帕依固龈液		

【用药关怀】

药物	用药关怀
阿莫西林	• 参照本章第五节牙周炎
阿莫西林克拉维酸钾	
甲硝唑	
克林霉素	
米诺环素	
罗红霉素	
对乙酰氨基酚	• 参照本章第一节口腔单纯性疱疹
布洛芬	
双氯芬酸钠	• 参照本章第五节牙周炎
复方氯己定含漱液	
浓替硝唑含漱液	
西帕依固龈液	

第七节　冠周炎

【疾病简介】

　　冠周炎在临床上被称为智牙冠周炎或者智齿冠周炎，是指未完全萌出或者阻生的智牙牙冠周围的软组织发生的炎症，多见于18～25岁的青年，临床上以下颌智牙冠周炎常见。因为食物残渣和细菌极易嵌塞于盲袋内，一般很难通过漱口或者刷牙清除干净。当局部咬合损伤时，黏膜发生糜烂和溃疡，局部免疫力降低，可引发冠周软组织炎症。当全身免疫力较强时，症状不明显或者很轻微；当全身免疫力降低时，如感冒、疲劳和月经期等，会引起冠周炎急性发作。

【临床表现】

冠周炎初期只是牙龈疼痛、红肿，在咀嚼及吞咽时加重，可出现张口疼痛加重的现象，当感染累及咀嚼肌及翼内肌时可出现牙关紧闭的症状。局部可出现肿胀、淋巴结增大及压痛。此时可出现全身症状，如全身不适、发热及白细胞增高。发病2~3日，如疼痛不止，发热不退，可考虑炎症发展到化脓期，若能及时切开引流，则炎症逐渐消退；若感染不予以控制，致炎症扩散，可向咀嚼肌、颊部、咽旁、下颌等部位扩散，引起相应的间隙感染，进一步引起各种严重的并发症。

【用药特点及原则】

冠周炎的治疗早期应控制局部的细菌感染，局部处理很重要，可用3%过氧化氢溶液或1∶5 000高锰酸钾溶液冲洗龈袋，再涂入碘甘油，可用含漱剂每日数次漱口，保持口腔卫生。轻症者可口服广谱抗菌药物联合抗厌氧菌药物，如头孢菌素类抗菌药物联合硝基咪唑类药物；重症者可应用抗菌药物肌内注射或静脉滴注。冠周炎急性期应以消炎、镇痛、切开引流、增强全身免疫力的治疗为主。根据局部炎症、全身反应程度、有无其他并发症，酌情选用抗菌药物及全身支持疗法。

【常用药物】

药理分类	药物	药理作用	用法用量
局部用药	过氧化氢溶液	参照本章第四节口角炎	外用，药液冲洗龈袋或龈沟
	浓替硝唑含漱液	参照本章第五节牙周炎	参照本章第五节牙周炎
	氯己定	参照本章第二节念珠菌性口炎	成人：含漱，每次10mL 儿童：含漱，每次5mL 每次含漱2~5min后吐弃

药理分类	药物	药理作用	用法用量
局部用药	康复新液	参照本章第一节口腔单纯性疱疹	外用，若创面较大，可将药液直接滴于创面，再用医用纱布覆盖；当创面逐渐缩小，不宜再用纱布，可直接将药液滴入创洞中
	1∶5 000高锰酸钾溶液	本品为强氧化剂，杀菌作用较过氧化氢强，但易被液体干扰，使杀菌作用迅速减弱；本品被还原成二氧化锰，与皮肤黏膜的蛋白结合，形成复合物，覆盖于皮肤黏膜创面；低浓度药液具有收敛作用，高浓度药液具有腐蚀作用	外用，用口腔冲洗针头伸入龈袋内冲洗脓液、细菌及食物残渣
	聚维酮碘含漱液	本品为碘与聚乙烯吡咯烷酮（PVP）的结合物 PVP是一种非离子表面活性剂，其性质稳定，有极好的生理惰性和生物相容性，具有成膜、黏合、解毒、缓慢释放、水溶性强、对微生物降解性佳等特点 碘是一种卤族元素，活性强，具有较好的杀灭微生物作用，可直接卤化菌体蛋白质，与蛋白质的氨基酸结合，而使菌体的蛋白质和酶受到破坏，微生物因代谢机能发生障碍而死亡	外用，每次10mL，直接漱口或用等体积的温水稀释后漱口，含漱10s后吐弃，勿吞咽，每日重复4次，可连续使用14日；或遵医嘱
	2%碘甘油	本品为消毒防腐剂，其作用机制是使菌体蛋白质变性、死亡，对细菌、真菌、病毒均有杀灭作用	外用，用棉签蘸取少量本品涂于患处，每日2~4次

药理分类	药物	药理作用	用法用量
抗菌药物	甲硝唑	参照本章第五节牙周炎	参照本章第五节牙周炎
	阿莫西林		
	米诺环素		
	替硝唑	本品所含硝基被厌氧菌的硝基还原酶还原，产生细胞毒素，抑制细菌DNA的合成，促使细菌死亡	口服，成人每日1次，每次1g，首次服药剂量加倍，连服3日；或遵医嘱
	头孢妥仑匹酯	本品可抑制细菌细胞壁合成，与各种细菌青霉素结合蛋白（PBP）的亲和性高，从而发挥杀菌性作用	餐后口服，常用剂量为每次200mg，每日2次；可根据年龄及症状适当增减剂量
解热镇痛药	布洛芬	参照本章第一节口腔单纯性疱疹	参照本章第一节口腔单纯性疱疹
米糠油未皂化物	糠甾醇	本品所含固醇可抗氧化及抑制牙周细菌生长，从而起到改善牙齿的病理性松动、抗牙龈出血的作用	口服，治疗剂量为每次240～320mg（6～8片），每日3次；维持剂量为每次80～160mg（2～4片），每日3次

 【用药关怀】

药物	用药关怀
过氧化氢溶液	·参照本章第四节口角炎
浓替硝唑含漱液	·参照本章第五节牙周炎
氯己定	·参照本章第二节念珠菌性口炎
康复新液	·参照本章第一节口腔单纯性疱疹

药物	用药关怀
1 : 5 000高锰酸钾溶液	· 切忌吞服 · 严格按用法与用量使用，如浓度过高可损伤皮肤和黏膜 · 长期使用，易使皮肤着色，停用后颜色可逐渐消失 · 不可用手直接接触本品，以免被腐蚀或染色；切勿将本品误入眼中 · 对本品过敏者禁用，过敏体质者慎用 · 用药部位如有灼烧感、红肿等情况应停药，并将局部药物洗净，必要时就诊
聚维酮碘含漱液	· 切忌吞服 · 用药部位如有烧灼感、红肿等情况应停药，并将局部药物洗净 · 对本品过敏者禁用，过敏体质者慎用 · 妊娠期妇女及哺乳期妇女建议禁用，甲状腺功能异常者、肾功能异常者应避免长期使用，6岁以下儿童禁用
2%碘甘油	· 仅供口腔局部使用，如误服中毒，应立即用淀粉糊或米汤灌胃，并送医院救治 · 新生儿慎用 · 儿童必须在成人监护下使用 · 对本品过敏者禁用，过敏体质者慎用 · 用药部位如有灼烧感、红肿等情况应停药，并将局部药物洗净，必要时就诊 · 本品不得与碱、生物碱、水合氯醛、苯酚、硫代硫酸钠、淀粉、鞣酸同时使用
甲硝唑	
阿莫西林	· 参照本章第五节牙周炎
米诺环素	

药物	用药关怀
替硝唑	· 常见不良反应包括口腔金属味或苦味、恶心、厌食、消化不良、呕吐、便秘、疲乏、眩晕、头痛等 · 本品可产生双硫仑样反应，用药期间，严禁饮酒或摄入含酒精的饮料、食品、药品等 · 本品有致畸可能性，妊娠期妇女用药前应充分权衡利弊，只有当获益大于风险时才可以考虑作为辅助治疗手段 · 本品可通过胎盘屏障，妊娠期前3个月禁用；哺乳期妇女禁用 · 对本品过敏、对一般硝基咪唑类药物过敏者及有器质性中枢神经疾病、血液病或恶病质史的患者禁用
头孢妥仑匹酯	· 常见不良反应包括腹泻、皮疹、皮肤发红等 · 妊娠期用药的安全性尚未明确，妊娠期妇女或计划怀孕的妇女，仅在治疗的获益超过风险时方可用药 · 对本品成分有过敏性休克既往史者禁用
布洛芬	· 参照本章第一节口腔单纯性疱疹
糠甾醇	· 牙周炎症状控制后需继续服用一定时间的维持剂量以巩固疗效 · 需与局部治疗同时进行，方能根治牙周病 · 对本品过敏者禁用

第八节 牙龈炎

【疾病简介】

　　牙龈炎是牙龈病的最早期阶段，是由在牙龈隙处沉积的牙菌斑所导致的牙龈感染。当每日刷牙或使用牙线未能清除牙菌斑时，牙菌斑就会产生毒素（有毒物质），刺激牙龈组织，引起炎症。由于牙龈炎属于牙周疾病的早期阶段，固定牙齿的牙槽骨以及结缔组织尚未受累，所以这种损害是可逆的。牙龈炎一般分为：①菌斑（即细菌生物膜）相关性牙龈炎；②非菌斑诱发性牙龈炎；③受全身因素影响（如激素改变、HIV感染）的牙龈炎；④药物（如抗癫痫药苯妥英钠、免疫抑制剂环孢素）相关性牙龈炎；⑤受营养不良（维生素C缺乏）影响的牙龈炎。

 【临床表现】

牙龈炎是口腔炎症的初期表现，通常表现为牙龈出血，牙龈颜色由粉红色变为暗红色。由于组织水肿，龈缘变厚不再紧贴牙面，龈乳头变得圆钝、肥大，与牙面不再紧贴。患者一般无自觉症状，有些患者会感到牙龈局部胀痒，牙周探诊、刷牙、咬硬物或使用牙线时容易出血，并伴随口臭等症状。

 【用药特点及原则】

（一）去除病因

牙龈炎一般可采用洁治术彻底清除菌斑和牙石，消除造成菌斑滞留和局部刺激牙龈的因素，彻底纠正不良修复体等刺激因素。可用1%~3%过氧化氢溶液冲洗龈沟，必要时可用氯己定漱口剂含漱。对于炎症较重的患者，可配合局部药物治疗。除了局部用药消除炎症外，还可使用口服药物治疗。

（二）手术治疗

少数慢性牙龈炎牙龈增生明显者，炎症消退后牙龈形态仍不能恢复正常，可施行牙龈成形术，以恢复牙龈的生理外形。

（三）防止复发

口腔卫生宣教对于防治牙龈炎、防止疾病复发很重要。要保持良好的口腔卫生习惯，认真刷牙，正确使用牙线、牙间隙刷等工具，定期进行口腔检查，定期洁牙。

【常用药物】

药理分类	药物	药理作用	用法用量
局部治疗用药	过氧化氢溶液	参照本章第四节口角炎	外用，药液冲洗龈袋或龈沟
	甲硝唑	参照本章第五节牙周炎	5%甲硝唑含漱剂：含漱，每次10～20mL，先含30s，再漱口，每日3～4次，1周为1个疗程 含片：含服，每次连续含7.5～10mg（3～4片），每日3～4次
	氯己定	参照本章第二节念珠菌性口炎	成人：含漱，每次10mL 儿童：含漱，每次5mL 每次含漱2～5min后吐弃
	浓替硝唑含漱液	参照本章第五节牙周炎	参照本章第五节牙周炎
	西帕依固龈液		
	2%碘甘油	参照本章第七节冠周炎	参照本章第七节冠周炎
	西瓜霜	参照本章第一节口腔单纯性疱疹	参照本章第一节口腔单纯性疱疹
	西吡氯铵	本品为阳离子季铵化合物，对各种口腔致病菌和非致病菌有抑制和杀灭作用，含漱后可减少或抑制牙菌斑的形成，具有保持口腔清洁、清除口腔异味的作用	含漱剂：刷牙前后或需要使用时含漱，每次15mL，强力漱口1min，每日至少2次 含片：每次2mg，每日3～4次，每3h含服1次，在口中慢慢溶解；或遵医嘱

续表

药理分类	药物	药理作用	用法用量
局部治疗 用药	复方硼砂 含漱液	本品所含硼砂与低浓度液化酚具有消毒防腐作用；甘油除对口腔黏膜具有保护作用外，还能与硼砂、碳酸氢钠发生反应生成甘油硼酸钠，更有利于发挥药效	含漱，每次取约10mL，加5倍量的温开水稀释后含漱，每次含漱5min后吐出，每日3~4次
	丁硼乳膏	本品所含丁香罗勒油、硼砂对口腔常见病菌（如金黄色葡萄球菌、大肠杆菌、变形链球菌、多种厌氧菌、口腔产黑菌）有较好的抑制作用	外用，将乳膏涂抹于患处，每次1g（长1~1.5cm），每日3~4次，在患处滞留3~5min后用清水漱口洗去；也可将乳膏挤于牙刷上刷牙，睡前使用效果较好
	复方牙痛酊	活血散瘀，消肿止痛	外用，口腔用药，每日3次，每5日为1个疗程 用于治疗牙龈炎：用适量药液浸湿小棉球，涂擦于患牙牙龈袋内和肿胀处 用于治疗龋齿牙痛：用药棉蘸取本品填塞于龋洞内，适当时候取出
抗菌药物	米诺环素	参照本章第五节牙周炎	参照本章第五节牙周炎
	克林霉素		
	西地碘	参照本章第二节念珠菌性口炎	参照本章第二节念珠菌性口炎

续表

药理分类	药物	药理作用	用法用量
抗氧化剂	维生素C	维生素C参与抗体及胶原蛋白形成，具有组织修补作用（包括某些氧化还原作用），可促进苯丙氨酸、酪氨酸、叶酸的代谢，提高铁、碳水化合物的利用，促进脂肪、蛋白质的合成，维持免疫功能，羟化5-羟色胺，保持血管的完整，并促进非血红素铁的吸收	用于饮食补充：口服，每日50~100mg 用于慢性肾病透析牙龈炎：每日100~200mg 用于维生素C缺乏症：成人每次100~200mg，每日3次，服药持续时间≥2周；儿童每日100~300mg，服药持续时间≥2周

 【用药关怀】

药物	用药关怀
过氧化氢溶液	·参照本章第四节口角炎
甲硝唑	·参照本章第五节牙周炎
氯己定	·参照本章第二节念珠菌性口炎
浓替硝唑含漱液	·参照本章第五节牙周炎
西帕依固龈液	
2%碘甘油	·参照本章第七节冠周炎
西瓜霜	·参照本章第一节口腔单纯性疱疹
西吡氯铵	·本品含漱剂仅供含漱，含漱后吐出药液，不得咽下；含漱剂性状发生改变时禁用 ·含片应逐渐含化，勿嚼碎口服 ·对本品过敏者禁用，过敏体质者慎用 ·孕妇及哺乳期妇女禁用西吡氯铵含片 ·6岁以下儿童不宜使用西吡氯铵含片

续表

药物	用药关怀
复方硼砂含漱液	• 含漱后应吐出药液，不得咽下；药品性状发生改变时禁用 • 应避免药液接触眼睛 • 儿童、老年人、妊娠期妇女及哺乳期妇女慎用 • 误服本品后可引起局部组织腐蚀，吸收后可发生急性中毒，早期症状为呕吐、腹泻、皮疹及中枢神经系统症状（先兴奋后抑制）等，应马上就医 • 对本品过敏者禁用，过敏体质者慎用 • 大面积皮肤损害者禁用，3岁以下儿童禁用 • 用药期间，若需要使用其他口腔含漱液，应至少间隔2h • 禁止与生物碱的盐、氯化汞、硫酸锌以及其他金属盐合用
丁硼乳膏	• 对本品及其成分过敏者、3岁以下儿童、大面积皮肤损害者禁用 • 坏死性牙龈炎或急性牙龈炎患者不宜刷牙，可将乳膏涂擦患处 • 本品含丁香酚，会产生口腔黏膜刺激、灼烧感和局部麻木，用药一段时间后可自行消退
复方牙痛酊	• 服药期间忌烟酒，忌辛辣、油腻食物 • 不宜在服药期间同时服用温补性中药 • 用药时最好配合牙科治疗 • 对本品及酒精过敏者禁用，过敏体质者、妊娠期妇女慎用 • 本品性状发生改变时禁止使用
米诺环素	• 参照本章第五节牙周炎
克林霉素	
西地碘	• 参照本章第二节念珠菌性口炎

续表

药物	用药关怀
维生素C	·大量、长期服用后，宜逐渐减少剂量至停药，突然停药有可能出现维生素C缺乏病症状 ·葡萄糖-6-磷酸脱氢酶缺乏症患者用药可引起溶血性贫血，应慎用；地中海贫血患者用药可导致铁吸收增加，应慎用；镰形红细胞贫血患者用药可导致溶血危象，应慎用 ·长期应用大剂量维生素C可引起尿酸盐、半胱氨酸盐或草酸盐结石 ·过量服用（每日用量＞1g）可引起腹泻、皮肤红而亮、头痛、尿频、恶心、呕吐、胃痉挛等不良反应 ·妊娠期妇女可以使用维生素C，维生素C可通过胎盘；妊娠期妇女过量服用时，可诱发新生儿维生素C缺乏病 ·咀嚼片应充分咀嚼后服用；泡腾片、泡腾颗粒应用冷水或温开水溶解后服用，切勿直接吞服

第九节 口腔溃疡

 【疾病简介】

口腔溃疡是一种常见的发生于口腔黏膜的溃疡性损伤病症，多见于唇内侧、舌头、舌腹、颊黏膜、前庭沟、软腭等部位。口腔溃疡是精神紧张、营养不良、激素水平改变、不良口腔习惯（如习惯性咬颊、咬舌、咬唇）、维生素或微量元素缺乏、食物、药物等多种因素综合作用的结果，遗传、免疫、系统性疾病及微生物因素在口腔溃疡的发生、发展中也起重要作用。许多疾病可表现为口腔黏膜溃疡损伤，其中复发性阿弗他溃疡，又称复发性口腔溃疡，是最常见的口腔黏膜溃疡性疾病，具有复发性、周期性、自限性三大特征。

 【临床表现】

复发性阿弗他溃疡一般表现为单个或多个圆形或椭圆形溃疡，具有"黄、红、凹、痛"的临床特征，即病灶表面常覆盖黄色假膜，周边有充血红晕带，中央凹陷，灼痛明显，常常以长短不一的"发作期—愈合期—间歇期"周期性反复发作，并且具有自限性。复发性阿弗他溃疡可分为轻型复发性阿弗他溃疡、重型复发性阿弗他溃疡、疱疹样复发性阿弗他溃疡。

贝赫切特综合征的口腔黏膜损害症状和发生规律与复发性阿弗他溃疡类似，除此之外，本病累及多系统、多脏器，且有先后出现的口腔外病损症状。眼、生殖器、皮肤病损也是其主要临床特征，表现为反复性生殖部位溃疡、皮肤结节性红斑、毛囊炎、葡萄膜炎。严重者可发生关节、小血管、神经、消化、呼吸、泌尿等多系统损害。

创伤性溃疡与机械性刺激、化学性灼伤或者热冷刺激有密切关系，其发病部位和形态与机械刺激因子相符。无复发史，祛除刺激后溃疡很快愈合；但如果任其发展，则有癌变可能。

癌性溃疡常见于老年人，形态多不规则，其边缘隆起呈凹凸不平状，与周围组织分界不清，溃疡面的基底部不平整，呈颗粒状，触之硬韧，和正常黏膜有明显的区别，疼痛不明显。恶性溃疡病程长，可持续数月甚至一年多都不愈合或逐渐扩大，常规消炎防腐类药物治疗效果不明显。良性口腔溃疡患者较少出现全身症状；恶性口腔溃疡患者则相反，可出现发热、颈部淋巴结肿大、食欲不振、消瘦、贫血、乏力等症状。

 【用药特点及原则】

（一）一般治疗原则

保持口腔卫生，纠正咬唇、咬颊及机械刺激口腔黏膜等口腔不良习惯；避免硬的、酸的、辣的、过咸的食物的刺激，如柑橘类水果、西红柿、辣椒、咖喱、酒精、碳酸饮料等；避免使用含有十二烷基硫酸钠（SLS）的牙膏（含有SLS的牙膏可能会加重溃疡）；选择不含酒精的漱口水；戒烟；避免劳累和熬夜，适度锻炼，增强免疫。

（二）合理用药原则

口腔溃疡用药以消炎、止痛、预防感染为原则。症状较轻者以局部治疗为主；症状较严重及复发率高的患者，可局部治疗与全身治疗联合用药。复发性阿弗他溃疡的病因复杂多样，目前尚无特效根治性方法，需结合患者情况个体化治疗。复发性阿弗他溃疡，以局部对症治疗为主，基本治疗原则为加速溃疡愈合、减少复发次数、延长间歇期。若溃疡症状较重，长时间不愈合且频繁复发时，必要时可联合全身治疗，如短时间使用糖皮质激素或免疫调节剂等。若口腔溃疡经久不愈、发作过于频繁或合并全身反应，如发热、生殖器溃疡、眼部不适、胃肠道不适、皮肤病变、骨关节炎等，应考虑潜在疾病可能，建议及时就医明确疾病诊断。

 【常用药物】

药理分类	药物	药理作用	用法用量
局部治疗用药	聚维酮碘含漱液	参照本章第七节冠周炎	参照本章第七节冠周炎
	复方硼砂含漱液	参照本章第八节牙龈炎	参照本章第八节牙龈炎
	复方氯己定含漱液	参照本章第五节牙周炎	参照本章第五节牙周炎
	2%碘甘油	参照本章第七节冠周炎	参照本章第七节冠周炎
	康复新液	参照本章第一节口腔单纯性疱疹	参照本章第一节口腔单纯性疱疹
	西地碘含片	参照本章第二节念珠菌性口炎	参照本章第二节念珠菌性口炎

续表

药理分类	药物	药理作用	用法用量
局部治疗用药	醋酸地塞米松口腔贴片	本品为糖皮质激素，具有良好的抗炎作用，能够降低毛细血管壁和细胞膜的通透性，减少炎性渗出，抑制纤维细胞增殖，减少瘢痕形成等	外用，贴于患处，每次0.3mg，每日总量≤0.9mg，连用不得超过1周 使用时，洗净手指后沾少许唾液粘起黄色面，将白色面贴于患处，并轻压10~15s，使其粘牢，无需取出，直至全部溶化
	曲安奈德口腔软膏	本品为糖皮质激素，具有显著的抗炎、止痛、抗过敏作用，可迅速缓解口腔疼痛、炎症、溃疡；本品基质具有黏附作用，能够长时间保护覆盖创面，更好地发挥药效	外用，挤出少量药膏（约1cm）轻轻涂抹在病灶表面，使之形成薄膜（药膏在患处的用量以达到完全覆盖患处为佳）；建议睡前使用，以使药物与病灶整夜接触；若症状严重，需要每日涂抹2~3次，以餐后用药为宜
	口腔炎喷雾剂	清热解毒，消炎止痛	喷入口腔，每次适量，每日3~4次，儿童用量酌减
	复方甘菊利多卡因凝胶	本品为利多卡因、麝香草酚、洋甘菊花酊组成的复方制剂；利多卡因通过阻断神经冲动的产生和传导而发挥止痛作用；麝香草酚属酚类衍生物，是消毒防腐剂，对多种细菌、真菌及病毒有抑制作用；洋甘菊花提取物具有抗炎、促进伤口愈合等多种作用	外用，每次将约0.5cm厚的凝胶涂抹于疼痛区或发生炎症的牙龈区，稍加按摩，每日3次 儿童每次使用凝胶的用量不应超过0.5cm，24h内不应超过3次

续表

药理分类	药物	药理作用	用法用量
糖皮质激素	醋酸泼尼松片	本品为糖皮质激素类药，具有抗炎、抗过敏等作用，可减轻复发性阿弗他溃疡病情或缩短病程	晨起顿服，每日10~30mg，或一次服用两日总量，隔日顿服；一般疗程为1~2周，待溃疡控制后逐渐减少剂量或停药
免疫调节剂	转移因子	参照本章第一节口腔单纯性疱疹	参照本章第一节口腔单纯性疱疹

 【 用药关怀 】

药物	用药关怀
聚维酮碘含漱液	· 参照本章第七节冠周炎
复方硼砂含漱液	· 参照本章第八节牙龈炎
复方氯己定含漱液	· 参照本章第五节牙周炎
2%碘甘油	· 参照本章第七节冠周炎
康复新液	· 参照本章第一节口腔单纯性疱疹
西地碘含片	· 参照本章第二节念珠菌性口炎

药物	用药关怀
醋酸地塞米松口腔贴片	· 用于非感染性口腔黏膜溃疡，应遵医嘱 · 偶见皮疹等过敏反应，对本品过敏者禁用，过敏体质者慎用 · 不宜长期大面积使用，若连用1周后症状未缓解，应停药并就医 · 本品在口腔内缓慢溶化后可咽下 · 本品应放在儿童不能接触的地方，儿童应在成人监护下使用 · 严重的活动性结核病患者、高血压患者、糖尿病患者、胃或十二指肠溃疡患者、骨质疏松患者、早期妊娠期妇女、角膜溃疡患者、有精神病史患者、有癫痫病史患者、青光眼患者、严重心功能不全患者、严重肾功能不全患者禁用 · 本品仅限口腔用药，使用本品时禁止同时使用其他口腔用药 · 妊娠期妇女、哺乳期妇女、儿童慎用
曲安奈德口腔软膏	· 本品主要用于复发性阿弗他溃疡及口腔黏膜急、慢性炎症，用药应遵医嘱 · 不宜大面积、长期使用，用药1周后症状未缓解，应咨询医生 · 用药部位如有烧灼感、红肿等症状应停药，并将局部药物洗净，必要时应咨询医生 · 对本品过敏者禁用，病毒或细菌、真菌引起的口腔感染性疾病患者禁用，过敏体质者慎用 · 本品应放在儿童不能接触的地方，儿童必须在成人监护下使用 · 由病毒引起的口腔疱疹（如唇疱疹、原发性疱疹牙龈口腔炎、疱疹性咽峡炎等）不能使用本品 · 按规定剂量使用甾类药物，很少产生全身影响，但是长期局部过量使用也会出现异常情况，如乏力、头晕等，出现这些情况应立即就诊
口腔炎喷雾剂	· 本品含蜂房、蒲公英、皂角刺、忍冬藤等成分，对上述成分过敏者禁用

药物	用药关怀
复方甘菊利多卡因凝胶	·本品可用于幼儿或学龄儿童，更适用于年龄较大的儿童，以防误吞；建议儿童在医生及家长指导下用药，儿童每次凝胶的用量长度不应超过0.5cm，24h内不应超过3次，当大剂量使用该凝胶，特别是利多卡因血浆浓度大于6μg/mL时，可产生毒性反应 ·利多卡因可触发迟发型和速发型超敏反应，可与其他酰胺类药物发生交叉过敏 ·对本品成分过敏者禁用
醋酸泼尼松片	·本品适用于病情较重的复发性阿弗他溃疡且无禁忌证者，用药应遵医嘱 ·本品可能诱发感染，大剂量用药可能引起糖尿病、消化道溃疡、库欣综合征（表现为向心性肥胖、皮肤紫纹或瘀斑、皮肤油腻、骨质疏松、高血压、多毛、月经稀少或闭经、阳痿、痤疮等） ·结核病、急性细菌性或病毒性感染患者慎用；必须使用时，应给予适当的抗感染治疗 ·长期用药后，停药时应逐渐减量，严禁擅自停药 ·对本品及肾上腺皮质激素类药物有过敏史患者禁用；高血压、血栓症、胃与十二指肠溃疡、精神病、电解质代谢异常、心肌梗死、内脏手术、青光眼等患者一般不宜使用，特殊情况下要权衡利弊，并注意病情恶化的可能 ·为避免消化道不良反应的发生，建议与食物同服
转移因子	·参照本章第一节口腔单纯性疱疹

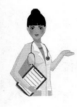

第十二章

皮肤科疾病用药

第一节 脓疱疮

【疾病简介】

脓疱疮俗称"黄水疮"，是一种常见的化脓性皮肤病，主要由凝固酶阳性的金黄色葡萄球菌和（或）溶血性链球菌所致，以出现丘疹、水疱、脓疱，易破溃结脓痂为特征。脓疱疮多发于儿童，具有高度传染性，包括直接接触传染和间接接触传染（如接触患者的玩具、毛巾等）。

【临床表现】

1. 非大疱型（寻常型）脓疱疮。这种脓疱疮在身体任何部位均可发生，但多见于嘴唇四周、鼻周围、耳郭和四肢等暴露部位。初始表现为红色斑点或者小丘疹，可迅速转变为脓疱，周围有明显红晕，然后破裂、糜烂，结成蜜黄色厚痂，痂不断向四周扩张，患者可有瘙痒感。陈旧的痂一般6~10日后脱落，脱落后不留瘢痕。病情严重者可有发热、淋巴结炎症状，甚至出现败血症或急性肾小球肾炎。

2. 大疱型脓疱疮。这种脓疱疮多发生在躯干和四肢，初始症状为散在水疱，可在1~2日内迅速增大，直径可在2cm以上。初始水疱内清亮，一日后淡黄色的疱液可变混浊并下沉呈半月形的积脓现象。水疱容易破溃、糜烂，并留下淡黄色脓痂，痂脱落后可留有暂时性色素沉着或色素减退。患者自觉瘙痒，一般无全身症状。

3．深脓疱疮。这种脓疱疮好发于小腿或臀部，也可发生在其他部位。皮损初期为脓疱，逐渐发展至皮肤深部。典型皮损为蛎壳状黑色厚痂，周围红肿比较明显，把痂去除后可见碟状溃疡。患者可自觉疼痛。病程为2～4周或更长。

4．新生儿脓疱疮。这种脓疱疮是指发生在新生儿的大疱型脓疱疮。典型皮损为广泛分布的多发性大脓疱，破溃后形成红色糜烂面，可出现高热等全身中毒症状。若并发肺炎、脑膜炎、葡萄球菌性烫伤样皮肤综合征（SSSS）、败血症等，可危及生命。

5．葡萄球菌性皮肤烫伤样综合征。该病多发生于出生后1～5周的婴儿，偶发于成年人。发病突然，初期在口周或眼睑四周发生红斑，后迅速蔓延到躯干和四肢近端，甚至泛发全身，皮损处有明显的触痛。

 【用药特点及原则】

（一）一般对症治疗

脓疱疮的治疗原则为杀菌、消炎。注意皮肤卫生，夏季勤洗澡。隔离患者，防止传染。增强营养，提高全身抵抗力。

（二）合理用药原则

局部治疗原则为清洁、消炎、杀菌、干燥、收敛。首选抗菌药物，如莫匹罗星软膏、夫西地酸软膏等。局部用药前，可用0.05%（1：2 000）小檗碱溶液或0.02%（1：5 000）高锰酸钾溶液清洗患部。对于皮损泛发，全身症状明显者，特别是葡萄球菌性皮肤烫伤样综合征患者，应及时全身使用抗生素治疗。根据药敏试验选择抗生素，可选用头孢唑林、氯唑西林等，也可选用其他二代或三代头孢类抗生素。青霉素过敏者可选用克林霉素。

【常用药物】

药理分类	药物	药理作用	用法用量
抗菌外用药	莫匹罗星	本品通过可逆性结合于异亮氨酸转移RNA合成酶，抑制异亮氨酸相关蛋白质合成，从而发挥杀菌和抑菌作用	软膏剂涂于患处，每日2～3次，每日最多使用3次，连续外用不应超过10日
	夫西地酸	本品可抑制细菌蛋白质合成，导致细菌死亡	软膏剂涂于患处，每日2～3次，7日为1个疗程
	红霉素	本品为大环内酯类抗生素，可抑制细菌蛋白质合成，对大多数革兰阳性菌、部分革兰阴性菌及一些非典型性致病菌（如衣原体、支原体）均有抗菌活性	软膏剂适量，涂于患处，每日2次
	新霉素	本品为氨基糖苷类抗生素，影响细菌细胞膜蛋白质的合成而导致细菌死亡	软膏剂涂于患处，每日2～4次，连续外用不应超过7日
	杆菌肽	本品特异性地抑制细菌细胞壁合成阶段的脱磷酸化作用，影响磷脂的转运和向细胞壁支架输送肽聚糖，从而抑制细胞壁的合成	软膏剂涂于患处，每日2～3次，7日为1个疗程
	复方多黏菌素B	本品通过干扰细菌膜通透性与核糖体功能，从而导致细菌死亡	软膏剂涂于患处，每日2～4次，5日为1个疗程
	环丙沙星	本品为喹诺酮类抗生素，可影响细菌DNA合成，从而导致细菌死亡	常见剂型包括软膏剂、乳膏剂、凝胶，涂于患处，每日2～3次

续表

药理分类	药物	药理作用	用法用量
消毒防腐药	硼酸软膏	本品为弱防腐药，对细菌和真菌有轻微的抑制作用，刺激性小	外用，涂于患处，每日1~2次
	聚维酮碘溶液	本品所含碘可直接卤化菌体蛋白质，与蛋白质中的氨基酸结合，而使菌体的蛋白质和酶受到破坏，导致微生物因代谢功能障碍而死亡	5%溶液外用，清洗患处，每日2次
	高锰酸钾	本品为强氧化剂，具有杀菌和抑菌作用	用纯净水稀释为0.1%的溶液后外用，清洗患处
	乳酸依沙吖啶	本品可抑制聚（ADP-核糖）糖基水解酶（PARG），对革兰阳性菌及少数革兰阴性菌有强抑制作用	用0.1%~0.2%的溶液清洗患处，也可用软膏剂涂于患处，每日1~3次

 【用药关怀】

药物	用药关怀
莫匹罗星	·局部刺激反应为常见不良反应，包括刺痛感、瘙痒、烧灼感等，一般无需停药 ·基质内含有聚乙二醇，建议肾功能受损者慎用；对莫匹罗星或其他含聚乙二醇软膏过敏者禁用 ·妊娠期妇女慎用 ·仅供皮肤给药，勿用于眼、鼻、口等黏膜部位；误入眼内用水冲洗即可

药物	用药关怀
夫西地酸	· 局部皮肤反应为常见不良反应，包括接触性皮炎、红斑、丘疹、瘙痒、皮肤过敏反应等；偶见黄疸、紫癜、表皮坏死、血管水肿等 · 偶尔会有轻微的刺激感，对腿部深度溃疡的治疗会伴有疼痛，通常无需停药 · 避免药物接触眼部，不宜长时间、大面积用药 · 哺乳期妇女禁用于乳房部位的皮肤感染 · 对本药过敏者禁用
红霉素	· 软膏剂仅供外用，避免接触眼睛及其他部位黏膜，如口、鼻黏膜等 · 妊娠期妇女、哺乳期妇女慎用 · 与氯霉素及林可霉素有拮抗作用，应避免合用 · 偶见局部刺激症状和过敏反应 · 使用不宜超过1周，如症状未缓解，应向医师咨询
新霉素	· 大面积外用吸收后可产生耳毒性及肾毒性，特别是儿童、老年人及肾功能不全患者 · 本品可诱发变态反应性接触性皮炎，导致用药局部出现潮红肿胀、皮疹、瘙痒 · 对新霉素或其他氨基糖苷类抗生素过敏者禁用
杆菌肽	· 偶见皮肤瘙痒、皮疹、红肿或其他刺激现象，罕见局部过敏反应；对本药过敏者禁用 · 避免药物接触眼睛及其他部位黏膜，如口、鼻等 · 避免在创面长期和大面积使用，以免吸收产生肾毒性及耳毒性；连续使用不宜超过1周；儿童应在成人监护下使用；避免与肾毒性及耳毒性药物合用

续表

药物	用药关怀
复方多黏菌素B	・大面积创面用药注意肾毒性和耳毒性，儿童、妊娠期妇女、哺乳期妇女及肾功能不全患者慎用 ・肾功能减退或全身应用其他肾毒性、耳毒性药物时，应注意药物毒性；若有血尿、排尿次数减少、尿量减少或增多等肾毒性症状或耳鸣、听力减退等耳毒性症状时应慎用 ・对本药过敏者、新生儿禁用 ・偶见过敏反应 ・应避免在大面积烧伤面、肉芽组织或表皮脱落的巨大创面用药 ・不适于眼内使用
环丙沙星	・使用中若出现过敏症状，应立即停用；禁止大面积创面用药；妊娠期妇女及哺乳期妇女、儿童及老年人慎用 ・对本品及氟喹诺酮类抗生素过敏的患者禁用 ・偶有局部轻微刺痛感
硼酸软膏	・外用一般毒性不大，但禁止在大面积皮肤创面用药 ・3岁以下儿童避免使用，特别应避免长期使用（包括成人） ・禁止用于眼部；禁止口服
聚维酮碘溶液	・应稀释至目标浓度使用 ・对碘过敏患者禁用 ・本品对皮肤和黏膜有轻微刺激，用药后感觉不适者应改用其他消毒防腐药 ・不宜与碱性溶液及还原性物质合用
高锰酸钾	・本品高浓度溶液具有腐蚀性，必须溶解并稀释到0.1%后方可使用 ・稀释液具有刺激性，可使皮肤发红、疼痛或产生灼热感 ・使用后可引起皮肤、指甲等部分染色 ・不可用于眼部，禁止口服 ・不可与碘制剂、还原剂、大多数有机物等合用 ・应当在使用前新鲜配制
乳酸依沙吖啶	・本品溶液剂不稳定，遇光易变色，应避光保存 ・不可与含氯溶液、碘制剂、苯酚、碱性药品合用

第二节 毛囊炎

【疾病简介】

毛囊炎为发生于毛囊的细菌感染，其病原菌主要为凝固酶阳性的金黄色葡萄球菌。

【临床表现】

毛囊炎多见于男性青壮年，多发于炎热的夏季，好发于有毛发及易受摩擦的部位，如头部、颈项部、臀部、外阴部、四肢等。皮损初发时为针头大红色毛囊性丘疹，逐渐变成粟粒大脓疱，中心常有毛发贯穿，周围有炎性红晕，一般无发热等全身症状，可有微痒或疼痛感。脓疱破溃后排出少量脓血，结成黄痂，伽落即愈，但易复发。瘙痒性皮肤疾病、糖尿病或机体抵抗力低下等常为诱发因素，诱因未除，迁延难愈，严重者可发展为"疖"。

【用药特点及原则】

轻微的毛囊炎通常会自行消退，但当毛囊炎经常复发或局部感染加重时，则建议使用药物进行治疗。总体治疗原则是避免不利因素，降低复发风险，以及有针对性使用抗生素来减缓皮疹发展和促进症状消退。

（一）局部治疗

局部治疗以止痒、杀菌为主，包括外用消毒防腐药，如含碘消毒液、鱼石脂软膏等；外用抗生素药膏，如莫匹罗星、利福平、夫西地酸等。

（二）全身治疗

对炎症浸润明显，侵犯较深的毛囊炎，可口服抗生素，如头孢菌素、多西环素等。

（三）物理治疗

可用紫外线或超短波局部照射辅助治疗。

【常用药物】

药理分类	药物	药理作用	用法用量
消毒防腐药	2%碘酊	碘作用于氨基酸，直接卤化菌体蛋白质，干扰氨基酸合成，降低脂质膜流动性等，从而使微生物死亡	局部涂于患处，涂抹后用70%酒精脱碘，每日1～2次
	聚维酮碘溶液		5%溶液，局部涂于患处，每日1～2次
	鱼石脂软膏	本品可使微生物的蛋白质变性或沉淀，也可使胞浆膜通透性增加，使胞内物质外渗，从而抑菌或杀菌	10%～20%软膏，局部涂于患处，每日2次
抗菌外用药	莫匹罗星	参照本章第一节脓疱疮	参照本章第一节脓疱疮
	利福平	本品可抑制细菌RNA合成，阻断RNA转录过程，使DNA和蛋白质的合成停止	软膏剂局部涂于患处，每日2～3次
	夫西地酸	参照本章第一节脓疱疮	参照本章第一节脓疱疮
口服抗生素	头孢氨苄	本品为头孢菌素类抗生素，通过干扰细菌细胞壁主要成分肽聚糖的合成，从而发挥抗菌作用；用于治疗毛囊炎时应根据感染菌敏感性选择口服抗生素	口服，每次0.5g，每日2次
	头孢克洛		口服，每日0.75～1g，分3次服用
	多西环素	本品可特异性地与细菌核糖体30S亚单位结合，抑制细菌蛋白质合成	口服，每次0.1g，每日2次

【用药关怀】

药物	用药关怀
2%碘酊	· 本品对皮肤、黏膜有强烈刺激性，皮肤消毒用药后，应用70%酒精脱碘 · 不宜用于破损皮肤、眼及口腔黏膜的消毒 · 对碘过敏者禁用 · 如误服中毒，应立即用淀粉糊或米汤灌胃，并送医院救治 · 用药部位如有灼烧感、瘙痒、红肿等情况，应停止用药，并将局部药物洗净，必要时咨询医生 · 不得与碱、生物碱、水合氯醛、苯酚、硫代硫酸钠、淀粉、鞣酸同用或接触
聚维酮碘溶液	· 参照本章第一节脓疱疮
鱼石脂软膏	· 不得用于皮肤破溃处，避免接触眼睛和其他黏膜（如口、鼻黏膜），连续使用一般不超过7日，如症状未得到缓解，应咨询医师
莫匹罗星	· 参照本章第一节脓疱疮
利福平	· 病毒性感染（如疱疹、水痘等）患者禁用 · 妊娠期妇女、哺乳期妇女禁用 · 用药部位如有烧灼感、红肿等情况应停药，并将局部药物洗净，必要时咨询医生 · 不得长期大面积使用 · 连续使用不能超过4周，面部、腋下、腹股沟及外阴等皮肤细薄处连续使用不能超过2周，用药后症状未缓解者应咨询医生
夫西地酸	· 参照本章第一节脓疱疮
头孢氨苄	· 有青霉素类药物过敏性休克史的患者禁用 · 服用期间禁止饮酒或摄入含酒精食物 · 有胃肠道疾病史的患者，尤其是溃疡性结肠炎、局限性肠炎或抗菌药物相关性结肠炎（头孢菌素很少产生伪膜性肠炎）患者，以及肾功能减退者慎用 · 头孢氨苄主要经肾排出，肾功能减退患者应减少剂量
头孢克洛	· 应用本品时可出现直接库姆斯试验阳性反应和尿糖假阳性反应（硫酸铜法），少数患者的碱性磷酸酶、血清丙氨酸氨基转移酶和门冬氨酸氨基转移酶皆可升高

续表

药物	用药关怀
多西环素	· 常见不良反应包括头痛、恶心、呕吐、厌食、光敏反应、皮疹，偶见休克、肝功能异常 · 含有镁、钙、锌、铝、铋的药物和尿液碱化药（如乳酸钠）可减少本品吸收，降低其疗效，如需合用，应至少间隔2h · 有四环素类药物过敏史患者禁用 · 妊娠期妇女、8岁以下儿童禁用；哺乳期妇女用药时，应停止哺乳 · 与巴比妥类、苯妥英钠或卡马西平合用时应调整本品剂量

第三节 甲沟炎

【疾病简介】

甲沟炎指甲周组织炎症，可由细菌（如葡萄球菌、链球菌等）或真菌（如念珠菌等）引起。

【临床表现】

根据病因及临床表现不同，甲沟炎可分为急性甲沟炎与慢性甲沟炎。急性甲沟炎病程短（＜6周），常发生于甲周组织微小创伤后的细菌感染，通常表现为红肿、热痛，严重者可出现疼痛加剧、局部化脓、甲床松动等症状。慢性甲沟炎病程一般超过6周，病因复杂，可能与长期接触刺激物有关，也可能是细菌、真菌感染所致，通常表现为局部的红肿、热痛、甲小皮缺失、甲板表面异常（纵嵴或横沟）、甲沟内肉芽组织形成等。

【用药特点及原则】

（一）急性甲沟炎

无脓肿形成的甲沟炎，可每日多次用温水或消毒剂浸泡10～15min后局部使用抗生素（如莫匹罗星）。形成脓肿的甲沟炎应手术切开引流治疗，必要时需切除部分甲板。对于局部治疗效果欠佳的甲沟炎，应口服抗生素治疗。

（二）慢性甲沟炎

保持干燥、避免接触刺激物对预防和治疗慢性甲沟炎非常重要。推荐局部外用激素药物或联合局部外用抗生素，如莫匹罗星、复方多黏菌素B等。

对于局部治疗效果欠佳的甲沟炎，应口服抗生素治疗，严重者需要进行手术治疗，如拔除甲板、切除肉芽组织等。

 【常用药物】

药理分类	药物	药理作用	用法用量
消毒防腐药	过氧化氢溶液	本品为氧化性消毒剂，含过氧化氢2.5%～3.5%，在过氧化氢酶的作用下迅速分解，释出新生氧，对细菌组分产生氧化作用，干扰其酶系统而发挥抗菌作用	湿敷或浸泡，每日3～4次
	乳酸依沙吖啶	参照本章第一节脓疱疮	用0.1%～0.2%的溶液湿敷或浸泡患处，每日3～4次
	聚维酮碘溶液		用5%溶液湿敷或浸泡患处，每日3～4次
	鱼石脂软膏	参照本章第二节毛囊炎	用10%软膏涂于患处，每日2次

续表

药理分类	药物	药理作用	用法用量
抗菌外用药	莫匹罗星	参照本章第一节脓疱疮	软膏剂局部涂于患处，每日2～3次
	夫西地酸		参照本章第一节脓疱疮
	复方多黏菌素B		软膏剂涂于患处，每日2～4次
	特比萘芬	本品可抑制真菌细胞麦角甾醇合成过程中的角鲨烯环氧化酶，使角鲨烯在细胞中蓄积而起杀菌作用；本品剂型包括外用软膏剂及口服片剂	软膏剂：涂于患处，每日2次 片剂：口服，成人每次0.25g，每日1次
外用糖皮质激素	倍他米松	糖皮质激素类药物具有消炎、抗过敏、止痒及减少渗出的作用	软膏剂涂于患处，每日2～4次
	丙酸氯倍他索		软膏剂涂于患处，每日2次
	糠酸莫米松		软膏剂涂于患处，每日1次
	曲安奈德		软膏剂涂于患处，每日2～3次
口服抗生素	头孢氨苄	参照本章第二节毛囊炎	口服，每次0.5g，每日2次
	多西环素		口服，每次0.1g，每日2次
	伊曲康唑	本品通过结合真菌细胞色素P-450同工酶，抑制真菌细胞膜中麦角甾醇的合成，从而产生抗真菌作用	儿童：每日3～5mg/kg，每日1次或分2次服用 成人：每日100～200mg，每日1次或分2次服用 胶囊剂推荐餐后立即服用

【用药关怀】

药物	用药关怀
过氧化氢溶液	· 本品为外用制剂，严禁口服 · 本品为无色透明液体，无臭或有类似臭氧的气味，遇氧化物或还原物即迅速分解并产生泡沫，遇光易变质，宜避光保存 · 应避免皮肤和黏膜接触高浓度溶液，以免产生刺激性灼烧感或形成引发疼痛的"白痂" · 本品不可与还原剂、强氧化剂、碱、碘化物等混合使用
乳酸依沙吖啶 聚维酮碘溶液	· 参照本章第一节脓疱疮
鱼石脂软膏	· 参照本章第二节毛囊炎
莫匹罗星 夫西地酸 复方多黏菌素B	· 参照本章第一节脓疱疮
特比萘芬	· 软膏剂不得用于皮肤破溃处 · 口服时，肝功能不全、肾功能不全（肌酐清除率＜50mL/min，血清肌酐＞300μmol/L）者，剂量应减少50% · 常见消化道不良反应，如腹部胀满感、食欲不振、恶心、轻度腹痛及腹泻；偶见轻度皮肤反应，如皮疹、荨麻疹等 · 本品应置于儿童接触不到的地方 · 对本品过敏的患者、妊娠期妇女禁用；用药期间，哺乳期妇女应停止哺乳 · 极少数使用口服避孕药的妇女可能出现月经失调，应慎用 · 肝药酶诱导药（如利福平等）可加速本品的血浆清除；肝药酶抑制药（如西咪替丁等）则可抑制本品的血浆清除；如需使用以上药物，应调整特比萘芬剂量

药物	用药关怀
倍他米松	·本品不宜长期、大面积使用 ·涂药部位如有烧灼感、瘙痒等，应停止用药并及时洗净，必要时就医
丙酸氯倍他索	·本品禁止长期、大面积使用，不宜采用封包治疗 ·溃疡性皮肤病患者禁用 ·如伴有皮肤感染，必须同时使用抗感染药物；若同时使用后，感染的症状没有及时改善，应停用本药直至感染得到控制
糠酸莫米松	·不得用于皮肤破溃处 ·用药部位如有烧灼感、红肿等情况应停药，并将局部药物洗净，必要时咨询医生 ·如并发细菌或真菌感染，应咨询医生
曲安奈德	·禁用于感染性皮肤病，如脓疱病、体癣、股癣等 ·不宜长期使用，并避免全身大面积使用 ·用药部位如有灼烧感、瘙痒、红肿等，应停止用药并及时洗净，必要时咨询医生
头孢氨苄 多西环素	·参照本章第二节毛囊炎
伊曲康唑	·常见胃肠道不良反应包括恶心、腹痛等；神经系统不良反应包括头痛、味觉障碍、触觉减退、感觉错乱等，当发生神经系统症状时应停药；连续用药超过1个月可出现低钾血症和水肿，建议检查肝功能 ·本品有一定的心脏毒性，有心室功能障碍（如充血性心力衰竭或有充血性心力衰竭病史）的患者禁用 ·育龄妇女使用本品应采取适当的避孕措施，直至停药后的下一个月经周期；妊娠期妇女禁用 ·肝功能异常者慎用，肾功能不全的患者用药应监测血药浓度以确定适宜的剂量 ·禁止与西沙必利、多非利特、阿普唑仑、米达唑仑、奎尼丁等由CYP3A4代谢的药物同时应用；禁止与洛伐他汀、辛伐他汀等羟甲基戊二酰辅酶A还原酶抑制剂，以及麦角碱、麦角胺、甲基麦角新碱或三唑仑同时应用

第四节　癣

【疾病简介】

癣是由皮肤癣菌感染所致的一种常见感染性皮肤病，根据发病部位可分为头癣、体癣、股癣、手（足）癣和甲癣等。

【临床表现】

（一）头癣

头癣是皮肤癣菌感染头皮和毛发所致的疾病，根据致病菌种类和宿主反应可分为白癣、黄癣、黑点癣和脓癣，好发于儿童，可通过直接接触或经理发用具等间接接触传染。

1．白癣表现为头皮灰白色鳞屑性脱毛斑片，可呈卫星状分布，毛发一般在距头皮3~4mm处折断。一般青春期后可自愈，不留痕迹。

2．黄癣的典型损害为碟形硫碘色黄癣痂，中心有毛发贯穿，毛发无光泽、长短不一，久之可形成萎缩性瘢痕，造成永久性脱发。

3．黑点癣表现为多数散在点状鳞屑斑，且呈黑色小点状，头发在头皮处折断。病程久者治愈后可留有瘢痕，引起局灶性脱发。

4．脓癣为炎症性头癣，典型损害是化脓性毛囊炎，形成暗红色、边界清楚的浸润性斑块，表面群集毛囊性小脓疱，破溃后可有多个蜂窝状排脓小孔。愈后常有瘢痕形成，可导致永久性脱发。

（二）体癣

体癣指的是发生于除头皮、毛发、掌跖和指（趾）甲板以外的浅表部位的皮肤癣菌感染。原发损害为丘疹、水疱或丘疱疹，由中心逐渐向周围扩展蔓延，形成环形或多环形红斑，边缘隆起，伴脱屑，多伴瘙痒。

（三）股癣

股癣特指发生于腹股沟、会阴部、肛周和臀部的皮肤癣菌感染，属于特殊部位的体癣，最常见的致病菌为红色毛癣菌。股癣临床表现与体癣类似，但多由股内侧向外发展。

（四）手（足）癣

手（足）癣是发生在手掌和足跖及指（趾）间的皮肤癣菌感染，亦可波及手背、足背、腕部、踝部。急性损害表现为丘疹、丘疱疹和水疱；慢性损害表现为鳞屑和角化，伴有皮肤增厚、皲裂、瘙痒。急性损害与慢性损害常可并存。慢性手癣或慢性足癣常伴甲癣。足癣好发于足趾间，皮肤常表现为浸渍、糜烂，可继发下肢丹毒或蜂窝组织炎；跖踝部足癣表现为慢性非炎症性鳞屑性斑片，可扩展到足的两侧。手癣往往先单侧发病。

 【用药特点及原则】

（一）头癣

头癣的治疗目的为清除真菌、减少瘢痕、阻断传播。治疗以全身用药为主、局部用药为辅，同时需要对污染物和污染环境进行消毒除菌，防止再次感染及传播。

1．口服抗真菌药物，如灰黄霉素、氟康唑、伊曲康唑、特比萘芬等。

2．局部应用抗真菌药可以降低头癣的带菌率及传染性，以咪唑类和丙烯胺类药物最为常用。咪唑类药物包括克霉唑、咪康唑、酮康唑等，丙烯胺类药物包括特比萘芬、布替萘芬等，其他药物还包括阿莫罗芬、利拉萘酯等。

3．脓癣症状较重时，可联合全身应用糖皮质激素，如合并细菌感染需加服敏感抗生素，切忌切开引流。

（二）体癣、股癣

体癣、股癣的治疗目标是清除病原菌、快速缓解症状、清除皮损、防止复发。

1．首选外用抗真菌药局部治疗，以咪唑类和丙烯胺类药物最为常用。咪唑类药物包括咪康唑、联苯苄唑、酮康唑等，丙烯胺类药物包括特比萘芬、布替萘芬等，其他药物还包括阿莫罗芬等。

2．外用药物治疗效果不佳、皮损泛发或反复发作患者，以及免疫功能低下患者，可全身应用抗真菌药物，如特比萘芬、伊曲康唑等。

（三）手（足）癣

1．首选外用药局部治疗。急性浸渍糜烂型手（足）癣可采用3%硼酸溶液湿敷，每日2次，每次20min；然后外用粉剂干燥，再用抗真菌制剂，如咪唑类软膏剂等。慢性干燥鳞屑型手（足）癣可选用咪康唑软膏等，对于角化层增厚者，可选用水杨酸、苯甲酸等软膏。

2．对于顽固病例如顽固鳞屑角化型损害或局部治疗无效者，可口服抗真菌药治疗，如特比萘芬、伊曲康唑和氟康唑等。

3．对于继发细菌感染的患者，可全身应用抗生素。湿疹化手（足）癣患者应先进行抗过敏治疗。

 【常用药物】

药理分类	药物	药理作用	用法用量
抗真菌药	灰黄霉素	本品通过干扰真菌核酸的合成而抑制其生长	儿童：每日15～25mg/kg，分2次口服 成人：每日1g，分2次口服

药理分类	药物	药理作用	用法用量
抗真菌药	特比萘芬	参照本章第三节甲沟炎	2岁以上儿童可使用 体重＜20kg儿童：口服，每日62.5mg 体重20～40kg儿童：口服，每日125mg 体重＞40kg儿童及成人：口服，每日250mg 软膏剂涂于患处，每日2次
	伊曲康唑		参照本章第三节甲沟炎
	氟康唑	本品通过高度选择性地抑制真菌细胞色素P-450甾醇C-14-α-脱甲基作用，使真菌内的14-α-甲基甾醇堆积，从而抑制真菌的繁殖和生长	儿童：口服，每次3～6mg/kg，每日1次 成人：口服，每次100～200mg，每日1次
	酮康唑		溶液剂局部停留5～10min，每日1次；乳膏剂取适量均匀涂擦患处，每日2次
	硝酸咪康唑	本品通过抑制真菌细胞膜麦角甾醇的生物合成，影响细胞膜的通透性，抑制其生长	软膏剂局部涂于患处，每日1～2次
	联苯苄唑		软膏剂局部涂于患处，每日1次
	阿莫罗芬	本品可干扰真菌细胞膜脂类生物合成，减少麦角固醇含量，导致非典型脂类的累积，引起真菌细胞膜和细胞器形态改变，从而发挥抑菌作用	软膏剂局部用于患处，每日1次
消毒防腐药	2%碘酊	参照本章第二节毛囊炎	参照本章第二节毛囊炎

【用药关怀】

药物	用药关怀
灰黄霉素	· 卟啉症患者、肝功能衰竭患者、妊娠期妇女及对本品过敏者禁用 · 服药期间禁止饮酒 · 对青霉素过敏患者慎用，并密切观察 · 治疗期间应定期检查血常规、肝功能、血尿素氮、肌酐及尿常规 · 本品与抗凝药华法林、香豆素类药物合用可减弱抗凝作用，应调整抗凝药剂量 · 与扑米酮、苯巴比妥类药物合用时可使本品抗真菌作用减弱，应避免合用 · 本品可降低雌激素类避孕药的药效，应避免合用 · 10%的患者可出现头痛症状，初期症状较重，继续用药后症状可减轻 · 本品宜进餐时或餐后即刻服用，以高脂肪餐为最佳
特比萘芬 伊曲康唑	· 参照本章第三节甲沟炎
氟康唑	· 对其他吡咯类抗真菌药过敏者慎用 · 肾功能减退患者治疗中应定期检查肾功能 · 用药前和用药期间均应定期检查肝功能，如肝功能出现持续异常，或出现肝毒性临床症状时应立即停药 · 肾功能损害患者，应调整用药剂量，肌酐清除率＞50mL/min者按常规剂量给药；肌酐清除率为11～50mL/min者按常规剂量的1/2给药 · 血液透析患者在每次透析后可给予1日剂量，因为3h的血液透析可使本品血药浓度降低约50%
酮康唑	· 本品不得用于皮肤破溃处，避免接触眼睛和其他部位黏膜（如口、鼻黏膜等），不宜大面积使用 · 用药部位如有烧灼感、红肿等刺激症状应停药，并将局部药物洗净，必要时咨询医生

续表

药物	用药关怀
硝酸咪康唑	·用于治疗念珠菌病时，为控制致病菌生长，应避免密封包扎 ·用药部位如有烧灼感、红肿等情况应停药，并将局部药物洗净，必要时咨询医生
联苯苄唑 阿莫罗芬	·用药部位如有烧灼感、红肿等情况应停药，并将局部药物洗净，必要时咨询医生
2%碘酊	·参照本章第二节毛囊炎

第五节　甲癣

【疾病简介】

甲癣，俗称"灰指甲"，是指皮肤癣菌侵犯甲板或甲下组织所引起的疾病。甲癣多由手（足）癣直接传染，易感因素包括遗传、系统性疾病（如糖尿病）、局部血液或淋巴液回流障碍、甲外伤或其他甲病等。根据真菌侵犯指（趾）甲的部位和程度的不同，可分为白色浅表型甲癣、远端侧位甲下型甲癣、近端甲下型甲癣、全甲毁损型甲癣。

【临床表现】

1．白色浅表型甲癣。甲板表面可出现一个或多个小的浑浊区，外形不规则，甲板表面失去光泽或稍凹凸不平。浑浊区可逐渐波及全甲板，致甲面变软、下陷；无其他症状，无甲沟炎，常见甲床皱襞皮肤处脱屑。

2．远端侧位甲下型甲癣。此型最为常见，多由手（足）癣蔓延而来，表现为甲远端前缘及侧缘增厚、灰黄浑浊，甲板表面凹凸不平或破损。

3．近端甲下型甲癣。该类型甲癣表现为甲半月和甲根部粗糙肥厚、凹凸不平或破损。

4．全甲毁损型甲癣。该类型甲癣是各型甲真菌病发展的最终结果，表现为整个甲板被破坏，呈灰黄或灰褐色，甲板部分或全部脱落，甲床表面残留粗糙角化堆积物，甲床亦可增厚、脱屑。

甲癣病程进展缓慢，若不治疗可迁延终身。一般无自觉症状，指甲甲板增厚或破坏可影响手指精细动作；趾甲增厚或破坏可引起疼痛，还可继发甲沟炎，出现红肿、发热、疼痛等症状。

【用药特点及原则】

外用药物由于难以穿透指（趾）甲，一般需先用指甲锉将甲片磨薄（不推荐使用刀片，容易划伤引起感染）或使用40%尿素软膏封包使病甲软化剥离，再外用抗真菌药物。

口服抗真菌药物治疗甲癣需要较大剂量长期服药，所以应定期复诊，出现不适症状应及时复诊。

甲癣治疗的疗程一般都比较长，因为手指甲和脚指甲的生长速度缓慢且生长周期不同。完全长出一个新的手指甲需要约100日，而脚指甲则需要约300日，所以治疗甲癣必须要有耐心，坚持长期用药。

【常用药物】

药理分类	药物	药理作用	用法用量
抗真菌药	阿莫罗芬	参照本章第四节癣	锉光并清洁受感染的指（趾）甲，均匀涂抹软膏剂，每周2次；指甲甲癣需持续用药6个月，趾甲甲癣需持续用药9～12个月

药理分类	药物	药理作用	用法用量
抗真菌药	环吡酮胺	本品可改变真菌细胞膜的完整性，引起细胞内物质外流，并阻断蛋白质前体物质摄取，导致真菌细胞死亡	首次用药前，应先尽量将被感染的指（趾）甲剪去，并用指甲锉使病甲部位变得粗糙 在治疗的第1个月内，每隔1日在病甲部位涂一薄层；第2个月内，用药频率可减至每星期至少涂药2次；从治疗的第3个月开始，每周涂药1次；在整个疗程中，应每周1次用指（趾）甲清洗剂洗去整层薄膜，同时尽可能将病甲用指甲锉再次除去，若涂剂薄膜层被破坏，应及时重新涂药覆盖该部分 疗程的长短取决于感染的严重程度，但不应超过6个月
	特比萘芬	参照本章第三节甲沟炎	用于治疗甲癣，口服，成人每次0.25g，每日1次 绝大多数患者的疗程为6周～3个月；年轻患者因指（趾）甲生长速度较快而能缩短疗程；除拇指（趾）甲感染外，多数患者的疗程在3个月内；某些患者，特别是拇指（趾）甲感染的患者，可能需6个月或更长的时间；在第一周治疗中指（趾）甲生长缓慢者，其疗程可能超过3个月；在真菌学治愈和停止治疗后几个月，可看到病情继续好转至甲板外观完全正常，这是因为健康的甲组织生长需要时间

续表

药理分类	药物	药理作用	用法用量
抗真菌药	伊曲康唑	参照本章第三节甲沟炎	餐后立即口服（将胶囊整个吞服）可达到最佳吸收效果 用于甲癣冲击疗法，每次0.2g（2粒），每日2次，连服1周后停药3周，为1个冲击疗程；指甲感染需2个冲击疗程，趾甲感染需3个冲击疗程 治疗停止后新甲长出提示疗效显著
	氟康唑	参照本章第四节癣	口服，每次0.15g（3片），每周1次，疗程2~4个月，视病情可适当延长疗程

 【用药关怀】

药物	用药关怀
阿莫罗芬	·用药部位如有烧灼感、红肿等症状应停药，并将局部药物洗净，必要时咨询医生或药师 ·若药物误入眼内或耳内，应立即用水冲洗，并立即就医或咨询药师 ·本品应避免接触黏膜（如口腔、鼻黏膜），禁止吸入；若误服本品，应立即就医或咨询药师 ·每次使用前，应锉除受感染的指（趾）甲，并用药签除去残留的药物 ·治疗期间若需接触有机溶剂（如白酒、稀释剂等），需戴防护手套以保护指（趾）甲上的药物涂层
环吡酮胺	·本品仅供外用，应避免接触不与指（趾）甲相连的皮肤、眼睛和黏膜 ·若发生过敏反应或产生化学刺激感，应立即停药并向医生报告 ·有胰岛素依赖性糖尿病史或糖尿病神经病变史的患者慎用 ·用药期间，需每月由医护人员除去已脱离甲床的病甲

药物	用药关怀
环吡酮胺	• 本品应均匀涂在整个指（趾）甲盖上以及周围5mm范围内的皮肤上；如果可能，还应涂在指（趾）甲剥离后的甲床、甲下皮、原指甲盖所在的表面；指（趾）甲周围接触到药液的皮肤可能有轻微、短暂的刺激感（发红） • 睡前或洗澡前8h用药刷将药物涂在用药部位，待干后方可穿袜 • 使用本品时不应每日将药物洗去，应每7日用指（趾）甲清洗剂洗去整层药膜 • 在接受治疗的指（趾）甲上不应使用指甲油或其他指（趾）甲化妆品
特比萘芬	• 参照本章第三节甲沟炎
伊曲康唑	
氟康唑	• 参照本章第四节癣

第六节　带状疱疹

 【疾病简介】

　　带状疱疹是由长期潜伏在脊髓后根神经节或颅神经节内的水痘-带状疱疹病毒经再激活引起的感染性皮肤病，为皮肤科常见病，除皮肤损害外，常伴有神经病理性疼痛，多出现在年龄大、免疫抑制或免疫缺陷的人群中，严重影响患者生活质量。

 【临床表现】

　　典型的带状疱疹有前驱症状，发疹前有轻度乏力、低热、食欲不振等全身症状，患处皮肤自觉灼热感或神经痛，触之有明显的痛感，也可无前驱症状即发疹。好发部位为肋间神经（约占53%）、颈神经（约占20%）、三叉神经（约占15%）及腰骶部神经（约占11%）。带状疱疹皮损一般呈单侧分布，发生于一至两个相邻的皮区，疱疹群之间的皮肤正常，整个病变呈带状分布倾向，不越过躯体中线。病程一般为2～3周，老年人为3～4周。带状疱疹常见的并发症包括带状疱疹后神经痛（PHN）、带状疱疹眼病及各种皮肤并发症等。

【用药特点及原则】

（一）一般对症治疗

带状疱疹是一种自限性疾病，在不进行抗病毒治疗的情况下，不伴危险因素的躯干带状疱疹及年轻患者四肢的带状疱疹通常能自愈，且没有并发症。

除了要积极进行正规治疗之外，患者还需要注意保持发病部位清洁与干燥，避免患处接触水，不要包扎或覆盖患处，应让患处尽量暴露于空气中。发生瘙痒时也不要去搔抓或弄破水疱，以免引起细菌感染或因污染正常皮肤而引起新的感染。

（二）合理用药原则

带状疱疹基本治疗原则包括及早应用抗带状疱疹病毒药物、避免盲目或不恰当使用抗生素、保持患处的干燥和透气、预防和治疗并发症以及合理应用对症治疗药物等。

带状疱疹是一种病毒感染疾病，可采用抗病毒药物治疗。抗病毒治疗能缩短病程，降低带状疱疹后神经痛的发生率、严重程度，并缩短持续时间。

抗病毒药物是带状疱疹临床治疗的常用药物，应尽早使用，即发疹后的24～72h内开始使用。抗病毒治疗能有效缩短病程，加速皮疹愈合，减少新皮疹形成，减小病毒播散到内脏的可能性。

带状疱疹后神经痛目前推荐治疗的一线药物包括钙离子通道调节剂、三环类抗抑郁药和5%利多卡因贴剂，二线药物包括阿片类药物曲马多。

抗生素对带状疱疹的治疗是无效的，在无合并细菌感染迹象的情况下不得使用抗生素。存在继发细菌感染时应及时使用抗生素治疗。

【常用药物】

药理分类	药物	药理作用	用法用量
抗病毒药	阿昔洛韦	本品为广谱、高效的抗病毒药，是目前最有效的抗Ⅰ型和Ⅱ型单纯疱疹病毒药物之一，对正常细胞几乎无影响，而在被感染的细胞内，在病毒腺苷激酶和细胞激酶的催化下，转化为三磷酸无环鸟苷，对病毒DNA多聚酶呈强大的抑制作用，阻滞病毒DNA的合成	片剂：口服，成人常用剂量为每次0.8g，每日5次，7～10日为1个疗程 乳膏剂：局部外用，取适量涂于患处，成人与儿童均为每2h使用1次，每日4～6次，7日为1个疗程
	伐昔洛韦	本品可作为病毒复制的底物与脱氧鸟嘌呤三磷酸酯竞争病毒DNA多聚酶，从而抑制病毒DNA合成	口服，每次1g，每日3次，7日为1个疗程 建议在前驱症状期或刚出现症状体征时即开始治疗
	泛昔洛韦	本品可与三磷酸鸟苷竞争，抑制病毒DNA聚合酶活性，从而选择性抑制病毒DNA的合成和复制	成人每次0.25g，每8h服用1次，7日为1个疗程 肾功能不全患者应根据肾功能状况调整剂量，肌酐清除率≥60mL/min者，每次0.25g，每8h服用1次；肌酐清除率为40～59mL/min者，每次0.25g，每12h服用1次；肌酐清除率为20～39mL/min者，每次0.25g，每24h服用1次；肌酐清除率＜20mL/min者，每次0.125g，每48h服用1次

药理分类	药物	药理作用	用法用量
钙离子通道调节剂	加巴喷丁	本品可调节电压门控钙离子通道α2-δ亚基，从而减轻疼痛 γ氨基丁酸受体激动剂，可能的镇痛机制包括抑制NMDA受体及阻滞钙离子通道	用于缓解带状疱疹疼痛，口服，第1日300mg，一次性服用；第2日600mg，分2次服用；第3日900mg，分3次服用；之后按需要缓慢调整至有效剂量，常用有效剂量为每日900~1 800mg
	普瑞巴林		口服，起始剂量为每日150mg，可在1周内增至每日300mg，每日最大剂量为600mg
三环类抗抑郁药	阿米替林	本品可阻断突触前膜去甲肾上腺素和5-羟色胺的再摄取，阻断钠离子通道和α肾上腺素受体，调节疼痛传导下行通路，发挥镇痛作用	首剂应睡前服用，起始剂量为每次12.5~25mg，每日2~3次，根据患者情况可逐渐增加剂量，每日最大剂量为150mg
阿片类药物	曲马多	本品可作用于μ阿片受体、去甲肾上腺素受体、5-羟色胺受体以达到镇痛效果	初始剂量为每次25~50mg，每日1~2次，每日最大剂量为400mg
维生素类	甲钴胺	本品为内源性维生素B_{12}，存在于血液、髓液中，与维生素B_{12}相比，其对神经元的传导有良好的改善作用，可通过甲基转换反应促进核酸、蛋白质、脂肪代谢，其作为甲硫氨酸合成酶的辅酶，可使高半胱氨酸转化为甲硫氨酸，参与脱氧核苷合成胸腺嘧啶过程，促进核酸、蛋白质合成，促进轴索内输送、轴索再生及髓鞘的形成，防止轴突变性，修复被损害的神经组织	口服，成人常用剂量为每次0.5mg（1片），每日3次，可根据年龄、症状酌情增减剂量
	维生素B_1	维生素B_1参与体内辅酶的形成，能维持正常神经功能	口服，每次1~2片，每日3次

【用药关怀】

药物	用药关怀
阿昔洛韦	・对更昔洛韦过敏者也可能对本品过敏，对本品过敏者禁用 ・严重免疫功能缺陷者长期或多次应用本品可能引起单纯疱疹病毒和带状疱疹病毒对本品耐药 ・一旦出现疱疹症状与体征，应尽早给药 ・饮食对血药浓度影响不明显，但在给药期间应充足饮水，防止本品在肾小管内沉积 ・一次血液透析可使血药浓度降低60%，因此血液透析后应补给一次剂量 ・本品对单纯疱疹病毒的潜伏感染和复发无明显效果，不能根除病毒 ・本品片剂不宜长期服用，以免引起月经紊乱或精子减少
伐昔洛韦	・对更昔洛韦、阿昔洛韦或本品制剂中任何成分过敏的患者禁用 ・用药期间应注意摄入足量的水，尤其是老年患者，以防发生脱水 ・肾损害患者必须降低剂量 ・老年患者和肾损害患者出现神经系统不良反应的风险增加，应密切监测
泛昔洛韦	・肾功能不全者应调整用法用量 ・肝功能代偿失调的肝病患者无需调整剂量 ・饮食对生物利用度无明显影响 ・对阿昔洛韦耐药的病毒突变株对本品也耐药 ・本品不能治疗生殖器疱疹，能否防止疾病传播尚不清楚，但生殖器疱疹可以通过性接触传播，故治疗期间应避免性接触
加巴喷丁	・肾功能不全患者应减少剂量 ・为避免嗜睡和头晕等不良反应，应遵循夜间起始、逐渐加量和缓慢减量的原则

药物	用药关怀
普瑞巴林	• 有些糖尿病患者因接受普瑞巴林治疗而致体重增加时，需要调整降糖药物 • 一些患者在开始使用或长期使用普瑞巴林后出现血管性水肿，特异性症状包括面、口（舌、唇和牙龈）及颈部（咽和喉）肿胀，如果患者出现这些症状，应立即停用本品。既往发生过血管性水肿的患者服用本品时应注意相关症状 • 如患者服药后发生超敏反应，如皮肤发红、水疱、荨麻疹、皮疹、呼吸困难及喘息，应立即停用本品
阿米替林	• 有缺血性心脏病、心源性猝死、青光眼、尿潴留等高风险疾病患者应禁用 • 用药期间不宜驾驶汽车或操作机械 • 治疗初期可能出现多汗、口干、视物模糊、排尿困难等不良反应
曲马多	• 首选缓释制剂 • 不可与5-羟色胺类药物同时使用 • 不良反应与剂量相关，包括恶心、眩晕、呕吐、便秘、口干、出汗、头痛、精神不振等
甲钴胺	• 如果服用1个月以上无效，则无需继续用药 • 从事接触汞及其化合物工作的人员，不宜长期大量服用本品
维生素B$_1$	• 必须按推荐剂量服用，不可超剂量服用 • 本品遇碱性药物（如碳酸氢钠、枸橼酸钠等）可发生变质 • 本品不宜与含鞣质的中药和食物合用 • 本品应放在儿童不能触及的地方

第七节　湿疹

【疾病简介】

　　湿疹是由多种内、外因素引起的真皮浅层及表皮炎症，是一种常见的过敏性炎症性皮肤病。急性期皮损以丘疹为主，有渗出倾向；慢性期皮损以苔藓样变为主，易反复发作。本病的发生与各种内、外部因素的相互作用有关，少数可能由迟发型超敏反应介导。

【临床表现】

　　湿疹常有多种形态，边界一般不太清楚，容易发生于身体双侧，可对称发作，一般有剧烈瘙痒感，表现为红斑、丘疹、水疱、糜烂、鳞屑、痂、色素增加或减少、皲裂或苔藓样变等，数种临床表现常同时出现，也可先后发生。

【用药特点及原则】

（一）一般对症治疗

　　治疗湿疹应寻找致病因素，避免再次接触过敏原，禁止饮酒、食用含有酒精的食品及易导致过敏、辛辣刺激性食物，避免过度劳累及精神过度紧张，注意皮肤卫生，不用热水烫洗皮肤，不使用外用刺激性止痒药。

（二）合理用药原则

　　湿疹是一种常见的过敏性炎症性皮肤病，除了隔离过敏原外，通常还需要进行抗过敏治疗；发生感染时，还需要使用抗生素治疗。

　　在治疗过程中，一定要遵医嘱用药，避免药物滥用，特别是不可随意使用抗生素。当皮肤出现瘙痒感时，可以用硼酸水溶液冷敷，避免热敷及搔抓。

饮食方面务必注意避免辛辣、油腻食物，饮食应尽量清淡，多喝水，以提高机体新陈代谢能力；尽量避免吃海鲜，如虾、蟹、贝壳类等。平时应多注意休息，保持皮肤的清洁、干燥。

多数抗过敏药可产生嗜睡、困倦等反应，服用后禁止驾驶汽车或操作机械，并避免过度劳累。

【常用药物】

药理分类	药物	药理作用	用法用量
抗组胺药	氯苯那敏	本品可竞争性阻断变态反应靶细胞上组胺H_1受体，使组胺不能与H_1受体结合，对抗过敏反应所致的毛细血管扩张，降低毛细血管通透性，缓解支气管平滑肌收缩所致的喘息，且抗组胺作用较持久，并具有明显的中枢抑制作用，服药后有困倦感、口干、便秘、痰液变稠及鼻黏膜干燥等不良反应	片剂：成人每次4mg，每4～6h服用1次，每日最大剂量为24mg；2～6岁儿童每次1mg，每4～6h服用1次，每日最大剂量为6mg；6～12岁儿童每次2mg，每4～6h服用1次，每日最大剂量为12mg 缓释剂：口服，成人每次8mg，每日2～3次；6～12岁儿童每次8mg，每日1次
	西替利嗪	本品为选择性组胺H_1受体拮抗剂，无明显抗胆碱和抗5-羟色胺作用，中枢抑制作用较小	推荐成人及2岁以上儿童使用 成人及12岁以上青少年：口服，每次10mg，每日1次，若出现不良反应，可改为每日早、晚各1次，每次5mg 6～12岁儿童：每次5～10mg，每日服用1次 2～6岁儿童：每次2.5mg，每日服用1次；每日最大剂量可增至5mg，每日服用1次，或每次2.5mg，每12h服用1次

药理分类	药物	药理作用	用法用量
抗组胺药	左西替利嗪	本品为选择性组胺H$_1$受体拮抗剂，无明显抗胆碱和抗5-羟色胺作用，中枢抑制作用较小	成人及6岁以上儿童：口服，每次5mg，每日1次，其中6~12岁的儿童应分两次服用，早、晚各一次，每次服用2.5mg 2~6岁儿童：口服，每次2.5mg，每日1次
	氯雷他定	本品具有选择性拮抗外周组胺H$_1$受体的作用，其抗组胺作用起效快、效强、持久；无镇静作用，无抗毒蕈碱样胆碱作用	成人及12岁以上青少年：口服，每次10mg，每日1次 2~12岁儿童：口服，体重＞30kg，每次10mg，每日1次；体重≤30kg，每次5mg，每日1次
	地氯雷他定	本品为氯雷他定的活性代谢物，可选择性地拮抗外周H$_1$受体，缓解过敏性鼻炎或慢性特发性荨麻疹的相关症状，不易通过血脑屏障	口服，成人及12岁以上青少年：每次5mg（1片），每日1次
	咪唑斯汀	本品具有独特的抗组胺和抗其他炎症介质的双重作用，是一种强效和高度选择性的H$_1$受体拮抗剂，能抑制组胺诱导的毛细血管通透性增加、水肿及支气管痉挛	缓释剂：口服，成人（包括老年人）和12岁以上儿童每次10mg，每日1次；或遵医嘱服用 本品为缓释薄膜衣片，不能掰开服用
	氮䓬斯汀	本品除具有拮抗组胺作用外，还有多种抗过敏作用，本品对引起过敏反应的白三烯和组胺等物质的产生、释放有抑制和直接拮抗作用，可抑制试验性喘息和鼻过敏	口服，成人和12岁以上青少年推荐剂量为每次2mg，每日2次，早饭前1h服用1次，晚上临睡前服用1次；或遵医嘱

药理分类	药物	药理作用	用法用量
糖皮质激素类药	氢化可的松	外用糖皮质激素类药物可消炎、抗过敏、止痒、减少渗出、减轻和抑制组织炎症反应，并消除局部非感染性炎症引起的发热、发红、肿胀，从而减轻炎症症状；还可抑制细胞中介的免疫反应，延迟过敏反应，并减轻原发免疫反应的扩展	软膏剂涂于患处，并轻揉片刻，每日2～4次
	氟氢可的松		软膏剂涂于患处，并轻揉片刻，每日2次
	倍他米松		软膏剂涂于患处，并轻揉片刻，每日2～4次
	曲安西龙		0.05%的软膏剂涂敷患部，每日1～3次
	地塞米松		少量软膏剂涂于患处，并轻揉片刻，每日1～2次
镇静药	地西泮	本类药物可结合γ氨基丁酸A受体，通过作用于α亚基协同增加γ氨基丁酸介导的氯离子通道开放频率，促进氯离子内流，增强γ氨基丁酸的抑制作用，抑制兴奋中枢，从而产生镇静、催眠作用	成人：口服，用于抗焦虑治疗，每次2.5～10mg，每日2～4次；用于镇静，每次2.5～5mg，每日3次；用于催眠，每次5～10mg，睡前服用；用于急性酒精戒断，第1日，每次10mg，每日3～4次，以后按需要减少剂量至每次5mg，每日3～4次 6个月以上儿童：口服，每次1～2.5mg或40～200μg/kg或1.17～6mg/m²，每日3～4次；可酌情增减剂量，每日最大剂量不超过10mg 6个月以下婴幼儿禁用

续表

药理分类	药物	药理作用	用法用量
镇静药	氯氮䓬	本品可选择性作用于大脑边缘系统，与中枢苯二氮䓬受体结合，促进γ氨基丁酸释放，促进突触传导功能；还具有中枢性肌松弛作用和抗惊厥作用；小剂量时有抗焦虑作用，随着剂量增加，可导致镇静、催眠、记忆障碍；很大剂量时可致昏迷，但很少有呼吸和心血管严重抑制	用于抗焦虑治疗：口服，每次5～10mg，每日2～3次 用于失眠治疗：口服，每次10～20mg，每日1次，睡前服用 用于抗癫痫治疗：口服，每次10～20mg，每日3次
其他	炉甘石	本品含炉甘石和氧化锌，具有收敛、保护作用，也有较弱的防腐作用	用时摇匀，取适量涂于患处，每日2～3次

 【用药关怀】

药物	用药关怀
氯苯那敏	·常见不良反应包括嗜睡、口渴、多尿、咽喉痛、困倦、虚弱感等 ·对其他抗组胺药过敏患者慎用；麻黄碱、肾上腺素、异丙肾上腺素、间羟异丙肾上腺素（羟喘）、去甲肾上腺素等拟交感神经药与本品可能发生交叉过敏，应慎用；对碘过敏患者对本品也可能过敏 ·本品可经乳汁少量排出，其抗M-胆碱受体作用可使泌乳受抑制，哺乳期妇女慎用；新生儿禁用；药物可经脐血影响胎儿，故妊娠期妇女不宜服用 ·老年人对药物的反应较敏感，应注意减量 ·膀胱颈部梗阻患者、幽门十二指肠梗阻患者、消化性溃疡所致幽门狭窄患者、心血管疾病患者、青光眼（或有青光眼倾向者）患者、高血压患者、高血压危象患者、甲状腺功能亢进患者、前列腺肥大症状明显患者慎用 ·本药不宜与哌乙啶、阿托品等药合用，亦不宜与氨茶碱混合注射 ·用药期间禁止驾驶汽车或操作机械，运动员参赛前不宜服用 ·肝功能不良者不宜长期使用本药

续表

药物	用药关怀
西替利嗪	·肾功能损害者用药剂量应减半，并在医生指导下用药 ·服用本品期间不得饮酒或摄入含有酒精的饮料和食物 ·用药期间禁止驾驶汽车或操作机械 ·妊娠期前3个月及哺乳期妇女不推荐使用
左西替利嗪	·用药期间饮酒或同时使用中枢神经系统抑制剂，可能会对中枢神经系统产生影响，导致警戒性和操作能力降低 ·用药期间，如需驾驶汽车或操作机械，切勿过量服用
氯雷他定	·严重肝功能不全的患者用药应遵医嘱 ·妊娠期妇女、哺乳期妇女慎用 ·做任何皮肤过敏试验前48h应停止使用该药，以阻止发生或减轻阳性反应 ·对本品过敏者禁用，过敏体质者慎用 ·本品性状发生改变时禁用 ·儿童必须在成人监护下使用 ·服药期间不得驾驶汽车，不得从事高空作业、机械作业或操作精密仪器
地氯雷他定	·由于抗组胺药能清除或减轻皮肤对所有变应原的阳性反应，因而在进行任何皮肤过敏试验前48h，应停止使用本品 ·肝损伤、膀胱颈阻塞、尿道张力过强、前列腺肥大、青光眼患者应遵医嘱用药
咪唑斯汀	·本品具有轻微的延长QT间期的可能性，该延长作用的程度适中，不伴随心脏节律紊乱 ·心脏病患者、心源性不适患者或有心悸病史患者，用药前应征求医生的意见 ·服用本品后，大多数患者可以驾驶汽车或完成需要精神集中的工作，但考虑到个体对药物敏感性不一，建议在驾驶汽车或进行复杂工作之前对患者进行评估 ·禁止与已知可延长QT间期的药物合用

药物	用药关怀
氮䓬斯汀	·使用本品易产生嗜睡、眩晕的患者，用药后禁止驾驶汽车或操作机械 ·用药后应将药品放在儿童接触不到的地方，如被儿童误服，应立即就医 ·在没有医师指导的情况下，禁止同时服用其他抗组胺药 ·饮酒或服用其他神经中枢系统抑制药物时应避免服用本品 ·妊娠期妇女、哺乳期妇女只有在无其他合适药物时才可考虑使用本品
氢化可的松	·不宜长期使用，避免全身大面积使用；用药1周后症状未缓解，应咨询医师 ·不得用于皮肤破溃处，避免接触眼睛和其他部位黏膜（如口、鼻黏膜等） ·用药部位如有灼烧感、瘙痒、红肿等，应停止用药并洗净患处，必要时咨询医生 ·当药品性状发生改变时，禁用
氟氢可的松	·不宜长期使用，避免全身大面积使用 ·用药1周后症状未缓解者，应咨询医生 ·用药部位如有灼烧感、瘙痒、红肿等，应停止用药，洗净患处 ·当药品性状发生改变时，禁用
倍他米松	·不宜长期使用，避免全身大面积使用 ·用药1周后症状未缓解者，应咨询医生 ·用药部位如有灼烧感、瘙痒、红肿等，应停止用药，洗净患处 ·当药品性状发生改变时，禁用 ·用药时应仔细阅读说明书并遵医嘱
曲安西龙	·结核性皮肤病患者、化脓性皮肤病患者、细菌性皮肤病患者、病毒性皮肤病患者、眼病患者禁用 ·用药1周后症状未缓解者，应咨询医生

药物	用药关怀
地塞米松	· 避免接触眼睛及其他黏膜部位 · 妊娠期妇女、哺乳期妇女慎用 · 不宜大面积、长期使用；用药1周后症状未缓解，应咨询医生 · 若用药部位出现皮疹、瘙痒、红肿等，应停止用药并洗净患处 · 连续用药时间不能超过4周；面部、腋下、腹股沟及外阴等处皮肤细薄，连续用药时间不能超过2周
地西泮	· 对苯二氮䓬类药物过敏者，可能对本品过敏 · 肝肾功能损害患者本品的清除半衰期延长 · 严重的精神抑郁患者用药可使病情加重，甚至产生自杀倾向，应采取预防措施 · 长期连续用药可产生依赖性和成瘾性，停药可能出现撤药症状；如长期用药后应逐渐减少剂量，不宜骤停 · 对本类药物耐受量小的患者初始剂量宜小 · 重症急性乙醇中毒患者、重度重症肌无力患者、急性或隐性发生闭角型青光眼患者、低蛋白血症患者、多动症患者、严重慢性阻塞性肺部病变患者、外科或长期卧床患者、有药物滥用和成瘾史的患者慎用
氯氮䓬	· 长期用药可产生耐受性与依赖性 · 肝功能不全患者、肾功能不全患者慎用 · 用药期间应定期检查肝功能与白细胞计数 · 用药期间不宜驾驶汽车或操作机械 · 长期用药后骤停可能引起惊厥等撤药反应 · 用药期间禁止饮酒或摄入含酒精食物
炉甘石	· 避免接触眼睛和其他部位黏膜（如口、鼻黏膜等） · 用药部位若有烧灼感、红肿等情况应停药，并将局部药物洗净 · 本品不宜用于有渗出液的皮肤 · 使用前应摇匀 · 对本品过敏者禁用，过敏体质者慎用 · 本品性状发生改变时禁用 · 儿童必须在成人监护下使用

第八节 银屑病

 【疾病简介】

银屑病是一种在遗传因素与环境因素的共同作用下诱发的免疫介导的慢性、复发性、炎症性、系统性疾病，典型临床表现为鳞屑性红斑或斑块，局限或广泛分布，无传染性，治疗困难，常罹患终身。银屑病的病因涉及遗传、免疫、环境等多种因素，因以T淋巴细胞介导为主、多种免疫细胞共同参与的免疫反应，而引起角质形成细胞过度增殖或关节滑膜细胞与软骨细胞发生炎症。银屑病为慢性疾病，易复发，多在冬季发作或加重，在夏季缓解。

 【临床表现】

根据不同临床特征，银屑病可分为寻常型银屑病、关节病型银屑病、脓疱型银屑病及红皮病型银屑病，其中寻常型银屑病占99%以上，其他类型银屑病多由寻常型银屑病转化而来。

1．寻常型银屑病。该类型银屑病最为常见，多为急性发病，典型表现为边界清楚、形状大小不一的红斑，周围有炎性红晕，稍有浸润增厚。表面覆盖多层银白色鳞屑。鳞屑易于刮脱，刮净后呈淡红发亮的半透明薄膜，刮破薄膜可见小出血点。皮损好发于头部、骶部和四肢伸侧面。部分患者自觉不同程度的瘙痒。

2．关节病型银屑病。该类型银屑病可累及全身大小关节，受累关节红肿、疼痛，关节周围皮肤也常红肿。关节症状常与皮肤症状同时加重或减轻。

3．脓疱型银屑病。该类型银屑病可分为泛发性脓疱型银屑病和掌跖脓疱型银屑病。

泛发性脓疱型银屑病在红斑上出现群集性浅表的无菌性脓疱，部分可融合成脓湖，以四肢屈侧和皱褶部位多见，口腔黏膜可同时受累。急性发病或病情突然加重时常伴有寒战、发热、关节疼痛、全身不适等全身症状。

掌跖脓疱型银屑病皮损局限于手足，对称发生，一般状况良好，病情顽固，常反复发作。

4．红皮病型银屑病。该类型银屑病是一种严重的银屑病，常因外用刺激性较强药物、长期大量应用糖皮质激素、减量过快或突然停药所致。表现为全身皮肤弥漫性潮红、肿胀和脱屑，伴有发热、畏寒、不适等全身症状，浅表淋巴结肿大等。

【用药特点及原则】

本病目前尚无特效疗法，适当的对症治疗可以控制症状。由于银屑病是一种慢性复发性疾病，治疗只能取得近期疗效，不能防止复发，不少患者需要长期医治，而各种疗法都有一定的不良反应。治疗的目的为控制及稳定病情，减缓病情进展，减轻红斑、鳞屑、斑块增厚等皮损加重及瘙痒症状，尽量避免复发及诱发加重病情的因素，减少治疗的近期与远期不良反应，控制与银屑病相关的并发症，提高患者生活质量。

新发的面积不大的皮损，应尽量使用外用药，药物的浓度应由低至高。选用哪一种药，要结合药物本身的性质和患者的具体病情。常见的外用药物有维A酸凝胶、卡泊三醇软膏、他克莫司软膏等。常见的内服药有甲氨蝶呤、维A酸类、糖皮质激素和生物制剂等。

银屑病治疗所用药品，不管是外用药还是内服药大都为处方药，应该到正规医疗单位，由专科医生开具处方，拟定治疗方案，并根据治疗方案遵医嘱按时服药，切勿盲目用药或使用不明来源的药品，也不可随意停药或更改治疗方案。使用外用药物时，禁止强行剥离硬化表皮，而应该直接在表皮上抹药，轻轻揉抹涂匀，使药效缓慢、彻底地渗入表皮。若用药过程中出现身体不适，应及时就诊，并咨询专业医生。

【常用药物】

药理分类	药物	药理作用	用法用量
外用药	卡泊三醇	本品可抑制皮肤细胞（角朊细胞）增生，诱导其分化，从而纠正银屑病皮损的增生和分化异常	软膏剂少量涂于患处皮肤，每日2次，每周用药剂量≤100g，仅供外用 某些患者在本品生效后减少用药次数仍可维持疗效
	他卡西醇	本品具有调节表皮细胞分化和增殖等作用	软膏剂适量涂于患部，每日2次，症状有所缓解后可减为每日1次
	维A酸	本品可促进表皮细胞更新，调节表皮细胞增殖和分化，使角质层细胞松解而容易脱落	凝胶剂适量涂于患处，初始治疗时可隔日1次或每3日1次；维持治疗时，每晚睡前涂1次
	煤焦油	本品可抑制表皮细胞合成DNA的有丝分裂活动，从而使其生长速率恢复正常	软膏剂：适量涂于病变皮肤，轻揉，每日可使用4次 洗剂：直接涂于皮肤上或浸洗手足 溶液剂：直接涂于皮肤或头皮上，或将4~6匙溶液剂加入一桶温水中洗澡
	他克莫司	本品可与细胞内蛋白FKBP12结合，形成由他克莫司、FKBP12、钙、钙调蛋白和钙调磷酸酶构成的复合物，从而抑制钙调磷酸酶的活性，阻止活化T淋巴细胞核转录因子（NF-AT）的去磷酸化和易位；NF-AT是一种能够启动基因转录形成淋巴因子（例如白细胞介素-2、干扰素γ）的核蛋白，抑制NF-AT可产生抑制T淋巴细胞活化的作用	用0.03%或0.1%的软膏剂型他莫司在患处皮肤涂上薄薄一层，轻轻擦匀，并完全覆盖，每日2次，持续至特应性皮炎症状和体征消失后1周 封包敷料外用疗法可能会促进全身性吸收，但其安全性尚未明确，因此禁止封包敷料外用

续表

药理分类	药物	药理作用	用法用量
外用药	吡美莫司	本品为亲脂性抗炎性子囊霉素巨内酰胺的衍生物，可选择性地抑制T细胞及巨噬细胞产生和释放前炎症细胞因子及介质，与macrophilih-12有高亲和性，可抑制钙依赖性磷脂酶，阻断早期细胞因子转录，从而抑制T细胞活化，对表皮细胞、成纤维细胞及内皮细胞的生长无影响	用软膏剂轻柔地充分涂擦患处，每日2次，每处受累皮肤都应涂药，直至皮疹消退，方可停药
	喜树碱	本品具有抑制增生上皮细胞的有丝分裂和促进鳞状表皮颗粒层形成的作用	将软膏剂薄涂于病损处，每日1次，每日用量不超过10g，每个疗程时间≤6周
	水杨酸	本品为角质软化剂，局部应用具有角质溶解作用；制剂的浓度不同，作用各异，浓度为1%～3%的水杨酸有促进角化和止痒作用；浓度为5%～10%的水杨酸有溶解角质作用，能将角质层中连接鳞屑的细胞间黏合质溶解，并由此亦可产生抗真菌作用	软膏剂适量，涂于患处，每日2次
内服用药	甲氨蝶呤	本品为叶酸还原酶抑制剂，可阻止表皮细胞增殖时DNA合成，抑制细胞核有丝分裂；还可抑制体内被激活的淋巴细胞增殖，并减弱CD8细胞的功能，抑制中性粒细胞的趋化性	用于银屑病治疗的给药方式包括口服、皮下注射、肌内注射及静脉滴注等，口服给药最为常用，用药剂量为每周7.5～25mg

药理分类	药物	药理作用	用法用量
内服用药	阿维A	本品治疗银屑病确切的作用机制尚未明确，可能与调节内源性维A酸代谢和免疫反应相关	初始治疗：口服，每日25mg或30mg，可作为一个单独剂量与主餐一起服用；若经过4周治疗效果不满意，且无毒性反应，最大剂量可以逐渐增加至每日75mg；如需将副作用减至最小，此剂量还可减少 维持治疗：初始治疗有效后，可给予每日25～50mg的维持剂量；维持剂量应以临床效果和耐受性作为依据，如有必要可增至每日最大剂量75mg
免疫制剂和生物制剂	环孢素	本品为强效免疫抑制剂，可逆性、特异性作用于淋巴细胞，阻止淋巴激活素基因的转录，干扰原信息的传递，抑制白细胞介素-2、干扰素和其他免疫因子释放，影响体液免疫和细胞免疫，抑制NK细胞的杀伤活力；抑制淋巴细胞在抗原或促分裂原刺激下的分化与增殖	初始治疗：口服，推荐剂量为每日2.5mg/kg，分2次口服，若用药4周后无改善，可每月逐步增加0.5～1mg/kg，但每日不超过5mg/kg 维持治疗：剂量应调至最小有效量，如果症状持续缓解6个月以上，应停用本品，尽管停药后复发的可能增加 若采用每日5mg/kg的剂量，在1个月内仍未获满意疗效者，则停用本品

续表

药理分类	药物	药理作用	用法用量
免疫制剂和生物制剂	依那西普	本品可竞争性与血TNF-α结合，阻断TNF-α和细胞表面TNF受体结合，降低TNF-α活性；关节型银屑病的基本病理改变是慢性滑膜炎，TNF-α是其中一个主要炎症介质，存在于关节滑膜的多种细胞内，尤其是血管和软骨的连接处，不仅参与滑膜炎反应，同时也诱发关节结构的破坏，阻断TNF-α可用于治疗关节型银屑病	成人：皮下注射，推荐剂量为每次25mg，每周2次，或每次50mg，每周1次 儿童：皮下注射，推荐剂量为每周0.8mg/kg，分1～2次给药，每周最大剂量为50mg

【用药关怀】

药物	用药关怀
卡泊三醇	· 本品可能对面部皮肤有刺激作用，应避免用于面部 · 涂药后应仔细洗去手上的残留药物 · 治疗期间应限制或避免过度暴露于阳光或人工光源下
他卡西醇	· 注意避免将药物涂在眼角膜、结膜上 · 高龄患者应避免过量使用 · 本品对妊娠期妇女、哺乳期妇女的安全性尚未明确，此类患者应避免大剂量、长期、大面积使用 · 对儿童的安全性尚未明确，应慎用
维A酸	· 用药部位应避免阳光照射，宜于夜间睡前使用 · 禁止大面积用药，禁止用于皮肤破溃处 · 哺乳期妇女在用药期间应停止哺乳，育龄妇女用药期间严禁受孕 · 避免接触眼睛和其他部位黏膜（如口、鼻黏膜等） · 用药部位如有烧灼感、瘙痒、红肿等症状应停药，并将局部药物洗净，必要时咨询医生 · 本品可能引起强烈刺激或严重脱屑，不宜用于皮肤皱褶处 · 对本品过敏者禁用，过敏体质者慎用

药物	用药关怀
煤焦油	·本品为外用制剂，切勿内服；不得接触眼部；避免阳光照射；当性状发生改变时禁用；用后应拧紧瓶盖，防止污染变质；本品可能会污染衣物，应予注意 ·连续使用1周病情无好转者，应咨询医生；用药部位若有灼烧感、瘙痒、红肿症状等，应停止用药，立即洗净，必要时咨询医生 ·儿童必须在成人监护下使用 ·妊娠期妇女、哺乳期妇女用药机制尚未明确；妊娠期妇女或计划怀孕的妇女，在使用本品前，应咨询医生 ·老年患者的使用方法和不良反应与年轻患者相同
他克莫司	·在开始使用本品治疗前，应首先清除治疗部位的感染灶 ·用药期间应尽量减少或避免自然光或人工光源照射 ·外用本品可能会引起局部症状，如皮肤烧灼感（灼热感、刺痛）或瘙痒 ·局部症状最常见于使用本品的最初几天，通常会随着特应性皮炎受累皮肤好转而消失
吡美莫司	·用吡美莫司乳膏治疗时在用药局部会发生轻度或中度反应，如发热、烧灼感等 ·应避免药物接触眼睛和黏膜，如果不慎用于这些部位，应彻底擦去软膏剂，并用水冲洗 ·建议采取适当的防晒措施，如尽量减少日晒时间、涂抹防晒霜、穿合适的衣服遮盖皮肤等
喜树碱	·忌用于眼周、口周、阴囊、外阴、腋下、腹股沟及面部 ·应尽可能避免涂在正常皮肤上 ·计划怀孕的青年男女慎用，尤其应避免大面积使用 ·长期反复或大面积使用时，注意观察肝毒性、肾毒性反应，并定期检查肝功能、肾功能、血常规、尿常规等 ·涂抹药物时禁止用力摩擦

药物	用药关怀
水杨酸	• 糖尿病、四肢周围血管疾病患者应慎重使用高浓度软膏 • 避免在生殖器部位、黏膜、眼睛和非病灶区域（如疣周围）皮肤用药 • 禁止在炎症和感染的皮损上用药 • 勿与其他外用痤疮制剂或含有剥脱作用的药物合用 • 本品可经皮肤吸收，不宜长期使用，不宜大面积应用，用药时注意观察水杨酸盐的毒性表现，如胃肠道不适、头昏、耳鸣和心理障碍等 • 多种金属离子能促使水杨酸氧化为醌式结构的有色物质，故配制及贮存时，禁止与金属器皿接触
甲氨蝶呤	• 本品的致突变性、致畸性和致癌性较烷化剂轻，但长期服用后，有潜在的导致继发性肿瘤的危险 • 对生殖功能的影响，虽也较烷化剂类抗癌药小，但亦可导致闭经和精子减少或缺乏，尤其是在长期应用较大剂量后，但一般不严重，有时呈不可逆性 • 全身极度衰竭、恶病质或并发感染及心、肺、肝、肾功能不全时，禁用本品；周围血象如白细胞低于3 500/mm³或血小板低于50 000/mm³时不宜使用；有些糖尿病患者因接受普瑞巴林治疗而致体重增加时，需要调整降糖药物 • 因本品有致畸作用并可从乳汁排出，故服药期禁止怀孕及哺乳
阿维A	• 本品应在具有全身应用维A酸经验的医生指导下用药 • 服药期间或治疗后2个月内，应避免饮酒或摄入含酒精的饮料 • 在开始阿维A治疗前应检查肝功能，治疗开始后的2个月内应每1～2周复查1次，以后每3个月复查1次 • 脂代谢异常患者、糖尿病患者、肥胖患者、酗酒者及长期用药患者应当监测血清胆固醇及甘油三酯水平（空腹血） • 糖尿病患者在治疗初期应增加血糖监测的频率 • 长期用药的成人，应考虑骨化异常的风险，并定期进行体检 • 儿童患者，应严密监测生长指标及骨骼发育情况 • 本品有高度致畸性，服药期间及停药2年内，绝对禁止怀孕 • 本品禁止与四环素、甲氨蝶呤、维生素A及其他维A酸类药物合用

药物	用药关怀
环孢素	·除糖皮质激素外，本品应避免与其他任何免疫抑制剂合用 ·本品主要在肝内代谢灭活，任何影响肝细胞内细胞色素P-450酶活性的药物均可影响本品代谢，增加本品毒性，如红霉素、交沙霉素、多西环素、酮康唑、H_2受体拮抗剂、钙拮抗剂、雄激素、口服避孕药等 ·卡马西平、苯妥英钠、苯巴比妥、异烟肼、利福平等均可降低本品的血药浓度 ·氨基糖苷类抗生素、复方新诺明、甲氧苄啶、两性霉素B、头孢菌素、氮芥、非甾体抗炎药、甘露醇、呋塞米等都可增加本品的肾毒性 ·用药期间禁用钙剂、增钙剂，禁止接种疫苗 ·长期与糖皮质激素合用可诱发糖尿病、高血压、溃疡及骨质疏松症等，且可增加本品的毒性 ·在使用本品之前曾使用其他免疫抑制剂者，多因整体免疫力下降而易发生感染
依那西普	·对本品或其制剂中任何成分过敏的患者、败血症患者禁用 ·糖尿病患者、充血性心力衰竭患者、慢性感染患者、高龄患者、虚弱患者、中枢神经脱髓鞘或有该病史的患者、有血液系统疾病史的患者慎用 ·与免疫抑制剂合用，可增加其引起严重感染、败血症甚至死亡的风险

第九节 痤疮

 【疾病简介】

痤疮一般指寻常痤疮，是一种毛囊皮脂腺的慢性炎症性疾病。各年龄段人群均可患病，其中青少年发病率最高，痤疮具有一定的损容性。痤疮发病主要与雄激素及皮脂腺增加、毛囊皮脂腺开口过度角化、痤疮丙酸杆菌感染及继发炎症反应四大因素有关，其他发病因素还包括遗传、免疫、内分泌、情绪及饮食等。

【临床表现】

痤疮多发于15～30岁的青年男女，皮损好发于面颊、额部，其次是胸部、背部及肩部，多为对称性分布，常伴有皮脂溢出。痤疮的各种类型皮损均是由毛囊不同深度的炎症及其他继发性反应造成的，包括由毛囊皮脂腺导管阻塞所导致的粉刺、发生于毛囊口处的表浅脓疱、炎性丘疹、结节、囊肿及瘢痕等。

【用药特点及原则】

（一）一般对症治疗

日常应使用温清水洗脸，尽量不使用碱性洗面奶。禁用手挤压及搔抓粉刺，在泌油高峰尚未得到控制之前原则上不应使用油膏类化妆品。尽量避免摄入辛辣食物，控制脂肪和糖类食品的摄入，多饮水，多吃新鲜蔬菜、水果和富含维生素的食物。此外，劳逸结合，作息规律，保持心情愉悦，纠正便秘，禁用溴、碘类药物也十分重要。

（二）合理用药原则

治疗原则主要为去脂、溶解角质、杀菌、消炎及调节激素水平。痤疮可以由多种因素引起，治疗起来比较困难，较容易复发，需要与医生配合，制订个体化的治疗方案，才能获得最佳治疗效果。当一种治疗方案效果不佳的时候，可以考虑更改治疗方案。治疗药物包括使毛囊的角质正常化的药物，如过氧化苯酰、壬二酸、维A酸；减少皮脂产生的药物，如异维A酸、雌性激素；抑制细菌菌群（痤疮丙酸杆菌）的药物，如抗生素、过氧化苯酰、壬二酸、异维A酸；预防炎症反应的药物，如抗生素、维A酸。

在治疗的过程中，一定要遵医嘱用药，避免盲目滥用药物，特别是抗生素，不得随意使用。

 【常用药物】

药理分类	药物	药理作用	用法用量
外用药	维A酸	参照本章第八节银屑病	参照本章第八节银屑病
	水杨酸		
	过氧化苯酰	本品的作用机制尚未明确，但对痤疮丙酸杆菌有杀菌作用	用温和的香皂和清水清洗患处后，取适量凝胶剂涂抹于患处，每日1次或2次
抗菌外用药	红霉素	参照本章第一节脓疱疮	参照本章第一节脓疱疮
	壬二酸	本品可抑制或杀灭皮肤部位的厌氧菌和需氧菌	清洗皮肤并擦干后，将本品在痤疮处涂抹成薄层并用力涂搓，使药物深入皮肤，每日2次，早、晚各1次，涂药后洗手
内服用药	异维A酸	本品用于治疗痤疮时可缩小皮脂腺组织，抑制皮脂腺活性，减少皮脂分泌，减轻上皮细胞角化及毛囊皮脂腺口的角质栓塞，并抑制痤疮丙酸杆菌的生长繁殖；近期研究表明本品还可调控与痤疮发病机制有关的炎症免疫介质，并选择性地结合维A酸核受体，从而发挥治疗作用	口服胶囊剂治疗痤疮的剂量应因人而异，应在医生指导下用药，每日剂量为0.1~1mg/kg，一般建议初始剂量为每日0.5mg/kg，分2次口服；本药为脂溶性，进餐时服药可促进吸收；治疗2~4周后可根据临床效果及不良反应酌情调整剂量；6~8周为1个疗程，疗程之间可停药8周，停药后短期内症状可得到持续改善

续表

药理分类	药物	药理作用	用法用量
内服用药	多西环素	参照本章第二节毛囊炎	口服，每次0.1g，每日2次，必要时首剂可加倍，一般疗程为3~7日
	米诺环素	本品为半合成四环素类广谱抗生素，抗菌谱与四环素相近，对革兰阳性菌（包括耐四环素的金黄色葡萄球菌、链球菌等）和革兰阴性菌中的淋病奈瑟菌均有很强的抑制作用	口服，成人首次剂量为0.2g，以后每12h服用0.1g，或每6h服用50mg

 【用药关怀】

药物	用药关怀
维A酸	· 参照本章第八节银屑病
水杨酸	
过氧化苯酰	· 本品仅供外用，若出现严重刺激反应立即停药，并予以适当治疗 · 痤疮症状复发可重新恢复治疗，注意开始时用药次数要减少 · 本品不得用于眼睛周围皮肤或黏膜处，如不慎接触，应立即用清水清洗
红霉素	· 参照本章第一节脓疱疮

药物	用药关怀
壬二酸	·使用本品时如出现过敏或严重刺激性反应，应立即停药并及时清洗 ·本品使用过程中应注意以下事项：①按处方规定的疗程用药。②用药部位不要做封闭性包扎
异维A酸	·本品禁止用于孕妇或即将妊娠的妇女。育龄期妇女或其配偶在开始服用异维A酸治疗前3个月、治疗期间及停药后3个月内应采用有效的避孕措施 ·糖尿病、肥胖症、酒精摄入增加及脂代谢异常或家族性脂代谢异常患者慎用 ·国外异维A酸原研产品的临床研究显示，多数重度难治性结节性痤疮患者在用该药治疗15～20周能完全清除或缓解症状，故其推荐疗程为15～20周，且在15～20周疗程结束前，若痤疮结节总计数的减少已超过70%则可停药 ·服药期间应定期（每周或每2周）监测血糖、血脂、肝功能和肌酸磷酸激酶 ·若患者出现抑郁、躁动、精神异常或有攻击性行为的情况，应立即停药，患者或其家属应与处方医师及时联系 ·本药应避免与四环素类药物同时服用，如患者出现假性脑瘤（良性颅内压增高）的症状，如视神经乳头水肿、头痛、恶心、呕吐及视力模糊，应立即停药，并进行视神经检查，必要时由神经科专家行进一步诊断治疗 ·本品应避免与含维生素A的维生素补充制剂同时使用，且用药期间及停药后3个月内不得献血
多西环素	·参照本章第二节毛囊炎

续表

药物	用药关怀
米诺环素	・常见不良反应包括倦怠、头晕、光敏性皮炎等，故用药期间应避免日晒，避免驾驶汽车及操作机械 ・本品滞留于食管并崩解时，会引起食管溃疡，故应多饮水，尤其是在临睡前服用时 ・严重肾功能不全患者应减少剂量，如需长期治疗，应监测血药浓度；用药期间应定期检查肝、肾功能 ・8岁以下儿童禁用 ・本品可透过胎盘屏障进入胎儿体内，沉积在牙齿和骨的钙质区内，引起胎儿牙齿变色、牙釉质再生不良及抑制胎儿骨骼生长；在动物实验中有致畸胎作用，因此妊娠期妇女禁用 ・本品可自乳汁分泌，在乳汁中浓度较高，哺乳期妇女用药时应停止哺乳 ・有四环素类抗生素过敏史的患者禁用 ・本品可与食品、牛奶或含碳酸盐的饮料同服

第十节　多汗症

 【疾病简介】

多汗症是一种局部或全身皮肤出汗量异常增多的疾病，可分为局限型多汗症和泛发型多汗症，以局限型多汗症为常见。

 【临床表现】

局限型多汗症多见于掌跖、腋下、腹股沟、会阴部，无明显季节区别。

常初发于儿童或青少年，往往有家族史，有成年后自然减轻的倾向。

泛发型多汗症主要是由其他疾病引起的广泛性多汗症，如感染性高热、内分泌失调和激素紊乱、中枢神经系统病变、帕金森病、嗜铬细胞瘤、水杨酸中毒、虚脱等，表现为这些疾病的伴随症状。

 【用药特点及原则】

（一）一般对症治疗

平时应注意个人卫生，经常沐浴、勤换衣服，保持皮肤干燥，保持腋窝、乳房等部位清洁。衣着要透气凉爽，出汗后及时擦干，可外用爽身粉或止汗喷剂。饮食应以清淡为主，戒烟酒，少吃辛辣、刺激性的食物，保持心情舒畅及避免情绪波动。

（二）合理用药原则

全身性多汗症很难控制，治疗重点是医治与之相关的基础疾病。掌跖多汗症以局部处理为主。腋部多汗症的治疗效果往往不如掌跖多汗症。

外用药物应严格遵医嘱或药品说明书用药，不宜过多、过频繁地使用。外用药使用次数过多，会引起局部皮肤干燥、皮肤轻度皲裂或严重刺激现象。腋窝多汗症患者外用止汗剂后症状无明显改善时，可考虑肉毒毒素注射、微波热解疗法或外用格隆溴铵。

全身性治疗对原发性局灶性多汗症有效，但全身性治疗的药物（如抗胆碱药、可乐定、β受体阻滞剂、苯二氮䓬类等）存在潜在不良反应，不良反应限制了这些药物的常规应用。原发性局灶性多汗症最常开具的抗胆碱药是格隆溴铵和奥昔布宁。

【常用药物】

药理分类	药物	药理作用	用法用量
外用药	醋酸铝	本品的铝离子与黏多糖在皮肤处发生沉淀反应，导致汗腺导管管腔内的上皮细胞损伤，形成栓子，堵塞汗腺导管	用0.5%的溶液剂于夜间涂于干燥皮肤处，清晨清洗干净，治疗初期每日1次，待情况好转后降低使用频率，使用后勿立即洗澡
	乌洛托品	杀菌、收敛、止汗	用于治疗掌跖多汗症：将适量溶液剂用手指均匀涂于患处，每日1次 用于治疗腋臭：将适量溶液剂涂搽腋下，每周1次
季铵类抗胆碱药	格隆溴铵	本品具有抗胆碱作用，从而抑制汗液分泌	用0.1%溶液剂行离子导入法，每次12min，可根据年龄、体重增减治疗时间，每次只能治疗一个部位，每日治疗不能超过2个部位，间隔时间至少为7日
叔胺抗毒蕈碱药	奥昔布宁	本品的作用类似阿托品，且对平滑肌具有直接作用，其肌松弛作用很强，可使膀胱容量增至最大，使逼尿肌压力降至最小	口服，常用剂量为每次5mg，每日2～3次，必要时可加至每次5mg，每日4次；老年人初始剂量为每次2.5～3mg，每日2次，如有必要且患者可耐受，可加至每次5mg，每日2次

【用药关怀】

药物	用药关怀
醋酸铝	· 外用于腋窝多汗症时易发生刺激作用，应慎用 · 使用前必须清洗患处，且使患处干燥 · 避免接触眼部和其他部位黏膜，避免接触破损部位
乌洛托品	· 不得用于皮肤破溃处，仅供外用，严禁入口 · 避免接触眼睛和其他黏膜（如口、鼻等） · 用药部位如有烧灼感、瘙痒、红肿等情况应停药，并将局部药物洗净，必要时咨询医生
格隆溴铵	· 皮肤感染患者禁用，对本药及其他抗胆碱药过敏者禁用。 · 本品可引起汗液排出减少，在高温环境中可能导致发热和热衰竭 · 用药初期可能出现口干、口苦现象，症状可在1~2周内减轻或消失
奥昔布宁	· 心律失常患者、肝脏疾病患者、肾脏疾病患者、所有自主神经疾病患者、伴有食管裂孔疝的消化性食管炎患者、哺乳期妇女、妊娠期妇女、回肠和结肠造口术后患者、充血性心力衰竭患者、冠心病患者及前列腺增生者等慎用 · 本品可引起视力模糊、瞌睡等症状，用药期间禁止驾驶汽车或操作机械 · 过量服用可导致抗毒蕈碱样中毒，表现为嗜睡、幻觉、瞳孔散大、尿潴留及异位性室性心律，出现上述情况应立即停药，并对症治疗 · 溃疡性结肠炎患者大剂量使用本品可能抑制肠蠕动，导致麻痹性肠梗阻 · 妊娠期妇女及5岁以下儿童禁用

第十一节　白癜风

【疾病简介】

白癜风是一种常见的获得性色素脱失性皮肤病，病因未明，主要是黑素细胞选择性功能紊乱的结果。白癜风病程可分为进展期和稳定期。

【临床表现】

白癜风发病性别差异不明显，可在任何年龄段发病，部分患者有家族遗传史，典型皮损为边界清楚的色素脱失白斑，主要分布于颜面部、手背、腋窝、腹股沟等处，边界处有色素增加，多数患者无自觉症状。

【用药特点及原则】

白癜风的治疗一般以外用药物为主，局部外用激素适用于白斑累及面积＜3%体表面积的进展期皮损。口服或肌内注射激素可以使进展期的白癜风尽快趋于稳定，主要适用于白癜风疾病活动度评分（VIDA）＞3的患者。外用钙调神经磷酸酶抑制剂（他克莫司、吡美莫司）可作为维持治疗用药，在白癜风皮损成功复色后，每周使用2次，连续外用3～6个月，可有效预防复发或脱色现象。

【常用药物】

药理分类	药物	药理作用	用法用量
糖皮质激素	泼尼松	本品具有抗炎、抗过敏、抗风湿、免疫抑制作用	成人：小剂量口服，每日0.3mg/kg，连服1~3个月，无效则中止；见效后每2~4周递减5mg，维持3~6个月；早期白癜风患者多在3个月内可控制病情 儿童：口服，推荐剂量为每日5~10mg，连服2~3周；如有必要，可以在4~6周后再重复治疗1次
	卤米松	外用具有抗炎、抗过敏、止痒及减少渗出作用，能消除局部非感染性炎症引起的发热、红肿	用软膏剂以薄层涂于患处，并轻揉，每日1~3次；如有需要，可用多孔绷带包扎患处，通常无需密封包扎
	倍氯米松		取软膏剂适量涂于患处，每日2~3次，必要时予以包扎
光敏剂	甲氧沙林	本品与表皮细胞结合后，易被320~400nm的长波紫外线激活，形成光加合物，产生光毒反应，抑制表皮细胞DNA合成及有丝分裂，表皮细胞更新速度减缓，从而对白癜风起治疗作用	用溶液剂涂擦患处，1~2h后，用长波紫外线距患处10~30cm处照射30min左右，每日1次，1个月为1个疗程；治愈后，每周或隔周照射1次以巩固疗效；如未治愈应继续治疗；如两个疗程结束，皮损仍无明显消退，可停止治疗
外用药	他克莫司	参照本章第八节银屑病	取软膏剂适量以薄层涂于患处，轻轻擦匀，并完全覆盖，每日2次

【用药关怀】

药物	用药关怀
泼尼松	• 结核病、急性细菌性或病毒性感染患者应用时，必须给予适当的抗感染治疗 • 长期服药后，停药时应逐渐减量 • 糖尿病、骨质疏松症、肝硬化、肾功能不良、甲状腺功能低下的患者慎用 • 运动员慎用
卤米松	• 禁止大剂量长期连续用药，密封包扎应限于短期、小面积皮肤用药 • 如需大剂量使用本品，或大面积皮肤用药，或密封包扎，或长期用药，应定期检查 • 面部或易摩擦受损的部位（如腋间部位）慎用，且只能短期使用 • 本品不可接触眼结膜或其他部位黏膜 • 肾上腺皮质激素类药物能掩盖本品中某一成分引起的皮肤过敏反应，应告诫患者本品只能使用于本人当前的皮肤病，不能给其他人使用
倍氯米松	• 本品不宜长期大面积使用，亦不宜采用密封包扎治疗，大面积使用不能超过2周 • 用于治疗顽固、斑块状银屑病，若用药面积仅占体表面积的5%～10%，可连续应用4周，每周用量均不能超过50g • 伴有皮肤感染，必须同时使用抗感染药物 • 不可用于眼部
甲氧沙林	• 12岁以下儿童、年老体弱者、妊娠期妇女、哺乳期妇女、严重肝病患者、白内障或其他晶状体疾病患者、有光敏性疾病的患者、对本品过敏者禁用 • 有皮肤癌病史、有日光敏感家族史、新近接受放射线或细胞毒治疗及有胃肠道疾病者应慎用 • 照射紫外线时及照射后8h内应戴墨镜，并用黑布覆盖正常皮肤 • 治疗期间不得摄入含有呋喃香豆素的食物，如酸橙、无花果、香菜、芥菜、胡萝卜、芹菜等 • 治疗期间应戒酒，不宜吃过于腥、辣的食物
他克莫司	• 参照本章第八节银屑病

第十二节 荨麻疹

【疾病简介】

荨麻疹是由于皮肤、黏膜小血管扩张及渗透性增加出现的一种局限性水肿反应，临床上较为常见，部分病例治疗效果不佳，易复发。慢性荨麻疹是指风团每日发作或间歇发作，持续时间>6周。

【临床表现】

荨麻疹临床表现为风团和（或）血管性水肿，发作形式多样，风团的大小和形态不一，多伴有瘙痒。病情严重的急性荨麻疹还可伴有发热、恶心、呕吐、腹痛、腹泻、胸闷及喉梗阻等全身症状。

【用药特点及原则】

（一）急性荨麻疹

首先应祛除病因，治疗上首选第二代非镇静抗组胺药，包括西替利嗪、左西替利嗪、氯雷他定、非索非那定、阿伐斯汀、依匹斯汀、奥洛他定等。在祛除病因及口服抗组胺药后仍不能有效控制症状时，尤其是重症或伴有喉头水肿的荨麻疹患者，可选用糖皮质激素，如每日口服泼尼松30~40mg，服用4~5日后停药；或用相当剂量的地塞米松静脉注射或肌内注射。急性荨麻疹伴休克或严重的荨麻疹伴血管性水肿患者可用1∶1000肾上腺素注射液0.2~0.4mL皮下注射或肌内注射。儿童患者应用糖皮质激素时可根据体重酌情减少剂量。

（二）慢性荨麻疹

首选第二代非镇静抗组胺药，治疗有效后逐渐减少剂量，以达到有效控制风团发作为标准，以最小剂量维持治疗。慢性荨麻疹疗程一般不少于1个月，必要时可延长至3~6个月，或更长时间。第二代非镇静抗组胺药按常规剂量使用1~2周后不能有效控制症状时，可更换抗组胺药品种或联合其他第二代抗组胺药以提高抗炎作用，或联合第一代抗组胺药在睡前服用以延长患者睡眠时间，或在获得患者同意的情况下将原抗组胺药剂量增加2~4倍。经上述治疗仍无效的患者，可考虑选择使用雷公藤多苷片、环孢素、奥马珠单抗、糖皮质激素治疗。

 【常用药物】

药理分类	药物	药理作用	用法用量
第一代抗组胺药	氯苯那敏	参照本章第七节湿疹	口服，成人每次1片，每日3次
	酮替芬	本品兼有组胺H_1受体拮抗作用和抑制过敏反应介质释放作用，抗过敏作用较强，且药效持续时间较长	口服，每次1mg，每日2次，早、晚各1次
	赛庚啶	本品为组胺H_1受体拮抗剂，并具有较强的抗5-羟色胺作用及轻度的抗胆碱、抗抑郁和中枢镇静作用	口服，成人每次4~8mg，每日2~3次
第二代抗组胺药	西替利嗪	参照本章第七节湿疹	参照本章第七节湿疹

药理分类	药物	药理作用	用法用量
第二代抗组胺药	氯雷他定	参照本章第七节湿疹	成人及12岁以上青少年：口服，每日1次，每次10mg 2～12岁儿童：30kg以上儿童，每日1次，每次10mg；30kg及以下儿童，每日1次，每次5mg
	非索非那定	本品为组胺H$_1$受体拮抗剂，可选择性阻断H$_1$受体，缓解过敏反应；但无抗5-羟色胺、抗胆碱和抗肾上腺素作用，无镇静及其他中枢神经系统作用	用于慢性荨麻疹，口服，成人推荐剂量为每次180mg，每日1次；肾功能低下者，首次剂量为每次60mg，每日1次；老年人和肝功能损害患者无需调整剂量
	阿伐斯汀	本品可阻断组胺H$_1$受体，从而抑制过敏反应，且无明显抗胆碱作用，中枢神经系统抑制作用较轻微	成人和12岁以上儿童，胶囊剂，口服，每次8mg，每日不超过3次
	依匹斯汀	本品可抑制组胺、慢反应物质A等化学介质释放，从而抑制过敏反应；本品不易通过血脑屏障，对中枢神经系统作用较弱	口服，每次20mg，每日1次
	奥洛他定	本品可抑制肥大细胞释放过敏介质，抑制过敏反应	口服，成人常用剂量为每日2次，每次5mg，早晨和晚上睡前各服1次

【用药关怀】

药物	用药关怀
氯苯那敏	· 参照本章第七节湿疹
酮替芬	· 用药期间不得驾驶汽车或操作机械 · 常见不良反应包括嗜睡、倦怠、口干、恶心及胃肠道反应 · 不得与口服降糖药并用 · 避免与中枢神经抑制剂或酒精合用，以免增强本品的镇静作用
赛庚啶	· 用药期间不得驾驶汽车或操作机械 · 服用本品期间不得饮酒或摄入含有酒精的饮料和食物 · 老年人及2岁以下儿童慎用 · 妊娠期妇女、哺乳期妇女、青光眼患者、尿潴留和幽门梗阻者禁用
西替利嗪 氯雷他定	· 参照本章第七节湿疹
非索非那定	· 肾功能不全的患者剂量需减半 · 6岁以下儿童、妊娠期妇女用药安全性尚未明确，一般不宜使用 · 用药前15min服用含铝或氢氧化镁凝胶的抗酸药会降低本品生物利用度，如需合用给药时间应间隔2h
阿伐斯汀	· 肾功能不全患者（肌酐清除率<50mL/min或血清肌酐>150μmol/L）不推荐使用 · 用药期间禁止驾驶汽车或操作机械，尤其是同时服用酒精或中枢神经系统抑制剂的患者（本品可与酒精及中枢神经抑制剂发生相互作用） · 妊娠期妇女用药安全性尚未明确，只有在获益大于风险的情况下方可使用 · 12岁以下儿童用药的安全性尚未明确
依匹斯汀	· 肝病患者慎用 · 长期接受肾上腺皮质激素类药物治疗的患者在用药初期应适当减少肾上腺皮质激素药物的服用剂量 · 用药期间，应谨慎驾驶汽车或操作机械 · 服用本品无效的患者，不能盲目及长期服用 · 本品应置于儿童无法触及的地方

药物	用药关怀
奥洛他定	·肾功能低下患者、老年人、肝功能损害的患者应慎用 ·口服本品会导致嗜睡，用药期间应避免驾驶汽车或操作机械 ·长期接受肾上腺皮质激素类药物治疗的患者若因服用本品而减少肾上腺皮质激素类药物剂量时，应在严格管理下逐渐减量 ·若使用本品无效，不可盲目长期用药

第十三节 脂溢性皮炎

 【疾病简介】

脂溢性皮炎是一种常见的慢性、炎症性丘疹鳞屑皮肤病，好发于头、面、躯干等皮脂溢出部位，为临床常见疾病，可反复发作。脂溢性皮炎有2个发病率高峰，分别为2周龄到12月龄的婴儿，以及20～40岁的成人。

 【临床表现】

脂溢性皮炎的临床表现为大小不等的淡红色或黄红色斑片，临床特征为上覆糠秕状鳞屑或油腻性痂屑，伴有不同程度瘙痒，主要分布于头皮、鼻唇沟、耳朵、胸和背等部位。头皮损害可分为鳞屑性和结痂性。

 【用药特点及原则】

（一）一般对症治疗

保持生活作息规律，充分休息，调节饮食，限制多脂及多糖饮食，用含矿物油、橄榄油或凡士林的润肤剂清洗皮肤，用软刷或梳子去除头皮上的鳞屑。

（二）合理用药原则

脂溢性皮炎的治疗原则为去脂、消炎、杀菌、止痒。主要治疗药物为含抗真菌药物（如酮康唑等）的局部外用软膏剂，治疗初期可加用低效价肾上腺皮质激素类药物（如2.5%氢化可的松软膏等）。对于有毛发的部位，可选用含有锌、水杨酸、二硫化硒、焦油、环吡酮胺或1%～2%酮康唑的去屑洗发液。少量渗出、溃烂部位可用氧化锌制剂、1%金霉素软膏。

 【常用药物】

药物分类	药物	药理作用	用法用量
抗真菌药	酮康唑	参照本章第四节癣	软膏剂：适量涂于患处，每日2～3次 溶液剂：用于脂溢性皮炎和头皮糠疹，适量涂于皮肤或已润湿的头发上，搓揉3～5min后，用水洗净，每周2次
糖皮质激素	氢化可的松	参照本章第七节湿疹	软膏剂适量涂于患处，并轻揉片刻，每日2～4次
其他	二硫化硒	本品具有抗皮脂溢出作用，以及一定的抗真菌作用	用于治疗头皮屑和头皮脂溢性皮炎：先用肥皂清洗头发和头皮，取5～10g本品2.5%溶液剂，于湿发及头皮上轻揉至出泡沫，3～5min后用温水洗净，必要时可重复1次；每周2次，2～4周为1个疗程，必要时可重复1～2个疗程
	氧化锌	本品对皮肤有弱收敛、滋润和保护作用，且具有吸附及干燥功能	软膏剂适量涂搽患处，每日2次
抗生素	金霉素	本品为四环素类广谱抗生素，可抑制细菌蛋白质合成，对眼部常见革兰阳性细菌及沙眼衣原体有抑制作用	1%的软膏剂适量涂于患处，每日2～4次

【用药关怀】

药物	用药关怀
酮康唑	·参照本章第四节癣
氢化可的松	·参照本章第七节湿疹
二硫化硒	·本品仅供外用，不可内服 ·偶可引起接触性皮炎、头发或头皮干燥、头发脱色等不良反应 ·皮肤有炎症、糜烂、渗出者禁用 ·外生殖器部位禁用 ·在染发、烫发后2日内禁用 ·头皮用药后应完全冲洗干净，以免头发脱色 ·避免接触眼睛和其他部位黏膜（如口、鼻黏膜等） ·用前应充分摇匀，如天冷药液变稠可加温后使用 ·禁止用金属器件接触药液，以免影响药效 ·经2~3个疗程治疗症状未缓解者，应咨询医师 ·用药部位如有烧灼感、红肿等情况应停药，并将局部药物洗净，必要时咨询医生 ·儿童必须在成人监护下使用
氧化锌	·避免接触眼睛和其他部位黏膜（如口、鼻黏膜等） ·用药部位如有烧灼感、红肿等情况应停药，并将局部药物洗净，必要时咨询医生
金霉素	·本品仅限局部使用 ·用药前注意清洁双手，软膏剂管口勿接触手和眼睛，防止损伤患处和交叉污染 ·本品不宜长期连续使用，使用5日症状未缓解，应停药就医 ·若出现充血、眼痒、水肿等症状，应停药就医

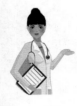

第十三章

妇产科疾病用药

第一节 妊娠期高血压疾病

【疾病简介】

妊娠期高血压疾病是指妊娠和高血压并存的一组疾病，为多因素发病，可能与遗传、营养缺乏相关，可存在各种母体基础病理状况，也受妊娠期环境因素的影响。妊娠期高血压疾病可分为4型，包括妊娠期高血压、子痫前期-子痫、妊娠合并慢性高血压和慢性高血压并发子痫前期。

【临床表现】

妊娠期高血压疾病常发生于妊娠20周后，主要临床表现为高血压（血压≥140/90mmHg）及蛋白尿（蛋白多时，尿液里面可有泡沫），可伴发水肿、全身多脏器损害，严重者出现抽搐（子痫）、昏迷，甚至死亡，是孕产妇主要死因之一。

（一）妊娠期高血压

妊娠期高血压表现为妊娠20周后首次出现高血压［收缩压≥140mmHg和（或）舒张压≥90mmHg］，产后12周内恢复正常，尿蛋白检测呈阴性。重度妊娠期高血压表现为收缩压≥160mmHg和（或）舒张压≥110mmHg，产后方可确诊，少数患者出现腹部不适或血小板减少症状。

（二）子痫前期-子痫

1. 子痫前期。妊娠20周后出现收缩压≥140mmHg和（或）舒张压≥

90mmHg，且伴有下列任一项：①尿蛋白≥0.3g/24h；②尿蛋白：肌酐≥0.3；③随机尿蛋白阳性；④虽无尿蛋白，但合并血小板减少、肝功能损害、肾功能损害、肺水肿、新发生的中枢神经系统异常、视觉障碍当中的任何一项。

2．子痫。在上述基础上发生不能用其他原因解释的抽搐。

（三）妊娠合并慢性高血压

妊娠合并慢性高血压妇女既往存在高血压病史，并在妊娠20周前出现收缩压≥140mmHg和（或）舒张压≥90mmHg；或妊娠20周后首次诊断高血压，并持续到产后12周以后。

（四）慢性高血压并发子痫前期

慢性高血压并发子痫前期临床表现包括妊娠合并慢性高血压妇女妊娠前无尿蛋白，妊娠20周后出现尿蛋白；或妊娠前有尿蛋白，妊娠后尿蛋白明显增加，妊娠期血压进一步升高，现血小板减少（血小板计数<100×10^9/L），出现其他肝功能损害、肾功能损害、肺水肿、神经系统异常或视觉障碍等严重表现。

 【用药特点及原则】

（一）一般对症治疗

妊娠期高血压和子痫前期-子痫患者可门诊治疗，重度子痫前期-子痫患者应住院治疗。治疗期间注意休息，以侧卧位为宜；保证摄入足量的蛋白质和热量；适度限制食盐摄入；保证充足睡眠，必要时可睡前口服地西泮2.5～5mg。

（二）合理用药原则

治疗基本原则为休息、镇静、预防抽搐，有指征者可使用降压药物和利尿剂，密切监测母子情况，适时终止妊娠。妊娠期高血压患者需控制血压，使心脑血管病的风险降至最低，延长孕周，尽可能保障母子安全。

【常用药物】

药理分类	药物	药理作用	用法用量
降压药	拉贝洛尔	本品为α、β肾上腺素受体阻滞剂，可降低血压，但不影响肾及胎盘血流量，并可抗血小板凝集，促进胎儿肺成熟	片剂：口服，每次50~150mg，每日3~4次 注射剂：静脉推注，初始剂量为20mg，10min后若无有效降压则剂量加倍，最大单次剂量为80mg，直至血压得到控制，每日最大总剂量为220mg；静脉滴注，50~100mg加入5%葡萄糖溶液250~500mL，根据血压调整滴速，待血压稳定后改口服用药
	硝苯地平	本品为钙离子通道阻滞剂，可解除外周血管痉挛，使全身血管扩张，血压下降	口服，每次10mg，每日3~4次，必要时可以增加剂量，每日常用剂量为30~90mg，24h总量不超过120mg
	尼莫地平		片剂：口服，每次20~60mg，每日2~3次 注射剂：静脉滴注，20~40mg加入5%葡萄糖溶液250mL，每日总量不超过360mg
	甲基多巴	本品可兴奋血管运动中枢的α受体，抑制外周交感神经从而降低血压	口服，每次250mg，每日3~4次，根据病情酌情增减，最高不超过每日2g
	硝酸甘油	本品可作用于氧化亚氮合酶，可同时扩张动脉和静脉，降低心脏前、后负荷	静脉滴注，起始剂量为5~10μg/min，每5~10min增加滴速至维持剂量20~50μg/min

药理分类	药物	药理作用	用法用量
降压药	硝普钠	本品为强效血管扩张剂，可扩张周围血管使血压下降	静脉滴注，50mg加入5%葡萄糖溶液500mL，缓慢静脉滴注
	尼卡地平	本品为二氢吡啶类钙离子通道阻滞剂	片剂：口服，初始剂量为20～40mg，每日3次，增加剂量前至少连续给药3日，以保证达到稳态血药浓度 注射剂：静脉滴注，起始滴速为1mg/h，根据血压变化每10min调整剂量
	酚妥拉明	本品为α肾上腺素受体阻滞剂	10～20mg溶入5%葡萄糖溶液100～200mL，以10μg/min静脉滴注
解痉药	硫酸镁	镁离子能抑制运动神经末梢对乙酰胆碱的释放，阻断神经肌肉接头间的信息传导，使骨骼肌松弛	硫酸镁4～6g（负荷剂量），溶于25%的葡萄糖溶液20mL，快速静脉推注（15～20min完成），或者溶于5%的葡萄糖溶液100mL，快速静脉滴注（15～20min），继以1～2g/h滴速维持静脉滴注
镇静剂	地西泮	苯二氮䓬类药，具有抗焦虑、镇静、催眠、抗惊厥、抗癫痫及中枢性肌肉松弛作用	用于预防子痫发作：10mg缓慢静脉推注（每分钟注射剂量≤3mg）
	异丙嗪	抑制神经系统，有助于解痉降压，控制子痫抽搐	用于子痫抢救：50mg，先以1/3～1/2剂量肌内注射或快速静脉推注（5～10min完成），再将剩余剂量加入5%葡萄糖250mL缓慢静脉滴注（10～12h完成），24h内不超过2次
	苯巴比妥	镇静、抗惊厥、控制抽搐	用于子痫发作：肌内注射0.1g 用于预防子痫发作：口服，每次30mg，每日3次

续表

药理分类	药物	药理作用	用法用量
促胎肺成熟药	地塞米松	本品为糖皮质激素，可促进胎肺成熟，降低新生儿死亡率及呼吸窘迫综合征等并发症发病率，其作用机制尚未明确	6mg肌内注射，每12h给药1次，共4次
	倍他米松		12mg肌内注射，24h后重复1次

 【用药关怀】

药物	用药关怀
拉贝洛尔	• 应在饭后服药 • 支气管哮喘患者禁用 • 重度或急性心力衰竭、心源性休克患者禁用
硝苯地平	• 本品降压作用迅速，一般不主张舌下含化 • 常见不良反应包括外周水肿、头晕、头痛、恶心、乏力、面部潮红等，使用时需监测血压变化，警惕血压太低而造成的严重并发症 • 本品与硫酸镁有协同作用，不建议联合使用
尼莫地平	• 本品可选择性扩张脑血管 • 常见不良反应包括头痛、恶心、心悸及颜面潮红等
甲基多巴	• 妊娠期使用效果好 • 常见不良反应包括嗜睡、便秘、口干、心动过缓等
硝酸甘油	• 主要用于合并心力衰竭和急性冠脉综合征时高血压急症的降压治疗
硝普钠	• 本品能迅速通过胎盘进入胎儿体内，并保持较高浓度，其代谢产物（氰化物）对胎儿有毒性，不宜在妊娠期使用 • 妊娠期用药仅适用于其他降压药无效的高血压危象妇女，以及产后血压过高，应用其他降压效果不佳时，方考虑使用

药物	用药关怀
尼卡地平	·孕妇或计划怀孕的妇女只有在预期的治疗收益超过可能的与治疗有关的风险时才可使用本品（在动物实验中，在妊娠末期给予高剂量本品，有胎仔死亡、分娩障碍、子代体重降低和之后体重增加受到抑制的报道） ·妊娠妇女早产时静脉使用尼卡地平的不良事件包括肺水肿、呼吸困难、低氧血症、低血压、心动过速、头痛和注射部位静脉炎
酚妥拉明	·药物过量可引起低血压、心律失常、全身静脉血量增加、休克、头痛、视力障碍、呕吐、低血糖等，必要时用升血压药 ·需权衡利弊再慎用
硫酸镁	·镁离子可自由透过胎盘，造成新生儿高镁血症，表现为肌张力低、吸吮力差、不活跃、哭声不响亮等，少数有呼吸抑制现象 ·少数孕妇出现肺水肿
地西泮	·在妊娠期前3个月内用药，可增加胎儿致畸的风险，孕妇长期服用可成瘾，使新生儿呈现撤药症状（激惹、震颤、呕吐、腹泻）；妊娠后期用药影响新生儿中枢神经活动 ·分娩前及分娩时用药可导致新生儿肌张力较弱，应禁用
异丙嗪	·本品可使血压急剧下降，使肾及子宫胎盘血供减少，导致胎儿缺氧，且对孕妇及胎儿肝脏有一定损害，仅用于硫酸镁治疗效果不佳者
地塞米松	·妊娠期妇女使用可增加胎盘功能不全、新生儿体重减少或死胎的发生率，动物实验有致畸作用，应权衡利弊使用 ·结核病、急性细菌性或病毒性感染患者慎用，必要应用时，必须给予适当的抗感染治疗 ·长期服药后，停药前应逐渐减量 ·糖尿病、骨质疏松症、肝硬化、肾功能不良、甲状腺功能低下患者慎用

药物	用药关怀
倍他米松	· 对于糖皮质激素类药物未进行设有对照的人生殖研究，因而只有在权衡药物对母体与胎儿的利弊后才在孕妇或育龄期妇女中使用本品 · 对于妊娠期接受大剂量糖皮质激素类药物的母亲生下的婴儿，应仔细观察是否有肾上腺机能减退的征象 · 由于本品对哺乳婴儿可能产生不良反应，故在考虑药物对母亲的重要性时应做出停药或停止哺乳的决定 · 由于本品可导致头晕、倦怠等，汽车驾驶员、从事危险性较大的机器操作及高空作业者应避免服用本品 · 本品滞留于食道并崩解时，会引起食道溃疡，故应多饮水，尤其是睡前服用时 · 严重肾功能不全患者的剂量应低于常用剂量，如需长期治疗，应监测血药浓度；用药期间应定期检查肝、肾功能 · 本品较易引起光敏性皮炎，故用药后应避免日晒
苯巴比妥	· 可致胎儿呼吸抑制，分娩前6h慎用

第二节　妊娠期肝内胆汁淤积症

【疾病简介】

妊娠期肝内胆汁淤积症是妊娠期妇女在妊娠中、晚期特有的并发症，主要危害胎儿，使围生儿发病率和死亡率增高。

【临床表现】

妊娠期肝内胆汁淤积症的临床主要特征为皮肤瘙痒和胆酸升高，10%～15%患者在瘙痒发生数日至数周内出现轻度黄疸，部分妊娠期妇女黄疸与瘙痒同时发生，于分娩后数日内消退。

【 用药特点及原则 】

（一）一般对症治疗

适当卧床休息，取左侧卧位，以增加胎盘血流量，给予间断吸氧、高渗葡萄糖、维生素类及能量合剂，既可保肝又可提高胎儿对缺氧的耐受性。定期复检肝功能、血胆酸、胆红素。

（二）合理用药原则

缓解瘙痒症状，恢复肝功能，降低血胆酸水平，延长孕周，改善妊娠结局。

【 常用药物 】

药理分类	药物	药理作用	用法用量
降胆酸药	熊去氧胆酸	通过抑制胆固醇在肠道内的重吸收和降低胆固醇向胆汁中的分泌，从而降低胆汁中胆固醇的饱和度	每日1g或15mg/kg，分3～4次口服
	S-腺苷蛋氨酸	本品通过调节肝脏细胞膜流动性，促进肝脏解毒过程，防止胆汁淤积	每日1g，口服或静脉给药
改善瘙痒药物	炉甘石	本品所含炉甘石和氧化锌，具有收敛、止痒、保护作用，也有较弱的防腐作用	用时摇匀，取适量涂于患处，每日2～3次
	氯苯那敏	抗组胺药可与组织中释放出来的组胺竞争效应细胞上的H$_1$受体，从而抑制过敏反应，解除组胺的致痉和充血作用	口服，每次4mg，每日3次
	氯雷他定		口服，每次10mg，每日1次
	依巴斯汀		口服，每次10mg，每日1～2次
	地氯雷他定		口服，每次5mg，每日1次

【用药关怀】

药物	用药关怀
熊去氧胆酸	· 可能会出现稀便或腹泻 · 对胆酸或本品任一成分过敏者禁用 · 在治疗前3个月必须每4周检查1次肝功能指标，如谷丙转氨酶、谷草转氨酶和γ-谷氨酰转肽酶等；治疗后每3个月检查1次肝功能指标
S-腺苷蛋氨酸	· 除明确需要外，在妊娠前3个月内禁用 · 血氨增高患者及肝硬化患者，在口服本品后，应监测血氨水平；如果显示维生素B$_{12}$和叶酸缺乏，建议在给药前或同时给予维生素B$_{12}$和（或）叶酸
炉甘石	· 不宜用于有渗出液的皮肤，用药部位如有烧灼感、红肿等情况应停药，并将局部药物洗净
氯苯那敏 氯雷他定	· 服药期间不得驾驶汽车，不得从事高空作业、机械作业或操作精密仪器
依巴斯汀	· 依巴斯汀应慎用于同时服用酮康唑或红霉素
地氯雷他定	· 妊娠期内使用地氯雷他定的安全性尚未确定，除非潜在的益处超过可能的风险，妊娠期内不应使用地氯雷他定 · 未见地氯雷他定对驾驶及操作机器的能力造成影响，但有极少数的患者用药后出现困倦现象，这样会影响他们驾驶和使用机械的能力 · 严重肾功能不全患者慎用 · 对于存在罕见的遗传性半乳糖不耐受症、Lapp乳糖酶缺乏症或葡萄糖-半乳糖吸收不良的患者来说，不宜服用该种药品

第三节 盆腔炎

【疾病简介】

盆腔炎是指女性生殖道器官及其周围组织（子宫、输卵管、卵巢旁组织及盆腔腹膜）发生的炎症。炎症可局限于一个部位，也可同时累及几个部位。

【临床表现】

盆腔炎主要临床表现为下腹部疼痛、拒按、坠胀，通常为持续性疼痛，常在性交、活动后加重；阴道分泌物增多，并散发难闻气味；阴道异常出血，阴道有灼热感，以及全身发热症状。

【用药特点及原则】

（一）一般对症治疗

盆腔炎患者应卧床休息，取半卧位有利于脓液积聚于直肠子宫陷凹处而使炎症限于局部；给予高热量、高蛋白、高维生素流质或半流质饮食；补充液体，纠正电解质紊乱及酸碱失衡。高热时可采取物理降温。腹胀者应行胃肠减压。

（二）合理用药原则

以抗生素治疗为主，必要时行手术治疗。抗生素用药原则为经验性、广谱、及时和个体化。

【常用药物】

药理分类	药物	药理作用	用法用量
硝基咪唑类	甲硝唑	本品可抑制阿米巴原虫的氧化还原反应，使原虫氮链发生断裂	口服，每次0.4g，每12h服用1次
	替硝唑	本品可被毛滴虫的细胞提取物还原，还原产生的自由硝基具有抗原虫活性	口服，每次2g，每日2次
四环素类	多西环素	本品为广谱抑菌剂，高浓度时具有杀菌作用，对立克次体属、支原体属、衣原体属、非典型分枝杆菌属、螺旋体敏感	口服，每次0.1g，每12h服用1次
	米诺环素	本品为广谱抗生素，在四环素类抗生素中本品的抗菌作用最强，对革兰阳性菌（如耐四环素的金黄色葡萄球菌、链球菌等）和革兰阴性菌（如淋病奈瑟菌）均有很强的抑制作用	口服，每次0.1g，每12h服用1次
β内酰胺类	头孢曲松	本品可抑制细菌细胞壁的合成而产生杀菌活性	250mg，单次肌内注射
	氨苄西林钠舒巴坦钠	本品所含氨苄西林通过抑制细菌细胞壁合成而发挥杀菌作用；舒巴坦钠为半合成β内酰胺酶抑制药，不仅保护氨苄西林免受酶的水解破坏，还可扩大其抗菌谱	3g静脉滴注，每6h给药1次
	阿莫西林克拉维酸钾	本品所含阿莫西林为广谱青霉素类抗生素，通过抑制细菌细胞壁合成而发挥杀菌作用；克拉维酸钾有较强广谱β内酰胺酶抑制作用，保护阿莫西林免遭β内酰胺酶水解	1.2g静脉滴注，每6～8h给药1次
氟喹诺酮类	左氧氟沙星	本品可抑制细菌DNA旋转酶（细菌拓扑异构酶）活性，阻碍细菌DNA的复制而达到抗菌作用	0.5g静脉滴注，每日1次

【用药关怀】

药物	用药关怀
甲硝唑	·常见不良反应包括胃肠道反应、头痛、皮疹等 ·哺乳期不宜用药 ·用药期间及停药24h内禁止饮酒
替硝唑	·常见不良反应包括胃肠道反应、头痛、皮疹等 ·哺乳期不宜用药，孕期避免使用 ·用药期间及停药72h内禁止饮酒
多西环素	·在牙齿发育期（妊娠后期、婴儿期、8岁前儿童期）服用四环素类药物可引起牙齿永久变色（黄色—灰色—棕色）及暂时性骨骼发育迟缓
米诺环素	·本品可通过血-胎盘屏障进入胎儿体内，沉积在牙齿和骨的钙质区中，引起胎儿牙釉质发育不良，并抑制胎儿骨骼生长；在动物实验中有致畸作用。故孕妇和准备怀孕的妇女禁用 ·本品在乳汁中浓度较高，虽然可与乳汁中的钙形成不溶性络合物，吸收甚少，但由于本品可引起牙齿永久性变色，牙釉质发育不良，并抑制婴儿骨骼的发育生长，故哺乳期妇女用药期间应暂停哺乳
头孢曲松 氨苄西林钠 舒巴坦钠 阿莫西林克 拉维酸钾	·用药前需进行青霉素皮肤过敏试验，阳性者禁用
左氧氟沙星	·对承重关节有异常损伤，18岁以下患者禁用 ·用药期间应避免过度暴露于光源下 ·本品可增加病原体耐药菌风险，不作为治疗盆腔炎的首选药物

第四节 阴道炎

【疾病简介】

阴道炎是妇科常见疾病，可由各种病原体感染引起，也与外部刺激、激素水平等有关。阴道炎分为滴虫性阴道炎、细菌性阴道炎等。阴道炎可反复发作，若不及时治疗，会严重影响女性的生育、生活和健康。

【临床表现】

主要表现为阴道分泌物异常、阴道瘙痒或灼热感。

【用药特点及原则】

（一）一般对症治疗

治疗阴道炎以外用药物为主，合并盆腔炎或者复发性阴道炎可以联合口服用药，必要时夫妻同治。注意长期口服抗生素可能抑制正常菌群，继发霉菌感染。

（二）合理用药原则

不同类型的阴道炎，治疗原则不同。

滴虫性阴道炎可能合并其他部位感染，因此局部用药不易治愈，多需口服药物进行全身治疗。滴虫性阴道炎为性传播疾病，性伴侣需要一同治疗，治疗期间避免性生活。滴虫性阴道炎主要治疗药物为硝基咪唑类药物，包括甲硝唑、替硝唑等。

细菌性阴道炎无症状者无需治疗，性伴侣不用常规治疗。子宫内膜活检、宫腔镜、刮宫术等手术前发现患病者，需积极治疗。细菌性阴道炎主要治疗药物为抗厌氧菌药物，如甲硝唑、替硝唑、克林霉素等。

 【常用药物】

药理分类	药物	药理作用	用法用量
硝基咪唑类	甲硝唑	参照本章第三节盆腔炎	口服，每次0.4g，每日2次 外用，每次0.2g，每晚1次
	替硝唑		口服，每次2g，每日1次
林可霉素类	克林霉素	本品作用于敏感菌核糖体的50S亚单位，阻止肽链的延长，从而抑制细菌细胞的蛋白质合成，常规浓度时具有抑菌作用，高浓度时，对某些细菌也具有杀菌作用	口服，每次300mg，每日2次 外用，每次5g，每晚1次

 【用药关怀】

药物	用药关怀
甲硝唑	·参照本章第三节盆腔炎
替硝唑	
克林霉素	·常见不良反应为胃肠道反应，如恶心、呕吐、稀便、腹泻、腹痛等 ·对林可霉素类及林可霉素过敏者禁用 ·老年人用药更容易导致严重腹泻，如需用药，必须密切观察腹泻的进展 ·哺乳期妇女如需用药，应遵医嘱

第五节 绝经综合征

 【疾病简介】

　　绝经综合征指妇女绝经前后出现性激素波动或减少所致的一系列躯体及精神心理症状。自然绝经指卵巢内卵泡生理性耗竭所致的绝经；人工绝经指两侧卵巢经手术切除或放射线照射所致的绝经。人工绝经比自然绝经更易发生绝经综合征。

 【临床表现】

　　绝经前后最明显的变化是卵巢功能衰退，随后表现为下丘脑–垂体功能退化，进而产生内分泌平衡失调的一系列症状。近期症状主要表现为月经紊乱（经期不规则、月经量增多或减少）、血管舒缩功能不稳定（潮热、多汗）及自主神经失调症状（心悸、眩晕、失眠、注意力不集中、记忆力减退等），远期症状可表现为泌尿生殖功能异常（阴道干燥、性交困难、反复阴道感染或尿路感染）、骨质疏松及心血管病变等。

【用药特点及原则】

（一）一般对症治疗

　　通过心理疏导，使绝经过渡期妇女了解绝经过渡期的生理过程，并保持乐观心态。必要时选用适量镇静药以助睡眠，如睡前服用艾司唑仑1～2mg。谷维素有助于调节自主神经功能（口服，每次20mg，每日3次）。坚持身体锻炼，健康饮食，增加日晒时间，摄入足量蛋白质及富含钙的食物，预防骨质疏松。

（二）合理用药原则

合理用药以缓解近期症状，并早期发现及有效预防骨质疏松、动脉硬化等老年性疾病。有适应证且无禁忌证时可选用激素补充治疗。单用雌激素治疗仅适用于子宫已切除患者，单用孕激素治疗适用于绝经过渡期功能失调性子宫出血。剂量和用药方案应个体化，以最小有效剂量为佳。

 【常用药物】

药理分类	药物	药理作用	用法用量
雌激素制剂	戊酸雌二醇	绝经期妇女补充雌激素（绝经激素疗法）可反馈性抑制下丘脑促性腺激素释放激素（GnRH），减轻绝经期综合征患者因卵巢功能降低、雌激素分泌减少导致的内分泌失调症状 雌激素可促进骨质致密，增加骨质钙化，加速骨骺愈合	餐后服用，每日1次，每次1mg；可选择间断治疗，即连续用药20～25日后，中断所有治疗5～6日（期间可能发生撤退性出血）；也可选择连续性治疗，无任何中断
	17β-雌二醇		外用经皮贴剂，每次贴1片，每周使用2片，即每3～4日换1贴，剂量因人而异；可选择周期治疗方案，即24～28日为1个周期，然后停药2～7日；也可选择连续治疗方案，即每个周期连续使用，无停药期
	普罗雌烯	本品通过促进阴道黏膜上皮增生、腺体分泌及间质细胞胶原蛋白合成，减轻外阴阴道萎缩症状；且不会对远离阴道的部位产生全身性的雌激素作用	阴道胶囊塞剂，将湿润过的胶囊放入阴道深部，每日1粒，20日为1个疗程；尽管本品外观为油状，但胶囊内为可清洗的乳化剂；除非医生特别提示，一般无需每日进行阴道冲洗，用水和肥皂冲洗一次即可；特殊情况下，如在治疗前有较多分泌物时，可用月经纸

药理分类	药物	药理作用	用法用量
雌、孕激素结合制剂	克龄蒙	本品为含戊酸雌二醇和雌二醇环丙孕酮序贯治疗方案的复方制剂；有完整子宫的妇女按照治疗方案服药，可建立起月经周期；使用期间，排卵不受抑制，且几乎不影响内源性激素的生成 本品既可用于诱导及调整较年轻妇女的月经周期，也可治疗围绝经期妇女不规则子宫出血；雌激素+周期性孕激素周期性给药方案可模拟自然月经周期，适用于年龄较轻的绝经早期妇女；雌、孕激素连续性给药方案则适用于年龄较长或不愿意周期性出血的绝经后期妇女	复方制剂包括11片白色糖衣片（每片含戊酸雌二醇2mg，单用雌激素阶段）+10片浅橙红色糖衣片（每片含戊酸雌二醇2mg及醋酸环丙孕酮1mg，雌、孕激素联合治疗阶段） 口服，按11片白片、10片浅橙红色片的顺序，每日1片，无间断服用21日，服完后的7日是治疗中断期，期间可能发生撤退性出血
组织选择性雌激素活性调节剂	替勃龙	本品兼有雌激素活性、孕激素活性及弱雄激素活性，可稳定妇女在更年期卵巢功能衰退后的下丘脑－垂体系统，抑制生育期妇女排卵，降低绝经后妇女的促性腺激素水平及减少骨丢失 对绝经期症状，特别是血管舒缩症状（如潮热、多汗等）均有明显缓解，还能改善激素疗法引起的体重增加和脂质代谢异常	整片吞服，不可咬嚼，建议每日固定在同一时间服用，每次2.5mg；用于治疗绝经综合征的初始剂量或维持剂量，应使用最小剂量，并持续最短时间

药理分类	药物	药理作用	用法用量
孕激素制剂	醋酸甲羟孕酮	单用孕激素适用于绝经综合征过渡期功能失调性子宫出血	在自然月经期后半期每日6mg，每月10日，用药后至少每2个月出现撤退性子宫出血1次
非激素类	盐酸帕罗西汀	本品为强效、高选择性5-HT再摄取抑制剂，可使突触间隙中5-HT浓度升高，增强中枢5-羟色胺神经功能，可有效改善血管收缩症状及精神神经症状 低剂量（7.5mg）的甲磺酸帕罗西汀制剂是目前唯一的获FDA（美国食品药品监督管理局）批准可用于治疗血管舒缩症状的非激素类药物，而非激素治疗方案是妇科癌症幸存者治疗潮红、血管舒缩、失眠等更年期症状的一线治疗方案	初始剂量为每次7.5mg，每日1次，于清晨服用；无需进一步增加剂量缓解症状，停药也无需逐渐减量
	维生素D	本品的主要作用是调节钙、磷代谢，促进肠内钙、磷吸收和骨质钙化，维持血钙和血磷平衡，有利于钙和磷以骨盐的形式沉积在骨组织上，促进骨组织钙化，促进骨骼生长，调节细胞生长分化，调节免疫功能，防治骨质疏松	口服，每日400～500U

【用药关怀】

药物	用药关怀
戊酸雌二醇	・常见不良反应包括皮疹、瘙痒、水肿、黄褐斑、多毛症、腹胀、恶心、头痛、抑郁、情绪紊乱、乳房压痛、肿胀、不规则阴道流血、点滴出血或突破出血等 ・妊娠期妇女、哺乳期妇女、儿童、青少年禁用；若在用药期间怀孕，应马上停止治疗 ・未明确原因的生殖器异常出血者禁用，已知或疑似乳腺癌患者、有乳腺癌病史者禁用，已知或疑似雌激素依赖性肿瘤者禁用，深静脉血栓患者、肺栓塞患者或具有该病史患者禁用；有动脉血栓栓塞性疾病史（如心肌梗死、脑梗死）患者禁用，肝病或肝功能障碍患者禁用，已知对戊酸雌二醇有超敏反应者禁用，已知或疑似妊娠者禁用，严重低钙血症患者慎用 ・绝经激素疗法仅用于严重影响生活质量的绝经综合征，并且每年至少应慎重评估1次相对风险与收益，只有在收益大于风险时，才可继续绝经激素疗法 ・服用本品会增加子宫内膜癌、卵巢癌或子宫异常出血风险 ・在开始或恢复绝经激素疗法前，必须采集患者完整的个人病史和家族史，根据医学史、禁忌证及使用警告进行体检（包括盆腔和乳房），治疗期间也应进行定期体检 ・服药期间若出现乳房胀痛等乳房变化、胆囊疾病症状、完全或部分视力丧失、眼球突出、复视、偏头痛等情况应及时告知医生 ・如在治疗期间发生严重血压升高、黄疸或肝功能恶化、新发的偏头痛型头痛、急性视觉障碍、妊娠，应立即停止治疗并就医 ・戊酸雌二醇为处方药，需要按照医生处方的剂量使用，增药、减药需经过医生评估，并在医生指导下逐渐增减剂量；如经过医生评估后确需停药，也需要在医生指导下逐步减量，最终停用，否则可能引发药物不良反应
17β-雌二醇	・贴剂处的皮肤可有轻度发红或瘙痒症状，偶见皮疹，亦可出现头晕、头痛、恶心、呕吐、乳房胀痛、阴道少量出血及下体水肿等不良反应 ・疑似或确诊乳腺肿瘤患者、疑似或确诊雌激素依赖性肿瘤的患者、原因不明的阴道不规则出血患者、活动性血栓性静脉炎或血栓栓塞患者、有因服用雌激素而致血栓性静脉炎或血栓形成等病史的患者、子宫内膜异位症患者、严重肝损伤者禁用

药物	用药关怀
普罗雌烯	· 妊娠期妇女禁用，哺乳期妇女不推荐使用 · 虽然在本品的应用过程中没有发生全身性效应，但仍不提倡应用于有雌激素依赖性癌病史的患者 · 常见不良反应包括刺激症状、瘙痒、过敏反应等 · 为避免发生药物相互作用，应将治疗期间正在使用的其他药物告知医生 · 若过量用药出现不良反应，应立即停药并就医 · 应于远离燥热及潮湿的环境贮藏 · 阴道雌激素制剂不增加乳腺癌的复发风险，但针对有雌激素禁忌证的绝经综合征患者，仍需充分评估利弊，进行多学科会诊权衡患者的获益与风险
克龄蒙	· 妊娠期妇女、哺乳期妇女禁用；若在用药期间怀孕，必须立即终止治疗 · 未确诊的阴道出血患者、疑似或确诊乳腺癌患者、疑似或确诊受性激素影响的癌前病变或恶性肿瘤患者、现有或既往有肝脏肿瘤病史（良性或恶性）患者、重度肝脏疾病患者、静脉或动脉血栓高危因素患者、急性动脉血栓栓塞性疾病（如心肌梗死，脑梗死）患者、活动性深静脉血栓形成患者、血栓栓塞性疾病患者、重度高甘油三酯血症患者、已知对戊酸雌二醇片/雌二醇环丙孕酮片复合包装中的任何成分过敏者禁用 · 常见不良反应包括异常子宫出血，乳房疼痛、压痛、增大、溢液，白带，关节痛，腿痉挛，脱发等 · 治疗可以从任何一天开始；若是从其他的序贯激素补充治疗转换到戊酸雌二醇/雌二醇环丙孕酮治疗时，建议在出血后开始服药，即一个新的序贯激素补充疗法用药当天开始 · 如果忘记服药，应该在24h内补服，以避免发生撤退性出血；若已出现间断性出血，应继续服药以避免出现更严重的出血；若出血持续，或出血在若干个连续周期重复出现，或者在克龄蒙长期治疗后第一次出现出血，有必要进行全面的妇科检查以排除任何器质性原因 · 定期（每6个月）进行利弊权衡再评估，以便在需要时调整或停止治疗

续表

药物	用药关怀
替勃龙	·妊娠期妇女、哺乳期妇女禁用，运动员慎用，老年患者无需调整剂量 ·疑似或确诊乳腺癌患者（本品可增加有乳腺癌史的女性复发乳腺癌风险，并可能增加60岁以上女性的卒中风险）、疑似或确诊雌激素依赖性恶性肿瘤（如子宫内膜癌）患者禁用，不明原因阴道出血患者、未治疗的子宫内膜增生患者、先天性或新近发生的静脉血栓（深静脉血栓、肺栓塞）患者、动脉血栓性疾病（如心绞痛、心肌梗死、脑梗死或短暂性脑缺血发作）患者、急性肝脏疾病或有肝脏疾病史患者、肝功能实验室检查未恢复正常的患者、卟啉症患者禁用，已知对本品或所含成分过敏者禁用 ·常见不良反应包括水肿、高血压、血脂异常、胃肠道紊乱、肝毒性、头痛、头晕 ·只有在绝经综合征严重影响生活质量时才推荐使用本品治疗；每年至少应评价风险和获益1次，只要获益大于风险就应坚持治疗 ·在开始或重新开始激素替代治疗时，应告知医生个人和家族病史，并应定期检查乳房、子宫内膜增生情况，若出现男性化体征，应告知医生 ·自然绝经的妇女应在末次月经至少12个月后开始治疗；手术绝经妇女，可以即刻开始治疗 ·如果忘记服药未超过12h，应尽快补服漏服剂量；如已超过12h，则应忽略漏服剂量，正常服用下一剂量；漏服会导致出血和点滴出血的风险升高 ·如出现静脉栓塞症状、肝功能异常、胆管阻塞性黄疸，应立即停药 ·平滑肌瘤（子宫纤维瘤）或子宫内膜异位症患者、有血栓栓塞性紊乱的病史或风险因素的患者、存在雌激素依赖性肿瘤风险因素（如一级亲属患有乳腺癌）的患者、高血压患者、肝脏疾患（如肝腺瘤）患者、伴或不伴有血管并发症的糖尿病患者、胆石病患者、偏头痛或（严重）头痛患者、系统性红斑狼疮患者、有子宫内膜增生病史的患者、癫痫病患者、哮喘患者、耳硬化症患者用药时，应严密监护 ·如果开始治疗后发生静脉血栓栓塞，应停药；若出现血栓栓塞症状（如腿部疼痛的肿块、突发胸痛、呼吸困难），应立即就医 ·高脂血症患者（尤其是高密度脂蛋白胆固醇升高的患者）、肝肾功能不全者、与肿瘤或代谢性骨病相关的高钙血症患者、糖尿病患者、抑郁症患者、胆囊病变患者慎用 ·不建议用于绝经前的女性患者和绝经时间<1年的女性患者 ·如已用其他激素替代疗法而要改服本品时，宜先用孕激素撤退出血后再开始服用，以免因子宫内膜已增厚而引起出血

药物	用药关怀
醋酸甲羟孕酮	·妊娠期妇女、哺乳期妇女禁用，儿童慎用，老年人用药尚未明确 ·肝功能不全患者、肾功能不全患者、脑梗死患者、心肌梗死患者、血栓性静脉炎等有血栓病史患者、疑似阴道出血患者、对本品过敏者禁用，心脏病患者、癫痫患者、抑郁症患者、糖尿病患者、偏头痛患者、哮喘患者慎用 ·常见不良反应包括头痛、头晕、腹痛；长期用药可引起肝功能异常（胆汁淤积性黄疸综合征），偶见不规则出血反应，若上述症状持续且加重，应及时就医 ·遵医嘱服用，禁止自行停药 ·每日固定时间服药，如漏服应尽快补服，若已接近下次服药时间，只需服用下次的药量即可，不可一次性服用2倍剂量 ·计划怀孕、已怀孕、哺乳，或罹患肝肾疾病、血栓栓塞性疾病、脑出血疾病等，应告知医生 ·若出现胃肠不适，可随餐服药，症状可慢慢改善
盐酸帕罗西汀	·本品对胎儿存在风险，妊娠期妇女或计划怀孕妇女应由医生评估获益与风险后方可使用；18岁以下儿童和青少年禁用 ·本品禁止与单胺氧化酶抑制剂合用，禁止与匹莫齐特、硫利达嗪合用，对本品中任何成分过敏者禁用 ·常见不良反应包括头晕、恶心、心悸、便秘、腹泻、食欲不振、口干、无力、眩晕、视力模糊、嗜睡、性功能障碍等 ·建议用药前评估是否具有发生双相情感障碍的风险 ·本品不宜突然停药，应逐渐减量停药 ·若用药期间出现临床恶化（包括出现新的症状）和（或）出现自杀意念或行为，应当考虑变更治疗方案或停药 ·老年患者可能发生低钠血症，表现为头痛、精力不集中、记忆模糊等 ·谨慎与增加出血风险（如非甾体抗炎药、阿司匹林）的药物合用 ·严重肝功能损害、肾功能损害患者慎用 ·用药期间，应避免驾驶汽车或操作机械；用药期间禁止饮酒

药物	用药关怀
维生素D	• 高钙血症、高尿酸血症、含钙肾结石或有肾结石病史的患者禁用 • 心肾功能不全者慎用；对本品过敏者禁用，过敏体质者慎用 • 肾结石患者应在医师指导下使用 • 如服用过量或出现严重不良反应，应马上就医 • 本品性状发生改变时禁用 • 如正在使用其他药品，使用本品前应咨询医生或药师

2020年2月，欧洲女性与男性更年期协会（EMAS）与国际妇科肿瘤学会（IGCS）发布妇科癌症后绝经期管理声明称：针对健康女性更年期症状和骨质疏松症，建议使用全身性基于雌激素的更年期激素疗法，这对于60岁以下或绝经后10年内的女性具有良好的风险–获益。2019年国际妇产科专家组发表的《围绝经期综合征一线治疗中的激素治疗》中也指出，激素疗法目前被认为是对于60岁以下或绝经后10年内没有使用禁忌证的健康女性的一种有效且安全的选择。接受子宫切除术的女性应仅服用雌激素；而对于子宫完整的妇女，应在方案中添加孕激素和选择性雌激素受体调节剂巴多昔芬，以限制子宫内膜增生和癌症的发生。在使用抗雌激素疗法（如芳香酶抑制剂）的妇科癌症女性中，禁用基于雌激素的疗法，建议以非激素疗法作为初始疗法，如对于血管舒缩症状，可以使用选择性5-羟色胺再摄取抑制剂和5-羟色胺去甲肾上腺素再摄取抑制剂帕罗西汀、加巴喷丁等。可以考虑使用双磷酸盐等以预防和治疗骨质疏松症。最后，对于绝经综合征的治疗应是整体的，还包括保持健康的体重、饮食、运动和生活方式。

第六节　痛经

【疾病简介】

痛经为最常见的妇科症状之一，指月经前后或月经期出现下腹部疼痛、坠胀，伴有腰酸或其他不适症状，分为原发性痛经和继发性痛经。原发性痛经指生殖器官无器质性病变的痛经；继发性痛经指由盆腔器质性疾病，如子宫内膜异位症、子宫腺肌病等引起的痛经。

【临床表现】

原发性痛经多见于青春期，常在初潮后1～2年内发生，伴随月经周期规律性发作，以小腹疼痛为主要症状；继发性痛经症状与原发性痛经相同，由于内膜异位引起的继发性痛经常常进行性加重。疼痛多自月经来潮后开始，最早出现在经前12h，以月经第1日疼痛最为剧烈，持续2～3日后缓解。疼痛常呈痉挛性，通常位于下腹部耻骨上，可放射至腰骶部和大腿内侧，可伴有恶心、呕吐、腹泻、头晕、乏力等症状，严重时面色发白、出冷汗。妇科检查无异常发现。

【用药特点及原则】

（一）一般对症治疗

对于痛经的治疗应重视心理治疗。痛经是女性常见症状，月经期轻度不适是生理反应，消除紧张和顾虑可缓解疼痛；足够的休息和睡眠、规律而适度的锻炼、戒烟均对缓解疼痛有一定帮助。疼痛不能忍受时可辅以药物治疗。

（二）合理用药原则

1．非甾体抗炎药通过抑制前列腺素合成酶减少前列腺素生成，防止子宫过度收缩和痉挛，从而减轻痛经，是临床上治疗原发性痛经最常用的药物。

2．口服避孕药适用于有避孕需求的痛经妇女，通过抑制排卵减少月经期血液中前列腺素含量，有效率达90%以上。

3．运用中药白芍或经典方剂，如少腹逐瘀汤、四物汤、温经汤、调肝汤等加减化裁进行治疗，可获得较好的治疗效果。

4．对于大多数女性，应将常规治疗方案中的非甾体抗炎药视为一线治疗药物。除非存在禁忌证，否则应向目前尚未计划怀孕的女性患者提供激素疗法。此外，定期运动对改善痛经症状有益。

 【常用药物】

药理分类	药物	药理作用	用法用量
非甾体抗炎药	布洛芬	非甾体抗炎药可通过抑制环氧合酶（COX）而减少前列腺素的生物合成，缓解由前列腺素引起的子宫痉挛性收缩	按需口服，每次400mg，每4~6h 1次，每日最大剂量1 200mg
	塞来昔布		首剂400mg，然后根据需要每12h服用200mg
口服避孕药	复方炔诺酮	口服避孕药具有双重作用，一方面可以减少月经量，另一方面可通过抑制排卵，降低血中雌激素的含量，使血中前列腺素、血管升压素及催产素水平降低，从而起到抑制子宫活动的作用	口服，每片含炔诺酮0.6mg、炔雌醇0.035mg，从月经周期第5日开始用药，每日1片，连服22日，不能间断，服完后等月经来潮后第5日继续服药
	复方甲地孕酮		从月经周期第5日起，每日口服1片，连服22日为1个周期，停药后2~4日月经来潮，然后于第5日继续服药
中成药	当归芍药颗粒	养血疏肝，健脾利湿，活血调经	温水冲服，每日3次，每次3g；月经前3日开始服药，连服10日，3个月经周期为1个疗程

【**用药关怀**】

药物	用药关怀
布洛芬	·妊娠期妇女、哺乳期妇女、12岁以下儿童禁用，60岁以上支气管哮喘患者、凝血功能障碍患者应慎用，胃肠道不适患者、近期有胃部手术史患者、溃疡性结肠炎或克罗恩病患者、心功能不全患者、高血压患者应在医生指导下使用，动脉狭窄患者应在医生指导下使用，系统性红斑狼疮等免疫系统疾病导致关节疼痛的患者应慎用 ·对本品中任何成分过敏的患者、对阿司匹林或其他非甾体抗炎药过敏患者、对阿司匹林过敏的哮喘患者、严重肝肾功能不全者或严重心力衰竭者禁用；正在服用其他含有布洛芬或其他非甾体抗炎药者禁用，除非医生建议使用；既往有与使用非甾体抗炎药治疗相关的上消化道出血或穿孔史患者禁用；活动性或既往有消化性溃疡史，以及胃肠道出血或穿孔的患者禁用 ·常见不良反应包括头痛、头晕、耳鸣、耳聋、弱视、嗜睡等神经系统症状，以及胃肠道不适、隐痛、恶心、呕吐等消化不良症状（可随食物或牛奶同服减轻）；短期服药，绝大多数不良反应较轻微，能耐受，停药后即可消失，不会影响药效 ·本品为对症治疗药，不宜长期、大剂量使用，用于止痛不得超过5日，如症状未缓解，应咨询医生或药师
塞来昔布	·用于缓解症状，应尽可能使用最低剂量及最短治疗时间；本品可能会轻微增加心脏病发作或卒中的风险，在采用高剂量和长期治疗时，该风险增加 ·服药期间不应摄入酒精或吸烟，以降低胃肠道出血风险 ·首次用药如出现皮疹、黏膜损伤或过敏症状，应停药并咨询医生 ·缓释胶囊必须整粒吞服，不得打开或溶解后服用；不得咀嚼或吮吸缓释胶囊，否则会破坏其缓释作用 ·胃肠病患者用药应遵医嘱，如出现胃肠道出血或溃疡、肝肾功能损害、尿液混浊或尿中带血、背部疼痛、视力或听力障碍、血象异常、胸痛、气短、无力、言语含糊等情况，应立即停药并就医 ·本品为非甾体抗炎药，有降低女性生育能力风险，但停药后具有可逆性，计划怀孕的妇女慎用或在医生指导下使用 ·过量服用应立即就医

续表

药物	用药关怀
复方炔诺酮	·哺乳期妇女应于产后半年开始服用，人工流产者应在首次月经来潮第5日开始服用 ·对本品中任何成分过敏者、乳腺癌患者、生殖器官癌患者、阴道不规则出血患者、肝功能异常或近期有肝病或黄疸史患者、深部静脉血栓患者、脑血管意外患者、高血压患者、心血管病患者、糖尿病患者、高脂血病患者、精神抑郁症患者及40岁以上妇女禁用 ·常见不良反应包括类早孕反应（表现为恶心、呕吐、困倦、头晕、食欲减退等）、精神不振、头痛、疲乏、体重增加、面部色素沉着、突破性出血（多发生在漏服药时，必要时可每晚加服炔雌醇0.01mg）、闭经
复方甲地孕酮	·服药期间，应定期体检，发现异常应及时停药并就医 ·怀疑妊娠、血栓栓塞病、视觉障碍、高血压、肝功能异常、精神抑郁、缺血性心脏病等应停药 ·按规定方法服药，漏服药不仅可发生突破性出血，还可导致避孕失败，一旦发生漏服，除按常规服药外，还应在24h内加服1片 ·如服用过量或出现严重不良反应，应立即就医 ·长期用药需注意检查肝功能，特别注意乳房检查
当归芍药颗粒	·妊娠期妇女、感冒发热者、对本品过敏者禁用，过敏体质者慎用 ·痛经伴有其他疾病者，应遵医嘱用药 ·如正在使用其他药品，使用本品前应咨询医生或药师 ·服药后痛经不减轻，或重度痛经者，应到医院诊治

第七节　子宫内膜异位症

【疾病简介】

子宫内膜异位症是指因有活性的内膜细胞种植在子宫内膜以外的位置而

形成的一种女性常见妇科疾病。内膜细胞本该生长在子宫腔内，但由于子宫腔通过输卵管与盆腔相通，因此内膜细胞可经由输卵管进入盆腔异位生长，子宫内膜异位症在形态学上呈良性表现，但在临床行为学上具有类似恶性肿瘤的特点，如种植、侵袭及远处转移等。

【临床表现】

1. 下腹痛与痛经。痛经是子宫内膜异位症的主要临床表现，典型症状为继发性痛经、进行性加重。疼痛是由子宫内膜异位病灶内部出血刺激局部组织炎性反应，以及前列腺素分泌增加，导致子宫肌肉挛缩而引起的，多位于下腹、腰骶部及盆腔中部，可放射至会阴部、大腿，常于月经来潮时出现，并持续整个经期。

2. 月经异常。表现为经量过多、周期紊乱或月经淋漓不尽。

3. 不孕。子宫内膜异位症患者不孕率为40%～50%。主要原因为子宫内膜异位常可引起输卵管周围粘连或盆腔微环境改变，影响精卵结合；也可因卵巢功能异常，导致排卵障碍。

4. 性交不适。子宫直肠陷凹、阴道直肠隔的子宫内膜异位症可以引起性交痛（深部触痛），经期排便次数增加、疼痛（里急后重）。

5. 其他。子宫内膜异位至膀胱者，出现有周期性尿频、尿痛、血尿。腹壁瘢痕及脐部的子宫内膜异位则出现周期性局部肿块及疼痛。肠道子宫内膜异位症患者可出现腹痛、腹泻或便秘，甚至有周期性少量便血。异位内膜侵犯和压迫输尿管时，可出现一侧腰痛和血尿，但极罕见。

【用药特点及原则】

（一）一般对症治疗

子宫内膜异位症的治疗方案，应根据病情轻重、患者的年龄和生育情况而有所不同。如病情较重，或表现为剧烈痛经，或在盆腔检查中明确发现子宫内膜异位结节，则必须采取药物或手术治疗。治疗的根本目的是缩小和清除病灶，减轻和控制疼痛，治疗和促进生育，预防和减少复发。

（二）合理用药原则

1．抑制卵巢功能，阻止子宫内膜异位症的进展。适用于有慢性盆腔痛、经期痛经症状明显、有生育要求及无卵巢肿瘤的患者。

2．口服避孕药是治疗子宫内膜异位症相关疼痛的一线治疗药物，子宫内膜异位症术后长期口服避孕药（＞12个月）不仅可以控制痛经，还可以减少复发，适用于青少年及暂时无生育要求的育龄期女性。口服避孕药可降低垂体促性腺激素水平，并直接作用于子宫内膜和异位内膜，导致内膜萎缩和经量减少。但口服避孕药对于40岁以上或有高危因素（如糖尿病、高血压、血栓史、吸烟）的患者，要警惕血栓栓塞的风险。

3．对于子宫内膜异位症不孕者用促排卵药物治疗的同时可考虑联合应用中药治疗，可提高促排卵药物的敏感性。对于子宫内膜异位症相关疼痛患者，可给予中药治疗或中西医结合治疗。

4．促进性激素释放激素类似物是治疗子宫内膜异位症的二线药物，是目前所有治疗子宫内膜异位症药物中能够彻底降低血雌激素水平的药物，是子宫内膜异位症药物治疗的"金标准"，可在长期管理的序贯治疗中联合其他药物使用，发挥其迅速减轻症状、萎缩病灶的作用。其副作用为低雌激素引起的围绝经期症状，如潮热、阴道干燥、性欲下降、情绪不稳定、睡眠障碍等，长期用药可导致骨质丢失、骨密度下降。因此，长期应用促性腺激素释放激素类似物时，推荐联合反向添加（add-back）方案，以维持疗效并降低潜在副作用，增加患者顺应性。该方案的理论基础是"雌激素窗口剂量理论"，即不同组织对雌激素的敏感性不同，将体内雌激素水平维持在不刺激异位子宫内膜的生长而又不引起更年期症状及骨质丢失的范围（雌二醇水平为110~146μmol/L），既不影响治疗效果，又可减轻副作用，以延长治疗时间。反向添加方案包括：①雌激素、孕激素联合方案，即每日口服雌激素0.3~0.625mg和醋酸甲羟孕酮2~4mg；②替勃龙，每日口服1.25mg。应用促性腺激素释放激素-a 3个月以上，多主张应用反向添加方案，根据症状的严重程度，也可从用药第2个月开始，治疗剂量应个体化，有条件时应监测雌激素水平。

 【常用药物】

药理分类	药物	药理作用	用法用量
口服避孕药	高效孕激素/炔雌醇复合制剂（妈富隆）	本品为复方制剂，每片含去氧孕烯0.15mg和炔雌醇30μg，可降低垂体促性腺激素水平，并直接作用于子宫内膜和异位内膜，导致子宫内膜萎缩和经量减少；长期连续服用大量高效孕激素，辅以小剂量雌激素，造成类似妊娠的人工闭经，称为"假孕疗法"，适用于轻度子宫内膜异位症患者	月经来潮的第1日开始服用，按照制剂服药顺序，每日约同一时间服1片，连续服21日，随后停药7日，在停药的第8日开始下一轮服用
非甾体抗炎药	布洛芬	参照本章第六节痛经	参照本章第六节痛经
孕激素制剂	醋酸甲羟孕酮	本品可引起子宫内膜组织蜕膜样改变，最终导致内膜萎缩；同时可负反馈抑制下丘脑－垂体－卵巢轴，阻断垂体促性腺激素释放，减少雌激素合成和造成无周期性的低雌激素状态，与内源性雌激素共同作用，导致高孕激素性闭经和内膜蜕膜化	每日20～30mg，分2～3次口服，连用6个月
孕激素受体拮抗剂	米非司酮	本品与子宫孕酮受体亲和力强，具有强抗孕激素作用，可造成闭经使病灶萎缩，无雌激素样风险，亦无骨质丢失风险	口服，每日25～100mg

药理分类	药物	药理作用	用法用量
雄激素衍生物	孕三烯酮	本品具有抗孕激素、中度抗雌激素和抗性腺效应，能升高血中游离睾酮含量，降低性激素结合蛋白水平，抑制促卵泡激素、黄体生成素含量，使体内雌激素水平下降，异位内膜萎缩并吸收；可用于假孕疗法	口服胶囊剂，每次2.5mg，每周2次，第1次于月经第1日服用，3日后服用第2次，以后每周相同时间服用1次，6个月为1个疗程
促性腺激素释放激素类似物	达那唑	本品可抑制促卵泡激素、黄体生成素，抑制卵巢甾体激素生成并增加雌激素、孕激素代谢；直接与子宫内膜雌激素、孕激素受体结合，抑制子宫内膜细胞增生，最终导致子宫内膜萎缩，直至闭经	口服胶囊剂，每次200mg，每日2~3次，于月经第1日开始服药，连服3~6个月，如停药后症状再出现，可再给药1个疗程
	亮丙瑞林	促性腺激素释放激素类似物作用与体内促性腺激素释放激素相同，可下调垂体功能，造成低促性腺激素-低性腺功能状态，抑制促性腺激素分泌，导致卵巢激素水平明显下降，出现暂时性闭经	缓释注射剂皮下注射，成人每4周1次，每次3.75mg，初次给药应从月经周期的第1~5日开始；单独用药不推荐超过6个月
	戈舍瑞林	由于可引起骨质丢失，年龄≤16岁的青少年子宫内膜异位症患者，应选用连续或周期性口服避孕药作为药物治疗的一线方案；年龄>16岁的患者可考虑使用促性腺激素释放激素类似物	月经第1日腹前壁皮下注射3.6mg，每28日1次，治疗不应超过6个月

【用药关怀】

药物	用药关怀
高效孕激素/炔雌醇复合制剂（妈富隆）	· 妊娠期妇女、怀疑妊娠妇女、哺乳期妇女禁用 · 血栓栓塞（静脉或动脉）患者、有栓塞前驱症状（如心绞痛和短暂性脑缺血发作）患者、伴血管损害的糖尿病患者、严重高血压患者、严重异常脂蛋白血症患者、疑似或明确的性激素依赖性生殖器官或乳腺恶性肿瘤患者、肝脏肿瘤（良性或恶性）患者、严重肝脏疾病患者、肝脏功能未恢复正常的患者、不明原因的阴道出血患者、对本品过敏者禁用，过敏体质者慎用 · 常见不良反应包括情绪低落、恶心、腹痛、体重增加、头痛、乳房胀痛、月经周期出现点滴出血，偶见体液潴留、性欲减退、呕吐、腹泻、皮疹、过敏等 · 开始服药前应咨询医生，进行体检，采集完整的个人和家族病史信息，特别注意检查血压 · 连续用药3个月以上，应体检；长期用药者应每年进行体检，并向医生说明用药情况 · 在7日的停药期，常出现撤退性出血，通常在最后1次服药后2～3日发生，且可能持续至下次用药前还未结束 · 出现听力或视觉障碍、持续血压升高、胸部锐痛或突然气短、偏头痛、乳房肿块、癫痫发作次数增加、严重腹痛或腹胀、皮肤黄染或全身瘙痒等症状时应立即停药并咨询医生 · 若漏服应在12h之内补服，并在常规时间服用下1片；若漏服超过12h，建议咨询药师或医生进行漏服处理 · 如正在使用其他药品，使用本品前应咨询医生或药师
布洛芬	· 参照本章第六节痛经
醋酸甲羟孕酮	· 参照本章第五节绝经综合征

药物	用药关怀
米非司酮	• 本品是否通过乳汁排泄尚未明确，哺乳期妇女用药是否停止哺乳应咨询医生 • 对本品过敏者，严重的心脏病、肝病、肾病患者及肾上腺皮质功能不全者禁用 • 用药后，常见少量阴道流血
孕三烯酮	• 妊娠期妇女、哺乳期妇女禁用，运动员慎用 • 严重心脏病患者、肝病患者、肾功能不全者、既往在使用雌激素治疗时有发生代谢或血管疾病患者禁用 • 不良反应较轻微，主要包括恶心、头痛、潮热、乳房缩小、体重增加、多毛、痤疮、皮脂增加等 • 治疗前应排除怀孕的可能 • 若漏服，应马上补充2.5mg，再继续按时用药（例如：每周一、周四服药的患者发生周一漏服，可立即在周二或周三补服，周四仍按期服药，其后仍按每周一、周四继续服药）；多次漏服，应暂停服药，待下次月经周期第1日重新开始服药 • 服药期间要定期检查肝功能，氨基转移酶轻度升高者，服用保肝药，可继续治疗；若氨基转移酶明显升高且服保肝药也无效时，应停止用药 • 用药期间应采取严格的避孕措施（禁用口服避孕药），一旦发现怀孕，应停止用药 • 伴高脂血症患者，应监测谷丙转氨酶、谷草转氨酶、胆固醇等水平；糖尿病患者应监测血糖 • 本品可引起体液潴留，心脏病患者、肾功能不全患者用药应密切观察

药物	用药关怀
达那唑	· 妊娠期妇女、哺乳期妇女禁用，用药期间怀孕应立即终止妊娠 · 血栓栓塞患者、心脏病患者、肝病患者、肾病患者、异常性生殖器出血患者禁用 · 常见不良反应包括恶心、头痛、潮热、乳房缩小、体重增加、多毛、痤疮、皮脂增加等 · 癫痫患者、偏头痛患者、糖尿病患者慎用 · 用药期间注意检查肝功能 · 出现男性化症状，应停止用药
亮丙瑞林	· 计划怀孕妇女、妊娠期妇女、哺乳期妇女禁用，运动员慎用 · 对本品有过敏史者禁用，有性质不明的、异常阴道出血者禁用 · 常见不良反应包括恶心、呕吐、食欲不振，偶见肝功能异常（血氨基转移酶和乳酸脱氢酶升高），用药局部可见疼痛、硬结、发红、发冷等 · 因本品为作用持续4周的缓释制剂，应严格遵守每4周给药1次，若给药间隔超过4周，药物对垂体－性腺系统的刺激作用可导致血清性激素水平再度升高，引起临床症状一过性加重，继续用药加重的症状会消失 · 本品仅供皮下注射，不得静脉注射，否则可诱发血栓；首次注射前1周应先使用雄激素拮抗剂，以减轻骨痛等不良反应 · 注射完毕后不得按摩注射部位 · 伴有脊髓压迫患者、输尿管梗阻患者、老年人及生理功能低下者、充血性心力衰竭患者、有心血管病史患者、血栓栓塞患者、有骨质疏松史者慎用 · 用药期间可能导致重度阴道出血 · 本品可引起骨矿物质损失，用药持续时间不得超过6个月；在必须恢复用药时，应尽可能做骨质检查

续表

药物	用药关怀
戈舍瑞林	・在使用GnRH激动剂治疗的患者中，已有超敏反应、抗体形成和急性过敏反应的报道 ・和其他GnRH激动剂类似，初次使用本品血清睾酮水平会短暂升高；在使用本品治疗的前几周，肿瘤症状可能偶尔出现短暂性加重，或出现其他前列腺癌的体征和症状；少数患者可能会出现短暂性骨痛加重，后者可通过对症处理得到控制 ・在接受GnRH激动剂治疗的男性患者中，已有高血糖和患糖尿病风险升高的报道；对于使用GnRH激动剂治疗的患者，应定期监测其血糖和（或）糖化血红蛋白（HbA1c）水平，并根据当前临床实践治疗高血糖或糖尿病 ・在使用GnRH激动剂治疗的男性患者中，已有患心肌梗死、心源性猝死和卒中风险升高的报道，在确定前列腺癌患者的治疗方案时，需对心血管风险进行仔细评估；对于接受GnRH激动剂治疗的患者，需对其提示患心血管疾病的症状和体征进行监测，并根据当前临床实践采取相关处理措施 ・使用GnRH激动剂可能引起骨密度下降。本品治疗前列腺癌患者上市后经验中已经有骨质疏松、骨密度下降和骨折的报道。在男性患者中，初步数据显示联合应用双膦酸盐化合物和GnRH激动剂可减少骨密度的下降。本品用于存在骨质疏松额外风险（如长期酗酒、吸烟、长期使用抗惊厥药物或皮质激素治疗、有骨质疏松家族史）的患者时应尤为注意 ・雄激素剥夺治疗可能会延长QT间期。对于有Q-T延长病史或具有Q-T延长危险因素的患者，以及正在使用可能延长QT间期药物的患者，在启动本品治疗前，医生应评估获益风险比，包括出现尖端扭转型室性心动过速的可能性 ・已有使用本品后注射部位出现损伤（包括疼痛、血肿、出血和血管损伤事件）的报告，因此需监测患者的体征或腹部出血症状。在极罕见的情况下，因操作失误而导致血管损伤和失血性休克，需要输血和手术治疗。对于低体重指数和（或）接受全剂量抗凝药物治疗的患者，给予本品时需格外小心（详见用法用量）

第八节 多囊卵巢综合征

 【疾病简介】

多囊卵巢综合征（PCOS），又称Stein-Leventhal综合征，是生育年龄妇女常见的一种复杂的由内分泌及代谢异常导致的疾病，双侧卵巢呈多囊性增大，以慢性无排卵（排卵功能紊乱或丧失）和高雄激素血症（妇女体内男性激素产生过剩）为特征，常伴有胰岛素抵抗和肥胖，是最常见的女性内分泌疾病之一。

 【临床表现】

1. 月经紊乱及排卵异常。多囊卵巢综合征导致患者无排卵或稀发排卵（每年≥3个月不排卵），约70%的患者伴有月经紊乱，主要的临床表现为闭经、月经稀发（即周期≥35日）及月经周期、经量无规律性。

2. 高雄激素相关临床表现。

（1）多毛。多毛是高雄激素血症最常见的表现之一，过多的毛发主要分布在上唇、下颌和下腹部，大腿内侧可见较粗体毛，呈男性倾向。中国人群多毛评分系统（mFG）评分＞4分，即提示多毛。

（2）痤疮。与青春期痤疮不同，高雄激素性痤疮为炎症性皮损，主要累及面颊下部，具有症状重、持续时间长、顽固难愈、治疗反应差的特点，与体内雄激素累积刺激皮脂腺分泌旺盛有关。

（3）脱发。多囊卵巢综合征脱发主要发生在头顶部，头发从前额的两侧变稀疏，并向头顶延伸，但前额发际线不后移。

3. 胰岛素抵抗相关的代谢异常，导致肥胖、2型糖尿病、脂代谢异常、非酒精性脂肪肝和心血管疾病发病风险增加。

4. 不孕。育龄期妇女因卵巢持续排卵障碍而不孕。

【用药特点及原则】

（一）生活方式干预

多囊卵巢综合征患者无论是否有生育要求，均应进行生活方式调节，戒烟、戒酒、少喝咖啡、限制热量摄入，选择低糖、高纤维饮食。

（二）合理用药原则

目前药物治疗已取代手术治疗成为一线治疗方法，治疗的目的主要与患者的生育要求相关。合理应用药物对症治疗，对于调节月经周期、降低血雄激素水平、改善胰岛素抵抗具有重要意义；有生育要求者可在上述基础治疗后进行促排卵治疗。

极少数多囊卵巢综合征患者胰岛素抵抗严重，雌激素水平较低、子宫内膜薄，单一孕激素治疗后子宫内膜无撤退性出血反应，需要采取雌孕激素序贯治疗，这种治疗方法也用于雌激素水平偏低、有生育要求或有围绝经期症状的多囊卵巢综合征患者。

 【常用药物】

药理分类	药物	药理作用	用法用量
孕激素类药物	醋酸甲羟孕酮	周期性使用孕激素，可抑制下丘脑-垂体促性腺激素的分泌，抑制卵泡膜细胞高水平雌激素的生成，进而保护子宫内膜、调整月经周期，预防由雌激素引起的子宫内膜增生，降低癌变风险 适用于无高雄激素血症、无临床高雄激素表现、无胰岛素抵抗患者，可作为青春期、围绝经期多囊卵巢综合征患者的首选用药，也可用于育龄期有怀孕计划的多囊卵巢综合征患者	口服，每日10mg，5~10日为1个疗程

药理分类	药物	药理作用	用法用量
孕激素类药物	醋酸环丙孕酮		口服，每日50mg，连服21日，停药7日；痤疮需治疗3～6个月，多毛症至少需治疗6个月
	地屈孕酮		口服，每日10～20mg，用于调整月经周期时，在月经周期的第11～25日服用，每日2次，每次10mg
	黄体酮		注射剂肌内注射，每日20mg，每月注射3～5日，口服无效
短效口服避孕药	达英-35	本品为雌激素与孕激素的复方制剂，每片含2mg醋酸环丙孕酮和0.035mg炔雌醇，不仅可调整月经周期、预防子宫内膜增生，还可使高雄激素症状减轻；醋酸环丙孕酮能够抑制雄激素合成，并通过抗促性腺效应降低雄激素的血液浓度，且该效应被炔雌醇所增强，炔雌醇还能上调血浆中性激素结合球蛋白（SHBG）的合成，降低循环中游离的雄激素水平，为月经量过多或经期延长且有高雄激素血症和（或）临床高雄激素表现（痤疮、多毛症等）的多囊卵巢综合征的首选治疗药物	按照制剂的用药方案，在每日同一时间用少量液体送服 在自然月经周期的第1日开始服药（即月经出血的第1日），每日1片，连服21日，停药7日后开始下一周期用药 停药期间常出现撤退性出血，一般在该周期最后一片药服完后2～3日开始出血，而在开始下一周期用药时出血可能还未结束（连续使用不超过6个月） 3～6个周期后可停药观察，若症状复发可再用药（如无生育要求，育龄期推荐持续使用）

续表

药理分类	药物	药理作用	用法用量
雌激素类药物	雌二醇	本品可提高体内雌激素水平，可用于雌孕激素序贯疗法	口服，每日1～2mg（每月服用21～28日），用药周期的后10～14日加用孕激素，孕激素的选择和用法参见上述"孕激素类药物"
抗高雄激素血症药	螺内酯	本品可抑制5α还原酶而抑制双氢睾酮的合成，在皮肤毛囊竞争结合雄激素受体而阻断雄激素的外周作用，适用于口服避孕药疗效不佳、有口服避孕药禁忌或不能耐受的高雄激素血症患者	用于治疗痤疮：口服，每日60～200mg，3～6个月为1个疗程 用于治疗多毛症：口服，每日50～200mg，推荐在有效避孕的情况下，从小剂量开始逐渐加剂量，至少使用6个月见效
诱导排卵药	氯米芬	本品可与含雌激素受体的组织（如下丘脑、垂体、卵巢、子宫内膜、阴道、子宫颈）相互作用，竞争性地与雌激素受体结合，延迟细胞内雌激素受体的补充，阻断雌二醇正常的负反馈调节，促进促性腺激素释放激素和垂体前叶促性腺激素分泌，刺激卵巢增加雌激素分泌，诱发排卵，为多囊卵巢综合征诱导排卵的传统一线用药	在自然月经周期的第5日开始服用，每日50～150mg，持续5日为一个疗程（FDA对于多囊卵巢综合征患者特别推荐低剂量或持续治疗） 第二个疗程根据第一个疗程有无排卵判断是否增加剂量，若第一个疗程有排卵，则维持原剂量，若未排卵则增加剂量，且第二个疗程应在第一个疗程结束30天后尽早开始；单独持续用药建议不超过6个周期

续表

药理分类	药物	药理作用	用法用量
胰岛素增敏剂	来曲唑	本品为非甾体芳香化酶抑制剂，可抑制芳香化酶活性，阻断卵巢以外的组织雄激素经芳香化作用转化成雌激素，减少组织中雌激素合成，诱导排卵，可用于氯米芬抵抗或失败患者 与氯米芬相比，本品能够提升多囊卵巢综合征患者临床妊娠率和活产率，并缩短了怀孕时间，为多囊卵巢综合征不育女性的首选用药，联合氯米芬使用，促进排卵效果优于单独用药	从自然月经结束的第3~5日开始服用，每日2.5~7.5mg，连用5日（建议肝硬化或严重肝功能不全患者减少剂量）
	二甲双胍	胰岛素增敏剂仅适用于有糖耐量异常的患者；本品可抑制葡萄糖肠道吸收，增加外周组织对葡萄糖的摄取和利用，通过增加外周糖的摄取和利用提高胰岛素的敏感性，对于体重指数（BMI）>35kg/m^{2}以及有氯米芬抵抗的患者，联合使用二甲双胍有助于改善疗效 多囊卵巢综合征孕妇妊娠并发症风险增加，在妊娠中期至分娩期间预防性使用二甲双胍能够降低晚期流产和早产风险	每日1500mg，分3次口服，用药期间每3~6个月复诊1次

【用药关怀】

药物	用药关怀
醋酸甲羟孕酮	·参照本章第五节绝经综合征
醋酸环丙孕酮	·妊娠期妇女、哺乳期妇女禁用，儿童、青少年（在青春期结束前）禁用，老年人用药无特殊限制 肝脏疾病患者、有黄疸史或既往妊娠期间出现持续瘙痒患者、有妊娠疱疹史患者、迪宾—约翰逊综合征患者、罗托综合征患者、肝脏肿瘤患者、消耗性疾病患者、严重的慢性抑郁症患者、血栓栓塞疾病患者、伴有血管改变的重度糖尿病患者、镰状细胞贫血患者、对本品任何成分过敏患者禁用 ·常见不良反应包括头痛、体重增加、情绪改变、性欲下降、胃肠道反应和乳腺疼痛 ·本品可能降低多囊卵巢综合征妇女胰岛素敏感性和糖耐量，应注意 ·治疗期间，应定期检查肝功能、肾上腺皮质功能和红细胞计数，若产生肝毒性症状应停止使用本品 ·糖尿病患者用药需密切监护
地屈孕酮	·妊娠期妇女、12～18岁青少年、65岁以上老年女性用药安全及有效性尚未明确，哺乳期妇女禁用 ·已知对本品过敏患者、疑似或明确的性激素相关恶性肿瘤患者、不明原因阴道出血患者、严重肝功能障碍（如肝脏肿瘤、迪宾-约翰逊综合征、Rotor综合征、黄疸）患者、妊娠期或应用性激素导致病情产生或加重（如严重瘙痒症、阻塞性黄疸、妊娠期疱疹、卟啉症和硬化症）者禁用 ·常见不良反应包括偏头痛、头痛、恶心、月经紊乱、乳房敏感或疼痛 ·用药前异常出血，应先明确器质性病因 ·在治疗的前几个月可能发生点滴出血和突破性出血，若出血持续出现或终止治疗后仍出现，应进一步检查以排除子宫内膜恶性肿瘤 ·本品治疗期间偶见肝功能改变，因此急性肝病或肝功能未恢复正常的严重肝病患者慎用本品，一旦出现肝功能损害症状时应立即停药 ·有抑郁症病史患者用药期间应密切观察，若复发严重抑郁症，应立即停药 ·本品会增加头痛、偏头痛，脑出血、血压上升、静脉血栓栓塞风险 ·本品辅料含一水乳糖，半乳糖不耐受者禁用

续表

药物	用药关怀
黄体酮	· 妊娠期妇女、哺乳期妇女、儿童、老年人用药安全性尚未明确 · 严重肝功能损害患者、脑梗死患者、血栓性静脉炎患者、生殖器癌症患者、未确诊的异常阴道出血患者、对黄体酮或本品其他成分过敏者禁用 · 常见不良反应包括恶心、头晕、头痛、乳房疼痛、疲劳等，长期用药可引起肝功能异常、月经减少或闭经、水肿、体重减少等，注射部位不良反应包括皮疹、瘙痒、红肿、局部硬结等 · 妊娠期4个月内慎用，不宜用作早孕试验 · 长期用药需注意检查肝功能，特别注意乳房检查；一旦出现黄疸应立即停药 · 目前常用天然黄体酮治疗先兆流产和习惯性流产，人工合成的孕酮对胎儿有致畸作用，必须慎用 · 经前期综合征是否存在孕酮缺乏尚无定论，故使用黄体酮治疗尚有争议，但目前临床上仍有使用
达英-35	· 妊娠期妇女、哺乳期妇女禁用，若服药期间怀孕，应立即停药；青少年只能在初潮后使用本品；老年人不适用本品；本品不能用于绝经后 · 本品禁用于男性；禁止与其他激素类避孕药合用；肝脏损害患者或患严重肝脏疾病患者（包括肝脏肿瘤），在肝功能指标未恢复正常前禁用本品；个人或家族病史中有静脉血栓栓塞事件患者、动脉血栓栓塞患者禁用；糖尿病伴血管改变患者、严重镰状细胞贫血患者、严重高血压患者禁用；胰腺炎或严重高甘油三酯血症或其他脂类代谢紊乱者禁用；计划怀孕妇女、未确诊的阴道出血者、吸烟者、已知或怀疑有性-肾上腺皮质激素类药物相关的恶性肿瘤患者禁用；带有局灶性神经系统症状的偏头痛患者禁用；对活性成分及本品辅料过敏者禁用 · 常见不良反应包括恶心、腹痛、体重增加、头痛、抑郁、情绪改变、乳房疼痛、月经间期出血等 · 如果出现漏服，应及时补服，且仍在常规时间接着服用下一剂量 · 从开始用药到症状减轻至少需3个月，应在医师指导下确定停药时间 · 本品会增加静脉血栓栓塞风险 · 所有雌激素孕激素复方制剂服用者可能发生不规则出血（点滴或突破性出血），特别是用药期第1个月内，因此评定任何不规律出血要在约3个周期的适应期后才有意义；若不规则出血持续出现或在前一个规则周期之后发生，则应考虑非激素原因，应咨询医生

药物	用药关怀
雌二醇	• 在临床试验中接受雌二醇/地屈孕酮治疗的患者报告的最常见的药物不良反应是头痛、腹部疼痛、乳房疼痛/触痛和背痛 • 对于绝经后妇女雌激素缺乏症状的治疗，只有当绝经相关症状对生活质量有不利影响时才能开始HRT（激素替代）治疗；对所有病例都应进行至少每年一次的风险和受益评估，并且只有在受益超过风险时才能继续使用HRT治疗
螺内酯	• 妊娠期妇女慎用，应在医生指导下尽量缩短用药时间；本品可通过胎盘，但对胎儿影响尚未明确；老年人用药较易发生高钾血症和利尿过度，初始剂量应偏小 • 急性肾功能不全或有显著肾功能损害患者、高钾血症（包括肾上腺皮质功能减退症所致高钾血症或其他与高钾血症有关的状况）患者、无尿患者禁用，肝功能不全患者、乳房增大或月经失调者、酸中毒者慎用 • 常见不良反应包括乳房胀痛、腹泻、恶心、呕吐、嗜睡、月经紊乱等，也可导致高钾血症，需定期复查血钾和肾功能 • 应从最小有效剂量开始使用，以减少电解质紊乱等副作用的发生 • 如每日服药1次，应于早晨服药，以免夜间排尿次数增多；于进食时或餐后服药，可减少胃肠道不良反应，并提高生物利用度 • 用药期间如出现高钾血症（如感觉异常、肌无力、疲劳、迟缓性四肢瘫痪、心动过缓等），应立即停药 • 本品可导致头晕、嗜睡，用药期间禁止驾驶汽车或操作机械
氯米芬	• 妊娠期妇女禁用，哺乳期妇女慎用 • 对本品任何成分过敏者、肝脏疾病患者、有肝功能障碍病史患者、原因未明的子宫异常出血者、精神抑郁者、非多囊卵巢综合征导致的卵巢囊肿或卵巢肿大者（如子宫肌瘤、卵巢囊肿）、甲状腺功能不全者、垂体肿瘤颅内器质性病变者禁用 • 常见不良反应包括腹胀、胃痛、盆腔或下腹疼痛（一般发生在停药后数日）、视力模糊、复视、潮热等 • 用药期间偶尔出现视力模糊或其他视觉症状（如斑点、闪烁盲点），通常是可逆的，但在驾驶汽车或操作机械时具有一定风险性，若出现任何视觉异常症状，应立即停药，并进行全面眼科评估 • 应在第1个疗程以最低推荐剂量和最短治疗时间开始治疗 • 本品可能会导致卵巢肿大或异常增大，如腹痛、胀大、恶心、呕吐、腹泻和体重增加等，可在停药后数日或数周内自行消退，下一疗程应减少剂量或缩短持续时间

药物	用药关怀
来曲唑	• 妊娠期妇女、哺乳期妇女、儿童、青少年、对本品成分过敏者禁用 • 常见不良反应包括潮热、高血压、关节痛、肌痛、骨质疏松、恶心、疲劳、高胆固醇血症、抑郁、头痛、头晕、心悸、多汗、脱发、皮肤干燥、皮疹、阴道出血、体重增加、跌倒等 • 本品可能会导致骨矿物质密度（BMD）降低及高胆固醇血症，用药期间应考虑检测骨密度和血清胆固醇 • 本品可能会导致疲劳、头晕、嗜睡，驾驶汽车或操作机械时应谨慎
二甲双胍	• 不推荐妊娠期妇女使用本品；哺乳期妇女慎用，必须用药时，应停止哺乳 • 中度（3b级）和严重肾功能衰竭或肾功能不全[肌酐清除率＜45mL/min或肾小球滤过率估计值＜45mL/（min·1.73m^2）]患者禁用 • 可造成组织缺氧的疾病（尤其是急性疾病或慢性疾病的恶化），如失代偿性心力衰竭、呼吸衰竭、近期发作的心肌梗死、休克、严重感染和外伤、外科大手术临床有低血压和缺氧等患者禁用 • 已知对本品任何成分过敏者、急性或慢性代谢性酸中毒（包括有或无昏迷的糖尿病酮症酸中毒）患者、糖尿病酮症酸中毒需要使用胰岛素治疗的患者、酗酒者、维生素B$_{12}$或叶酸缺乏症未纠正者、肝病患者禁用 • 常见不良反应包括腹泻、消化不良、胀气、恶心、呕吐、头痛、出汗增加、疲惫 • 出现乳酸中毒症状应及时就医 • 服药期间避免过量摄入酒精 • 老年患者肾功能衰退，应定期检查肾功能，调整用药剂量 • 多数不良反应可自行缓解，每日剂量分2～3次服用可避免不良反应发生 • 接受血管内注射碘化造影剂者，应停药

第九节　避孕

【疾病简介】

　　避孕是采用科学手段使妇女暂时不受孕的措施，避孕主要控制生殖过程中3个关键环节：①抑制精子与卵子产生；②阻止精子与卵子结合；③使子宫环境不利于精子生存或不适宜受精卵着床和发育。理想的避孕方法应符合安全有效、简便实用、经济的原则，对性生活及性生理无不良影响，男女双方均能接受并愿意长久使用。

【用药特点及原则】

（一）药物特点

　　女性避孕药根据应用可分为紧急避孕药和甾体激素避孕药，按给药类型可分为口服给药、注射给药、经皮肤给药等。复方短效口服避孕药是雌、孕激素组成的复合制剂。雌激素成分主要为炔雌醇，孕激素成分各不相同，构成不同配方及制剂。

　　复方短效口服避孕药的主要作用为抑制排卵，需要按用药方案连续服用；复方长效口服避孕药由长效雌激素和人工合成孕激素配伍制成，服药一次可避孕1个月，但激素含量大，副作用较多，市场上已经很少见。

（二）合理用药原则

　　长期应用甾体激素避孕药对肝功能、血糖、血压、血脂都有一定影响，复方短效口服避孕药以连续服用3～5年为宜。紧急避孕药仅对一次无保护性生活有效，避孕有效性明显低于常规避孕方法，且紧急避孕药激素剂量大，副作用大。哺乳期不宜服用避孕药，否则会影响乳汁分泌。在分娩3个月后或月经已复潮，如无生殖炎症、月经过多及子宫脱垂等禁忌证者，女方可采用安置避孕环的方式避孕。如有上述禁忌证者，则以男方使用避孕套为宜。

 【常用药物】

药理分类	药物	药理作用	用法用量
甾体激素避孕药	复方炔诺酮	本品中的炔诺酮能阻止受精卵着床，使宫颈黏液稠度增加，阻止精子穿透；炔雌醇能抑制促性腺激素分泌，从而抑制卵巢排卵	口服，从月经周期第5日开始用药，每日1片（每片含炔诺酮0.6mg，炔雌醇0.035mg），连服22日，不能间断，服完等月经来潮后第5日继续服药
	复方甲地孕酮	参照本章第六节痛经	参照本章第六节痛经
	炔雌醇环丙孕酮	本品所含醋酸环丙孕酮可抑制卵巢功能，炔雌醇可抑制促性腺激素分泌，从而抑制卵巢排卵	口服，从月经出血的第1日开始，按照制剂给药方案顺序服药，每日1片（每片含醋酸环丙孕酮2mg、炔雌醇0.035mg），直至服完21片，随后停药7日，即使月经未停也要在第8日开始下一方案用药，应在每日大约相同的时间服药
	复方庚酸炔诺酮	本品可抑制垂体促性腺激素分泌，从而抑制排卵；也可直接作用于宫颈黏液与子宫内膜，发挥避孕作用	注射剂肌内注射，每支（1mL）含庚酸炔诺酮50mg，戊酸雌二醇5mg，每月1次，可以避孕1个月 首次给药时，可于月经来潮第5日注射2mL；自第2个月起，均在月经来潮第10～12日注射1mL

续表

药理分类	药物	药理作用	用法用量
紧急避孕药	米非司酮	本品可竞争内膜（蜕膜）的孕酮受体，阻断孕酮的作用，从而发挥速效避孕作用	在无防护性生活或避孕失败后72h以内，空腹或进食2h后口服10mg（1片），服药后禁食1~2h，或遵医嘱
	左炔诺孕酮	本品可显著抑制排卵，阻止受精卵着床，并使宫颈黏液稠度增加，精子穿透阻力增大，从而发挥速效避孕作用	在无防护性生活或避孕失败72h以内，单次口服1.5mg，越早服药，避孕效果越好

 【用药关怀】

药物	用药关怀
复方炔诺酮	• 乳腺癌患者、生殖器官癌患者、阴道有不规则出血患者、肝功能异常或近期有肝病或黄疸史患者、深部静脉血栓患者、脑血管意外患者、高血压患者、心血管病患者、糖尿病患者、高脂血症患者、精神抑郁症患者、40岁以上妇女禁用 • 服药期间，应定期体检，发现异常应及时停药就医；与其他药物同服前先咨询药师或医生
复方甲地孕酮	• 用药前应咨询医生，并遵医嘱用药；若漏服不仅会发生突破性出血，还可能导致避孕失败 • 乳腺癌患者、生殖器官癌患者、肝功能异常或近期有肝病者禁用
炔雌醇环丙孕酮	• 用药前应咨询医生，并遵医嘱用药 • 乳腺癌患者、生殖器官癌患者、肝功能异常或近期有肝病者、哺乳期妇女禁用

药物	用药关怀
复方庚酸炔诺酮	·用药前应咨询医生，急性肝炎患者、慢性肝炎患者、肾炎患者、高血压患者、有乳房肿块者禁用 ·少数使用者可发生月经改变，如周期缩短、经量减少、不规则出血及闭经，必要时可对症处理
米非司酮	·服用本品的妇女在本次月经周期之前至少有过一次常规月经，本次月经周期第1次无防护性生活时，才能使用本品紧急避孕 ·服用本品1周内避免服用阿司匹林和其他非甾体抗炎药
左炔诺孕酮	·疑似或明确怀孕者禁用；本品是用于避孕失败的紧急补救避孕药，不宜作为常规避孕药 ·服药后至下次月经前应采取可靠的避孕措施 ·与其他药物同服前先咨询药师或医生

第十节 乳腺增生症

 【疾病简介】

　　乳腺增生症，既不是肿瘤，也不属于炎症，从组织学表现来看是乳腺组织增生及退行性变，与内分泌功能紊乱密切相关。乳腺增生症是女性最常见的乳房疾病，其发病率居乳腺疾病的首位，好发于中年妇女，青少年和绝经后的妇女也有发生。

 【临床表现】

　　乳腺增生症常表现为乳房疼痛和在乳腺处能够摸到结节。乳腺增生症主要分为三类：①单纯性乳腺增生症，以明显周期性乳房胀痛为特征，月经后疼痛自行消失，疼痛以乳房局部为主，但有时疼痛可放射至同侧腋窝、胸壁；②乳腺腺病；③囊性增生病。

 【用药特点及原则】

（一）一般对症治疗

乳腺增生患者应生活规律、适当运动。平时应劳逸结合，睡眠充足，少熬夜；减少人工流产次数，以减少乳腺小叶增生的概率；适当进行跑步、扩胸等可以增强胸部肌肉力量的运动；哺乳时间要充分；避免激素药物和美容产品的使用；最好不要佩戴过紧或是通过挤压达到隆胸效果的胸罩；饮食以清淡为宜。

（二）合理用药原则

本病的治疗主要是对症治疗，可用传统的中药，临床表明中药的治疗效果很好。根据中医辨证施治的原则，通过疏肝理气、活血化瘀、软坚散结，调节大脑皮层内分泌雌性激素的平衡功能，达到解毒、驱寒、活血化瘀、软坚散结、导滞、抑制吞噬、溶解、消除乳腺肿块、增强抵抗力等功效。

 【常用药物】

药理分类	药物	药理作用	用法用量
性激素类	他莫昔芬	本品为非固醇类抗雌激素类药物，对于因体内雌性激素分泌增多而导致的乳腺增生能起到一定缓解作用	于月经干净后第5日开始口服，每日2次，每次10mg，连用15日后停药
中成药	乳结康丸	疏肝解郁，化瘀祛痰，软坚散结，通络止痛	口服，每次6g，每日3次
	乳核散结片	疏肝解郁，软坚散结，理气活血	口服，每次4片，每日3次

药物	用药关怀
他莫昔芬	・有眼底疾病者禁用，肝功能异常者、运动员慎用 ・雌激素可影响本品治疗效果
乳结康丸	・经期停服，服药后胃脘不适者可餐后服用 ・有胃溃疡、胃炎史者，应遵医嘱用药
乳核散结片	・本品含昆布、海藻等碘含物，甲状腺功能亢进患者慎用；本品含光慈菇，有小毒，过量、久服可引起胃肠道不适等不良反应；月经期间，停止服用；对漏芦过敏者慎用

第十一节　乳腺炎

【疾病简介】

　　乳腺炎是女性常见的疾病，可分为急性化脓性乳腺炎、慢性乳腺炎。其中以急性化脓性乳腺炎最为常见，表现为乳头破损或皲裂，是细菌沿淋巴管入侵乳管，上行至腺小叶而致的感染，多数发生于初产妇，故又叫急性哺乳期或产褥期化脓性乳腺炎，中医称为"乳痈"。慢性乳腺炎多因急性乳腺炎失治误治、抗生素使用不当等，导致未彻底治愈，转为慢性；其次排乳不畅，乳汁淤积，形成硬结也是乳腺炎发病原因；部分乳腺炎也由更年期引起。

【临床表现】

　　患者感觉乳房疼痛、局部红肿、发热。随着炎症发展，可有寒战、高热、脉搏加快等症状，常有病侧淋巴结肿大、压痛，白细胞计数明显增高。本病一般起初呈蜂窝织炎样表现，数天后可形成脓肿，脓肿可以是单房或多房性。脓肿可向外溃破，深部脓肿还可穿至乳房与胸肌间的疏松组织中形成乳房后脓肿。

 【用药特点及原则】

乳腺炎的治疗原则是消除感染、排空乳汁。本病早期呈蜂窝织炎表现而未形成脓肿之前，应用抗生素可获得良好的效果。因主要病原菌为金黄色葡萄球菌，可不必等待细菌培养的结果，应用青霉素治疗，或用耐青霉素酶的苯唑西林钠（新青霉素Ⅱ），或头孢一代抗生素如头孢拉啶。对青霉素过敏者则应用红霉素。哺乳期患者应避免使用如四环素、氨基糖苷类、喹诺酮类和甲硝唑等药物，避免抗生素影响婴儿健康。

乳腺炎的预防关键在于注意局部卫生，应定期用清水清洗乳头；对于哺乳期的女性，乳腺炎预防最主要的原则是防止乳汁淤积，养成定时哺乳习惯，每次哺乳后应将乳汁排空，如有淤积，可按摩或用吸乳器排尽乳汁；哺乳后清洗乳头；注意婴儿口腔卫生等。

 【常用药物】

药理分类	药物	药理作用	用法用量
头孢菌素	头孢氨苄	本品通过与一个或多个青霉素结合蛋白相结合，抑制细菌分裂细胞的细胞壁合成，从而起抗菌作用	口服，每次0.25～0.5g（1～2片），每日4次，每日最高剂量为4g（16片）
喹诺酮类	左氧氟沙星	参照本章第三节盆腔炎	口服，成人每次0.1g（1片），每日2～3次；病情较重者，最大剂量可增至每日0.6g（6片），分3次口服；另外，可根据感染的种类及症状适当增减

药理分类	药物	药理作用	用法用量
青霉素类	苯唑西林钠	本品为半合成青霉素，因本品耐青霉素酶，故对产酶的金黄色葡萄球菌株有效，主要用于耐青霉素G的金黄色葡萄球菌和表皮葡萄球菌的周围感染	空腹口服，成人一般感染，每日4次，每次0.5～1.0 g（2～4粒）；重症患者每次1～1.5 g（4～6粒），每日3～4次

 【用药关怀】

药物	用药关怀
头孢氨苄	·对头孢菌素过敏者及有青霉素过敏性休克者禁用 ·有胃肠道疾病史的患者，尤其有溃疡性结肠炎、局限性肠炎或抗菌药物相关性结肠炎者以及肾功能减退者应慎用本品 ·肾功能减退的患者，应根据肾功能减退的程度，减量用药
左氧氟沙星	·参照本章第三节盆腔炎
苯唑西林钠	·应用本品前需详细询问药物过敏史并进行青霉素皮肤试验 ·有哮喘、湿疹、枯草热、荨麻疹等过敏性疾病及肝病的患者应慎用本品 ·阿司匹林、磺胺药可减少本品在胃肠道中的吸收，并可抑制本品与血清蛋白的结合，提高本品的游离血药浓度

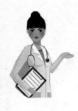

第十四章

儿科疾病用药

第一节　小儿厌食症

【疾病简介】

小儿厌食症是指在排除全身性和消化道器质性疾病的情况下，较长时间（2个月或以上）的食欲减退或消失，食量减少甚至拒食的一种常见病症。它是一种症状，并非一种独立的疾病，在儿童病症中较为常见。其病因除了与急、慢性感染性疾病及药物功能影响有关，还与未及时添加辅料、微量元素缺乏、饮食习惯不良、神经性厌食、自然环境等因素相关。

【临床表现】

小儿厌食症多见于1～6岁儿童，是一种摄食行为异常的表现，临床可伴或不伴胃肠道功能异常。其主要相关的症状有呕吐、食欲缺乏、腹泻、便秘、腹胀、腹痛和便血等。严重者可造成营养不良及多种维生素和微量元素缺乏，影响儿童的体格和智力发育，造成儿童面黄肌瘦、个子矮小，是当今家长十分关注的问题。

【治疗及用药原则】

（一）一般对症治疗

对于患有小儿厌食症的孩子，家长必须十分清楚患儿的有关病史，密切观察病情的变化，如果有原发疾病，应当针对原发疾病进行治疗。在排除原发疾病后，可对患儿进行饮食行为干预，培养良好的饮食、生活、卫生习惯。纠正家长在饮食结构上的一些错误观念和过于担心子女食量不足的心理状态。

（二）合理用药原则

如小儿厌食是由全身性疾病引起的，在原发病治愈之后，食欲也自然会增加。如果通过检查发现小儿缺锌，可口服葡萄糖酸锌，以促进生长发育，改善味蕾敏感性，增进食欲。

药物治疗方面，可给予助消化剂、胃肠动力药等，如多潘立酮、西沙比利等，能促进胃蠕动，减轻腹胀，对胃肠动力障碍引起的厌食症有较好的作用。胰酶片、胃蛋白酶合剂则含有消化食物所必需的多种消化酶。对于严重顽固性厌食症可考虑应用泼尼松和小剂量胰岛素治疗，可增加食欲，但轻症一般不宜使用激素治疗，也不建议通过激素和胰岛素进行自我药疗。

在儿童中不宜使用或使用时间不宜超过5天的药物有甲氧氯普胺、莫沙必利。小剂量红霉素作为促动力药物的疗效尚无大样本的循证医学证据，其疗效仍无确切的结果。

对于神经性厌食的患儿，首先应消除引起患儿不宁的各种精神刺激因素，改变不正确的教育方法，使患儿产生良好的情绪。国外有采用抗抑郁药阿米替林的药物疗法，以改善患儿的情绪，提高患儿对进食的兴趣。另外，抗组胺药赛庚啶也在作为食欲兴奋剂上有一定的效果。但药物治疗并不是神经性厌食的首选或主要治疗方法。临床上也可采用针灸配合语言暗示的方法，有较好的作用。

【常用药物】

药理分类	药物	药理作用	用法用量
促消化药	胃蛋白酶	本类药物多数是消化液中的主要成分，促进胃肠道消化，增加消化液分泌，并增强消化酶的活性，以达到帮助消化的目的，用于治疗消化道分泌功能不足	胃蛋白酶合剂：口服，2岁以下儿童，每次1～2.5mL；2岁以上儿童，每次3～5mL，最大剂量每次10mL，每日3次，餐前或进食时服用 片剂：儿童每次0.1～0.2g，每日3次，同时服用稀盐酸0.5～2mL
	胰酶		肠溶剂：口服，胰酶替代疗法，4岁以下儿童，每餐给予胰脂肪酶1000U/kg；4岁以上儿童，每餐给予胰脂肪酶500U/kg；可根据疾病严重程度调整剂量，但每日总剂量不超过1000U/kg 复方胰酶散：温水冲服，1周岁以内儿童，每次0.5袋；1～3周岁儿童，每次1袋；4～6周岁儿童，每次1.5袋；7周岁以上儿童，每次2袋；成人，每次6袋，每日3次
	米曲菌胰酶		12岁以上的儿童，每次1片，每日3次，餐中或餐后吞服；12岁以下儿童禁用
	乳酶生		餐前口服，不足1岁婴幼儿，每次0.1g；2～5岁儿童，每次0.2～0.3g；5岁以上儿童，每次0.3～0.6g，每日3次

药理分类	药物	药理作用	用法用量
微量元素补充剂	葡萄糖酸锌	锌为体内许多酶的重要组成成分，具有促进生长发育、改善味觉等作用，缺乏时则导致生长停滞、伤口不易愈合、机体衰弱，还容易发生口腔炎、食欲缺乏、慢性腹泻、味觉丧失以及神经症状等	口服，1～6岁（体重10～21kg），每日35mg（以锌计算5mg）；7～9岁（体重22～27kg），每日70mg（以锌计算10mg）；10～12岁（体重28～32kg），每日用量105mg（以锌计算15mg）；12岁以上儿童每次70mg（以锌计算10mg），每日2次
	硫酸锌		口服液：每日1～2mL/kg，分3次服用
胃肠动力药	多潘立酮	多潘立酮是第二代胃肠动力药，阻断外周多巴胺受体，使胃肠道上部的蠕动和张力恢复正常，促进胃排空，使食物顺利排入肠道。因其不透过血脑屏障，可避免中枢神经副作用	口服制剂：儿童（年龄≥12岁且体重≥35kg）每次10mg，每日3次，餐前15～30min以及睡前服用，每日最大剂量30mg；根据《英国儿童处方集（2018—2019）》［BNFC（2018—2019）］用于恶心呕吐，儿童（体重＜35kg）每次0.25mg/kg，最大日剂量不得超过0.75mg/kg

中药治疗

调脾助运药物	主症：食欲缺乏，甚则厌恶进食，食少无味，多食或强迫进食可见脘腹胀满，形体略瘦，面色少华，精神尚好，舌苔薄白或薄腻	常用药：苍术3～9g，枳实3～6g，陈皮3～6g，神曲3～9g，麦芽3～9g，鸡内金3～9g，木香3～6g，莱菔子3～9g
健脾益气药物	主症：食欲缺乏，少食懒言，面色萎黄，精神萎靡，大便溏薄，夹不消化食物残渣，舌淡苔薄	常用药：党参3～9g，茯苓3～9g，白术3～9g，甘草1～3g，扁豆3～6g，陈皮3～6g，砂仁1～3g，薏苡仁3～9g
益胃养阴药物	主症：不欲进食，口干舌燥，食少饮多，面色欠华，皮肤失润，大便偏干，舌红少津，苔少或花剥，脉细数	常用药：乌梅3～6g，白芍3～9g，石斛3～9g，玉竹3～9g，北沙参3～9g、山药3～9g

【用药关怀】

药物	用药关怀
胃蛋白酶	• 本品遇热不稳定，37℃以上将失效 • 胃蛋白酶在酸性条件下作用强，故需与稀盐酸同时服用。但胃蛋白酶合剂是复方制剂，内含盐酸，故无需同服 • 胃蛋白酶合剂中含有乙醇，所以对乙醇过敏者慎用 • 胃蛋白酶不宜与抗酸药（比如碳酸钙、氢氧化铝等）同时服用，因胃内pH升高而使其失活 • 本品的药理作用与铝制剂拮抗（比如铝碳酸钙、磷酸铝等），二者不宜合用
胰酶	• 小儿服用后，偶见过敏反应，如打喷嚏、流泪、皮疹、鼻炎 • 胰酶可引起口和肛门周围的疼痛，幼儿尤易发生 • 服用散剂，容易残留于口腔内黏膜上，容易诱发口腔溃疡 • 胰酶不耐高温，送服时水温不得超过40℃ • 胰酶在酸性条件下易被破坏，所以肠溶制剂不得咀嚼，分剂量后要重新装回胶囊当中，整理吞服
米曲菌胰酶	• 米曲菌胰酶片少见过敏反应的最初症状 • 本品不能咀嚼 • 12岁以下的儿童禁用本品 • 禁用于急性胰腺炎以及慢性胰腺炎活动期急性发作的患者
乳酶生	• 本品应放冷暗处保存 • 本品不宜与抗菌药物合用 • 本品不宜与碱式碳酸铋、鞣酸蛋白、酊剂等吸着剂合用
葡萄糖酸锌	• 个别患者服用后会出现胃部不适、恶心、呕吐的症状，应避免空腹服用 • 本品不能过量服用，以免影响铜、铁离子的代谢 • 应在确诊为缺锌症时使用 • 本品不宜与四环素、青霉胺、多价磷盐同时服用

药物	用药关怀
硫酸锌	·消化道溃疡者禁用 ·本品有胃肠道刺激性，口服可有轻度恶心、呕吐、便秘，服用0.2～2g可催吐；超量服用将出现如急性胃肠炎、恶心、呕吐、腹痛、腹泻等中毒反应。 ·本品适宜餐后服用，以减少胃肠道刺激 ·本品与铝、钙、锶盐、硼砂、碳酸盐和氢氧化物（碱）、蛋白银和鞣酸有配伍禁忌 ·锌盐与青霉胺合用后可使后者的作用减弱
多潘立酮	·英国药品和健康产品管理局（MHRA）2020年1月发布信息称，多潘立酮不再获准用于年龄小于12岁或体重不足35kg的儿童，因此*BNFC*所推荐的用法用量为超说明书用法。如果专科医生根据他们的专业判断和现有医疗证据认为其用法用量是合理的，则应充分告知患者或其家长/监护人不同选择的潜在获益和风险 ·小于1岁的婴幼儿，由于其代谢及血脑屏障功能发育不完善，故对幼儿给药应该慎重，不能排除发生中枢神经系统副作用的可能性 ·肝功能损害、严重肾功能不全者慎用 ·血清催乳素水平可能升高，因此催乳素释放型垂体瘤患者禁用本品 ·心脏病患者（如心律失常）、低钾血症以及接受化疗的肿瘤患者使用本品时，有可能加重心律失常 ·抗胆碱药物（如解痉药山莨菪碱、溴丙胺太林等）可拮抗本品的作用 ·多潘立酮与米氮平应谨慎合用，Lexicomp医药信息数据库将两者合用的危险级别列入D级，多潘立酮是QT间期延长的高风险药物，合用米氮平会增加QT间期延长的风险 ·多潘立酮应避免与溴隐亭合用，因为多潘立酮能拮抗溴隐亭的作用

第二节 小儿腹泻

【疾病简介】

小儿腹泻是一组多病原、多因素引起的消化道疾病。在我国，小儿腹泻在小儿常见多发病中位列第二（仅次于呼吸道感染），发病年龄多在 2 岁以下，1 岁以内，约占50%。腹泻病如果及时正确治疗，多数预后良好，若没有得到及时的控制，也会严重危害生长发育。该病常见致病病原体为轮状病毒和诺如病毒，另外由于不合理使用广谱抗生素引起肠道菌群失调所导致的肠炎，即抗生素相关性腹泻也是小儿腹泻病的一个重要致病因素。

【临床表现】

临床主要表现为每日大便次数增多（≥3次）、排稀便和水电解质紊乱，脱水伴有发热，严重者可有精神萎靡或不安，甚至感染中毒症状。根据病程的长短可以分为急性腹泻（＜2周）、迁延性腹泻（2周～2个月）和慢性腹泻（＞2个月），其中慢性腹泻伴有营养不良。

【用药特点及原则】

（一）饮食调整

如无特殊情况，患儿腹泻期间，应继续接受母乳喂养。年龄在6个月以下的非母乳喂养患儿继续喂食配方奶，年龄在6个月以上的患儿继续食用已经习惯的日常食物，如粥、面条、烂饭、蛋、鱼末、肉末等。对于急性腹泻的治疗，接受母乳喂养的孩子应继续哺乳，暂停辅食；接受人工喂养的孩子可喂以等量米汤或其他代乳品，由米汤、粥、面条等逐渐过渡到正常饮食。有严重呕吐者可暂时禁食4～6h（不禁水），待好转后继续喂食，根据病情恢复程度，可将量与浓度分别向由少到多、由稀到稠调节。避免给患儿喂食含粗纤维的蔬菜和水果以及高糖食物。病毒性肠炎常继发乳糖酶缺乏，对疑似的患儿可暂时喂养低/去乳糖配方奶，时间为1～2周，腹泻好转后转为原有的喂养方式。

除此以外，家长应该密切观察病情。如果患儿在治疗三天内临床症状不见好转或出现下列任何一种症状，应该立即去看医生：①腹泻次数和量增加；②频繁呕吐；③明显口渴；④不能正常饮食；⑤发热；⑥大便带血。

（二）合理用药原则

1. 预防和纠正脱水。小儿腹泻治疗关键在于防治脱水。儿童对水需求量特别大，非常容易出现脱水，而脱水是腹泻导致死亡的主要原因，所以预防和治疗脱水是腹泻治疗的重中之重，预防脱水应贯穿于整个治疗中，直到腹泻停止。对于轻、中度脱水的孩子，首选的补液方式是口服补液盐，可有效避免孩子因为重度脱水被送往医院输液。

2. 其他各类型腹泻的治疗原则。

（1）急性水样便腹泻多为病毒或非侵袭性细菌所致，这时用抗生素一般没有效果，患儿做好补液一般可以自愈，也可选用微生态制剂和黏膜保护剂加快痊愈。但微生态制剂对急性腹泻的即时止泻作用有限，在急性腹泻治疗上只作为辅佐用药，临床一般不作常规使用。

（2）黏液、脓血便腹泻多为侵袭性细菌感染，应根据临床特点，针对病原经验性选用抗菌药物，再根据大便细菌培养和药敏试验结果进行调整，合理、足量、规范地使用抗生素。不建议家长在未明确是否为细菌感染性腹泻前，自行给患儿使用抗生素治疗。

急性腹泻治疗不应使用抗动力药和止吐药。抗动力药（洛哌丁胺、地芬诺酯/阿托品、阿片酊）可延长某些细菌感染，并可能导致儿童致命性的不良反应。止吐药（甲氧氯普胺）的镇静作用会干扰补液，并可能引起锥体外系反应和呼吸抑制。

（3）对于迁延性和慢性腹泻治疗，应积极寻找引起病程迁延的原因，针对病因进行治疗，切忌滥用抗生素，避免肠道菌群失调。

（4）腹泻患儿补锌后，腹泻病程、病愈后腹泻再发生率、大便排出总量均明显降低。锌的作用在不同年龄或营养状况患儿间无明显差异。不同锌制剂如硫酸锌、醋酸锌或葡萄糖酸锌疗效相同。最佳补锌的剂量尚未确定，根据世界卫生组织推荐，补锌剂量见下表中"微量元素补充剂"部分的"用法用量"。

（5）中医辨证论治也有良好的疗效，并可配合中药、推拿、捏脊、针灸和磁疗等。

 【常用药物】

药理分类	药物	药理作用	用法用量
水、电解质、酸碱平衡药	口服补液盐Ⅲ	通过补充水、钠、钾，纠正这些离子丢失所致的脱水	用于预防脱水：建议在每次排稀便后补充一定量的液体（＜6个月，50mL；6个月～2岁，100mL；2岁～10岁，150mL；10岁以上的患儿能喝多少给多少）；例如，1岁左右的腹泻患儿，每日腹泻5次，且没有出现明显脱水症状，则每日剂量为100mL/次×5次=500mL
			用于轻中度脱水：轻中度脱水表现为口唇干、烦渴、排尿减少、精神萎靡、哭时少泪或无泪，眼窝凹陷等，用药剂量为50～75mL/kg，儿童4h内服完；如果4h后脱水已得到纠正，再按预防脱水的量服用，直至腹泻停止
			用于重度脱水：需首先采取静脉补液，采取静脉补液的同时，只要患者能口服，即给予口服补液盐Ⅲ；待重度脱水纠正后，可完全改用口服补液盐Ⅲ，直到腹泻停止

续表

药理分类	药物	药理作用	用法用量
微量元素补充剂	葡萄糖酸锌 硫酸锌	参照本章第一节小儿厌食症	根据2002年WHO推荐，在急性腹泻病患儿能进食后即予以补锌治疗，大于6个月的患儿，每日补充元素锌20mg，小于6个月的患儿，每日补充元素锌10mg，共10~14日；元素锌20mg相当于硫酸锌100mg，相当于葡萄糖酸锌140mg

对症治疗药物

药理分类	药物	药理作用	用法用量
黏膜保护剂	蒙脱石散	蒙脱石散能够覆盖胃肠黏膜表面，修复发炎或溃疡的肠黏膜且不影响对营养物质的正常吸收；同时抑制、吸附固定引起腹泻的细菌、细菌毒素、病毒等一系列病原体，而不伤害寄居肠道的正常有益菌群	口服 根据《中国国家处方集儿童版（2013）》[CNFC（2013）]，将3g蒙脱石散倒入50mL温水中，搅匀后服用；胃炎、结肠炎患儿饭前服用；腹泻患儿两餐间服用，食管炎患儿饭后服用；新生儿，每次1/4袋，每日3次；1岁以下儿童，每日1袋（3g），分2~3次服用；1~2岁儿童，每次1袋（3g），每日1~2次；2岁以上儿童，每次1袋（3g），每日2~3次；急性腹泻服用本品治疗时，首次剂量加倍
微生态制剂	双歧杆菌、嗜酸乳杆菌、肠球菌三联制剂	补充肠道正常菌群，恢复微生态平衡，重建肠道天然生物屏障保护作用	口服，用温水冲服 培菲康（散剂）®：0~1岁儿童，每次半包；1~5岁儿童，每次1包；6岁以上儿童及成人，每次2包；每日3次 金双歧®：6个月内婴儿每次1片，每日2~3次；6个月至3岁小儿每次2片，每日2~3次；3岁至12岁小儿每次3片，每日2~3次。用温开水或温牛奶冲服，婴幼儿可将药片碾碎后溶于温牛奶冲服
	酪酸梭菌、双歧杆菌二联制剂		常乐康（散剂）®：口服，每次1袋，每日2次，用凉开水、果汁或牛奶送服

药理分类	药物	药理作用	用法用量
微生态制剂	布拉酵母菌制剂	补充肠道正常菌群，回复微生态平衡，重建肠道天然生物屏障保护作用	亿活®：3岁以上儿童，每次1袋，每日2次；3岁以下儿童，每次1袋，每日1次；将小袋之内容物倒入少量温水或甜味饮料中，混合均匀后服下，也可以与食物混合或者倒入婴儿奶瓶中服用；本品可在任何时候服用，但为取得速效，最好不要在进食时服用
	枯草杆菌、肠球菌二联制剂		妈咪爱®：口服，2岁以下儿童，每次1袋，每日1~2次；2岁以上儿童，每次1~2袋，每日1~2次；用40℃以下温开水或牛奶冲服，也可直接服用

 【用药关怀】

药物	用药关怀
口服补液盐Ⅲ	· 本品为口服补液盐Ⅲ。口服补液盐Ⅲ与口服补液盐Ⅰ、Ⅱ是有区别的。相比后者，口服补液盐Ⅲ降低了钠、糖的含量，从而将渗透压由311mOsm/L降至245mOsm/L · 本品不良反应多为轻度，主要为恶心、呕吐。常发生于开始服用时，此时可以分开多次少量服用 · 本品一般不用于早产儿 · 口服补液盐Ⅲ冲服时注意要点： ①将一袋口服补液盐Ⅲ打开，整袋一次性倒入随包装配送的量杯中，加入250mL温开水（水位至量杯的刻度线处），搅拌均匀 ②每袋只能用250mL水来溶解（不能多于或少于250mL水，否则会导致溶液太稀或太浓影响渗透压，从而影响药品功效） ③不能将一袋分成几次溶解（无法准确拆分，会影响浓度及渗透压） ④不能添加糖、牛奶、果汁等（可能改变渗透压） ⑤放凉了可以隔水加热，不能直接往里加热水 ⑥配好的溶液可保存24h，注意避免污染

药物	用药关怀
葡萄糖酸锌 硫酸锌	·参照本章第一节小儿厌食症
蒙脱石散	·本品可能影响其他药物的吸收，必须合用时在服用本品之前1h服用其他药物 ·极少数患者可出现轻微便秘，可在减量后继续服用
微生态制剂	·不良反应：偶见全身过敏反应、顽固性便秘等，停药后可恢复 ·对微生态制剂过敏者禁用 ·有潜在真菌感染者、果糖不耐受者和半乳糖吸收障碍者禁用布氏酵母菌 ·微生态制剂与抗生素、制酸药、铋剂、鞣酸等应错时分开服用，以免影响疗效；抗生素对益生菌亦有杀灭作用，如果与有益生菌成分的药物同时服用，会影响益生菌的疗效，因此两类药物的服用时间至少应间隔2h

第三节 急性支气管炎

 【疾病简介】

　　急性支气管炎是指由于各种致病原引起的支气管黏膜感染，由于气管常同时受累，故又称为急性气管–支气管炎。该病在婴幼儿时期较多见，且病情较重，常并发或继发于呼吸道其他部位的感染或作为急性传染病的一种临床表现。病因主要是感染，病原是病毒、肺炎支原体或细菌，或混合感染；免疫功能低下、特应性体质、营养不良、佝偻病和支气管结构异常等均为本病的危险因素，另外环境污染、空气污浊或者有毒气体亦可刺激支气管黏膜引发炎症。

【临床表现】

　　大多数情况下，先有上呼吸道感染症状，之后以咳嗽为主要症状，可出现频繁而较深的干咳，以后有痰。一般无全身症状，症状轻者无明显病容。重者发热程度至38～39℃，偶尔达40℃，多于2～3天后退热，感觉疲劳、影响睡眠和食欲。婴幼儿不会咳痰，多经过咽部与咽下，其症状可较重，常有发热、呕吐及腹泻等。年长儿可诉头痛及胸痛。其咳嗽症状一般延续7～10日，有时迁延2～3周，反复发作。如不经适当治疗可引起肺炎。一般白细胞正常或稍低，升高者可能有继发性细菌感染。

 【用药特点及原则】

（一）一般对症治疗

　　注意居屋通风，多饮水。婴儿需经常调换体位，室内保持适当的温度，使呼吸道分泌物易于排出。

（二）合理用药原则

　　由于病原体多为病毒，一般不采用抗菌药物。怀疑有细菌感染者应用抗菌药物，如确诊为支原体感染，则可予以大环内酯类抗菌药物。

　　一般不用镇咳药物，如喷托维林、异丙嗪类或含有阿片、可待因等成分的药物，以免影响痰液咳出。因咳嗽频繁妨碍休息或痰液黏稠时，可用祛痰药物。喘憋严重的可应用支气管炎扩张剂，如雾化吸入硫酸特布他林或沙丁安喘等，也可吸入糖皮质激素如布地奈德混悬剂等，喘息严重者可加口服泼尼松3～5天。若是因为呼吸道过敏所导致的刺激性咳嗽，可选择脱敏药物，如氯雷他定等。

【常用药物】

药理分类	药物	药理作用	用法用量
大环内酯类	红霉素	大环内酯类药物与细菌核糖体的50S亚单位的23S核糖体的特殊靶位及某种核糖体的蛋白质结合,阻断转肽酶作用,干扰mRNA位移,从而选择性抑制细菌蛋白质的合成	口服,每日30~50mg/kg,分3~4次服用
	罗红霉素		空腹口服,每次2.5~5mg/kg,每日2次
	阿奇霉素		口服,总剂量30mg/kg,连续3日给药,每日1次;或总剂量仍为30mg/kg,连续5日给药,每日1次,第1日10mg/kg,第2~5日5mg/kg
			对于儿童链球菌性咽炎:阿奇霉素单剂量10mg/kg或20mg/kg,连续服药3天证实有效;每日最大剂量不得超过500mg,无论用于何种感染,总剂量最高不超过1500mg,一般情况下,儿童的总剂量为30mg/kg
	克拉霉素		口服,6个月以上的儿童:每日15mg/kg,分2次服用
祛痰药	氨溴索	主要通过刺激胃黏膜反射性地促使气管腺体分泌增加,使痰液稀释易于咳出	颗粒剂:口服,12岁以上儿童在治疗的最初2~3日,每次口服30mg,每日3次;然后,每次口服30mg,每日2次;服用时应用室温水溶解,在饭后服用
			口服液体制剂:最好在进餐时间服用,12岁以上的儿童,每次10mL,每日2次;6~12岁儿童,每次5mL,每日2~3次;2~6岁儿童,每次2.5mL,每日3次;1~2岁儿童,每次2.5mL,每日2次

药理分类	药物	药理作用	用法用量
祛痰药	氨溴索	主要通过刺激胃黏膜反射性地促使气管腺体分泌增加，使痰液稀释易于咳出	分散片：建议剂量为每日1.2～1.6mg/kg，服药时应在餐后以液体送服 注射剂：静脉滴注，成人及12岁以上儿童，每次15mg，每日2～3次，慢速静脉推注，严重病例可以增至每次30mg；6～12岁儿童，每次15mg，每日2～3次；2～6岁儿童，每次7.5mg，每日3次；2岁以下儿童，每次7.5mg，每日2次 婴儿呼吸窘迫综合征（IRDS）的治疗：每日用药总量以婴儿体重计算，每日30mg/kg，分4次给药
	乙酰半胱氨酸	可使痰液中黏蛋白的双硫键断裂，降低痰液的黏稠度	口服，每次0.1g，依照年龄大小每日2～4次
	氯化铵	由于本品对黏膜的化学性刺激，可反射性地增加痰量，使痰液易于排出，有利于不易咳出的黏痰清除	口服，每日按体重40～60mg/kg，或按体表面积1.5g/m^2，分4次服
	羧甲司坦	在细胞水平影响支气管腺体的分泌，可使黏液中黏蛋白的双硫键断裂，使低黏度的涎黏蛋白分泌增加，而高黏度的岩藻黏蛋白产生减少，从而使痰液的黏滞性降低，有利于痰液排出	口服，2～5岁儿童，每次0.5片；6～12岁儿童，每次1片（0.25g）；12岁以上儿童及成人，每次2片，每日3次

药理分类	药物	药理作用	用法用量
吸入用短效β₂受体激动剂	特布他林	其平喘作用的药理机制为：①选择性激动气管不同细胞的β₂受体，使平滑肌松弛，解除支气管痉挛。②激动肺组织肥大细胞β₂受体，抑制组胺、白三烯等炎症介质释放，解除炎症介质所致支气管痉挛。③激动纤毛上皮细胞β₂受体，促进黏液分泌和纤毛运动，增强黏液-纤毛系统的气管内清除功能等	（FDA批准本品用于12岁以下儿童）雾化液：吸入，成人及20kg以上儿童，每次5mg（2mL），每日3次；20kg以下儿童，每次2.5mg（1mL），每日3次，每日最多可给药4次
	沙丁胺醇		（本品首选吸入途径给药制剂）气雾剂：用于缓解哮喘急性发作，包括支气管痉挛或在接触过敏原之前及运动前吸入，推荐剂量为100μg（1喷），如有必要可增至200μg（2喷），每日最多4次　溶液剂：用于缓解急性发作症状，12岁以下儿童的最小起始剂量为每次2.5mg，用氯化钠注射液1.5~2mL稀释后，用驱动式喷雾器吸入

药理分类	药物	药理作用	用法用量
吸入性糖皮质激素	布地奈德	皮质激素是最有效的控制气管炎症药物，可抑制炎性因子的生成和释放，减少微血管渗漏，提高气管 β_2 受体的反应性，进而预防气管重塑。吸入激素是哮喘长期治疗的首选药物。剂型有气雾剂、干粉剂、吸入用溶液剂	本品可用于12岁以下儿童，也是美国FDA目前批准的唯一可用于4岁以下儿童的雾化吸入糖皮质激素 吸入用混悬液：雾化吸入，每次0.5~1mg，每日2次，疗程因人因病情而异；重症患儿每次1mg，与支气管扩张剂合用，每20min给药1次，如有需要，治疗开始第1h内可给予3次，以后按需可每4~8h重复，必要时可联合全身性糖皮质激素；喘息减轻后，每次1mg，每日2次，2~3日若病情稳定则进一步减量为每次0.5mg，每日2次 粉吸入剂：治疗哮喘，原未使用口服糖皮质激素者，6岁及以上儿童，每次0.2~0.4mg，晚上给药，或每次0.1~0.2mg，每日2次；原使用口服糖皮质激素者，每次0.2~0.4mg，晚上给药；儿童的最高推荐剂量为每次0.4mg，每日2次 气雾剂：2~7岁儿童，每日200~400μg，分成2~4次使用；7岁以上儿童，每日200~800μg，分成2~4次使用；每日2次用药（早、晚）一般是足够的，当已达到临床效果时，维持剂量应逐步减量至能控制症状的最低剂量

续表

药理分类	药物	药理作用	用法用量
口服糖皮质激素	泼尼松（强的松）	肾上腺皮质激素类药具有抗炎、抗过敏、抗风湿、免疫抑制作用 本产品可减轻和防止组织对炎症的反应，从而减轻炎症的表现；激素可抑制炎症细胞（包括巨噬细胞和白细胞）在炎症部位的集聚，并抑制吞噬作用，抑制溶酶体酶的释放以及炎症化学中介物的合成和释放 免疫抑制作用包括防止或抑制细胞介导的免疫反应、延迟性的过敏反应，减少T淋巴细胞、单核细胞、嗜酸性细胞的数目，降低免疫球蛋白与细胞表面受体的结合能力，并抑制白细胞介素的合成与释放，从而降低T淋巴细胞向淋巴母细胞转化，并减轻原发免疫反应的扩展，可减少免疫复合物通过基底膜，并能降低补体成分及免疫球蛋白的浓度	根据BNFC（2018—2019） 口服，1月龄～11岁的儿童：每日1～2mg/kg，每日1次，3～5日为1个疗程，病情改善后停用
	甲泼尼龙		根据BNFC（2018—2019） 口服、缓慢静脉注射或静脉滴注：每日0.5～1.7mg/kg，分2～4次给药，分剂量的次数取决于病情和反应；疗程为3～5日，病情改善后停用

续表

药理分类	药物	药理作用	用法用量
解热镇痛药	布洛芬	通过抑制环氧合酶，减少前列腺素的合成，产生镇痛、抗炎作用；通过下丘脑体温调节中枢而起解热作用	常释剂型：口服，6月龄～12岁儿童，每次5～10mg/kg，每6～8h可重复使用，每日不超过4次；12岁以上儿童按需给予每次200～400mg/kg，每4～6h服用1次，最大剂量为每日1200mg
	对乙酰氨基酚	通过抑制下丘脑体温调节中枢前列腺素合成酶，减少前列腺素E_1的合成和释放，导致外周血管扩张、出汗而达到解热的作用	新生儿或体重<60kg的儿童：每次10～15mg/kg，每4～6h服用1次；最大剂量为新生儿每日75mg/kg，儿童每日100mg/kg；24h内不得超过4次
抗组胺药	苯海拉明	①抗组胺作用：可与组织中释放出来的组胺竞争效应细胞上的H_1受体，从而制止过敏发作 ②镇静催眠作用：抑制中枢神经活动 ③镇咳作用：可直接作用于延髓的咳嗽中枢，抑制咳嗽反射	6～12岁儿童，每次12.5～25mg，每4～6h服用1次，每日最大剂量为150mg；12岁及以上儿童，每次25～50mg，每4～6h服用1次，每日最大剂量为300mg
	氯苯那敏	能竞争性阻断变态反应靶细胞上组胺H_1受体，使组胺不能与H_1受体结合，从而抑制其引起的过敏反应	常释剂型：2～6岁儿童，每次1mg，每4～6h服用1次，最大剂量为每日6mg；6～12岁儿童，每次2mg，每4～6h服用1次，最大剂量为每日12mg 缓释剂型：6～12岁儿童，每次8mg，每日服用1次

续表

药理分类	药物	药理作用	用法用量
抗组胺药	氯雷他定	选择性外周H₁受体拮抗剂。可缓解过敏反应引起的各种症状	口服，2~12岁儿童及30kg以上儿童，每次10mg，每日1次；30kg及以下儿童，每次5mg，每日1次；12岁及以上儿童，每次10mg，每日1次
	地氯雷他定		混悬剂、分散片：口服，每次5mg，每日1次；溶于水中，服用前搅拌均匀 口服液体制剂、普通胶囊剂、片剂：口服，每次10mL（5mg），每日1次；地氯雷他定可与食物同时服用
	左西替利嗪		口服，2~5岁儿童推荐起始剂量为2.5mg，每日1次；最大剂量可增至5mg，每日1次，或2.5mg，每12h服用1次；6~11岁儿童根据症状的严重程度，推荐起始剂量为半片或10mg，每日1次；12岁以上儿童，每次10mg，每日1次；如出现不良反应，可改为早、晚各5mg
白三烯受体拮抗剂	孟鲁司特钠	白三烯是引发哮喘的重要炎性介质，能导致气管平滑肌收缩、黏液分泌和血管通透性增高，在哮喘的发生发展中起重要作用；白三烯受体拮抗剂能减少并缓解白三烯与受体结合引起的黏膜分泌增多、气管水肿、支气管痉挛等症状，有轻度支气管扩张作用，减少症状急性发作，改善肺功能；当吸入激素疗效不好时，可考虑选用或联用此药	口服，1~5岁儿童，每次4mg，每日1次；6~14岁儿童，每次5mg，每日1次；15岁及以上青少年，每日1次，每次10mg，一般晚上服用

【用药关怀】

药物	用药关怀
大环内酯类	· 主要不良反应为胃肠道反应及不同程度的肝脏损害 · 本类药物不宜与 β 内酰胺类抗生素联合使用
红霉素	· 大剂量应用，尤其对于肝肾功能不全的患者，可引起听力减退；过敏反应表现为：皮疹、嗜酸性粒细胞增多、发热；偶有心率不齐、口腔或阴道念珠菌感染 · 妊娠期妇女、肝病或肝功能不全者应慎用 · 口服宜空腹，空腹服用可获得较高的血药浓度；因其局部刺激性较强，本品不宜肌内注射；静脉滴注容易引起静脉炎，滴注速度宜缓慢 · 对本品类药物过敏者禁用，禁止与特非那定合用，以免引起心脏毒性 · 本品与下列药物同时服用，会产生药物相互作用，①茶碱：茶碱的血清浓度与毒性会增加，同时接受本品治疗的患者应减少茶碱的使用剂量；②地高辛：地高辛的血清浓度与吸收会增加；③环胞素：环胞素的血清浓度与肾脏毒性会增加；④香豆素类抗凝血药物（如华法林）：这类药物的作用会增加；⑤本品与林可霉素或克林霉素合用时会产生拮抗作用；⑥本品与昂丹斯琼应谨慎合用，合用将减弱本品的促胃动力作用，同时两种药物都是延长QT间期的中等危险药物，合用将增加QT间期延长的风险；⑦本品与依维莫司应谨慎合用，本品可能升高依维莫司的血药浓度，减慢依维莫司的代谢
罗红霉素	· 偶见不良反应有头痛、头晕、肝功能异常、外周血细胞下降、皮疹和瘙痒，严重不良反应应停药 · 本品与红霉素间存在交叉耐药性 · 对本品、红霉素或其他大环内酯类药物过敏者应禁用 · 妊娠期妇女及哺乳期妇女慎用 · 在使用本品治疗期间，建议使用非激素类避孕药，比如使用物理方式避孕；其余药物相互作用参见本表"红霉素"一行

续表

药物	用药关怀

阿奇霉素

- 本品相关的最常见不良反应是胃肠道反应、阴道炎、厌食、皮疹、瘙痒、血清转氨酶和（或）碱性磷酸酶升高等
- 已知对本品、红霉素、其他大环内酯类或酮内酯类药物过敏的患者禁用
- 以前使用本品后有胆汁淤积性黄疸/肝功能不全病史的患者禁用
- 肝功能损害者、严重肾功能不全者慎用
- 口服宜在餐前1h或餐后2h服用
- 应避免与含铝或镁的抗酸药同时服用，因为这样可能降低本品的药峰浓度。必须同用时，本品应在服用上述药物前1h或后2h给予
- 有研究发现本品与利福布汀合用后，患者会出现中性粒细胞减少的现象，因此两者应谨慎联用，同时密切监测中性粒细胞的水平

克拉霉素

- 最常见的不良反应为腹痛、腹泻、恶心、呕吐和味觉异常。亦有可能出现肝功能检查异常、皮疹、多汗
- 本品禁止与下列药品合用：阿司咪唑、西沙必利、匹莫齐特和特非那定等
- 本品禁用于有QT间期延长或室性心律失常史的患者，低钾血症患者，伴有肾功能不全的严重肝功能不全患者，亦禁用于妊娠期妇女和哺乳期妇女
- 肝肾功能损害患者、患有某些心脏疾病（如冠状动脉疾病、心动过缓等）者慎用
- 由于本品主要由肝细胞色素P4503A同工酶代谢，与许多药物存在药物相互作用，已知联合应用下列药物，会使血药浓度发生变化：地高辛（上升）、茶碱（上升）、麦角胺或双氢麦角碱（上升）、口服抗凝药如华法林（上升）、利福布汀（上升）、羟考酮（上升）等
- 本品与波生坦应谨慎合用，本品通过OATP1B1而显著减慢波生坦的代谢，升高其血药浓度
- 本品与西罗莫司合用时，应根据西罗莫司的需要浓度和毒副作用，及时调整用量

药物	用药关怀
氨溴索	·偶见皮疹、恶心、胃部不适、食欲缺乏、腹痛、腹泻等不良反应 ·妊娠期妇女、哺乳期妇女慎用 ·妊娠前3个月内妇女禁用 ·本品应避免与中枢性镇咳药（如右美沙芬）合用 ·本品为一种黏液调节剂，仅对咳痰症状有一定作用，在使用时应注意咳嗽、咳痰的原因，如使用7日后未见好转，应及时就医
乙酰半胱氨酸	·偶尔发生恶心、呕吐、上腹部不适、腹泻、咳嗽等不良反应 ·本品过敏者禁用 ·支气管哮喘患者、消化道溃疡病史者使用本品必须密切观察，一般不建议这些患者使用；伴有严重呼吸功能不全的老年患者慎用 ·肝功能不全患者应用本品，会导致血药浓度增高、消除半衰期延长，应适当减量 ·本品与镇咳药不应同时服用，因为镇咳药对咳嗽反射的抑制作用可能会导致支气管分泌物的积聚；本品与碘甘油、糜蛋白酶、胰蛋白酶有配伍禁忌 ·不建议本品与其他药物同时溶解 ·不主张妊娠期妇女使用，治疗期间不推荐哺乳
氯化铵	·服用后有恶心，偶有呕吐 ·老年人慎用；肝肾功能异常者慎用 ·肝肾功能严重损害患者，尤其是肝昏迷、肾功能衰竭、尿毒症患者禁用；代谢性酸中毒患者忌用 ·镰状细胞贫血患者应用本品，可引起缺氧和（或）酸中毒 ·本品与磺胺嘧啶、呋喃妥因等有配伍禁忌
羧甲司坦	·可能出现恶心、胃部不适、腹泻、轻度头痛以及皮疹等不良反应 ·用药7日后，如症状未缓解，应立即就医 ·有消化道溃疡史者、妊娠期妇女、哺乳期妇女慎用 ·对本品过敏者禁用；消化道溃疡活动期间患者禁用 ·小于2岁的幼儿用药安全尚未确定，应慎用 ·应避免与强效镇咳药同时使用，以防痰液堵塞气管

药物	用药关怀
特布他林	· 对其他肾上腺素受体激动药过敏者，也可能对本品过敏 · 不良反应：少数患者可出现口干、鼻塞、轻度胸闷，个别人会有心悸、头晕、头痛等；不良反应的程度取决于剂量和给药途径，从小剂量逐渐增加到治疗量能减少不良反应 · 冠心病、高血压、甲状腺功能亢进和糖尿病患者慎用 · 心肌功能损伤者禁用 · 大剂量应用可使有糖尿病史的患者发生酮症酸中毒 · 长期应用可产生快速耐受性，使疗效降低 · 本品与呋塞米应谨慎合用，有临床研究显示两者合用后能增强呋塞米的低血钾风险
沙丁胺醇	· 不良反应：主要是对心脏及中枢神经系统起兴奋作用，常见的症状有失眠、恶心、头痛，另有肌肉和手指震颤；较大剂量时会有心悸和室性期前收缩 · 冠心病、高血压、心血管功能不全、甲状腺功能亢进和糖尿病患者慎用 · 本品可能引起严重的低钾血症，进而可能使洋地黄化患者出现心律失常 · 本品容易产生耐受性，使药效下降。此时患者对肾上腺素等扩张支气管作用的药物也同样产生耐受性，使支气管痉挛不易缓解，哮喘加重 · 少数患者同时接受雾化沙丁胺醇及异丙托溴铵治疗时可能发生闭角型青光眼
布地奈德	· 大多数不良反应较轻，且为局部性。常见轻度咽喉刺激、发声困难；口咽及咽喉念珠菌感染，鹅口疮；过敏反应，如皮疹、接触性皮炎等麻疹、血管神经性水肿，如有发生过敏反应应及时停药 · 肺结核、鼻部真菌感染和疱疹患者慎用 · 布地奈德粉吸入剂同等剂量吸入效果大于压力气雾剂，转换剂型时需考虑减量 · 本品不适用于快速缓解支气管痉挛，因此在哮喘急性发作期需与吸入型 β_2 受体激动剂联合使用 · 应避免与酮康唑、伊曲康唑、克拉霉素或其他强效 CYP3A4 酶抑制剂合用；若必须合用上述药物，则用药间隔时间应尽可能延长

续表

药物	用药关怀
全身性糖皮质激素类药物	·在应用生理剂量的糖皮质激素替代治疗时，无明显不良反应，但在超过生理剂量的药物治疗时，常见明显不良反应，且与剂量、疗程、用法密切相关 ·糖皮质激素无抗细菌等病原微生物感染的作用，非生理剂量的糖皮质激素对抗感染不利，并且非肾上腺皮质功能减退者在应用药物剂量后易发生感染，故对患有活动性肺结核者及肺部真菌、病毒感染者慎用；有真菌和病毒感染者禁用 ·在某些感染时用糖皮质激素须同时应用有效的抗菌药治疗 ·糖皮质激素分泌具有昼夜节律，每日上午6～8时为分泌高峰，随后逐渐下降，午夜24时为低谷，故临床用药如遵循内源性分泌节律，对肾上腺皮质功能的抑制较小 ·用药期间如出现高血压、糖尿病、消化道溃疡、低血钾、骨质疏松和细菌感染等症状，应给予相应治疗，必要时应停药；因此，有心脏病、急性心力衰竭、高脂蛋白血症、高血压、青光眼、甲状腺功能减退、重症肌无力、肾功能损伤、肾结石等疾病的患者慎用 ·大剂量的糖皮质激素能够导致库欣综合征，其特征为满月脸、皮肤紫纹、痤疮，通常撤药后可逆。故初始剂量宜小而停药时间应缓慢。长期应用糖皮质激素会引起肾上腺皮质萎缩和功能不全，一旦减量过快、突然停药或在停药期间有感染、创伤、出血等应激状况，可诱发肾上腺危象 ·高剂量糖皮质激素还与精神反应相关，包括欣快症、梦魇、失眠症、易激惹、情绪不稳定、自杀念头、行为紊乱；还可导致严重的妄想状态或带有自杀风险的抑郁状态，特别是有精神病史的儿童。如果减少剂量或不再持续应用肾上腺皮质激素类药物，这种反应的频率会下降 ·长期应用糖皮质激素的患者，应定期监测：①血糖、尿糖或糖耐量试验，尤其是有糖尿病或糖尿病倾向者；②小儿应定期监测生长和发育情况；③眼科检查，包括有无白内障、青光眼或眼部感染；④血清电解质和粪便隐血检查；⑤高血压和骨质疏松的检查 ·急性哮喘、气管平滑肌痉挛严重的患者，一般不单用糖皮质激素吸入而应联合使用支气管扩张剂 ·泼尼松需要在肝脏转化为氢化可的松起效 ·大剂量甲泼尼龙可致心律失常 ·甲泼尼龙应谨慎与强效CYP3A4酶抑制剂（如克拉霉素、伊曲康唑）合用

药物	用药关怀
布洛芬	• 可能出现胃肠道刺激、消化不良、罕见胃溃疡、胃出血、肝肾功能损害、血象异常等不良反应 • 对解热镇痛药过敏者，以及活动性的胃、十二指肠溃疡者，肝硬化、严重心功能或肾功能不全的患者禁用 • 连续用药3日以上，发热或疼痛仍未缓解者，应就医 • 对于有支气管哮喘病史者，可能会引起支气管痉挛 • 餐后立即服用，或用餐时与牛奶、治疗消化性溃疡药物同服可减轻胃肠道反应 • 本品与伏立康唑、氟康唑等应谨慎合用，特别是大剂量或长期合用，有研究认为伏立康唑能升高本品的血药浓度 • 本品可以与抗风湿剂量（≤15mg/周）的甲氨蝶呤合用，但应尽量避免与抗肿瘤剂量（＞1g/m²）的甲氨蝶呤合用，因为本品能升高甲氨蝶呤的血药浓度，合用时应监测甲氨蝶呤的血药浓度
对乙酰氨基酚	• 偶见皮疹、荨麻疹、药物热、血象异常等不良反应，长期大量用药可能导致肝肾功能异常 • 严重肝肾功能不全者禁用 • 用于解热连续使用不超过3日、用于止痛不超过5日，症状未缓解者，应就医 • 对阿司匹林过敏者、肝肾功能不全者慎用 • 不能同时服用其他含有解热镇痛药的药品（如某些复方抗感冒药） • 服药期间禁止饮酒 • 本品应谨慎与丙磺舒合用，因为丙磺舒能抑制本品的代谢而具肝毒性
苯海拉明	• 常见副作用为头晕、头痛、嗜睡、口干、恶心、倦乏，停药或减药后，即自行消失；偶可引起皮疹、粒细胞减少，长期应用，可引起贫血 • 新生儿及早产儿禁用 • 幽门十二指肠梗阻、消化性溃疡所致的幽门狭窄、膀胱颈狭窄、甲状腺功能亢进、心血管病、高血压、下呼吸道感染（如支气管炎、气管炎、肺炎）及哮喘患者不宜使用本品 • 服药期间不得驾驶汽车，不得从事高空作业、机械作业及操作精密仪器 • 肾功能障碍患者、老年人、妊娠期妇女及哺乳期妇女慎用 • 对其他乙醇胺类药物高度过敏者、重症肌无力者、闭角型青光眼患者、前列腺肥大患者禁用

药物	用药关怀
氯苯那敏	·本品具有抑制中枢和抗胆碱作用，故服药后有困倦感、口干、便秘、痰液变稠及鼻黏膜干燥，不良反应与苯海拉明相似，但较其弱 ·本品可诱发癫痫，故有癫痫病史的患者禁用 ·服药期间不得驾驶汽车，不得从事高空作业、机械作业及操作精密仪器 ·新生儿、早产儿不宜使用 ·妊娠期及哺乳期妇女慎用，膀胱颈梗阻、幽门十二指肠梗阻、甲状腺功能亢进、青光眼、消化性溃疡、高血压和前列腺肥大者慎用
氯雷他定	·可能出现乏力、头痛、嗜睡、口干、胃肠道不适（包括恶心、胃炎）、皮疹、脱发、过敏反应、肝功能异常、心动过速及心悸等不良反应 ·做任何皮肤过敏性试验前48h应停止使用该药，以免阻止或降低阳性反应的发生 ·妊娠期及哺乳期妇女慎用；6岁以下儿童服用本品的安全性及疗效目前尚未确定，请遵医嘱 ·肝脏及肾脏功能不全者应减少用量，建议每次10mg，每2天服用1次或在医生指导下使用
地氯雷他定	·本品主要不良反应为恶心、头晕、头痛、困倦、口干、乏力，偶见嗜睡、健忘及晨起面部、肢端水肿 ·严重肾功能不全患者慎用 ·本品应慎用于有癫痫病史或家族史的患者，特别是幼儿，在本品治疗期间可能更容易癫痫发作；治疗时，如果患者癫痫发作，医疗保健提供者可能会考虑停用本品
左西替利嗪	·少数患者可出现头痛、口干、嗜睡、情绪不稳定等不良反应 ·酒后避免使用 ·司机、操作机器或高空作业人员慎用 ·本品无特效拮抗剂，严重超量患者应立即洗胃，采用支持疗法，并长期严密观察病情变化 ·与该药同时服用镇静剂时应慎重 ·妊娠期妇女及哺乳期妇女禁用 ·肾功能损害者应减半量

续表

药物	用药关怀
孟鲁司特钠	·不良反应相对轻微且停药后通常可恢复，其中以胃肠道症状最为常见，少数患者可能会出现皮疹、肝酶升高、血管性水肿等异常 ·有精神系统不良反应的报告，包括攻击性行为、兴奋、焦虑、抑郁、烦躁不安等，特别是开始治疗或增加剂量时，需要额外关注，一旦出现不良反应需停药，并及时就医 ·本品不可用于急性哮喘发作 ·与吸入性糖皮质激素（ICS）合用时，可根据临床控制情况逐渐减少合并使用的ICS剂量，但不应突然停用糖皮质激素

【雾化吸入注意事项】

1．使用氧气作为驱动力，氧气流量宜6～8L/min，对大多数雾化器，适当的雾化药液量为2～4mL。

2．尽可能使用密闭式面罩吸器，雾化面罩要罩住口鼻，防止药物进入眼睛，雾化时让患儿正常呼吸即可。

3．如患儿哭闹可暂停雾化，因为哭闹时吸气短促，药雾微粒主要以惯性运动方式留存在口咽部，而且烦躁不安也使面罩不易固定，影响吸气效果，最好在安静状态下进行雾化。

4．最好饭前雾化，家长在雾化后可以给予患儿正确的拍背，空心掌拍背，由下而上，掌握一定的力度，时间至少15min，通过有效拍背使痰液易于咳出或下咽，从而更好地解除气管的阻塞，有利于患儿呼吸道的通畅。

5．雾化前不要涂抹油性面膏，结束后立即清洗脸部，以减少经皮肤吸收的药量。雾化后要及时清洗掉面上的药液，同时用清水漱口，防止长期用药引起口咽部念珠菌感染。

6．雾化吸入治疗时，最好让孩子采取坐姿，也可采用半坐姿。雾化过程中要注意观察孩子面色、神志、反应。一旦发生异常，应立即停止雾化并采取相应措施。

【气雾剂的正确使用方法】

1．气雾剂在用药前要摇匀。

2．咽下口腔中的食物，如果有痰应尽量将痰液咳出。

3．将双唇紧紧地贴近喷嘴，头向后稍微倾斜，缓缓呼气，尽量让肺部的气体排尽。

4．于深呼吸的同时喷压气雾剂阀门，使舌头向下；准确掌握剂量，明确1次给药喷压几下。

5．屏住呼吸10～15s，然后用鼻子呼气。

6．使用含激素类制剂的气雾剂之后应用温水漱口。

第四节　咳嗽

【疾病简介】

咳嗽本身不是一种疾病，是很多种疾病都会表现出来的一种症状，是呼吸道遇到刺激后的自我保护现象。根据咳嗽病程的长短，儿童咳嗽分为急性咳嗽（病程在2周以内）、迁延性咳嗽（病程在2～4周）和慢性咳嗽（病程超过4周）。

【临床表现】

咳嗽是感冒的最常见的症状之一，往往也是最后一个消失的症状，当呼吸道感染的急性期症状消失后，咳嗽仍然持续，多表现为刺激性干咳或咳少量白色黏液痰，通常持续2～8周。

【用药特点及原则】

（一）一般对症治疗

孩子咳嗽期间家长还应该让孩子多喝水，多休息，以及注意空气质量，如果家里有抽烟的成员，需要禁止在室内抽烟，以免烟雾刺激孩子呼吸道使咳嗽加重，同时应该避免接触花粉、粉尘、动物毛发、皮屑、鱼虾、油漆等过敏原。如果孩子咳嗽时出现呼吸急促且看起来呼吸困难、咳出来的痰呈黄绿色、带血丝或者咳得太厉害等情况，应立即到医院治疗。

（二）合理用药原则

反复咳嗽要看医生明确病因，针对引起咳嗽的疾病本身进行治疗，不能单纯为了止咳而给孩子服用止咳类药物。如果是细菌感染引起的咳嗽，需要使用抗生素；如果是过敏引起的咳嗽，需要使用抗过敏药物；若是病毒性感冒引起的咳嗽，暂时没有有效的药物能消除病因，需要耐心等待自身的免疫力将病毒消除，以逐渐自愈。

黏痰不易咳出时可使用化痰药，对症选用单一成分的化痰药，它们可以增加分泌物的排出，降低分泌物的黏稠度，增强纤毛的清除功能，痰液消退后要及时停药。

普通感冒一般不需要雾化治疗。需要注意的是，雾化治疗的几种药物都是处方药，需要在医生的指导下使用，不建议家长自行购药给孩子做雾化治疗。必要情况下需要使用抗生素时，家长也不要盲目拒绝。

不推荐使用非处方感冒药（如有OTC标志的感冒药）和镇咳药来治疗儿童慢性咳嗽，特别是含有可待因的制剂。因为没有证据表明这类药物可以改善患儿的症状，反而会产生严重的副作用，并可能出现滥用。

【常用药物】

药理分类	药物	药理作用	用法用量
祛痰药	愈创甘油醚	本品为刺激性祛痰药，能刺激胃黏膜，反射性地引起呼吸道腺体分泌增加，使痰液稀释，易于咳出，从而产生祛痰作用	糖浆剂：口服，12岁及以上儿童，每次10～20mL（含愈创甘油醚20mg/mL）；1～3岁或10～15kg儿童，每次2～3mL；4～6岁或16～21kg儿童，每次3.5～4.5mL；7～9岁或22～27kg儿童，每次5～6mL；10～12岁或28～32kg儿童，每次6.5～7.5mL；均为每日3次，24h内不超过4次，餐后服用
	氨溴索	参照本章第三节急性支气管炎	分散片：建议剂量为每日1.2～1.6mg/kg，服药时应在餐后以液体送服
			注射剂：静脉滴注，成人及12岁以上儿童，每次15mg，每日2～3次，慢速静脉推注，严重病例可以增至每次30mg；6～12岁儿童，每次15mg，每日2～3次；2～6岁儿童，每次7.5mg，每日3次；2岁以下儿童，每次7.5mg，每日2次
	乙酰半胱氨酸		口服，每次0.1g，依照年龄每日2～4次
	羧甲司坦		口服，2～5岁儿童，每次0.5片，每日3次；6～12岁儿童，每次1片（0.25g），每日3次；12岁以上儿童及成人，每次2片，每日3次
抗组胺药	苯海拉明		口服，6～12岁儿童，每次12.5～25mg，每4～6h给药1次，每日最大剂量为150mg；12岁以上儿童，每次25～50mg，每4～6h给药1次，每日最大剂量为300mg
	氯苯那敏		片剂：口服，2～6岁儿童，每次1mg，每4～6h给药1次，每日最大剂量为6mg；6～12岁儿童，每次2mg，每4～6h给药1次，每日最大剂量为12mg
			缓释剂型：6～12岁儿童，每次8mg，每日1次

药理分类	药物	药理作用	用法用量
抗组胺药	氯雷他定	参照本章第三节急性支气管炎	2～12岁儿童：30kg以上儿童，每次10mg，每日1次；30kg及以下儿童，每次5mg，每日1次
			12岁以上儿童：每次10mg，每日1次
	地氯雷他定		混悬剂、分散片：每次5mg，每日1次；溶于水中，服用前搅拌均匀
			口服液体制剂、普通胶囊剂、片剂：每次10mL（5mg），每日1次；地氯雷他定可与食物同时服用
	左西替利嗪		口服，2～5岁儿童推荐起始剂量为2.5mg，每日1次，最大剂量可增至5mg，每日1次，或2.5mg，每12h服用1次；6～11岁儿童根据症状的严重程度，推荐起始剂量为半片或10mg，每日1次；12岁及以上儿童，每次10mg，每日1次；如出现不良反应，可改为早、晚各5mg
短效β₂受体激动剂	特布他林		（FDA批准本品用于12岁以下儿童）雾化液：吸入，成人及20kg以上儿童，每次5mg（2mL），每日3次；20kg以下儿童，每次2.5mg（1mL），每日3次，每日最多可给药4次
	沙丁胺醇		（本品首选吸入途径给药制剂）气雾剂：用于缓解哮喘急性发作，包括支气管痉挛或在接触过敏原之前及运动前给药的推荐剂量为100μg（1喷），如有必要可增至200μg（2喷），每日最多4次
			溶液剂：用于缓解急性发作症状，12岁以下儿童的最小起始剂量为每次2.5mg，用氯化钠注射液1.5～2mL稀释后，用驱动式喷雾器吸入

药理分类	药物	药理作用	用法用量
抗胆碱支气管舒张药	异丙托溴铵	选择性阻断气管平滑肌M胆碱受体，在局部发挥松弛气管平滑肌的作用，提高咳嗽反射阈值，减轻咳嗽症状；本品对控制哮喘的急性发作的疗效不如肾上腺素受体激动药，主要对某些迷走神经功能亢进诱发的哮喘发作有较好的疗效；用于喘息性慢性支气管炎和支气管哮喘，适用于 β_2 受体激动剂不能耐受者	用于急性支气管痉挛 ①雾化溶液：12岁以上儿童，每次500μg，加入生理盐水稀释至2～4mL，每日最多2mg；②气雾剂：6岁以上儿童，预防和长期治疗，每次20～40μg（1～2喷），每日3～4次，每日总剂量不得超过12喷 根据BNFC（2018—2019） ①雾化溶液：1个月～5岁儿童，每次125～250μg，每日最多1mg；6～11岁儿童，每次250μg，每日最多1mg；②气雾剂：1个月～5岁儿童，每次20μg，每日3次 本品与沙丁胺醇、特布他林合用有互补增效作用
	吸入用复方异丙托溴铵溶液		本品为复方制剂，每瓶含有异丙托溴铵0.5mg和硫酸沙丁胺醇3mg 用于急性发作期：吸入，12岁以上儿童，每次1瓶，严重病例1瓶不能缓解症状时，可使用2瓶，但患者必须尽快就医 用于维持期治疗：吸入，12岁以上儿童，每次1瓶，每日3～4次

续表

药理分类	药物	药理作用	用法用量
吸入性糖皮质激素	布地奈德	参照本章第三节急性支气管炎	布地奈德可用于12岁以下儿童，也是美国FDA目前批准的唯一可用于4岁以下儿童的雾化吸入糖皮质激素 吸入用混悬液：雾化吸入，每次0.5～1mg，每日2次，疗程因人因病情而异；重症患儿每次1mg和支气管扩张剂合用，每20min给药一次，如有需要，治疗开始第1h内可给予3次，以后按需可每4～8h重复，必要时可联合全身性糖皮质激素；喘息减轻后，每次1mg，每日2次，2～3日若病情稳定则进一步减量为每次0.5mg，每日2次 粉吸入剂：治疗哮喘，原未使用口服糖皮质激素者，6岁及以上儿童，每次0.2～0.4mg，晚上给药，或每次0.1～0.2mg，每日2次；原使用口服糖皮质激素者，每次0.2～0.4mg，晚上给药；儿童的最高推荐剂量为每次0.4mg，每日2次 气雾剂：2～7岁儿童，每日200～400μg，分成2～4次使用；7岁以上儿童，每日200～800μg，分成2～4次使用；每日2次用药（早、晚）一般是足够的，当已达到临床效果时，维持剂量应逐步减量至能控制症状的最低剂量
白三烯受体拮抗剂	孟鲁司特钠		口服，1～5岁儿童，每次4mg，每日1次；6～14岁儿童，每次5mg，每日1次；15岁及以上青少年，每日1次，每次10mg，一般晚上服用

【用药关怀】

药物	用药关怀
愈创甘油醚	·该药常见不良反应为恶心、胃肠不适、头晕、嗜睡和过敏等 ·用药7天后症状未缓解者，应就医 ·1岁以下儿童应在医师指导下使用 ·消化道溃疡患者、妊娠期及哺乳期妇女、过敏体质者慎用 ·肺出血、肾炎和急性胃肠炎患者禁用；妊娠期前3个月内妇女禁用 ·患者应用一整杯水服药，并在药物治疗期间保持摄入充足的水分 ·在服用时，禁止服用单胺氧化酶（MAO）抑制剂 ·有心脏病、糖尿病、外周血管疾病、前列腺肥大或青光眼的患者，避免本品与苯丙醇胺合用
氨溴索	
乙酰半胱氨酸	
羧甲司坦	
苯海拉明	
氯苯那敏	·参照本章第三节急性支气管炎
氯雷他定	
地氯雷他定	
左西替利嗪	
特布他林	
沙丁胺醇	
异丙托溴铵	·对阿托品及其衍生物过敏者禁用 ·常见的不良反应：口干、排尿困难、胃肠动力障碍（如便秘、腹泻和呕吐）、恶心、头晕、瞳孔增大 ·使用本品后可能会立即发生变态反应，如出现皮疹，舌、唇和面部血管性水肿，荨麻疹，喉头水肿等罕见不良反应 ·闭角型青光眼、前列腺肥大患者和妊娠期前3个月内的妇女慎用
吸入用复方异丙托溴铵溶液	·参照异丙托溴铵及本章第三节急性支气管炎
布地奈德	·参照本章第三节急性支气管炎
孟鲁司特钠	

注：其他雾化吸入注意事项，请参照本章第三节急性支气管炎相关内容。

第五节 百日咳

【疾病简介】

百日咳（whooping cough，pertussis）为百日咳鲍特杆菌引起的急性呼吸道传染病。如未得到及时有效的治疗，病程可迁延数个月，故称"百日咳"。本病传染性很强，常引起流行。患儿的年龄越小，病情就越重，可因并发肺炎、脑病而死亡。

【临床表现】

患者在感染百日咳杆菌后，会有2~21天的潜伏期，然后出现典型的百日咳症状。病程可以分为3个阶段：卡他期、痉咳期和恢复期。

1. 卡他期。自发病至出现阵发性痉挛性咳嗽，一般为1~2周。表现为类似普通感冒的症状，如轻微咳嗽、鼻塞、低热、结膜充血等，卡他症状减轻后咳嗽症状加重。此期最具有传染性。

2. 痉咳期。出现明显的阵发、痉挛性咳嗽，一般持续2~6周，亦可长达2个月以上。此时因较大量空气急促通过痉挛着的声门而发出一种特殊的高音调鸡啼样吸气性吼声（俗称"回勾"）。此期常出现并发症，年龄越小发生率越高。肺炎是百日咳最常见的并发症，也是百日咳患者死亡的常见原因。大约2%的患儿出现惊厥、因缺氧造成脑病和死亡，这些情况多见于年龄较小的婴儿。本期若无并发症，一般不会发热。

3. 恢复期。此期痉咳缓解、"回勾"消失至咳嗽停止，持续2~3周。若并发肺炎、肺不张等其他病症，可迁延不愈，持续数月。

（一）一般对症治疗

按呼吸道传染病隔离，通常隔离至有效抗生素治疗5天；如果没有接受抗生素治疗，需要隔离至发病后21天。患者应多饮水，充分休息，进食营养丰富、易于消化的食物，注意补充各种维生素和钙剂，同时病室内应保持安静、空气新鲜、温度适当，注意避免诱发患儿痉咳的因素。

咽痛严重可给予流质或半流质饮食，进食后以温开水或温盐水漱口，保持口鼻清洁。发生窒息时应及时吸痰和给氧，如发生脑水肿，及时进行脱水治疗，防止脑疝出现。

（二）合理用药原则

在百日咳症状出现后7日内给予抗菌药物治疗，可缩短症状持续时间，并减少将感染传播给易感接触者的机会。特别是怀疑＜4月龄的婴儿有百日咳时，应立即开始抗菌治疗。百日咳的抗菌治疗首选大环内酯类抗生素。对于2月龄以上的患儿，若存在过敏或其他不耐受情况，可选用复方新诺明（SMZ-TMP）。

β内酰胺类抗生素对百日咳杆菌的活性有差异，不推荐使用。而氟喹诺酮类药物对儿童有潜在的不良反应，不推荐用于百日咳治疗或暴露后的预防性治疗。

百日咳最大的症状是频繁剧烈的咳嗽，目前还没有特别有效的干预措施，对症治疗的药物主要包括镇咳药、支气管舒张药、第一代抗组胺药和白三烯受体拮抗剂等。茶碱类支气管扩张剂在儿童中除哮喘和慢性阻塞性肺病外，未有其他批准的适应证，故也不推荐使用。

对于因为恐惧、烦躁等心理因素而引发痉咳的患儿，必要时可选择使用镇静药，可缓解上述情况，同时保证睡眠。

接种白喉-百日咳-破伤风三联制剂疫苗，在患儿3月龄、4月龄、5月龄时进行初次免疫，18~24月龄时进行加强免疫。完成初次免疫和加强免疫以后，百日咳疫苗保护时间约为6年，随年龄增长而逐渐减弱。加强疫苗接种对降低发病率非常重要。对于接受过疫苗注射的体弱婴幼儿，在接触百日咳患者后，可注射含抗毒素的百日咳免疫球蛋白预防。

【常用药物】

药理分类	药物	药理作用	用法用量
大环内酯类	红霉素	参照本章第三节急性支气管炎	根据《中国儿童百日咳诊断及治疗建议》 口服或静脉滴注：每日30~50mg/kg，每日3次，7~14日为1个疗程；优选持续治疗14日，以避免复发风险；最大剂量为每日2g；不推荐用于<1月龄的婴儿
	阿奇霉素		根据《中国儿童百日咳诊断及治疗建议》 口服：每日5~10mg/kg，1次顿服，总量30mg/kg，3~5日为1个疗程 根据我国疾控中心的指南，<6月龄，单次口服给药，每日10mg/kg，维持5天；≥6月龄，口服，第1日10mg/kg（最大剂量为500mg），单次给药，之后第2~5日5mg/kg（最大剂量为250mg），每日1次
	克拉霉素	参照本章第三节急性支气管炎	根据《中国儿童百日咳诊断及治疗建议》 口服：每日5mg/kg，分2次口服，7日为1个疗程
	罗红霉素		根据《中国儿童百日咳诊断及治疗建议》 口服：每日5~10mg/kg，分2次服用，7~10日为1个疗程

药理分类	药物	药理作用	用法用量
磺胺类	复方新诺明（复方磺胺甲噁唑片）	本品为磺胺类抗菌药，是磺胺甲噁唑（SMZ）与甲氧苄啶（TMP）的复方制剂，SMZ作用于二氢叶酸合成酶，干扰合成叶酸的第一步，TMP作用于叶酸合成代谢的第二步，选择性抑制二氢叶酸还原酶的作用，二者合用可使细菌的叶酸代谢受到双重阻断	根据《中国儿童百日咳诊断及治疗建议》 口服：（以磺胺甲噁唑计）每日50mg/kg，分2次给药，疗程为3~5日
镇咳药	喷托维林	抑制咳嗽中枢，镇咳作用较可待因弱，无成瘾性。有局部麻醉作用和阿托品样作用，能松弛支气管平滑肌，抑制呼吸感受器	口服：5岁以上儿童每次6.25~12.5mg，每日2~3次
	右美沙芬	为中枢性镇咳药，强度与可待因相等，无镇痛作用，无成瘾性	根据CNFC（2013），2岁以下儿童不宜用本品 口服，2~6岁儿童，每次2.5~5mg，每日3~4次；6~12岁儿童，每次5~10mg，每日3~4次
口服支气管舒张药	特布他林	参照本章第三节急性支气管炎	（FDA批准本品用于12岁以下儿童） 片剂：口服，每次0.065mg/kg（但每次总量不应超过1.25mg），每日3次

药理分类	药物	药理作用	用法用量
口服支气管舒张药	沙丁胺醇	参照本章第三节急性支气管炎	FDA批准用法 糖浆与片剂：6～12岁儿童，每次2mg，每日3～4次，最高负荷剂量为每日24mg 缓释片剂：12岁以上青少年，每次4～8mg，每12h服用1次；最高负荷剂量为每日32mg 根据*BNFC*（2018—2019） 用于支气管痉挛：口服速释药，1个月～1岁幼儿，每次$100\mu g/kg$，每日3～4次（最大剂量为每次2mg）；2～5岁儿童，每次1～2mg，每日3～4次
	班布特罗	为特布他林的前体药物，松弛支气管平滑肌，抑制内源性致痉挛物质的释放，减轻水肿及增加黏膜纤毛的廓清能力	口服，2～5岁亚洲儿童推荐初始剂量为5mg（不建议>5mg）；6岁以上儿童每日10mg；不建议亚洲儿童的使用剂量>10mg，均为每晚睡前口服1次，剂量制定应个体化
	丙卡特罗	选择性β_2受体激动剂，可扩张支气管	片剂：6岁以上儿童，口服，每次$25\mu g$（1片），每日2次 口服液：6岁以上儿童，每次$25\mu g$（相当于口服溶液5mL），每日1次，睡前口服或每日2次，早、晚（睡前）口服；不满6岁的乳幼儿，每次$1.25\mu g/kg$（相当于口服液0.25mL/kg），每日2次，早、晚（睡前）口服，或每日3次，早、中、晚（睡前）口服；可依据年龄、症状和体温适当增减

续表

药理分类	药物	药理作用	用法用量
第一代抗组胺药	苯海拉明	参照本章第三节急性支气管炎	6~12岁儿童，每次12.5~25mg，每4~6h口服1次，每日最大剂量为150mg；12岁以上儿童，每次25~50mg，每4~6h口服1次，每日最大剂量为300mg
	氯苯那敏		2~6岁儿童，每次1mg，每4~6h口服1次，每日最大剂量为6mg；6~12岁儿童，每次2mg，每4~6h口服1次，每日最大剂量为12mg
			缓释剂型：6~12岁儿童，每次8mg，每日1次
白三烯受体拮抗剂	孟鲁司特		口服，1~5岁儿童，每次4mg，每日1次；6~14岁儿童，每次5mg，每日1次；15岁及以上青少年，每日1次，每次10mg，一般晚上服用
镇静药	水合氯醛	本品为催眠药、抗惊厥药，催眠剂量30min内即可诱导入睡，催眠作用温和，不缩短快速眼动睡眠期（REMS）时间，无明显后遗作用	用于镇静：口服，按体重每次8mg/kg或体表面积每次250mg/m²，最大剂量为每次500mg，每日3次，饭后服用
	异丙嗪	本品具有镇静催眠作用，有关异丙嗪抑制中枢神经系统的机制尚未确切阐明，可能与间接降低了脑干网状结构激活系统的应激性有关	镇静催眠：口服，必要时按体重0.5~1mg/kg或体表面积15~30mg/m²

续表

药理分类	药物	药理作用	用法用量
镇静药	苯巴比妥	本品为镇静催眠药、抗惊厥药，是长效巴比妥类的典型代表，对中枢神经的抑制作用随着剂量加大表现为镇静、催眠、抗惊厥及抗癫痫；苯巴比妥使神经细胞的氯离子通道开放，细胞超极化，有类似 γ 氨基丁酸（GABA）的作用；治疗浓度的苯巴比妥可降低谷氨酸的兴奋作用、加强 γ 氨基丁酸的抑制作用，抑制中枢神经系统单突触和多突触传递	用于镇静：口服，用药应个体化，按体重每次2mg/kg或按体表面积每次60mg/m²，每日2～3次 用于抗惊厥：口服，按体重每次3～5mg/kg
疫苗	百白破疫苗	本品是由百日咳疫苗白喉类毒素、破伤风类毒素适量配合并用生理盐水稀释制成的混合制剂；若接种成功可预防百日咳、白喉及破伤风	接种对象为3个月以上正常婴儿，臀部或上臂外侧三角肌肌内注射，每次注射0.5mL 免疫程序：百白破疫苗共接种4针次，儿童在3月龄、4月龄、5月龄和18～24月龄时各接种1针次

【用药关怀】

药物	用药关怀
红霉素	
阿奇霉素	·参照本章第三节急性支气管炎
克拉霉素	
罗红霉素	

药物	用药关怀
复方新诺明（复方磺胺甲噁唑片）	• 最常见的不良反应为恶心、呕吐、食物缺乏等胃肠道反应和皮疹、荨麻疹等皮肤过敏反应；严重不良反应包括重症多形性红斑、中毒性表皮坏死、暴发性肝炎、中性粒细胞缺乏症；再生障碍性贫血和其他恶性血液病虽可发生，但极少见 • 巨幼红细胞性贫血患者、妊娠期妇女及哺乳期妇女、2个月以下的婴儿、重度肝肾功能损害者、对SMZ和TMP严重过敏者禁用 • G6PD缺乏、卟啉症、支气管哮喘的患者，叶酸缺乏性血液系统疾病、失水、艾滋病、休克和老年患者慎用 • 服用本品期间宜同服碳酸氢钠，多饮水，保持高尿流量
喷托维林	• 偶有便秘，或有轻度头痛、头晕、口干、恶心和腹泻 • 青光眼和心功能不全者慎用；驾驶员、机械操作者慎用 • 痰量多者宜与祛痰药并用 • 应用7天症状无明显好转应立即就医
右美沙芬	• 可能出现头晕、头痛、嗜睡、易激动、嗳气、食欲减退、便秘、恶心、皮肤过敏等不良反应，停药后上述反应可自行消失；过量用药可引起神志不清、支气管痉挛、呼吸抑制 • 妊娠期前3个月内妇女、有精神病史者及哺乳期妇女禁用 • 服用单胺氧化酶抑制剂停药不满2周的患者禁用 • 过敏体质者、肝肾功能不全者、妊娠期妇女慎用，哮喘、痰多者慎用 • 用药7日，如症状未缓解，应停药就医 • 服药期间不得驾驶汽车或操作机械，且不得从事高空作业及操作精密仪器 • 右美沙芬与奎尼丁应谨慎合用；奎尼丁能减慢右美沙芬的代谢，增强其镇咳活性
特布他林 沙丁胺醇	• 参照本章第三节急性支气管炎

药物	用药关怀
班布特罗	· 对本品、特布他林及交感胺类药物过敏者禁用 · 肝硬化、严重肝功能不全者应个体化给予一日剂量 · 严重肾功能不全患者本品起始剂量应减少 · 常见不良反应包括口干、头晕、胃部不适、皮疹 · 小于2岁婴幼儿应慎用 · 甲状腺功能亢进、糖尿病、心脏病患者及易患闭角型青光眼者慎用
丙卡特罗	· 对本品及肾上腺素受体激动药过敏者禁用 · 常见不良反应：心慌、手抖、肌肉震颤等 · 婴幼儿慎用 · 甲状腺功能亢进、高血压、心脏病、糖尿病患者慎用 · 可引起心律失常，服用时应注意 · 本品有抑制因过敏引起的皮肤反应作用，故如需进行皮肤试验，应提前12h终止给药
苯海拉明 氯苯那敏 孟鲁司特	· 参照本章第三节急性支气管炎
水合氯醛	· 对胃有刺激性，易引起恶心呕吐，大剂量使用将影响循环系统，使血压下降，抑制心脏及呼吸。有时有一过性的肝肾功能障碍及皮疹等，并能引起依赖性 · 因个体对其敏感性的差异较大，剂量上应注意个体化；胃炎及溃疡患者不宜口服，直肠炎和结肠炎患者不宜通过灌肠给药 · 患者心、肝或肾功能有严重损害时禁用或减量慎用；胃溃疡患者慎用 · 口服本品4～5g时可引起急性中毒；用量超过2g时即应慎重考虑 · 中枢神经抑制药、中枢抑制性抗高血压药（如可乐定、硫酸镁、单胺氧化酶抑制药、三环类抗抑郁药）与本品合用时可使本品的中枢性抑制作用更明显；与抗凝血药同用时，抗凝效应减弱，应定期测定凝血酶原时间，以决定抗凝血药用量；服用本品后静脉注射呋塞米注射液，可导致出汗、面潮红、血压升高

药物	用药关怀
异丙嗪	·副作用为困倦、思睡、口干，偶有胃肠刺激症状、皮炎 ·下列情况持续存在时应予注意：较常见的有嗜睡；较少见的有视力模糊或色盲（轻度）、头晕目眩、口鼻咽干燥、耳鸣、皮疹、胃痛或胃部不适感、反应迟钝（儿童多见）、恶心或呕吐；进行外科手术和（或）并用其他药物时，甚至出现黄疸 ·早产儿、新生儿禁用 ·避免与哌替啶、阿托品多次合用。不宜与氨茶碱混合注射 ·驾驶员、机械操作人员和运动员禁用 ·交叉过敏。已知对吩噻类药高度过敏的患者，也对本品过敏 ·下列情况应慎用：急性哮喘、膀胱颈部梗阻、骨髓抑制、心血管疾病、昏迷、闭角型青光眼、肝功能不全、高血压、胃溃疡、前列腺肥大症状明显、幽门或十二指肠梗阻、呼吸系统疾病患者（尤其是儿童，服用本品后痰液黏稠，影响排痰，并可抑制咳嗽反射）、癫痫患者（注射给药时可增加抽搐的严重程度）、黄疸、各种肝病以及肾功能衰竭、脑病合并内脏脂肪变性综合征（异丙嗪所致的锥体外系症状易与脑病合并内脏脂肪变性综合征混淆）、肝功能减退者 ·口服时，可与食物或牛奶同服，以减少对胃黏膜的刺激
苯巴比妥	·长期用药偶见叶酸缺乏和低钙血症。罕见巨幼红细胞性贫血和骨软化。大剂量时可产生眼球震颤、共济失调和严重的呼吸抑制。有皮肤反应，多见于各种皮疹 ·禁用于以下情况：严重肺功能不全、肝硬化、有卟啉症史、贫血、哮喘史、未控制的糖尿病、过敏等 ·过敏者可出现荨麻疹、血管神经性水肿、皮疹及哮喘等，甚至可发生剥脱性皮炎 ·新生儿服用本品可发生低凝血酶原血症，可给予维生素K防治 ·长期用药不可突然停药，停药需逐渐减量，以免引起撤药症状 ·长期用药可能影响儿童认知功能及出现行为障碍 ·下列情况慎用：轻微脑功能障碍（MBD）症、低血压、高血压、贫血、甲状腺功能低下、肾上腺功能减退、心肝肾功能损害者，高空作业、驾驶员、精细和危险工种作业者 ·妊娠晚期或分娩期应用可能引起新生儿的呼吸抑制；妊娠期长期服用可引起依赖性及致新生儿撤药综合征、新生儿出血，且可能对胎儿产生致畸作用；哺乳期应用可引起婴儿的中枢神经系统抑制 ·老年患者应用本药的常用量可引起兴奋神经错乱或抑郁，因此用量宜较小

续表

药物	用药关怀
百白破疫苗	·接种后6~10h局部可有轻微红肿、疼痛发痒，少数小儿可有低热或全身不适，均为正常反应；如果体温在38.5℃以上，局部红肿范围超过5cm，可口服退热药，一般于两三日退热 ·有惊厥史者或脑损伤史者禁用 ·如果注射第1针后，因故未能注射第2针，可延长间隔时间，但最长间隔期勿超过3个月 ·无细胞百白破疫苗免疫程序与百白破疫苗程序相同。无细胞百白破疫苗供应不足阶段，按照第4针次至第1针次的顺序，用无细胞百白破疫苗替代百白破疫苗；不足部分继续使用百白破疫苗

第六节　急性感染性喉炎

 【疾病简介】

急性感染性喉炎是指喉部黏膜的急性弥漫性炎症，好发于声门下部。春、冬两季发病较多，常见于6个月~3岁幼儿，其中2岁左右的孩子多见。本病一般由病毒或细菌感染引起，亦可并发于麻疹、流感、百日咳等急性传染病。常见病毒为副流感病毒、流感病毒和腺病毒，常见的细菌为金黄色葡萄球菌、肺炎链球菌和流感嗜血杆菌等。

 【临床表现】

本病起病急、症状重，病情发展迅速，可有不同程度的发热、犬吠样咳嗽、吸气性喉鸣并呈吸气性呼吸困难。严重时患儿面色发绀、烦躁不安、面色苍白，咳出分泌物后可稍见缓解。一般白天症状较轻，夜间入睡后加重。由于小儿喉部的解剖特点，炎症时易充血、水肿而出现喉梗阻，导致窒息死亡。少数患儿有呛食现象，哺乳或饮水即发呛，吃固体食物呛咳较轻。

 【用药特点及原则】

（一）一般对症治疗

保持呼吸道顺畅，防止缺氧加重，缺氧者给予吸氧。

（二）合理用药原则

小儿急性喉炎病情发展快，易并发喉梗阻，因此治疗应及时。使用抗生素及肾上腺皮质激素治疗，所起疗效迅速且良好。

激素治疗在急性喉炎控制中占重要地位。一般服药6～8次后，喉鸣及呼吸困难多可缓解或消失。病情较轻者可口服泼尼松。Ⅱ度以上呼吸困难患者应给予静脉滴注地塞米松、氢化可的松或者甲泼尼龙。吸入型糖皮质激素，如布地奈德混悬液雾化吸入可促进黏膜水肿的消退，有助于缓解病情，并稀释分泌物，有利于咳出。

急性喉炎大多是由病毒感染引起的，一般不要使用抗生素。部分是细菌感染所致，应及早选用适当足量的广谱抗生素控制感染，包括抗病毒药物和抗菌药物；如考虑为细菌感染，及时给予抗菌药物，一般给予青霉素、头孢菌素类或大环内酯类等。

急性喉炎患儿因呼吸困难缺氧，多烦躁不安，宜用镇静剂。口服或注射异丙嗪，除有镇静作用，还可减轻喉水肿及喉痉挛，多数患儿服用后效果良好。氯丙嗪及吗啡有呼吸抑制作用，不宜使用。痰多者可选用祛痰剂。体温高者，应使用药物降温。

需要注意的是，不要自己给孩子服用止咳药物，尤其是喉、气管、支气管炎患儿，当气管分泌物较多或比较稠厚时，如果使用中枢性镇咳药物可能会因阻止咳嗽反射，从而影响分泌物的排出，加重病症。

【常用药物】

药理分类	药物	药理作用	用法用量
糖皮质激素	泼尼松（强的松）	参照本章第三节急性支气管炎	参照本章第三节急性支气管炎
	地塞米松		根据*BNFC*（2018—2019）推荐 肌内注射、缓慢静脉注射或静脉注射：1个月~11岁儿童，每日83~333μg/kg，分1~2次给药，每日最大剂量20mg；12~17岁儿童或青少年，初始计量为0.4~20mg 口服：每日10~100μg/kg，分1~2次口服，在紧急情况下，每日最大剂量300μg/kg
	氢化可的松		根据*BNFC*（2018—2019）推荐 静脉滴注：新生儿首次剂量10mg，连续静脉滴注，然后每日100mg/m²，分次给药，每6~8h给药1次，根据反应调整剂量；1个月~11岁儿童，首次2~4mg/kg，然后每6h给药1次，根据反应调整剂量；12~17岁儿童或青少年，每次100mg，每6~8h给药1次，3~5日为1个疗程，病情改善后停用
	甲泼尼龙		根据*BNFC*（2018—2019） 口服、缓慢静脉注射或静脉滴注，每日0.5~1.7mg/kg，分2~4次给药，分剂量的次数取决于病情和反应；疗程为3~5天，病情改善后停用

药理分类	药物	药理作用	用法用量
糖皮质激素	布地奈德	参照本章第三节急性支气管炎	雾化吸入，每次0.5mg~1mg，每日2次，疗程因人因病情而异；重症患儿，每次1mg和支气管扩张剂合用，每20min给药1次，如有需要，治疗开始第1h内可给予3次，以后按需可每4~8h重复，必要时可联合全身性糖皮质激素；喘息减轻后，每次1mg，每日2次，2~3日若病情稳定则进一步减量为每次0.5mg，每日2次
青霉素类	青霉素钠	青霉素类为繁殖期杀菌剂，通过抑制细菌青霉素结合蛋白（PBPs）的转肽酶活性发挥抑制细菌细胞壁合成的作用；主要作用于革兰阳性菌、革兰阴性球菌、嗜血杆菌属以及各种致病螺旋体等；克拉维酸、舒巴坦、他唑巴坦为β内酰胺酶抑制剂，与青霉素类或与头孢菌素类药物配伍，能使该类药物分子结构中的β内酰胺环免遭水解，从而增强其抗菌作用	给药剂量和途径应根据感染的严重程度、部位、患儿的临床状况决定；小儿一般静脉滴注，肌内注射少见肌内注射，小儿，每次2.5万U/kg，每12h给药1次；静脉注射，每日5.0~20.0万U/kg，分2~4次给药；新生儿（足月产），每次5万U/kg；出生第1周，每12h给药1次；出生1周以上者，每8h给药1次；严重感染时，每6h给药1次；早产儿，每次3万U/kg；出生第1周，每12h给药1次；出生2~4周者，每8h给药1次；以后每6h给药1次
	阿莫西林		口服，8~12岁，每次2.5包；4~8岁，每次1.5包；1~4岁，每次1包；6~12个月，每次2/3包；1~6个月，每次0.5包；均为每日3次，冷开水冲服（按阿莫西林无水物计，0.125g/包）

续表

药理分类	药物	药理作用	用法用量
青霉素类	阿莫西林克拉维酸钾	青霉素类为繁殖期杀菌剂，通过抑制细菌青霉素结合蛋白（PBPs）的转肽酶活性发挥抑制细菌细胞壁合成的作用；主要作用于革兰阳性菌、革兰阴性球菌、嗜血杆菌属以及各种致病螺旋体等；克拉维酸、舒巴坦、他唑巴坦为β内酰胺酶抑制剂，与青霉素类或与头孢菌素类药物配伍，能使该类药物分子结构中的β内酰胺环免遭水解，从而增强其抗菌作用	规格为7：1口服剂 成人和大于12岁儿童，每次2包，每日3次；7~12岁儿童，每次1.5包，每日3次；1~7岁儿童，每次1包，每日3次；3个月~1岁儿童，每次半包，每日3次；严重感染时，剂量可加倍，未经重新检查，连续治疗期不超过14日（每包含阿莫西林125mg，克拉维酸31.25mg） 规格为5：1注射剂 成人和12岁以上儿童，常用剂量为每次1.2g，每8h给药1次，严重感染者可增加至每6h给药1次；3个月~12岁儿童，常用剂量为每次30mg/kg（相当于阿莫西林25mg，克拉维酸5mg），每8h给药1次，感染严重时可增加至每6h给药1次；0~3个月婴幼儿，每次30mg/kg，每日3~4次；早产儿及足月新生儿，每次30mg/kg，每日2~3次（相当于阿莫西林25mg，克拉维酸5mg），此后可加至每8h给药1次
	氨苄西林		肌内注射，儿童，每日50~100mg/kg，分4次给药；静脉滴注或注射，每日100~200mg/kg，分2~4次给药，每日最高剂量为300mg/kg；足月新生儿，每次12.5~25mg/kg；出生第1、2日，每12h给药1次；第3日~2周，每8h给药1次，以后每6h给药1次；早产儿，出生第1周，每次12.5~50mg/kg，每12h给药1次；第1~4周，每次12.5~50mg/kg，每8h给药1次；4周以上，每次12.5~50mg/kg，每6h给药1次
	氨苄西林-舒巴坦（2：1）		深部肌内注射、静脉注射或静脉滴注 将每次药量溶于50~100mL的适当稀释液中，并于15~30min内静脉滴注；儿童按体重每日100~200mg/kg，分次给药

续表

药理分类	药物	药理作用	用法用量
头孢菌素类	头孢唑林	头孢菌素类与青霉素类结构相似，因此抗菌作用的药理机制相似，但与青霉素相比具有抗菌谱较广、耐青霉素酶、疗效高、毒性低、过敏反应少等优点；但与青霉素仍然存在交叉过敏性，即对青霉素过敏者有10%～30%对头孢菌素过敏，而对头孢菌素过敏者绝大多数对青霉素过敏	静脉缓慢推注、静脉滴注或肌内注射：每日50～100mg/kg，分2～3次给药
	头孢拉定		口服：每次6.25～12.5mg/kg，每6h给药1次；最高剂量为每次1g；静脉缓慢推注、静脉滴注或肌内注射：儿童（1周岁以上）按体重每次12.5～25mg/kg，每6h给药1次
	头孢羟氨苄		口服，每日30～50mg/kg，分2次服用
	头孢克洛		口服，每日20～40mg/kg，分3次给予，但一日总量不超过1g
	头孢丙烯		口服，13岁或以上青少年：每次0.5g，每日1次；严重病例每次0.5g，每日2次；2岁～12岁儿童：每日7.5mg/kg，每日2次
	头孢呋辛		肌内注射或静脉滴注：新生儿剂量为每日30～100mg/kg，分2～3次给药（出生数周的新生儿，其血清中头孢呋辛的半衰期可以是成人的3～5倍）；婴儿与儿童，每日30～100mg/kg，分3～4次给药；对于大多数感染，每日60mg/kg较为适合
			口服：12岁以下儿童，每次125mg，每日2次；12岁以上儿童及成人，每次250mg，每日2次；重症感染或怀疑是肺炎时，每次500mg，每日2次
	头孢美唑		静脉缓慢推注、静脉滴注或肌内注射：每日50～100mg/kg，分2～3次给药
	头孢西丁		静脉推注、静脉滴注或肌内注射：3个月以内婴儿不宜使用；3个月以上儿童，每次13.3～26.7mg/kg，每6h给药1次，或每次20～40mg/kg，每8h给药1次

药理分类	药物	药理作用	用法用量
大环内酯类	红霉素	参照本章第三节急性支气管炎	口服，每日30~50mg/kg，分3~4次服用
	罗红霉素		空腹口服，每次2.5~5mg/kg，每日2次
	阿奇霉素		口服，总剂量30mg/kg，连续3日给药，每日1次，每次10mg/kg；或总剂量仍为30mg/kg，连续5日给药，每日1次，第1日10mg/kg，第2~5日5mg/kg
	克拉霉素		6个月以上的儿童：口服，每日15mg/kg，分2次服用
解热镇痛药	布洛芬		常释剂型：口服，6月龄~12岁儿童，每次5~10mg/kg，每6~8h可重复使用，每日不超过4次；12岁以上儿童按需给予每次200~400mg/kg，每4~6h给药1次，最大剂量为每日1 200mg
	对乙酰氨基酚		口服，新生儿或体重<60kg的儿童，每次10~15mg/kg，每4~6h给药1次；最大剂量为：新生儿每日75mg/kg，儿童每日100mg/kg；24h内给药不得超过4次
镇静药	水合氯醛	参照本章第五节百日咳	口服，按体重每次8mg/kg或体表面积每次250mg/m² ，最大剂量为500mg，每日3次，饭后服用
	异丙嗪		口服，必要时每次0.5~1mg/kg或15~30mg/m²
	苯巴比妥		口服，必要时每次0.5~1mg/kg或15~30mg/m²

药理分类	药物	药理作用	用法用量
祛痰药	氨溴索	参照本章第三节急性支气管炎	分散片：建议剂量为每日1.2~1.6mg/kg，服药时应在餐后以液体送服 注射剂：成人及12岁以上儿童，每次15mg，每日2~3次，慢速静脉推注，严重病例可以增至每次30mg；6~12岁儿童，每次15mg，每日2~3次；2~6岁儿童，每次7.5mg，每日3次；2岁以下儿童，每次7.5mg，每日2次
	乙酰半胱氨酸		口服，每次0.1g，依照年龄大小每日2~4次
	氯化铵		口服，每日按体重40~60mg/kg，或按体表面积1.5g/m², 分4次服
	羧甲司坦		口服，每日3次，2~5岁儿童，每次0.5片；6~12岁儿童，每次1片（0.25g）；12岁以上儿童及成人，每次2片

【用药关怀】

药物	用药关怀
全身性糖皮质激素类药物	·参照本章第三节急性支气管炎
布地奈德	

续表

药物	用药关怀
青霉素类 药物	• 使用前应详细了解患儿既往用药史、过敏史及有无家族变态反应疾病史，有青霉素过敏史者禁用；使用前必须做皮肤过敏试验，阳性反应者禁用 • 肾功能严重损害者慎用 • 使用前新鲜配制
青霉素钠	• 过敏反应较常见，包括荨麻疹等各类皮疹、白细胞减少、间质性肾炎、哮喘发作等；过敏性休克偶见，还可出现毒性反应、赫氏反应、二重感染等 • 对一种青霉素过敏者可能对其他青霉素类药物、青霉胺过敏，有哮喘、湿疹、枯草热、荨麻疹等过敏性疾病史患者应慎用本品 • 静脉滴注时给药速度不能超过50万U/min，以免发生中枢神经系统毒性反应 • 应用大剂量本品可因摄入大量钠盐而导致心力衰竭，因此应定期监测血钠 • ①氯霉素、红霉素、四环素类、磺胺类可干扰本品的活性，故本品不宜与这些药物合用；②丙磺舒、阿司匹林、吲哚美辛、保泰松和磺胺药可减少青霉素的肾小管分泌而延长本品的血清半衰期，在增强疗效的同时毒性也相应增加；③青霉素可增强华法林的抗凝作用；④本品与重金属，特别是铜、锌、汞配伍禁忌；⑤青霉素静脉输液中加入头孢噻吩、林可霉素、四环素、万古霉素、琥乙红霉素、两性霉素B、去甲肾上腺素、间羟胺、苯妥英钠、盐酸羟嗪、丙氯拉嗪、异丙嗪、维生素B族、维生素C等后将出现浑浊；⑥本品与氨基糖苷类抗生素同瓶滴注可导致两者抗菌活性降低，因此不能置于同一容器内给药
阿莫西林	• 有恶心、呕吐、腹泻及假膜性肠炎等胃肠道反应；另有皮疹、药物热和哮喘等过敏反应 • 传染性单核细胞增多症者宜避免使用 • 丙磺舒可延缓本品经肾排泄，故可保持较长时间血药水平；氨基糖苷类抗生素在亚抑菌浓度时可增强本品对粪链球菌体外的杀菌作用；氯霉素、磺胺类及四环素可抑制本品的杀菌作用

续表

药物	用药关怀
阿莫西林克拉维酸钾	• 主要不良反应包括胃肠道反应、皮疹、过敏反应，偶见转氨酶升高、血液学特征性改变，以及念珠菌或耐药菌引起的二重感染 • 本品较阿莫西林更易诱发胆汁淤积性黄疸，在治疗过程中或治疗后几周出现，儿童相对少见，黄疸可持续5～6周，多为自限性，疗程通常不宜超过14日 • 传染性单核细胞增多症患者禁用；既往因青霉素或者阿莫西林克拉维酸引起的黄疸或肝功能不全者禁用 • 对头孢菌素类药物过敏者及有哮喘、湿疹、枯草热、荨麻疹等过敏性疾病史者和严重肝功能障碍者慎用 • 本品与阿司匹林、吲哚美辛、保泰松、磺胺药、别嘌醇、氯霉素、华法林等合用可发生药物相互作用，应慎用 • 不宜与双硫仑等乙醛脱氢酶抑制药合用
氨苄西林	• 本品不良反应与青霉素相仿，以过敏反应较为常见，多发生于用药后5天，呈荨麻疹或斑丘疹；亦可发生间质性肾炎；偶见粒细胞和血小板减少 • 大剂量氨苄西林静脉给药可发生抽搐等神经系统毒性症状，婴儿应用氨苄西林后可出现颅内压增高，表现为前囟隆起 • 传染性单核细胞增多症、巨细胞病毒感染、淋巴细胞白血病、淋巴瘤患者应用本品时易发生皮疹，宜避免使用 • 药物相互作用类似青霉素
氨苄西林-舒巴坦（2:1）	• 常见不良反应为皮肤过敏反应和胃肠道反应；偶见贫血、溶血性贫血、血小板减少、嗜酸性粒细胞增多和白细胞减少等，停药后可恢复正常；极少发生注射部位疼痛或静脉炎、胆红素血症、一过性的谷丙转氨酶（ALT）及谷草转氨酶（AST）升高；罕见间质性肾炎和惊厥 • 建议在延长治疗期间，定期检查患儿是否存在器官和系统的功能障碍，包括肾脏、肝脏和造血系统，这点对于新生儿特别是早产儿尤其重要 • 传染性单核细胞增多症患儿接受氨苄西林治疗后可使皮疹的发生率升高

药物	用药关怀
头孢菌素类	·对头孢菌素过敏者、有青霉素过敏性休克史者禁用 ·对青霉素过敏者、严重肝肾功能不全者、有胃肠道疾病患者（尤其是溃疡性结肠炎患者）、局限性肠炎或假膜性肠炎患者、高度过敏性体质者慎用
头孢唑林	·本品的不良反应发生率低，少数患者可出现药疹，嗜酸性粒细胞增高，偶见药物热、白念珠菌二重感染，个别患者可出现暂时性血清氨基转移酶、碱性磷酸酶升高 ·早产儿及1个月以下的新生儿不推荐应用本品 ·供肌内注射的制剂内含有利多卡因，禁止用于静脉注射 ·与依他尼酸、呋塞米等强效利尿剂及氨基糖苷类药物联合应用，可加重肾毒性；与氨基糖苷类药物在同一输液瓶中溶解，将互相降低效价；与丙磺舒联合应用，可减少排泄而提高血药浓度
头孢拉定	·本品不良反应与其他头孢菌素类相似，常见胃肠道症状和皮疹；少数人出现转氨酶升高、菌群失调、嗜酸性粒细胞增高、二重感染、维生素B族和K族缺乏等；静脉注射偶可致血栓性静脉炎 ·肌内注射局部疼痛明显，应深部注射 ·对肾功能减退者应给予较少剂量
头孢羟氨苄	·本品不良反应少而轻微，罕见因不良反应而停药者，主要为胃肠道不适，偶见皮疹、瘙痒 ·有胃肠道疾病史患者，尤其是有溃疡性结肠炎、局限性肠炎或抗菌药物相关性结肠炎者以及肾功能减退者应慎用 ·本品应尽可能空腹用药
头孢克洛	·不良反应有腹泻、恶心、呕吐及消化不良、皮疹、荨麻疹或皮肤瘙痒等；曾有使用本品发生血清样反应的报道 ·本品与某些 β 内酰胺类抗生素一样可诱发癫痫，特别是肾功能不全者未减少给药量时 ·长期应用可导致菌群失调，并可继发感染 ·对严重肝肾功能不全或损害者应降低用量，结肠炎患者慎用 ·本品空腹服用吸收良好，食物可延缓吸收

药物	用药关怀
头孢丙烯	• 不良反应主要为胃肠道反应，包括腹泻、恶心，呕吐和腹痛等；亦可发生过敏反应，常见为皮疹、荨麻疹；儿童发生过敏反应较成人多见，多在开始治疗后几天内出现，停药后几天内消失 • 肾功能损害者应减少剂量；同时使用利尿药可能对肾功能产生影响，应检测肾功能指标 • <6个月婴儿不推荐使用
头孢呋辛	• 不良反应有皮肤瘙痒、胃肠道反应、血色素下降、血胆红素升高、肝功能改变等 • 对青霉素过敏或过敏体质者、哺乳期妇女慎用，对头孢菌素过敏者禁用 • 头孢呋辛酯应餐后服用，以增加吸收，提高血药浓度并减少胃肠道反应 • 片剂、胶囊剂不可掰碎、压碎服用，应整片吞服，因此建议5岁以下患儿使用其干混悬剂 • 肾功能不全者应调整剂量 • 不可与氨基糖苷类置于同一容器中注射，与呋塞米联用可致肾损害
头孢美唑	• 不良反应偶见恶心、呕吐、腹泻等胃肠道症状，粒细胞减少、嗜酸性粒细胞增多、肾功能异常；罕见休克和过敏反应症状；有可能出现皮肤黏膜眼综合征、中毒性表皮坏死症，急性肾功能衰竭等严重肾功能损害等 • 对青霉素类药物有过敏史者、过敏体质者、严重肾损害者、经口摄食不足者和高龄者慎用 • 肾功能不全时应调整给药间隔 • 有研究显示，头孢美唑可与胆红素竞争结合白蛋白；建议头孢美唑避免用于合并黄疸的新生儿 • 给药期间及给药后至少1周内应避免饮酒和含有乙醇的药物和饮料，饮酒会出现双硫仑样作用 • 本品与呋塞米等强效利尿药同时应用可加重肾毒性
头孢西丁	• 不良反应可见一过性白细胞减少、转氨酶升高及血栓静脉炎、荨麻疹等；偶见肾功能损害和胃肠道反应 • 肾功能损害者及有胃肠道疾病史（特别是结肠炎）者慎用 • 本品3个月以内婴儿不宜使用 • 本品与氨基糖苷类抗菌药物配伍时，会增加肾毒性

药物	用药关怀
红霉素	
罗红霉素	
阿奇霉素	· 参照本章第三节急性支气管炎
克拉霉素	
布洛芬	
对乙酰氨基酚	
水合氯醛	
异丙嗪	· 参照本章第五节百日咳
苯巴比妥	
氨溴索	
乙酰半胱氨酸	· 参照本章第三节急性支气管炎
氯化铵	
羧甲司坦	

注：其他雾化吸入注意事项，请参照本章第三节急性支气管炎相关内容

第七节 小儿急性扁桃体炎

 【疾病简介】

急性扁桃体炎是指腭扁桃体的急性非特异性炎症，是上呼吸道感染的一种类型，多同时伴有程度不等的咽部黏膜和淋巴组织的急性炎症。该病在春、秋两季及气温变化时容易发病，可发生在任何年龄，多见于学龄前期和学龄期儿童。引起儿童急性扁桃体炎的常见病原体为病毒，其次为细菌。

 【临床表现】

剧烈咽痛为其主要症状，常放射至耳部，多伴有吞咽困难，婴幼儿常表现为流涎、拒食。部分病例下颌和（或）颈部淋巴结肿大，可出现转头受限，炎症波及咽鼓管时则出现耳闷、耳鸣、耳痛甚至听力下降。可伴有高热，咽部黏膜呈弥漫性急性充血，扁桃体肥大较显著，部分病例扁桃体表面可见黄白色脓点或在隐窝口处有黄白色或灰白色豆渣样渗出物。

 【用药特点及原则】

（一）一般对症治疗

患者应卧床休息、清淡饮食、多饮水、加强营养及保持排便通畅。

（二）合理用药原则

病毒性急性扁桃体炎常为自限性，无需使用抗菌药物治疗。

细菌引起的急性扁桃体炎，最常见的细菌为A群链球菌，β内酰胺类抗生素为抗菌药物治疗的一线首选药物。美国传染病学会（IDSA）于2012年更新的《A族链球菌性咽炎诊断和管理临床实践指南》推荐使用青霉素类药物治疗至少10天，根据病情轻重，决定给药途径。对于青霉素过敏者可用10天疗程的头孢呋辛、头孢羟氨苄、克拉霉素或5天疗程的阿奇霉素治疗。

咽痛剧烈或高热时，可口服退热药及镇痛药，必要时辅助以局部用药。局部治疗药物有含漱液、含片或喷剂，如复方硼砂含漱液、复方氯己定含漱液、银黄含片、西瓜霜喷剂等。

扁桃体肥大导致上呼吸道阻塞时，可使用糖皮质激素减轻扁桃体肥大导致的炎症。

 【常用药物】

药理分类	药物	药理作用	用法用量
青霉素类	青霉素V钾	参照本章第六节急性感染性喉炎	口服：12岁以上儿童：每次125～250mg（200 000～400 000U），每6～8h给药1次，连续10日 指南推荐剂量 用于链球菌性咽炎：口服，儿童体重≤27kg：每次250mg，每日2～3次；儿童体重＞27kg，每次500mg，每日2～3次；连续10日
	阿莫西林		口服，8～12岁儿童：每次2.5包；4～8岁儿童：每次1.5包；1～4岁儿童：每次1包；6～12个月儿童：每次2/3包；1～6个月儿童：每次0.5包；均为每日3次，冷开水冲服（按阿莫西林无水物计，0.125g/包）

药理分类	药物	药理作用	用法用量
青霉素类	阿莫西林克拉维酸钾	参照本章第六节急性感染性喉炎	规格为7:1口服剂 成人和大于12岁儿童：每次2包，每日3次；7～12岁儿童：每次1.5包，每日3次；1～7岁儿童：每次1包，每日3次；3个月～1岁儿童：每次半包，每日3次；严重感染时，剂量可加倍，未经重新检查，连续治疗期不超过14日（每包含阿莫西林125mg，克拉维酸31.25mg） 规格为5:1注射剂 成人和12岁以上儿童：常用剂量为每次1.2g，每8h给药1次，严重感染者可增加至每6h给药1次；3个月～12岁儿童：常用剂量为每次30mg/kg（相当于阿莫西林25mg，克拉维酸5mg），每8h给药1次，感染严重时可增加至每6h给药1次；0～3个月婴幼儿：每次30mg/kg，每日3～4次，早产儿及足月新生儿：每次30mg/kg，每日2～3次，此后可加至每8h给药1次
头孢菌素类	头孢拉定		口服：每次6.25～12.5mg/kg，每6h给药1次，最高剂量为每次1g，每6h给药1次 静脉缓慢推注、静脉滴注或肌内注射：儿童（1周岁以上）每次12.5～25mg/kg，每6h给药1次
	头孢羟氨苄		口服，每日30～50mg/kg，分2次服用

药理分类	药物	药理作用	用法用量
头孢菌素类	头孢呋辛	参照本章第六节急性感染性喉炎	根据其FDA说明书： 混悬液（用于3月龄～12岁儿童）：口服，每日20mg/kg，分2次口服，疗程为10日，最大剂量为每日500mg；片剂（用于13岁及以上儿童）：每次250mg，每日2次，疗程为10日
	头孢克洛		口服，1月龄以上儿童，每日20～40mg/kg，每8～12h给药1次，最大剂量为每日1g；缓释剂用于16岁以上患者，每次375mg，每12h给药1次，共服10日
	头孢丙烯		参照本章第六节急性感染性喉炎
大环内酯类	阿奇霉素		阿奇霉素5日疗程的用法：首剂为每日10mg/kg，第2～5日每日5mg/kg；或者每日12mg/kg，连续使用5日为1个疗程
解热镇痛药	布洛芬	参照本章第三节急性支气管炎	常释剂：口服，6月龄～12岁儿童：每次5～10mg/kg，每6～8h可重复使用，每日不超过4次；12岁以上儿童按需给予每次200～400mg/kg，每4～6h给药1次，最大剂量为每日1 200mg
	对乙酰氨基酚		口服，新生儿或体重＜60kg的儿童，每次10～15mg/kg，每4～6h给药1次；最大剂量为：新生儿每日75mg/kg，儿童每日100mg/kg；24h内不得超过4次

药理分类	药物	药理作用	用法用量
含漱液	复方硼砂含漱液	本品中硼砂与低浓度液化酚具有消毒防腐作用；甘油除对口腔黏膜具有保护作用外，还能与硼砂、碳酸氢钠发生反应生成甘油硼酸钠，更有利于主药发挥药效	含漱，每次取少量（约10mL）加5倍量的温开水稀释后含漱，每次含漱5min后吐出，每日3~4次
	复方氯己定含漱液	本品为抗菌药，其中所含葡萄糖酸氯己定为广谱杀菌剂，甲硝唑具有抗厌氧菌作用	漱口，每次10~20mL，早晚刷牙后含漱，5~10日为1个疗程
中药制剂	西瓜霜喷雾剂	清热解毒，消肿止痛。用于风热上攻、肺胃热盛所致的乳蛾、喉痹、口糜，症见咽喉肿痛、喉核肿大、口舌生疮、牙龈肿痛或出血；急慢性咽炎、扁桃体炎、口腔炎、口腔溃疡、牙龈炎见上述证候者及轻度烫伤（表皮未破）者	外用，喷、吹或敷于患处，一次适量，每日数次；重症者兼服，每日1~2g，每日3次
	西瓜霜含片	本品具有抑制非特异性炎症的作用和止痛作用。对大鼠实验性口腔溃疡有一定的愈合促进的作用	含服，每次2片，每日5次，5~7日为1个疗程
	银黄含化片	清热解毒、消炎，用于急慢性扁桃体炎、咽炎、上呼吸道感染	含化，每次1~2片，每日6~8次

【用药关怀】

药物	用药关怀
青霉素V钾	· 与青霉素钠相似，参照本章第六节急性感染性喉炎
阿莫西林	· 参照本章第六节急性感染性喉炎
阿莫西林克拉维酸钾	
头孢拉定	
头孢羟氨苄	
头孢呋辛	
头孢克洛	
头孢丙烯	
阿奇霉素	· 参照本章第三节急性支气管炎
布洛芬	
对乙酰氨基酚	
复方硼砂含漱液	· 对本品及其成分过敏者禁用；3岁以下儿童禁用；大面积皮肤损害者禁用本品；新生儿、婴儿禁用 · 小儿、老年人、妊娠期妇女及哺乳期妇女慎用 · 含漱后应吐出，不可咽下；本品误服后可引起局部组织腐蚀，吸收后可发生急性中毒，早期症状为呕吐、腹泻、皮疹及中枢神经系统先兴奋后抑制等症状；一旦发生应立即就医
复方氯己定含漱液	· 偶见过敏、口腔黏膜浅表脱屑等不良反应；长期使用能使口腔黏膜表面与牙齿着色、舌苔发黄、味觉改变 · 本品连续使用不宜超过3个疗程 · 含漱时至少在口腔内停留2~5min · 本品仅供含漱用，含漱后吐出，不得咽下 · 使用本品期间，如使用其他品种的口腔含漱液，应至少间隔2h

药物	用药关怀
西瓜霜喷雾剂	· 忌烟酒、辛辣、鱼腥食物；不宜在服药期间同时服用滋补性中药 · 扁桃体有化脓或口糜严重患者、发热体温超过38.5℃的患者、用药3天症状无缓解者，应去医院就诊 · 口腔内喷或敷药时，应屏住呼吸，以防药粉进入呼吸道引起呛咳 · 用药后30min内不得进食、饮水 · 严格按用法用量应用，本品不宜长期应用
西瓜霜含片	· 妊娠期妇女及哺乳期妇女禁用 · 苯酮尿症患者不宜使用
银黄含化片	· 扁桃体化脓及全身高热者应前往医院就诊 · 脾气虚寒症见有大便溏者慎用 · 糖尿病患者及儿童应在医师指导下服用 · 忌辛辣、鱼腥食物

第八节 小儿肺炎

 【疾病简介】

肺炎（pneumonia）是指不同病原体或者其他因素（如吸入羊水、油类或过敏反应等）所引起的肺部炎症。肺炎是婴儿时期最重要的常见病，也是我国5岁以下儿童死亡的首要原因。

按病理可分为大叶性肺炎、支气管肺炎（小叶性肺炎）、间质性肺炎及细支气管炎。其中，支气管肺炎是儿童期最常见的肺炎，一年四季均可发病，以冬春季多发，2岁以内儿童多发；按病因可分为感染性和非感染病因引起的肺炎。感染性病原体中，肺炎链球菌是儿童期肺炎最常见的细菌病原，呼吸道合胞病毒是引起肺炎的首位病毒病原；按发生的地点分类可分为社区获得性肺炎（community acquired pneumonia，CAP）和医院获得性肺炎（hospital acquired pneumonia，HAP）。

【临床表现】

小儿肺炎多继发于上呼吸道感染，主要表现为发热、咳嗽、咳痰、呼吸增快、呼吸困难、胸壁吸气性凹陷、胸痛、头痛或腹痛等症状。CAP最常见的症状为发热、咳嗽、喘息，病毒性肺炎常出现喘息。年长儿童可有胸痛，咯血少见。小于2月龄的婴儿可无发热，表现为吐沫、屏气（呼吸暂停）或呛咳。持续发热伴咳嗽超过3天，应警惕肺炎的可能。HAP的临床表现往往非常不典型。腋温＞38.5℃伴三凹征①且呼吸增快（因哭闹、发热等所致者除外）应视为病情严重。病毒性肺炎和支原体肺炎常出现喘鸣。重症肺炎可累及循环、神经及消化等系统，导致心力衰竭、呼吸衰竭、缺氧中毒性脑病及缺氧中毒性肠麻痹等相应症状。

【用药特点及原则】

（一）一般对症治疗

应保持室内空气流通，以温度18～20℃、湿度60%为宜。保证患者有充足的休息和合理饮食，要经常翻身及更换体位，防止呛咳窒息，注意水和电解质的补充。条件许可时宜分室居住，注意隔离，以免交叉感染。不推荐高热时主要依靠温水擦浴降温。温水擦浴虽然有一定的辅助降温作用，但会明显增加患儿的不适感。一些欧美国家已明确不推荐温水擦浴、冷敷等物理降温方式，更不推荐冰水或乙醇擦浴方法退热。

（二）合理用药原则

对于确诊为感染性肺炎者，其药物治疗主要包括抗感染治疗、对症治疗，具体取决于肺炎的类型、严重程度和患儿自身免疫力的状况等。

学龄前的CAP患儿常规不需要使用抗菌药物，因为大多数的临床疾病是由

---

①三凹征是呼吸困难的表现，指患者在吸气时十分费劲，从而出现胸骨上窝、锁骨上窝和肋间隙有明显的凹陷。

病毒引起的。目前有肯定疗效的抗病毒药物较少。只在地区性流感病毒广泛传播时，伴有流感病毒感染的中重度CAP应尽早给予抗病毒治疗。不推荐利巴韦林用于呼吸道合胞病毒所致肺炎，考虑该药存在因雾化而暴露于空气中，对健康人潜在的毒性作用及其疗效仍存在争议等问题。

小儿肺炎多始于经验性选用抗菌药物。家长应避免盲目或不恰当使用抗菌药物。经验性选择抗菌药物应在医生指导下使用，要考虑能覆盖CAP最常见病原菌。在选择抗菌药物前应尽早做病原学检测，病原菌一旦明确，应针对该病原选择抗菌药物。CAP抗菌药物疗程一般持续至热退且平稳、全身症状明显改善、呼吸道症状部分改善后3～5天。病原微生物不同、病情轻重不等、菌血症存在与否等因素均影响肺炎的疗程。针对某些常见的细菌和病毒病原，疫苗预防接种可有效降低儿童肺炎的发生率。

CAP患儿虽没有常规使用糖皮质激素的指征，但短疗程使用可减少炎症渗出，解除支气管痉挛，改善血管通透性和微循环。有细菌感染者必须在有效抗菌药物使用的前提下加用激素。因此，家长切忌擅自使用或擅自停用、更改糖皮质激素。

4岁以下儿童不推荐使用复方制剂。一般原则为，患儿只有单一症状时，只选择单一的对症治疗药物。如高热者可给予药物降温。若伴有烦躁不安，会加重患儿的缺氧症状，必要时会适当给予镇静剂，以保证小儿能安静休息，减轻心脏负荷，预防和减少心脏并发症的发生。对婴儿频咳或体质衰弱小儿的干咳，可予止咳药物。痰液黏腻难于咳出的患儿可予雾化吸入[①]、服用祛痰剂化痰。喘憋严重者可用支气管扩张剂，也有利于痰液排出。

有鼻塞、流涕、喷嚏等过敏症状时，可使用第一代H_1受体阻断药来缓解，主要选用马来酸氯苯那敏，也有选用苯海拉明。但新生儿、早产儿禁用苯海拉明。不建议选用第二代H_1受体阻断药（如氯雷他定、西替利嗪等），因为这类药物无抗胆碱作用，不能缓解由病原体引起的这些症状。

---

①小儿雾化吸入用药关怀请参照本章第三节急性支气管炎内容。

【常用药物】

药理分类	药物	药理作用	用法用量
抗病毒药	奥司他韦	通过抑制神经氨酸酶，可以抑制成熟的流感病毒脱离宿主细胞，从而改变流感病毒在感染细胞内的聚集和释放，抑制流感病毒在人体内的传播	口服，用于出现流感症状不超过2日的1岁以上儿童：体重≤15kg者每次30mg；体重为15～23kg者每次45mg；体重为23～40kg者每次60mg；体重>40kg者每次75mg；均为每日2次，连服5日，13岁以上青少年用法同成人
	扎那米韦		经口吸入，用于7岁以上的儿童：每次2吸（2×5mg），每12h给药1次，连续5日，每日的总吸入剂量为20mg
	帕拉米韦		儿童：通常情况下，30min以上单次静脉滴注，每次10mg/kg，每日1次，也可以根据病情，采用连日重复给药，不超过5日，单次给药量的上限为600mg
	更昔洛韦	更昔洛韦是一种核苷类抗病毒药，是鸟嘌呤核苷衍生物，在体内被三磷酸化后竞争性抑制DNA聚合酶，并掺入病毒及宿主细胞的DNA中，阻断DNA合成	用于儿童巨细胞病毒所致肺炎 诱导治疗：静脉滴注，每次5mg/kg，每12h给药1次，持续14～21日再维持治疗；维持治疗：静脉滴注，每次6mg/kg，每日1次，每周5次，或每次5mg/kg，每日1次，每周7次；根据患者个体情况确定维持治疗的持续时间
青霉素类	青霉素钠	参照本章第六节急性感染性喉炎	给药剂量和途径应根据感染的严重程度、部位、患儿的临床状况决定；小儿一般静脉滴注，肌内注射少见 肌内注射：小儿，每次2.5万U/kg，每12h给药1次；静脉注射：每日5.0万～20.0万U/kg，分2～4次给药；新生儿（足月产）：每次5万U/kg；出生第1周：每12h给药1次；出生1周以上者：每8h给药1次；严重感染时每6h给药1次；早产儿：每次3万U/kg；出生第1周：每12h给药1次；出生第2～4周：每8h给药1次；以后每6h给药1次

续表

药理分类	药物	药理作用	用法用量
青霉素类	阿莫西林	参照本章第六节急性感染性喉炎	根据《儿童CAP管理指南（2013修订）》 口服：常用剂量为每次10～15mg/kg，每6～8h给药1次；大剂量为每次25～30mg/kg，每6～8h给药1次；最大剂量为每次2g
	阿莫西林克拉维酸钾		根据《儿童CAP管理指南（2013修订）》 规格为7：1口服剂，每次（20.00/2.85）～（30.00/4.29）mg/kg，每8h给药1次；最大剂量为每次（1.0/0.143）g 规格为5：1注射剂，每次（25.00/5.00）mg/kg，每6～8h给药1次；最大剂量为每次（1.0/0.2）g
	氨苄西林		根据《儿童CAP管理指南（2013修订）》 静脉滴注，常用剂量为每次15～25mg/kg，大剂量为每次50～75mg/kg，均为每6～8h给药1次；最大剂量为每次2g
	氨苄西林-舒巴坦（2：1）		根据《儿童CAP管理指南（2013修订）》 静脉滴注，每次（25.0/12.5）～（75.0/37.5）mg/kg，每6～8h给药1次；最大剂量为每次1.5g
	哌拉西林-他唑巴坦（8：1）		根据《儿童CAP管理指南（2013修订）》 静脉滴注，大于9月龄：每次112.5mg/kg，每8h给药1次；2～9月龄：每次90mg/kg，每8h给药1次；最大剂量为每次4.5g

续表

药理分类	药物	药理作用	用法用量
头孢菌素类	头孢唑林	参照本章第六节急性感染性喉炎	根据《儿童CAP管理指南（2013修订）》 肌内注射或静脉滴注，每次15~25mg/kg，每6~8h给药1次，最大剂量为每次1g
	头孢拉定		根据《儿童CAP管理指南（2013修订）》 口服，每次6.25~12.50mg/kg，每6h给药1次；肌内注射或静脉滴注，1周岁以上患儿：每次12.5~25.0mg/kg，每6~8h给药1次；最大剂量为每次1g
	头孢羟氨苄		根据《儿童CAP管理指南（2013修订）》 口服，每次15~25mg/kg，每12h给药1次，最大剂量为每次1g
	头孢克洛		根据《儿童CAP管理指南（2013修订）》 口服，每次10~15mg/kg，每8h给药1次，最大剂量为每次0.5g
	头孢丙烯		根据《儿童CAP管理指南（2013修订）》 口服，6个月以上儿童：每次7.5~15.0mg/kg，每12h给药1次，最大剂量为每次0.5g
	头孢呋辛		根据《儿童CAP管理指南（2013修订）》 口服，每次10~15mg/kg，每12h给药1次，最大剂量为每次0.75g；肌内注射或静脉滴注，每次15~25mg/kg，每6~8h给药1次，最大剂量为每次1g

续表

药理分类	药物	药理作用	用法用量
头孢菌素类	头孢地尼	参照本章第六节急性感染性喉炎	根据《儿童CAP管理指南（2013修订）》 口服，每次3～6mg/kg，每8h给药1次，最大剂量为每次0.2g
	头孢噻肟		根据《儿童CAP管理指南（2013修订）》 静脉滴注，每次50mg/kg，每8h给药1次，最大剂量为每次2g
	头孢曲松		根据《儿童CAP管理指南（2013修订）》 肌内注射或静脉滴注，每次40～80mg/kg，每日1次，最大剂量为每次2g
	头孢他啶		根据《儿童CAP管理指南（2013修订）》 肌内注射或静脉滴注，每次15～50mg/kg，每8h给药1次，最大剂量为每次2g
	头孢哌酮-舒巴坦（2：1）		根据《儿童CAP管理指南（2013修订）》 静脉滴注，常规剂量：每次（15.0/7.5）～（30.0/15.0）mg/kg，每6～12h给药1次；大剂量：每次（40.0/20.0）～（80.0/40.0）mg/kg，每6～12h给药1次；最大舒巴坦剂量不超过每次80mg/kg
	头孢吡肟		根据《儿童CAP管理指南（2013修订）》 静脉滴注，每次30～50mg/kg，每8～12h给药1次，最大剂量为每次1.5g

续表

药理分类	药物	药理作用	用法用量
头霉素类	头孢美唑	头霉素类药物的抗菌作用类似于第二代头孢菌素，但抗菌作用均较头孢菌素弱；对大肠埃希菌、流感嗜血杆菌、奇异变形杆菌、沙门菌属、志贺菌属、肺炎克雷伯菌、产气杆菌等革兰阴性杆菌，卡他莫拉菌、奈瑟菌属等革兰阴性球菌和对甲氧西林敏感的葡萄球菌、链球菌白喉棒状杆菌等革兰阳性菌均具良好的抗菌作用，对厌氧菌如脆弱类杆菌有较强的作用	静脉注射或静脉滴注，每日25～100mg/kg，分2～4次给予；另外，重症患儿增至每日150mg/kg，分2～4次给药
	头孢西丁		肌内注射、静脉推注或静脉滴注 3个月以上儿童，每次20～40mg/kg，每8h给药1次；肌内注射时：每克溶于0.5%盐酸利多卡因2mL；静脉注射时：每克溶于10mL灭菌注射用水；静脉滴注时：1～2g头孢西丁溶于50mL或100mL的0.9%氯化钠注射液或5%/10%葡萄糖注射液中
碳青霉烯类	亚胺培南-西司他丁	亚胺培南与PBPs2有高亲和力，阻断细菌细胞壁的合成；西司他丁是亚胺培南的代谢酶，肾脱氢酞酶抑制剂，能阻断亚胺培南在肾脏内的代谢，从而提高亚胺培南的作用；本品可杀灭绝大部分革兰阳性和革兰阴性的需氧和厌氧病原菌	静脉滴注，（以亚胺培南计）婴儿和儿童体重<40kg者，每次15mg/kg，每6h给药1次，每日总剂量不超过2g；儿童体重≥40kg者，按成人剂量给予，即每次0.25～1g，每日2～4次

药理分类	药物	药理作用	用法用量
碳青霉烯类	美罗培南	美罗培南通过抑制细菌细胞壁的合成而产生抗菌作用，美罗培南容易穿透大多数革兰阳性和阴性细菌的细胞壁，而到达其作用靶点青霉素结合蛋白（PBPs）	静脉滴注，3月龄～12岁儿童，每次10～20mg/kg，每8h给药1次；体重＞50kg的儿童，按成人剂量给药，每次0.5g，每8h给药1次；美罗培南静脉滴注时间应为15～30min
	帕尼培南－倍他米隆	帕尼培南对青霉素结合蛋白具有高亲和性，可阻碍细菌的细胞壁合成从而起到杀菌作用；倍他米隆能竞争性抑制帕尼培南向肾小管分泌，从而降低帕尼培南在肾皮质的浓度，减弱帕尼培南的肾毒性	根据《儿童CAP管理指南（2013修订）》 静脉滴注，（效价，按帕尼培南计）每次10～20mg/kg，每8h给药1次，每次静脉滴注时间应在30min以上；对重症或难治性的感染患者，可增至每次25～30mg/kg，每6～8h给药1次；本品的给药量每日不得超过2g

药理分类	药物	药理作用	用法用量
糖肽类	万古霉素	糖肽类抗菌药为繁殖期杀菌剂，与β内酰胺类抗生素不同，该类药物不与PBPs结合，而是直接与细菌细胞壁前体D-丙氨酰-D-丙氨酸结合，阻断肽聚糖合成中的转糖酶、转肽酶及羧肽酶的作用，从而阻断细胞壁的合成，导致细菌死亡，对正在分裂增殖的细菌显现快速杀菌作用；糖肽类抗生素对革兰阳性细菌具有强大的杀灭作用，尤其是耐甲氧西林金黄色葡萄球菌（MRSA）和耐甲氧西林表皮葡萄球菌（MRSE），对厌氧菌和革兰阴性细菌无效	根据《儿童CAP管理指南（2013修订）》静脉滴注，每次10mg/kg，每6h给药1次，或每次20mg/kg，每12h给药1次，最大剂量为每次500mg
	替考拉宁		静脉滴注，新生儿和2月龄以下婴儿：负荷剂量为每次16mg/kg，每日1次，之后每次8mg/kg，每日1次；2月龄～12岁儿童：前3剂为每次10mg/kg，每12h给药1次，之后每次6～10mg/kg，每日1次
大环内酯类	红霉素	参照本章第三节急性支气管炎	根据《儿童CAP管理指南（2013修订）》口服，每次10～15mg/kg，每8h给药1次；静脉滴注，每次10～15mg/kg，每12h给药1次，最大剂量每次500mg，疗程10～14日，个别严重者可适当延长
	罗红霉素		根据《儿童CAP管理指南（2013修订）》口服，每次2.5～5mg/kg，每12h给药1次，最大剂量为每次150mg

药理分类	药物	药理作用	用法用量
大环内酯类	阿奇霉素	参照本章第三节急性支气管炎	根据《儿童CAP管理指南（2013修订）》 口服，每次10mg/kg，每日1次，轻症连续服用3天，重症服用5～7日，最大剂量每次500mg
	克拉霉素		根据《儿童CAP管理指南（2013修订）》 口服，每次7.5mg/kg，每12h给药1次，最大剂量为每次500mg
四环素类	多西环素	本类药物属于快速抑菌药，高浓度时对某些细菌有杀菌作用，作用于细菌核糖体30S亚基，抑制蛋白质合成的肽链延长	根据《儿童CAP管理指南（2013修订）》 口服，用于8岁以上儿童，首剂为每次2.2mg/kg，每12h给药1次，随后每次2.2～2.4mg/kg，每日1次，最大剂量为每次100mg
	米诺环素		口服，用于8岁以上儿童，每日2～4mg/kg，分1～2次给药，首剂加倍
其他类	氨曲南	氨曲南为单环β内酰胺类抗生素，与敏感需氧革兰阴性菌细胞膜上青霉素结合蛋白3（PBP3）高度亲合而抑制细胞壁的合成；与大多数β内酰胺类抗生素不同的是它不诱导细菌产生β内酰胺酶，同时对细菌产生的大多数β内酰胺酶高度稳定	根据《儿童CAP管理指南（2013修订）》 肌内注射或静脉滴注，每次30mg/kg，每6～8h给药1次，最大剂量为每次500mg

药理分类	药物	药理作用	用法用量
其他类	利奈唑胺	利奈唑胺属于恶唑烷酮类合成抗生素，可用于治疗由需氧的革兰阳性菌引起的感染，可与细菌50S亚基的23S核糖体RNA上的位点结合，阻止形成功能性70S始动复合物，从而抑制细菌蛋白质的合成；本品为抑菌药，对肺炎链球菌等链球菌属有杀灭作用	根据《儿童CAP管理指南（2013修订）》 口服或静脉滴注，每次10mg/kg，每8h给药1次，最大剂量为每次600mg
	克林霉素	本品与细菌核糖体的50S亚单位结合，阻止肽链的延长，从而抑制细菌细胞的蛋白质合成，对大多数革兰阳性菌和某些厌氧的革兰阴性菌有抗菌活性；本品系抑菌药，但在高浓度时，对某些细菌也具有杀灭作用	根据《儿童CAP管理指南（2013修订）》 口服或静脉滴注，每次10mg/kg，每8～12h给药1次，最大剂量为每次450mg
	利福平	利福平与依赖DNA的RNA多聚酶的亚单位牢固结合，抑制细菌RNA的合成，防止该酶与DNA连接，从而阻断RNA转录过程，使DNA和蛋白的合成停止，而产生抗菌活性	根据《儿童CAP管理指南（2013修订）》 口服，每次10～20mg/kg，每日1次，最大剂量为每次300mg

续表

药理分类	药物	药理作用	用法用量
其他类	甲硝唑	甲硝唑分子中的硝基在细胞内的无氧环境中被还原成氨基（细胞毒性物质），从而抑制病原体DNA合成，发挥抗厌氧菌作用	根据《儿童CAP管理指南（2013修订）》 口服，每次12.5mg/kg，每12h给药1次，最大剂量为每次0.5g；静脉滴注，首剂每次15.0mg/kg，而后每次7.5mg/kg，每6～8h给药1次，最大剂量为每次1g
糖皮质激素	泼尼松（强的松）	参照本章第三节急性支气管炎	根据BNFC（2018—2019） 口服，1月龄～11岁的儿童，每日1～2mg/kg，每日1次，疗程3～5天，病情改善后停用
	泼尼松龙		口服，每日20～40mg，5～7日为1个疗程，症状缓解后逐渐减量至停用；对于需长期口服糖皮质激素维持治疗的激素依赖型哮喘，每日维持剂量一般≤10mg，每日或隔日给药1次
	甲泼尼龙		口服，每日16～32mg，疗程同泼尼松龙
	氢化可的松		根据BNFC（2018—2019） 静脉滴注：新生儿首次10mg，连续静脉滴注，然后每日100mg/m²，分次给药，每6～8h给药1次，根据反应调整剂量；1月龄至11岁儿童首次2～4mg/kg，然后每6h给药1次，根据反应调整剂量；12～17岁儿童每次100mg，每6～8h给药1次，疗程3～5天，病情改善后停用

续表

药理分类	药物	药理作用	用法用量
糖皮质激素	地塞米松	参照本章第三节急性支气管炎	根据*BNFC*（2018—2019） 肌内注射、缓慢静脉注射或静脉滴注：1个月～11岁儿童，每日83～333μg/kg，分1～2次，每日最大剂量20mg；12～17岁儿童，初始剂量为0.4～20mg 口服：每日10～100μg/kg，分1～2次口服，在紧急情况下，每日最大剂量300μg/kg
疫苗	13价肺炎球菌多糖结合疫苗	本品用于婴幼儿的主动免疫，以预防由肺炎球菌血清型1、3、4、5、6A、6B、7F、9V、14、18C、19A、19F和23F引起的侵袭性疾病；肺炎链球菌是引起侵袭性疾病、肺炎和上呼吸道感染的最常见病因	本品适用于6周龄～15月龄婴幼儿 肌内注射，剂量为0.5mL，首选部位婴儿为大腿前外侧（股外侧肌），幼儿为上臂三角肌，注意避免神经和血管中或其附近部位注射本品；推荐常规免疫接种程序：2、4、6月龄进行基础免疫，12～15月龄加强免疫；基础免疫首剂最早可以在6周龄接种，之后各剂间隔4～8周 目前，国内尚无本品应用于6月龄以上婴幼儿相应免疫程序的临床试验数据
	23价肺炎球菌多糖疫苗	本品是由23种普遍流行或侵袭力强的肺炎链球菌荚膜多糖混合物组成，并经高度纯化，纯化肺炎球菌荚膜多糖能诱导抗体产生，而且此抗体能有效预防肺炎球菌疾病，适用于免疫预防荚膜菌型的肺炎球菌疾病	用于2岁以上人群接种 单次皮下或肌内注射本品0.5mL，建议注射于三角肌或大腿中外侧，不得注射入血管内；为防止交叉感染，对每一位接种者单独使用一套无菌注射器和针头

药理分类	药物	药理作用	用法用量
疫苗	灭活疫苗（流感病毒株类型根据每年WHO推荐）	采用WHO公布的北半球流感疫苗成分，包括裂解疫苗和亚单位疫苗，可用于≥6月龄的人群接种	6～35月龄婴幼儿：每次0.25mL（含每种组分血凝素7.5μg），在大腿前外侧肌内注射；36月龄以上儿童和成人：每次0.5mL（含每种组分血凝素15μg），在上臂三角肌处肌内注射或深部皮下注射
	减毒活疫苗（流感病毒株根据每年WHO推荐）	采用WHO公布的北半球疫苗成分，也可采用甲型H1N1单价减毒活疫苗；减毒疫苗病毒在鼻咽部复制，诱导机体产生保护性免疫反应	5～9岁未接种流感疫苗者：每侧鼻腔喷0.25mL，6～10周后重复接种；5～9岁曾接种过流感疫苗和9～49岁未接种流感疫苗者：每侧鼻腔喷0.25mL，单次接种
解热镇痛药	布洛芬	参照本章第三节急性支气管炎	常释剂：口服，6月龄～12岁儿童，每次5～10mg/kg，每6～8h可重复使用，每日不超过4次；12岁以上儿童按需给予，每次200～400mg/kg，每4～6h给药1次，最大剂量为每日1 200mg
	对乙酰氨基酚		口服，新生儿或体重＜60kg的儿童，每次10～15mg/kg，每4～6h给药1次；最大剂量：新生儿每日75mg/kg，儿童每日100mg/kg，24h内不得超过4次
镇咳药	喷托维林	参照本章第五节百日咳	口服：5岁以上儿童每次6.25～12.5mg，每日2～3次
	右美沙芬		根据CNFC（2013） 2岁以下儿童不宜用本品口服；2～6岁儿童，每次2.5～5mg，每日3～4次；6～12岁儿童，每次5～10mg，每日3～4次

药理分类	药物	药理作用	用法用量
祛痰药	氨溴索	参照本章第三节急性支气管炎	颗粒剂：口服，12岁以上儿童，在治疗的最初2～3日，每次口服30mg，每日3次；然后，每次口服30mg，每日2次；服用时应用室温水溶解，在饭后服用 口服液体制剂：最好在进餐时间服用，12岁以上的儿童，每次10mL，每日2次；6～12岁儿童，每次5mL，每日2～3次；2～6岁儿童，每次2.5mL，每日3次；1～2岁儿童，每次2.5mL，每日2次 分散片：建议剂量为每日1.2～1.6mg/kg，服药时应在餐后以液体送服 注射剂：成人及12岁以上儿童，每次15mg，每日2～3次，慢速静脉推注，严重病例可以增至每次30mg；6～12岁儿童，每次15mg，每日2～3次；2～6岁儿童，每次7.5mg，每日3次；2岁以下儿童，每次7.5mg，每日2次 婴儿呼吸窘迫综合征（IRDS）的治疗：每日用药总量以婴儿体重计算，每日30mg/kg，分4次给药
	乙酰半胱氨酸		口服，每次0.1g，依照年龄大小每日2～4次
	氯化铵		口服，每日按体重40～60mg/kg，或按体表面积1.5g/m²，分4次服用
	羧甲司坦		口服，每日3次，2～5岁儿童，每次0.5片；6～12岁儿童，每次1片（0.25g）；12岁以上儿童及成人，每次2片

续表

药理分类	药物	药理作用	用法用量
减鼻充血药	麻黄碱滴鼻液	本品为拟肾上腺素药，可直接激动血管平滑肌的α、β受体，使皮肤、黏膜以及内脏血管收缩，用于鼻部可作为减鼻充血药，缓解因血管充血而引起的鼻塞症状	滴鼻，每次每侧鼻孔1～2滴，每日3～4次，连续使用不得超过7日，最好不超过3日；一般浓度为1%，婴幼儿建议稀释为0.5%的浓度再滴鼻；滴鼻前应先清除鼻腔分泌物
	羟甲唑啉滴鼻液/喷雾剂	本品为咪唑啉类衍生物，具有直接激动血管α受体而引起血管收缩的作用，从而减轻炎症所致的充血和水肿	滴鼻/喷鼻，6岁以上儿童，每次每侧1～3滴/喷，早晨和睡前各1次，严格按推荐用量使用，连续使用不得超过7日
	赛洛唑啉滴鼻液/鼻用喷雾剂		儿童推荐使用0.05%的盐酸赛洛唑啉鼻用制剂滴鼻/喷鼻，6岁以上儿童，每次每侧鼻孔2～3滴/喷，每日2次，严格按推荐用量使用，连续使用不得超过7日
抗组胺药	苯海拉明	参照本章第三节急性支气管炎	口服，6～12岁儿童，每次12.5～25mg，每4～6h给药1次，每日最大剂量为150mg；12岁及以上儿童，每次25～50mg，每4～6h给药1次，每日最大剂量为300mg
	氯苯那敏		片剂：口服，2～6岁儿童，每次1mg，每4～6h给药1次，最大剂量为每日6mg；6～12岁儿童，每次2mg，每4～6h给药1次，最大剂量为每日12mg 缓释剂型：6～12岁儿童，每次8mg，每日1次

药理分类	药物	药理作用	用法用量
吸入用支气管扩张剂	特布他林	参照本章第三节急性支气管炎	FDA批准本品用于12岁以下儿童 雾化液：吸入，成人及20kg以上儿童，每次5mg（2mL），每日3次；20kg以下的儿童，每次2.5mg（1mL），每日3次，每日最多可给药4次
	沙丁胺醇		溶液剂：吸入，用于缓解急性发作症状；12岁以下儿童，最小起始剂量为1次2.5mg，用氯化钠注射液1.5～2mL稀释后，用驱动式喷雾器吸入
	异丙托溴铵	参照本章第四节咳嗽	根据BNFC（2018—2019） 雾化溶液：1个月～5岁儿童，每次125～250μg，每日最多1mg；6～11岁儿童，每次250μg，每日最多1mg 气雾剂：1个月～5岁儿童，每次20μg，每日3次 本品与沙丁胺醇、特布他林合用有互补增效作用
	吸入用复方异丙托溴铵溶液		根据BNFC（2018—2019） 雾化溶液：1个月～5岁儿童，每次125～250μg，每日最多1mg；6～11岁儿童，每次250μg，每日最多1mg 气雾剂：1个月～5岁儿童，每次20μg，每日3次 本品与沙丁胺醇、特布他林合用有互补增效作用

续表

药理分类	药物	药理作用	用法用量
吸入用糖皮质激素	布地奈德	参照本章第三节急性支气管炎	本品可用于12岁以下儿童，也是美国FDA目前批准的唯一可用于4岁以下儿童的雾化吸入糖皮质激素 ①吸入用混悬液：雾化吸入，每次0.5~1mg，每日2次，疗程因人因病情而异；重症患儿每次1mg，与支气管扩张剂合用，每20min给药1次，如有需要，治疗开始第1h内可给予3次，以后按需每4~8h重复，必要时可联合应用全身性糖皮质激素；喘息减轻后，每次1mg，每日2次，2~3日若病情稳定则进一步减量为每次0.5mg，每日2次；②粉吸入剂：治疗哮喘，原未使用口服糖皮质激素者，6岁及以上儿童，每次0.2~0.4mg，晚上给药，或每次0.1~0.2mg，每日2次；原使用口服糖皮质激素者，每次0.2~0.4mg，晚上给药；儿童的最高推荐剂量为每次0.4mg，每日2次；③气雾剂：2~7岁儿童，每日200~400μg，分成2~4次使用；7岁以上儿童，每日200~800μg，分成2~4次使用；每日2次用药（早、晚）一般是足够的，当已达到临床效果时，维持剂量应逐步减量至能控制症状的最低剂量
	氟替卡松		氟替卡松是目前已知在气管内抗炎最强的ICS，适用于4~16岁儿童 气雾剂：吸入，4岁以上儿童每次50~100μg，每日2次；16岁以上儿童每次100~1 000μg，每日2次；根据病情逐步调整至控制病情的最佳剂量

【用药关怀】

药物	用药关怀
奥司他韦	·儿童口服奥司他韦耐受性较好，最常见的不良反应是轻度表现为恶心、呕吐 ·应警惕可能会出现精神障碍并发症，可能会有突发呼吸困难加重 ·慎用于1岁以下婴儿、健康状况差、伴有免疫抑制且合并慢性心脏和（或）呼吸道疾病的患者；妊娠期妇女、哺乳期妇女，以及13岁以下儿童用于预防时，应谨慎给药 ·需要注意应在流感症状开始的第1日或第2日开始治疗（理想状态是36h内），早期服用疗效较优 ·在无磷酸奥司他韦颗粒可用的紧急情况下，胶囊吞咽困难者可以本品用胶囊配制急用口服混悬剂
扎那米韦	·用于成人和7岁及以上儿童的甲型和乙型流感治疗，本品为吸入粉雾剂，仅供吸入使用 ·可能出现胃肠道反应、头晕、头痛、皮疹；可能会诱发支气管痉挛，慢性呼吸系统疾病患者用药后发生支气管痉挛的风险较高，应慎用；哮喘患儿慎用本药 ·妊娠期妇女及哺乳期妇女慎用 ·用药期间如出现支气管痉挛或呼吸衰竭，应停药 ·应在发病的36～48h内给药，但病情严重或进行性恶化者在症状出现48h后进行治疗仍有效 ·与支气管扩张剂合用时，宜先使用支气管扩张剂
帕拉米韦	·可能出现胃肠道反应、支气管炎、咳嗽、眩晕、头痛、失眠、疲劳等不良反应 ·特殊个体应用时应注意监测心电指标

续表

药物	用药关怀
更昔洛韦	• 粒细胞、白细胞及血小板减少是最常见的不良反应，本品易引起出血和感染，用药期间应注意口腔卫生，还应经常检查全血细胞计数，初始治疗期间应视情况每日或每2日测定全血细胞计数，以后每周测定1次 • 其他不良反应包括消化道症状，如恶心、呕吐、腹泻；肝功能异常、胆汁淤积、肝衰竭等，服药需定期监测肝功能 • 怀孕及哺乳期妇女、对本药或阿昔洛韦过敏者禁用；肾功能减退者剂量应酌减 • 本品不可肌内注射，不能快速给药或静脉推注；静脉滴注给药，每次至少滴注1h • 注射剂配置时需充分溶解，浓度不能超过10mg/mL，严禁过量用药 • 男性患者在接受治疗期间及治疗后90日要避孕
青霉素钠	
阿莫西林	
阿莫西林克拉维酸钾	
氨苄西林	
氨苄西林-舒巴坦(2:1)	
哌拉西林-他唑巴坦(8:1)	• 参照本章第六节急性感染性喉炎
头孢唑林	
头孢拉定	
头孢羟氨苄	
头孢克洛	
头孢丙烯	
头孢呋辛	

药物	用药关怀
头孢地尼	• 不良反应主要为腹泻、腹痛和胃部不适、偶见皮疹、瘙痒、嗜酸性粒细胞增多、粒细胞减少、转氨酶升高，甚者可发生Steven-Johnson综合征或毒性表皮坏死松懈症等 • 肾功能不全者、患有严重基础疾病者、口服吸收不良者及不经口营养者，过敏症状体质者、高龄者、恶液质者慎用 • 饭前1h或饭后2h服用 • 本品主要经肾排泄，肝功能受损者不需要调整剂量 • 本品避免与铁剂合用，合用时可能出现红色粪便、红尿。如果合用不能避免，应在服用本品3h后再使用铁制剂
头孢噻肟	• 本品不良反应发生率很低，常见为皮疹、药物热。胃肠道症状少见，偶可致静脉炎、头痛、呼吸困难，长期应用可致二重感染，致黏膜念珠菌病 • 严重肾功能减退者适当减量。有胃肠道疾病和肾功能减退者慎用 • 婴幼儿不能肌内注射 • 本品不能与氨基糖苷类同一容器滴注
头孢曲松	• 本品毒性较低，不良反应与治疗的剂量、疗程有关，可见消化道反应、血液学异常、肝肾功能异常、皮肤反应等 • 禁用于：①头孢菌素类抗生素过敏者；②高胆红素血症的新生儿和早产儿；③需要（或预期需要）使用含钙的静脉输液包括静脉输注营养液治疗的新生儿（≤28天），因为有产生头孢曲松-钙沉淀物的风险 • 慎用于：有黄疸的新生儿或有严重黄疸倾向的新生儿（不应用于可能发展为脑黄疸的新生儿）；有胃肠道疾病史者（特别是溃疡性肠炎、局限性肠炎等） • 本品不能加入哈特曼氏以及林格氏等含有钙的溶液中使用
头孢他啶	• 少数患者出现皮疹、药物热、嗜酸性粒细胞增多、血象及肝功能异常、感染部位二重感染、腹泻、肾小球滤过率降低及静脉炎等 • 肾功能不全者应调整剂量。高浓度的头孢他啶用于这类患者会引起癫痫发作、脑病、姿势保持不能和神经肌肉兴奋 • 溶解时产生CO_2，可使容器内压力增高，注意排气 • 遇碳酸氢钠不稳定，故不可配伍 • 其他药物相互作用参见头孢唑林

续表

药物	用药关怀
头孢哌酮-舒巴坦（2：1）	• 主要不良反应为腹泻、皮疹、发热等；主要实验室检查异常为ALT、AST、ALP升高等；偶可致血小板减少、维生素K缺乏，使出血倾向或出血时间延长 • 遇到严重胆道梗阻、严重肝脏疾病或同时合并肾功能障碍的患者，可能需要调整用药剂量；同时合并有肝功能障碍和肾功能损害的患者，应监测头孢哌酮的血清浓度，根据需要调整用药剂量 • 用药期间应进行出血时间、凝血酶原时间监测；同时可合用维生素K₁预防出血 • 应用本品期间饮酒或接受含有乙醇的药物或饮料者，可出现双硫仑反应，应格外注意；当患者需要肠内或肠外营养时，应避免给予含有酒精成分的液体 • 本品与氨基糖苷类抗生素、乳酸林格液、利多卡因存在配伍禁忌
头孢吡肟	• 常见不良反应为腹泻和皮疹；偶有注射部位局部反应如静脉炎或注射部位疼痛和炎症、抗菌药相关性肠炎、口腔念珠菌感染、感觉异常和头痛；实验室检查异常多为轻度一过性，包括转氨酶升高、嗜酸性粒细胞增多、部分凝血酶原时间和凝血酶原时间延长、碱性磷酸酶降低。儿童偶见高钾血症 • 可诱发抗菌药物相关性肠炎 • 胃肠道疾病患者，尤其是肠炎患者慎用 • 对头孢吡肟或L-精氨酸、头孢菌素类药物、青霉素或其他β内酰胺类抗生素有即刻过敏反应的患者禁用 • 肾功能不全者，应根据肾功能调整 • 肝肾功能不全、营养不良以及延长抗菌治疗的患者应监测凝血酶原时间，必要时给予外源性维生素K • 本品不可加至甲硝唑、万古霉素、庆大霉素、妥布霉素或硫酸奈替米星、氨茶碱溶液中
头孢美唑 头孢西丁	• 参照本章第六节急性感染性喉炎

药物	用药关怀
亚胺培南-西司他丁	· 不良反应可见局部反应（红斑、局部疼痛和硬结、血栓性静脉炎）、过敏反应、胃肠道反应、嗜酸细胞增多、白细胞减少、中性白细胞减少、转氨酶升高等；已有报道可引起抗生素相关性肠炎；本品可出现中枢神经系统副作用，如肌痉挛、精神障碍，包括幻觉、错乱状态或癫痫发作 · 中枢神经系统疾病者（如癫痫患者）、肾功能损害者慎用；有胃肠道疾病尤其是结肠炎的患者需慎用 · 中性粒细胞减少的患者使用本品静脉滴注更常出现药物相关性的恶心和呕吐症状 · 当每次本品静脉滴注的剂量低于或等于500mg时，静脉滴注时间应不少于20min，如剂量大于500mg时，静脉滴注时间应不少于40min。如患者在滴注时出现恶心症状，可减慢滴注速度 · 不足3个月婴儿和肾功能损害的患儿不推荐应用，因为尚无足够的临床研究 · 肾功能减退时应调整剂量 · 当丙戊酸钠和碳青霉烯类抗菌药物同时给药时，丙戊酸钠血清水平会下降，在一些病例中会引起癫痫发作，如同时给药，注意监测丙戊酸血浆浓度水平 · 儿童应用本品可能会出现红色尿，这种由药物引起的尿液变色，并非血尿 · 静脉滴注用的本品化学特性与乳酸盐不相容，但可在正在进行乳酸盐滴注的静脉输液系统中给药
美罗培南	· 本品不良反应多为肝功能异常、血象异常；严重不良反应包括休克、过敏、急性肾功能衰竭、暴发性肝炎、黄疸、惊厥、意识水平下降等中枢神经症状，等等 · 对本品成分及其他碳青霉烯类抗生素过敏者禁用。使用丙戊酸钠的患者禁用 · 经验性用药，应在给药开始后第3日确定患者对本药是否敏感 · 给药后第3～5日应特别注意观察是否有皮疹等不良反应；如发生，应改用其他药品 · 对于年龄在3个月以下的婴幼儿，本品疗效和耐受性尚不清楚，因此，年龄在3个月以下的婴幼儿不推荐使用美罗培南

药物	用药关怀
帕尼培南-倍他米隆	• 不良反应常见有恶心、呕吐、腹泻等胃肠道反应，可致转氨酶升高、嗜酸性粒细胞增多；偶见由于菌群失调引起的口腔炎、皮疹、药物热；罕见休克、意识障碍等 • 正在使用丙戊酸钠的患者禁用 • 对碳青霉烯类、青霉素类或头孢类抗生素过敏患者，过敏体质者，肝肾功能损害者以及经口摄食不足者慎用 • 早产儿、新生儿不宜使用
万古霉素	• 重大副作用包括：休克，过敏症状；急性肾功能不全；多种血细胞减少；皮肤黏膜综合征、中毒性表皮坏死症、脱落性皮炎；第8脑神经损伤；伪膜性大肠炎；肝功能损害、黄疸等；肾损害和耳毒性的发生和其血药浓度过高有关 • 少儿肾脏处于发育阶段，特别是低出生体重儿、新生儿，其血中药物半衰期延长，血药高浓度持续时间长，所以应监测血药浓度，慎重给药 • 下列患者原则上不予给药，若有特殊需要应慎重：对本品、替考拉宁及糖肽类抗生素、氨基糖苷类抗生素有既往过敏史患者；因糖肽类抗生素、替考拉宁或氨基糖苷类抗生素所致耳聋及其他耳聋患者 • 下列患者应慎重给药：肾功能损害患者、肝功能损害患者、老年患者、低出生体重儿、新生儿，最好能够监测其血药浓度 • 因为具有一定耳、肾毒性，用药应掌握适应证，一般轻症感染者不宜使用。给药期间应定期复查肾功能，必要时监测听力 • 静脉滴注时，需要将药液浓度稀释至＜5mg/mL，缓慢滴注，以减少红人综合征和血红性静脉炎
替考拉宁	• 不良反应与万古霉素近似但较轻，具有肾毒性，可引起血清肌酐短暂升高，有耳毒性反应；曾有引起白细胞减少、中性粒细胞减少、血小板增多的报告；尚有头晕和消化道反应、肝功能一过性障碍、皮肤过敏反应及肌内注射部位红肿等 • 肾功能不全者应减量慎用，用药宜监测肾功能，本品不能被血透 • 与万古霉素有交叉过敏反应，对万古霉素过敏者应慎用 • 对本品过敏者禁用 • 本品与氨基糖苷类药物溶液有配伍禁忌，不能混合注射，与其他耳毒性、肾毒性药物联用可导致毒性增强

药物	用药关怀
红霉素	
罗红霉素	· 参照本章第三节急性支气管炎
阿奇霉素	
克拉霉素	
多西环素	· 本品不良反应包括消化系统反应、肝毒性、过敏反应（包括光敏反应）、血液系统反应、中枢神经系统反应和二重感染 · 某些用本品的患者经日晒可有光敏现象，所以，建议患者服用本品期间不要直接暴露于阳光或紫外线下，一旦皮肤有红斑应立即停药 · 有四环素类药物过敏史者禁用；8岁以下儿童禁用；药物妊娠毒性为D级，哺乳期妇女应用时应暂停哺乳 · 服用此药时，应与制酸剂、铁剂或牛奶间隔2h后服用，因上述药物会影响此药的吸收 · 本品可抑制血浆凝血酶原的活性，所以接受抗凝治疗的患者需要调整抗凝药的剂量；巴比妥类、苯妥英或卡马西平与本品同用时，上述药物可由于诱导微粒体酶的活性致多西环素血药浓度降低，因此需调整多西环素的剂量；与强利尿剂（如呋塞米）合用可增加肾毒性；与其他肝毒性药物（如抗肿瘤化疗药）同时服用可增加肝毒性
米诺环素	· 本品具有前庭毒性，可出现头晕、平衡失调、耳鸣等症状，其他常见不良反应包括胃肠道症状和头晕 · 本品有可能引起光敏性皮炎，故用药期间应避免日晒 · 本品滞留于食管并崩解时，会引起食管溃疡，故应多饮水 · 肝肾功能不全、食管通过障碍者、老年人、口服吸收不良或不能进食者及全身状态恶化患者慎用 · 8岁以下儿童、妊娠期妇女及哺乳期妇女禁用 · 与制酸药、含铁制剂应避免同时服用

药物	用药关怀
氨曲南	・少数患者出现皮疹、瘙痒、出汗、头痛、精神错乱、肌肉酸痛、恶心、腹泻等不良反应。罕见血象异常、肝功异常、黄疸、乏力、眩晕、出血等。另有肌内注射部位疼痛、静脉炎或血栓性静脉 ・本品虽对青霉素类无交叉过敏反应，但对青霉素类过敏及过敏体质者仍以慎用为宜 ・氨曲南肝毒性低，但对肝功能已受损的患者应观察其动态变化 ・与氨基糖苷类联用，特别是氨基糖苷类使用量大或治疗期长时，应监测肾功能 ・与氨基糖苷类（如庆大霉素、妥布霉素、阿米卡星等）联用对铜绿假单胞菌、不动杆菌属、克雷伯菌、普鲁威登菌属、肠杆菌属、大肠埃希菌、摩根菌属等有协同作用；与头孢西丁在体外有拮抗作用；与奈夫西林、氯唑西林、红霉素、万古霉素等在药效方面无相互干扰作用
利奈唑胺	・常见的不良反应为腹泻、头痛、恶心、呕吐、失眠、便秘、皮疹、药物热、转氨酶升高、血小板和中性粒细胞抑制等。罕见肾功能衰竭、局限性腹痛、短暂性脑缺血发作和高血压 ・利奈唑胺对革兰阴性病原体引起的感染没有疗效，使用时应严格控制使用指征 ・本品空腹口服或饭后服用均可，但应避开高脂性饮食，以免影响药物吸收 ・有高血压病史者使用本品应注意观察 ・对于所有长期（≥3个月）使用利奈唑胺的患者及报告有新视觉症状的患者（不论其接受利奈唑胺治疗时间的长短），应当进行视觉功能监测。每周进行全血细胞计数的检查 ・利奈唑胺与5-羟色胺能精神病药物（选择性5-羟色胺再摄取抑制剂或5-羟色胺去甲肾上腺素再摄取抑制剂）之间有潜在的药物相互作用，联合使用可引起5-羟色胺综合征 ・本品有MAO抑制作用，与拟肾上腺素药（如多巴胺、伪麻黄碱）或5-羟色胺类制剂（如右美沙芬）有潜在相互作用

药物	用药关怀
克林霉素	·偶见恶心、呕吐、腹痛、腹泻、中性粒细胞减少、嗜酸性粒细胞增多、血小板减少等，少数患者可出现药物性皮疹，可发生一过性碱性磷酸酶，血清转氨酶轻度升高及黄疸 ·患有胃肠道疾病或有既往史者，特别是患有溃疡性结肠炎、局限性肠炎和抗生素相关肠炎者慎用；肝功能不全者、肾功能严重减退者慎用；妊娠期妇女、哺乳期妇女慎用 ·出生4周以内的婴儿禁用本品。其他小儿使用本品时应注意观察重要器官的功能 ·静脉给药速度不宜过快，600mg的本品应加入不少于100mL的注射液中，至少滴注20min。1h输入的药量不能超过1 200mg；滴注过快可能发生低血压、心电图变化以及神经-肌肉阻断作用 ·本品可引起伪膜性肠炎，应予高度重视；轻症停药后可好转；较重者应补充液体、电解质和蛋白质。必要时可给予万古霉素（去甲万古霉素）口服治疗 ·本品与神经肌肉阻断剂、中枢性麻醉药、阿片类具有呼吸抑制作用的药品合用，可使神经肌肉阻断现象和呼吸抑制现象加强 ·本类药物与红霉素和氯霉素不可联合应用
利福平	·消化道不良反应最为常见，但均能耐受；肝毒性为本品最主要的不良反应；偶见白细胞减少、凝血酶原时间缩短、视力障碍等 ·大剂量间歇疗法后偶可出现"流感样症候群"；另可发生急性溶血或肾功能衰竭 ·服用本品后，患者的大小便，唾液，痰液、泪液等可呈橘红色，这是药物排泄引起的正常现象 ·酒精中毒、肝功能损害者慎用。婴儿、3个月以上妊娠期妇女和哺乳期妇女慎用 ·用药期间应定期检查肝功能；肝功能严重不全者、胆道阻塞者和3个月以内妊娠期妇女禁用 ·食物会阻碍吸收，利福平应于餐前1h或餐后2h服用；清晨空腹一次服用吸收最好

续表

药物	用药关怀
甲硝唑	• 不良反应以消化道反应最为常见，也可出现神经系统症状等，大剂量可致抽搐等神经系统不良反应；少数病例发生荨麻疹、潮红、瘙痒、膀胱炎、排尿困难、口中金属味及白细胞减少等不良反应 • 本品经肝脏代谢，肝功能不全时或原有肝脏疾病患者剂量应减少 • 出现运动失调或其他中枢神经系统症状时应停药 • 重复一个疗程之前，应做白细胞计数检查 • 厌氧菌感染合并肾功能衰竭者，给药间隔时间应由8h延长至12h • 本品可抑制酒精代谢，用药期间应戒酒；饮酒后可能出现腹痛、呕吐、头痛等症状 • 妊娠期妇女、哺乳期妇女、有活动性中枢神经系统疾病和血液病者禁用 • ①本品能抑制华法林和其他口服抗凝药的代谢，加强它们的作用，引起凝血酶原时间延长；②同时应用苯妥英钠、苯巴比妥等诱导肝微粒体酶的药物，可加强本品代谢，使血药浓度下降，而苯妥英钠排泄减慢；③同时应用西咪替丁等抑制肝微粒体酶活性的药物，可减缓本品在肝内的代谢及其排泄，延长本品的血清半衰期，应根据血药浓度测定的结果调整剂量；④本品可抑制乙醛脱氢酶，而加强乙醇的作用，导致双硫仑反应，故2周内应用双硫仑者不宜再用本品，或在应用本品期间和停药1周内禁用含有乙醇的饮料或药物
全身性糖皮质激素类药物	• 参照本章第三节急性支气管炎
13价肺炎球菌多糖结合疫苗	• 不良反应包括发热，无食欲，睡眠障碍，注射部位出现红斑、肿胀等，但一般发生率都很低，并且为一过性反应 • 对本品中任何活性成分、辅料或白喉类毒素过敏者禁用 • 本品严禁静脉注射，且不能在臀部注射本品 • 同其他疫苗一样，患急性、严重发热性疾病者应暂缓接种本品；接种本品时，应备有相应的医疗及抢救措施以防接种后出现罕见的超敏反应 • 血小板减少症、任何凝血障碍或接受抗凝血剂治疗者接种本品时应非常谨慎 • 本品只能对该疫苗所含血清型肺炎球菌具有预防保护作用，不能预防本品以外的血清型别和其他微生物导致的侵袭性疾病、肺炎或中耳炎

药物	用药关怀
23价肺炎球菌多糖疫苗	· 不良反应包括注射部位的局部反应，如疼痛、红斑、发热、肿胀、局部硬结、四肢活动减少，以及注射肢的外周性水肿，一般可自行缓解 · 对本品任何成分过敏者。本品任何成分引起急性过敏反应时，应立即注射（1∶1 000）肾上腺素 · 若本品用于正在进行免疫抑制治疗的患者时，可能无法获得预期的血清抗体应答，并可能影响以后对肺炎球菌抗原的免疫应答 · 本品不得实行静脉注射及皮内注射 · 对于心血管和（或）肺功能严重受损的个体，接种疫苗的全身反应可引起严重危险，对此应慎用本品并加以适当护理 · 若有发热性呼吸系统疾病或其他活动期感染，应推迟使用本品 · 对需用青霉素（或其他抗生素）预防肺炎球菌感染的患者，接种本品后不应停止抗生素预防 · 本品不推荐2岁以下的幼儿使用
灭活疫苗（流感病毒株类型根据每年WHO推荐）	· 全身反应（如发热、无力、肌痛）较常见于既往未接触过疫苗中流感病毒抗原者。轻度局部反应持续1～2日 · 有急性炎症性脱髓鞘性多发性神经病病史者禁用本品
减毒活疫苗（流感病毒株根据每年WHO推荐）	· 一般接种后24h内，注射部位可出现流涕、鼻塞、咳嗽、发热、红肿、瘙痒，呕吐、腹痛、肌痛、疲劳等不良反应，多数情况下可自行消失 · 出现过敏性紫癜反应时应及时就诊，应用皮质固醇类药物给予抗过敏治疗，治疗不当或不及时有可能并发紫癜性肾炎 · 一般在接种疫苗后1h内可能发生过敏性休克。应及时注射肾上腺素等抢救措施进行治疗 · 有急性炎症性脱髓鞘性多发性神经炎病史者禁用本品
布洛芬 对乙酰氨基酚	· 参照本章第三节急性支气管炎
喷托维林 右美沙芬	· 参照本章第五节百日咳

续表

药物	用药关怀
氨溴索	• 参照本章第三节急性支气管炎
乙酰半胱氨酸	
氯化铵	
羧甲司坦	
麻黄碱滴鼻液	• 滴鼻时应采取立式或坐式 • 偶见一过性轻微烧灼感、干燥感，头痛，头晕，心率加快，长期使用可致心悸、焦虑不安、失眠 • 冠心病、甲状腺功能亢进症、糖尿病、闭角型青光眼、高血压患者慎用 • 不可与单胺氧化酶抑制药、三环类抗抑郁药同用 • 鼻腔干燥、萎缩性鼻炎患者禁用 • 本品仅供滴鼻，切忌口服
羟甲唑啉滴鼻液/喷雾剂	• 用药过频易致反跳性鼻充血，久用可致药物性鼻炎 • 个别患者可能有轻微的烧灼感、针刺感、鼻黏膜干燥等 • 妊娠期妇女及2周岁以下小儿禁用；正在接受单胺氧化酶抑制剂治疗（如帕吉林、苯乙肼、多塞平等）的患者禁用；萎缩性鼻炎及鼻腔干燥者禁用 • 有冠心病、高血压、甲状腺功能亢进症、糖尿病等疾病的患者慎用 • 严格按推荐用量使用，连续使用不得超过7日 • 使用本品时不能同时使用其他收缩血管类滴鼻剂
赛洛唑啉滴鼻液/鼻用喷雾剂	• 用药过频易致反跳性鼻充血，久用可致药物性鼻炎 • 偶见一过性的轻微的烧灼感、针刺感、鼻黏膜干燥，以及头痛、头晕、心率加快等反应 • 3周岁以下小儿禁用；正在接受单胺氧化酶抑制剂治疗（如帕吉林、苯乙肼、多塞平等）或三环类和四环类抗抑郁药（如阿米替林、丙米嗪、氯米帕明）等的患者禁用；萎缩性鼻炎及鼻腔干燥者禁用 • 有冠心病、高血压、甲状腺功能亢进症、糖尿病等疾病的患者慎用 • 使用本品时不能同时使用其他收缩血管类滴鼻剂

药物	用药关怀
苯海拉明	
氯苯那敏	· 参照本章第三节急性支气管炎
特布他林	
沙丁胺醇	
异丙托溴铵	
吸入用复方异丙托溴铵溶液	· 参照本章第四节咳嗽
布地奈德	· 参照本章第三节急性支气管炎
氟替卡松	· 活动期或静止期肺结核患者、有糖尿病的患者慎用 · 其余参见布地奈德项下

第九节 急性化脓性中耳炎

【疾病简介】

急性中耳炎（acute otitis media，AOM）也叫化脓性中耳炎，是儿科急诊中最常见的诊断之一。它是指细菌和（或）病毒等病原体经咽鼓管直接进入鼓室引起的中耳腔黏膜感染，通常继发于普通感冒，在48h内发病，病程一般不会超过12周。

【临床表现】

本病全身及局部症状较重。临床上以耳痛、耳内流脓、鼓膜充血、穿孔为特点。除了局部持续性较重耳痛症状及婴幼儿耳痛特点之外，还可伴有高热、哭闹、恶心、呕吐等全身症状，直到耳流脓后缓解。部分患儿早期会出现听力下降、耳鸣，后期鼓膜穿孔后耳聋反而可能减轻。有的患者可伴有眩晕。耳镜检查可见鼓膜隆起充血、不透明和活动度降低。

【用药特点及原则】

（一）一般对症治疗

儿童在中耳炎急性期应该卧床休息，调节饮食、疏通大便。耳痛的患儿可给予布洛芬或对乙酰氨基酚来控制疼痛。临床上也有对≥2岁的患儿局部使用普鲁卡因或利多卡因制剂来替代口服镇痛药，但有鼓膜穿孔的患儿不应该使用这些药物。适时的鼓膜切开术可通畅引流，有利于炎症的消散，使全身和局部的症状减轻。鼓膜穿孔和鼓室置管者禁止游泳，洗浴时也要注意防止污水流入耳内。

（二）合理用药原则

本病治疗的原则为"抗感染，畅引流，去病因"。

及早应用足量抗生素或其他抗菌药物控制感染，务求彻底治愈，防止转变为慢性中耳炎。如早期治疗及时得当，可防止鼓膜穿孔，特别是对于重症（耳流脓或伴高热≥39℃）以及年幼患儿，更应及时积极采用抗菌药物治疗。根据国内外指南、文献报道及临床实践经验，推荐首选口服阿莫西林作为初始治疗，能有效对抗青霉素中度敏感菌株。鼓膜穿孔后取脓液做细菌培养及药敏试验，参照其结果改用敏感的抗生素。抗生素需使用10天左右，注意休息，疏通大便。

青霉素过敏者可选择大环内酯类药物，如阿奇霉素、克拉霉素等。以上药物治疗无效，可选用第2或第3代头孢菌素，如头孢曲松和头孢地尼等，一般疗程不少于7天。全身症状严重者给予补液等支持疗法。

鼓膜穿孔前，可用2%酚甘油滴耳液消炎、止痛。因为该药遇脓液即释放石炭酸，可腐蚀鼓膜和鼓室黏膜，所以当鼓膜穿孔后应立即停药。

鼓膜穿孔后，以3%过氧化氢溶液彻底清洗并拭净外耳道脓液或用吸引器将脓液吸净（注意吸引器负压不可过大），局部用抗生素水溶液滴耳朵，如3%氧氟沙星滴耳液滴耳，不主张采用粉剂，以免与脓液混合结块，影响引流。针对化脓性中耳炎导致的耳流脓，可用3%过氧化氢溶液清洗加局部采用上述抗菌药物的滴耳剂。

禁用具有耳毒性的药物，如氨基糖苷类抗生素（链霉素、新霉素、卡那霉素、庆大霉素等）、高效能利尿药（呋塞米）、抗疟药（奎宁、氯奎），以及红霉素等。

使用减充血剂或鼻用糖皮质激素，可缓解咽鼓管咽口炎性黏膜的肿胀，降低中耳腔负压，减少渗出，减缓疼痛。其使用时间一般不超过7日。

感染完全控制、炎症完全消退后，穿孔多可自行愈合。穿孔长期不愈者行鼓膜修补术。密切观察病情发展，如持续流脓，应注意乳突炎及中耳炎合并症。如有脑膜刺激等症状，应排除颅内外合并症，一旦发现，应手术治疗。积极治疗鼻部及咽部慢性疾病，如腺样体肥大、慢性鼻窦炎、扁桃体炎等，有助于防止再次发生中耳炎。

 【常用药物】

药理分类	药物	药理作用	用法用量
抗菌药物	阿莫西林	参照本章第六节急性感染性喉炎	口服，2个月以上儿童，每日80～90mg/kg，分2～3次给药，建议最大剂量为每日3g；2岁以下患儿，治疗10日；2岁及以上患儿：疗程为5～7日；可空腹或饭后服用，可与牛奶等食物同服
	阿莫西林克拉维酸		口服，阿莫西林每日90mg/kg及克拉维酸每日6.4mg/kg，分2次给药；建议阿莫西林每日最大剂量为3g；2岁以下患儿，治疗10日；2岁及以上患儿，治疗5～7日
	头孢曲松钠	本品为第三代头孢菌素，是广谱的β内酰胺类抗生素。抑制细菌细胞壁的合成而起杀菌作用，对革兰阳性菌和革兰阴性菌均有很强的抗菌活性	单次静脉或肌内注射，每次50mg/kg，每日1次，持续3日；每次最高剂量1g，给予1～3剂（如果首剂后48h内出现症状改善，则没有必要再给药；如果症状持续，则给予第2剂，必要时可给予第3剂）
	头孢地尼		口服，6月龄～12岁，每日14mg/kg，分1～2次给药，每日最大剂量600mg；6～12岁患轻至中度疾病者，连用5～7；2～5岁患轻至中度疾病者，连用7；2岁以下或患重度疾病者，连用10日

药理分类	药物	药理作用	用法用量
抗菌药物	阿奇霉素	参照本章第三节急性支气管炎	口服，6个月以上儿童，每次30mg/kg，单次给药；或者每次剂量10mg/kg，每日1次，3～5日为1个疗程，疗程总剂量不超过1.5g；或者在第1日给予单剂10mg/kg，口服最大剂量每日500mg，在第2～5日给予每日5mg/kg，每日最大剂量为250mg
	克拉霉素		口服，12岁及以下儿童，每日15mg/kg，每日2次，每日最大剂量为1g；12岁以上儿童，每次250mg，每日2次，疗程均为10日
解热镇痛药	布洛芬		常释剂：口服，6月龄～12岁儿童，每次5～10mg/kg，每6～8h可重复使用，每日不超过4次；12岁以上儿童按需给予，每次200～400mg/kg，每4～6h给药1次，最大剂量为每日1 200mg
	对乙酰氨基酚		口服，新生儿或体重＜60kg的儿童，每次10～15mg/kg，每4～6h给药1次；最大剂量：新生儿每日75mg/kg，儿童每日100mg/kg；24h内给药不得超过4次
消毒防腐药滴耳液	酚甘油滴耳液	本品能使细胞的原生质蛋白发生凝固或变性，杀死细菌及其芽孢，为作用较强的消毒药，同时具有防腐、消炎、止痛等作用	滴耳，儿童每次2滴，每日3次
	过氧化氢溶液	本品为氧化性消毒剂。在过氧化氢酶的作用下迅速分解，释出新生氧，对细菌组分发生氧化作用，干扰其酶系统而发挥抗菌作用	滴耳，儿童每次3～5滴，每日3次；滴药数分钟后用棉签擦净外耳道分泌物或用棉签蘸取该溶液并直接清洗外耳道的脓液

药理分类	药物	药理作用	用法用量
抗菌药滴耳液	氧氟沙星滴耳液	本品能特异性作用于细菌的DNA旋转酶，从而阻碍细菌的DNA复制，对革兰阳性菌、革兰阴性菌具有广谱抗菌作用	滴耳，儿童每次3～4滴，每日2～3次；滴耳后进行约10min耳浴，根据症状适当增减滴耳次数
鼻减充血药	麻黄碱滴鼻液	参照本章第八节小儿肺炎	滴鼻，每次每鼻孔1～2滴，每日3～4次，连续使用不得超过7日，最好不超过3日；一般浓度为1%，婴幼儿建议稀释为0.5%的浓度滴鼻；滴鼻前应先清除鼻腔分泌物
	羟甲唑啉滴鼻液/喷雾剂		滴鼻/喷鼻，6岁以上儿童，每次每侧1～3滴/喷，早晨和睡前各1次，严格按推荐用量使用，连续使用不得超过7日
	赛洛唑啉滴鼻液/鼻用喷雾剂		儿童推荐使用0.05%的盐酸赛洛唑啉鼻用制剂滴鼻/喷鼻，6岁以上儿童，每次每侧2～3滴/喷，每日2次，严格按推荐用量使用，连续使用不得超过7日
鼻用糖皮质激素	倍氯米松鼻气雾剂	本类药物为糖皮质激素类药物，具有强效的局部抗炎和抗过敏作用	根据BNFC（2018—2019）鼻腔喷入，对于6～17岁儿童或青少年，每鼻孔每次100μg，每日2次；症状控制后减至每鼻孔每次50μg，每日2次；每日用量不可超过400μg
	布地奈德鼻喷雾剂		鼻腔喷雾吸入，6岁以上儿童，起始剂量为每日256μg，早晨1次喷入（每个鼻孔128μg）或早晚分2次喷入（每个鼻孔64μg）

药理分类	药物	药理作用	用法用量
鼻用糖皮质激素	氟替卡松鼻喷雾剂	本类药物为糖皮质激素类药物，具有强效的局部抗炎和抗过敏作用	鼻腔喷入，左手喷右侧鼻孔，右手喷左侧鼻孔，避免直接喷向鼻中隔；12岁以上儿童，每个鼻孔各100μg，每日1次（即每日200μg），以早晨用药为宜；当症状得到控制时，维持剂量为每个鼻孔50μg，每日1次；每日最大剂量为每个鼻孔不超过4喷；另根据BNFC（2018—2019），4～11岁儿童，每个鼻孔每次50μg，每日1～2次
	莫米松鼻喷雾剂		鼻腔喷雾吸入，3～11岁儿童，每次每侧鼻孔50μg，每日1次；12岁以上儿童，每次每侧鼻孔100μg，每日1次，一旦症状被控制后，剂量可减至每侧鼻孔50μg；如症状未被控制，在症状有效控制前，可增加至每侧鼻孔200μg的最大剂量
	曲安奈德鼻喷雾剂		鼻腔喷雾吸入，6～12岁儿童，每次每鼻孔110μg，每日1次，每日最大推荐剂量为每次每鼻孔220μg，每日1次；12岁以上儿童，每次每鼻孔220μg，每日1次，每日总剂量不超过880μg；另根据BNFC（2018—2019），对于2～5岁儿童，每次每鼻孔55μg，每日1次，最多使用3个月

【用药关怀】

药物	用药关怀
阿莫西林	·参照本章第六节急性感染性喉炎
阿莫西林克拉维酸	
头孢曲松钠	·参照本章第八节小儿肺炎
头孢地尼	
阿奇霉素	·参照本章第三节急性支气管炎
克拉霉素	
布洛芬	
对乙酰氨基酚	
酚甘油滴耳液	·本品对皮肤和黏膜有腐蚀性，浓度不宜超过2% ·鼓膜穿孔及流脓患者禁用 ·6个月以下婴儿禁用
过氧化氢溶液	·本品为外用制剂，严禁口服 ·本品为无色澄明液体，无臭或有类似臭氧的气味，遇氧化物或还原物即迅速分解并产生泡沫，遇光易变质，宜避光保存 ·应避免皮肤和黏膜接触高浓度溶液，以免产生刺激性灼烧感或形成疼痛的"白痂" ·本品不可与还原剂、强氧化剂、碱、碘化物等混合使用
氧氟沙星滴耳液	·由于婴幼儿期的化脓性中耳炎无适当的局部抗菌药物滴耳剂可使用，根据《实用小儿耳鼻咽喉学（2011版）》中的提示，目前未发现婴幼儿局部使用喹诺酮类药物出现不良反应 ·偶有耳痛及瘙痒感等不良反应 ·本品疗程不宜超过4周 ·使用本品时若药液温度过低，可能会引起眩晕，因此使用温度应接近体温；滴耳时，注意不要将药瓶尖端直接接触耳朵 ·本品可使环孢素、丙磺舒等药物血药浓度升高，干扰咖啡因的代谢
麻黄碱滴鼻液	·参照本章第八节小儿肺炎
羟甲唑啉	
赛洛唑啉	

药物	用药关怀
倍氯米松鼻气雾剂	·少数患者可出现鼻、咽部干燥或烧灼感、打喷嚏、味觉及嗅觉改变，以及鼻出血等不良反应；偶见过敏反应，如皮疹，荨麻疹，瘙痒，皮肤红斑，眼、面、唇以及咽喉部水肿；罕见眼压升高、鼻中隔穿孔 ·严重高血压、糖尿病、胃十二指肠溃疡、骨质疏松症、有精神病史、癫痫病史以及青光眼患者禁用 ·本品仅为鼻腔用药，不得接触眼睛，若接触眼睛，应立即用水清洗 ·使用本品14日后，症状仍未缓解者，应就医；自我治疗时间不得超过3个月，如需要超过3个月，应在医师指导下使用 ·如鼻腔伴有细菌感染，应同时给予抗菌治疗 ·本品不可过量使用，否则可发生全身性不良反应；如发生严重不良反应应立即就医
布地奈德鼻喷雾剂	·不良反应及其防治方法与倍氯米松相同 ·应避免与酮康唑或其他强效CYP3A4酶抑制剂合用；若无法避免，给药间隔时间应尽可能长；合用可明显增加布地奈德的血药浓度
氟替卡松鼻喷雾剂	·常见不良反应为鼻衄，另外本品使用后有令人不愉快的味道和气味，头痛并可引起鼻、喉部干燥、刺激等；罕见不良反应包括过敏/过敏样反应、支气管痉挛、皮疹、面部或舌部水肿、鼻中隔穿孔、青光眼、眼压升高及白内障等 ·必须规律地用药才能获得最大疗效，最佳疗效会在连续治疗的3~4日后才能达到 ·其余同倍氯米松
莫米松鼻喷雾剂	·通常先按压喷雾器6~7次作为启动，直至看到均匀的喷雾，然后通过鼻腔给药 ·不良反应常见鼻出血或带血黏涕、咽炎、鼻灼热感和鼻部刺激感 ·活动性和静止性呼吸道结核感染患者，未经治疗的真菌、细菌、全身性病毒感染患者，以及眼单纯疱疹患者慎用 ·对于未经治疗的鼻黏膜局部感染患者不应使用本品 ·本品使用达数月或更长时间者应定期检查鼻黏膜，如鼻咽部发生局部感染或持续存在鼻咽部刺激，应停用本品或给予适当治疗 ·接受糖皮质激素治疗的患者，免疫功能可能受到抑制，有感染水痘、麻疹的风险

药物	用药关怀
曲安奈德鼻喷雾剂	· 偶见鼻、咽部干燥或烧灼感、喷嚏或轻微鼻出血、头痛等；鼻分泌物呈黄色或绿色、口内有异味；鼻部或咽部有较严重的刺痛感或流鼻血；极少数患者可能发生眼压升高、鼻中隔穿孔 · 鼻腔和鼻旁窦伴有细菌感染者，应同时进行抗菌治疗 · 已经全身应用糖皮质激素类药物并造成肾上腺功能损伤者，改用本药局部治疗时，也应注意检查垂体－肾上腺系统的功能 · 对严重过敏性鼻炎患者，尤其是伴有过敏性眼部症状者应同时接受其他药物治疗 · 有病例报道本品会发生鼻、咽部白色念珠菌感染，一旦发生应给予适当的治疗并间断使用本品 · 下列情况慎用本品：呼吸道活动性结核病、未治疗的真菌病、全身性或病毒性感染、眼部单纯疱疹病毒感染、鼻中隔溃疡、鼻部手术或创伤后

第十节 蛔虫病

【疾病简介】

蛔虫病（ascariasis）是指由蛔虫的幼虫在人体内移行和（或）成虫寄生于人体小肠所致的疾病。它是常见的严重危害儿童健康与发育的寄生虫病之一。儿童由于食入感染期虫卵而被感染。虽然轻症者多无明显症状，但异位寄生虫常可导致胆道蛔虫病、肠梗阻等严重的并发症，甚至可以危及生命。

【临床表现】

人感染蛔虫后，大多数无明显临床症状，称为带虫者或蛔虫感染。儿童和体弱患者出现症状较多。在蛔虫的不同发育阶段，蛔虫病的表现不同。蛔虫的幼虫、成虫均为致病因素，其中成虫的危害性较大。

幼虫移行所致的主要表现为呼吸道症状，可出现咳嗽、胸闷、喉痒、干咳、哮喘或荨麻疹，偶可伴有发热、痰中带血或过敏性皮炎。当患儿短期内吞食了大量感染期虫卵，约1周后出现"暴发性蛔虫性哮喘"，表现为咳嗽、哮喘、呼吸困难，甚至发绀等症状，并可有黏液痰或血痰，伴体温升高。上述症状一般于2周内消失。若继发感染，可发展为肺脓肿或脓胸，如不及时治疗，可危及患儿生命，另外幼虫可侵入甲状腺、淋巴结、胸腺、脾脏、脑和脊髓等处，形成异位寄生。

成虫寄生于肠道可出现恶心、呕吐、腹痛、腹胀等不良反应，常伴食欲减退、间歇性脐周疼痛或上腹部绞痛。儿童患者可有神经精神症状，如惊厥、夜惊、磨牙，偶可出现异食癖（如特别喜食土块、纸张、毛线等），重度感染者可出现生长发育障碍。

 【用药特点及原则】

（一）一般对症治疗

对于蛔虫病的治疗主要包括驱虫治疗、对症治疗及并发症治疗。蛔虫病患者出现肠梗阻需要手术治疗或者由内镜进行处理，蛔虫病需要注意预防，尤其是需要注意饮食卫生和个人卫生，饭前便后多洗手，少吃零食。可以适当地多吃一些酸性的食物，以促进蛔虫的排出。

（二）合理用药原则

驱虫治疗是蛔虫病的最主要疗法，首选药物为阿苯达唑，其次为甲苯达唑、枸橼酸哌嗪、左旋咪唑、双羟萘酸噻嘧啶。家长应该先让孩子进行大便化验，确定是否有虫再进行驱虫治疗，不能随意给孩子吃驱虫药。一般2岁以上的儿童才可以使用驱虫药，应该按时足量服用。为了使口服的驱虫药能在肠道内与寄生虫有充分的接触，驱虫药适宜在清晨空腹或睡前半空腹服用。

用药后要注意及时排便，将被药物麻痹的虫子排出体外。

　　服用两周后再复查大便，没有发现虫卵即为治愈。若服药后不见虫体排出，不要盲目加大药量，否则可能会对儿童的肝、肾造成损伤。

　　由于存在并发症的风险，有其他伴发蛲虫感染的蛔虫病患者应首先接受蛔虫病的治疗。在活动性肺部感染期间通常不建议药物治疗，因为垂死的幼虫被认为是导致严重肺炎的较高风险因素。必要时，吸入支气管扩张剂或糖皮质激素可改善肺部症状。

 【常用药物】

药理分类	药物	药理作用	用法用量
驱虫药	阿苯达唑	阻断虫体对葡萄糖的摄取，导致虫体糖原耗竭，致使寄生虫无法生存和繁殖	用于治疗蛔虫病，口服，2～12岁儿童每次400mg，顿服，2～4周后重复1次
	甲苯达唑		用于治疗蛔虫病，口服，2～4岁儿童每次100mg，顿服；4岁以上儿童，200mg，顿服；未治愈者可以重复第2个疗程
	枸橼酸哌嗪	可麻痹蛔虫肌肉，使蛔虫不能附着在宿主肠壁上，随粪便排出体外	口服，每日100～160mg/kg，每日剂量不超过3g；睡前1次服用，连服2日
	双羟萘酸噻嘧啶	本药是去极化神经肌肉阻滞剂，具有明显的烟碱样活性，也能抑制胆碱酯酶，使乙酰胆碱堆积导致虫体出现痉挛性麻痹而排出体外	用于治疗蛔虫病，口服，每日10mg/kg，睡前服用，连服2日；或30mg/kg，睡前顿服

【用药关怀】

药物	用药关怀
阿苯达唑	· 本品药片较大，小儿若吞服完整的药片可能有困难，可以将药片压碎或咀嚼，并用少量水送服 · 不良反应发生率为6%～14.9%，有恶心、头昏、失眠、口干、乏力、腹泻等，多发生在服药后2～3日，轻者数小时内可消失，头晕、乏力可持续2～3日 · 驱蛔虫时，有2%的患者发生口吐蛔虫的现象 · 本药无特效解毒药，用药过量时，应立即催吐或洗胃，并及时对症治疗 · 妊娠期妇女、哺乳期妇女、准备怀孕的妇女及2岁以下小儿禁用 · 严重肝、肾、心功能不全及活动性溃疡病患者禁用 · 蛋白尿、化脓性或弥漫性皮炎、各种急性传染病以及癫痫患者不宜使用本品
甲苯达唑	· 少数患者有恶心、腹部不适、腹痛、腹泻等不良反应；尚可发生乏力、皮疹，罕见剥脱性皮炎、全身脱毛症、血嗜酸性粒细胞增多，均可自行恢复正常 · 严重不良反应多发生于剂量过大、用药时间过长、间隔时间过短时 · 少数患者，特别是蛔虫感染较严重的患者，服药后可引起蛔虫游走，造成腹痛或口吐蛔虫，甚至引起窒息，此时应立即就医 · 肝肾功能不全者慎用 · 腹泻患者应在腹泻停止后服药；有习惯性便秘者可加服泻药 · 不建议2岁以下儿童使用本品
枸橼酸哌嗪	· 本品偶可致恶心、呕吐、腹痛、腹泻、头痛、头昏等不良反应，停药后可自行消失；用药量过大时，偶可致病毒性肝炎样症状、瞳孔缩小、麻痹样斜视、共济失调等，毒性较低 · 禁用于肝肾功能不良，神经系统疾患和癫痫史患者 · 习惯性便秘者可加服泻药 · 可影响血清尿酸检测结果（使数值降低）；对骨髓白细胞有分裂活性

药物	用药关怀
双羟萘酸噻嘧啶	• 本品治疗剂量内的不良反应较轻，常见恶心、呕吐、食欲不振、腹痛、腹泻等；少数患者有头痛、眩晕、嗜睡、胸闷、皮疹等；偶有门冬氨酸氨基转移酶活性升高 • 本药可导致一过性的门冬氨酸氨基转移酶活性升高，肝功能不全者禁用 • 冠心病、严重溃疡病、肾脏病患者慎用 • 对于营养不良、贫血的患者应先给予支持治疗，然后应用本品 • 1岁以下幼儿禁用

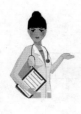

第十五章

恶性肿瘤用药

第一节　非小细胞肺癌

【疾病简介】

肺癌，全称为原发性支气管肺癌，是全球发病率和致死率最高的恶性肿瘤。从病理和治疗角度，肺癌可分为非小细胞肺癌和小细胞肺癌两大类，其中非小细胞肺癌占80%～85%。非小细胞肺癌主要的组织学类型为鳞癌和腺癌，此外还包括大细胞癌、腺鳞癌、类癌、肉瘤样癌、小涎腺癌等少见类型。目前认为肺癌发生的主要危险因素包括吸烟和被动吸烟、职业暴露、空气污染、家族史和遗传因素等。

【临床表现】

肺癌的临床表现与肿瘤大小、类型、发展阶段、所在部位、有无并发症或转移有密切关系，部分患者不会表现出任何症状，仅在体检或因其他疾病行胸部影像学检查时发现。原发肿瘤本身局部生长可引起咳嗽、咯血、呼吸困难、发热、喘鸣等症状；原发肿瘤侵犯邻近器官可引起胸腔积液、声音嘶哑、膈神经麻痹、吞咽困难、上腔静脉阻塞综合征、心包积液等症状；肿瘤转移至中枢神经系统可引起头痛、恶心、呕吐等症状，骨转移可引起骨痛、病理性骨折；除此之外，肺癌患者还可能出现瘤旁综合征，常见异位内分泌、骨关节代谢异常，部分可有神经肌肉传导障碍。

【用药特点及原则】

　　非小细胞肺癌的药物治疗包括化疗、分子靶向治疗及免疫治疗，可分为手术前的新辅助治疗、手术后的辅助治疗、与放疗同期进行的药物治疗、复发或转移患者的姑息治疗。应当严格掌握临床适应证，并在肿瘤内科医师的指导下施行。

　　1．化疗应当充分考虑患者病期、体力状况、不良反应、生活质量及患者意愿，避免治疗过度或治疗不足。应当及时评估化疗疗效，密切监测及防治不良反应，并酌情调整药物和（或）剂量。非小细胞肺癌的经典化疗方案是含铂的双药化疗，不适合铂类化疗时可考虑非铂双药联合方案或单药化疗。

　　2．分子靶向治疗需要明确基因突变状态，依据分子分型指导靶向治疗。非小细胞肺癌的靶向治疗包括表皮生长因子受体酪氨酸激酶抑制剂（EGFR-TKI）、间变性淋巴瘤激酶（ALK）抑制剂、抗肿瘤血管生成药物。

　　3．以免疫检查点抑制剂为代表的免疫治疗，近年来在包括肺癌在内的多个肿瘤治疗领域取得突破性进展，为患者带来了生存效益，改变了非小细胞肺癌的治疗格局，显示出越来越重要的地位。

【常用药物】

药理分类	药物	药理作用	用法用量
化疗药物	顺铂	以DNA为作用靶点，铂原子与DNA形成交叉键，拮抗其复制和转录，高浓度时也能抑制RNA及蛋白质合成	由静脉、动脉或腔内给药，给药前2～16h和给药后至少6h内进行充分的水化，且需用生理盐水或5%葡萄糖溶液稀释后静脉滴注 静脉滴注，每次40～120mg/m²，每3周重复1次；或每次15～20mg/m²，连用5日，每3～4周重复

药理分类	药物	药理作用	用法用量
化疗药物	卡铂	以DNA为作用靶点，铂原子与DNA形成交叉键，拮抗其复制和转录，高浓度时也能抑制RNA及蛋白质合成	肾功能正常者，成人初始治疗推荐剂量为40mg/m²，或按药时曲线下面积（AUC）为4~7计算剂量，根据Calvert公式计算：用药剂量（mg）=计划选择AUC计算值（mg/mL/min）×[肌酐清除率（mL/min）+25] 可用溶媒最低稀释至0.5mg/mL，静脉滴注，持续15~60min，每3~4周重复
	奈达铂		静脉滴注，每次80~100mg/m²，以生理盐水溶解后稀释至500mL，静脉滴注时间>1h，每3~4周重复
	培美曲塞	为多靶点叶酸拮抗剂，通过破坏细胞复制所必需的关键的叶酸依赖性代谢过程，从而抑制细胞复制	静脉滴注，每次500mg/m²，用生理盐水溶解后稀释至100mL，静脉滴注10min以上，每3周重复
	紫杉醇	为新型抗微管药物，通过促进微管蛋白二聚体聚合并抑制其解聚而达到稳定微管的作用，从而抑制分裂间期和有丝分裂期细胞功能至关重要的微管网的正常动态重组	静脉滴注，每次135~175mg/m²，用生理盐水、5%葡萄糖注射液、葡萄糖氯化钠溶液或5%葡萄糖林格氏液稀释至终浓度0.3~1.2mg/mL，静脉滴注时间>3h，每3周重复
	紫杉醇脂质体	可促进微管双聚体装配并阻止其解聚，也可导致整个细胞周期微管的排列异常和细胞分裂期间微管星状体的产生，从而阻碍细胞分裂，抑制肿瘤生长	静脉滴注，每次135~175mg/m²，静脉滴注时间3h，每3周重复

药理分类	药物	药理作用	用法用量
化疗药物	紫杉醇（白蛋白结合型）	抗微管药物，可促进微管蛋白二聚体中的微管聚集，并抑制微管解聚以稳定微管系统，这种稳定作用可干扰维管束的正常动力学再排列，从而阻滞关键的细胞间期和有丝分裂过程	静脉滴注，每次100mg/m²，静脉滴注30min，第1、8、15日给药，每3周为1个周期；或260mg/m²，静脉滴注30min，每3周重复，每瓶（100mg）用生理盐水20mL溶解
	多西他赛	通过促进小管聚合成稳定的微管并抑制其解聚，从而使游离小管的数量显著减少，多西他赛与微管的结合不改变原丝的数目	静脉滴注，每次60~75mg/m²，滴注1h，每3周重复；用生理盐水或5%葡萄糖注射液稀释，总浓度不超过0.9mg/mL
	吉西他滨	为嘧啶类抗代谢物，在细胞内经核苷激酶的作用被代谢为具有活性的二磷酸盐（dFdCDP）及三磷酸盐（dFdCTP）；dFdCDP和dFdCTP通过两种作用机制抑制DNA合成，从而实现吉西他滨的细胞毒性作用	静脉滴注，每次1 000~1 250mg/m²，第1、8日给药，每3周为1个周期，用生理盐水稀释，静脉滴注30min
	长春瑞滨	通过阻滞细胞有丝分裂过程中的微管形成，使细胞分裂停止于有丝分裂中期，为细胞周期特异性药物	注射剂：静脉注射，每次25mg/m²，第1、8日给药，每3周为1个周期；用生理盐水或5%葡萄糖注射液稀释，于6~10min内静脉推注，然后输入至少250mL等渗溶液冲洗静脉 软胶囊：口服，每次60~80mg/m²，每周1次，每3周为1个疗程

药理分类	药物	药理作用	用法用量
靶向治疗药物	吉非替尼	表皮生长因子受体（EGFR）/人表皮生长因子受体1（HER1）的可逆性酪氨酸激酶抑制剂，可抑制EGFR受体酪氨酸的自体磷酸化，从而进一步抑制下游信号传导，阻止EGFR依赖的细胞增殖	口服，每次250mg，每日1次，空腹或与食物同服
	厄洛替尼		口服，每日150mg，至少在进食前1h或进食后2h服用
	埃克替尼		口服，每次125mg，每日3次，空腹或与食物（特别是高热量食物）同服，高热量食物可能明显增加药物的吸收
	阿法替尼	双重不可逆转的ErbB家族（EGFR和HER2）阻滞剂，同时抑制多个ErbB家族成员（如EGFR、HER2、ErbB3及ErbB4），有效地阻断下游信号传导，抑制癌细胞生长和分裂	口服，每次40mg，每日1次，不应与食物同服，在进食后至少3h或进食前至少1h服用，应整片用水吞服
	达可替尼	人表皮生长因子受体家族（EGFR/HER1、HER2和HER4）和某些EGFR激活突变体（19号外显子缺失或21号外显子L858R置换突变）的激酶活性的不可逆抑制剂	口服，每次45mg，每日1次，可与食物同服，也可不与食物同服
	奥希替尼	EGFR激酶抑制剂与EGFR某些突变体（T790M、L858R和19号外显子缺失）结合，发挥抗肿瘤作用，还可抑制HER2、HER3、HER4、ACK1、BLK的活性	口服，每次80mg，每日1次，应在每日相同的时间服用，进餐或空腹时服用均可

药理分类	药物	药理作用	用法用量
靶向治疗药物	阿美替尼	EGFR的激酶抑制剂，可抑制EGFR耐药或激活突变（T790M、L858R和Del19），发挥抗肿瘤作用	口服，每次110mg，每日1次，空腹或餐后服用均可，建议每日大致同一时间服用，整片吞服，并用一整杯水送服，不要咀嚼或压碎
	克唑替尼	酪氨酸激酶受体抑制剂，可抑制ALK、肝细胞生长因子受体（HGFR，c-Met）、ROS1（c-cos）和RON	口服，每次250mg，每日2次，胶囊应整粒吞服，与食物同服或不同服均可
	塞瑞替尼	为激酶抑制剂，可抑制ALK、胰岛素样生长因子1受体（IGF-1R）、胰岛素受体（InsR）和ROS1，其中对ALK的抑制活性最强，可抑制ALK自身磷酸化、ALK介导的下游信号蛋白STAT3的磷酸化及ALK依赖的癌细胞的增殖	口服，每次450mg，每日1次，每日在同一时间口服给药，药物应与食物同时服用
	阿来替尼	一种具有高度选择性的强效ALK和RET酪氨酸激酶抑制剂，抑制ALK酪氨酸激酶活性可阻断下游信号通路STAT3和PI3K/AKT的激活，诱导肿瘤细胞死亡（凋亡）	口服，每次600mg，每日2次，硬胶囊应随餐服用，整粒吞服，不应打开或溶解后服用

药理分类	药物	药理作用	用法用量
靶向治疗药物	贝伐珠单抗	可与VEGF结合，阻止VEGF与内皮细胞表面VEGF受体（Flt-1和KDR）相互作用，减少肿瘤血管形成	静脉滴注，每次15mg/kg，每3周重复，用生理盐水稀释至终浓度1.4~16.5mg/mL；首次静脉滴注时间需持续90min，如果第一次滴注耐受性良好，则第二次滴注时间可以缩短到60min，如果自身也具有良好的耐受性，那么随后的滴注可用30min完成
	重组人血管内皮抑制素	通过抑制形成血管的内皮细胞迁移可抑制肿瘤新生血管的生成，阻断了肿瘤的营养供给，从而达到抑制肿瘤增殖或转移的目的	静脉注射，在治疗周期的第1~14日，每次7.5mg/m^2（1.2×10^{5}U/m^2），每日1次，连续给药14日，休息一周，再继续下一周期治疗；临用时将本品加入250~500mL的生理盐水中，匀速静脉滴注，滴注时间3~4h
	安罗替尼	多靶点的受体酪氨酸激酶（RTK）抑制剂，可抑制VEGFR1、VEGFR2、VEGFR3、c-Kit、PDGFRβ的激酶活性	早餐前口服，每次12mg，每日1次，连续服药2周，停药1周，即3周（21日）为1个疗程
免疫治疗药物	帕博利珠单抗	是一种可与PD-1受体结合的单克隆抗体，可阻断PD-1与PD-L1、PD-L2的相互作用，解除PD-1通路介导的免疫应答抑制，包括抗肿瘤免疫应答	静脉注射，每次200mg（固定剂量）或2mg/kg，静脉输注30min以上，每3周重复
	纳武利尤单抗		静脉注射，每次3mg/kg或240mg（固定剂量），每2周重复
	卡瑞利珠单抗		静脉注射，每次200mg，每3周1次

药理分类	药物	药理作用	用法用量
免疫治疗药物	阿替利珠单抗	是一种可直接结合PD-L1并阻断与PD-1和B7.1受体之间的交互作用的单克隆抗体，解除PD-L1/PD-1产生免疫应答抑制，包括重新激活抗肿瘤免疫应答，而不激活抗体依赖性细胞毒性	静脉注射，每次1.2g，每3周重复，首次静脉输注时间需至少持续60min，如果首次输注患者耐受性良好，则随后的输注时间可适当缩短，但至少持续30min

 【用药关怀】

药物	用药关怀
顺铂	·可引起肾功能异常，需同时输注大量液体进行水化，用药期间多饮水，并注意监测肾功能及电解质 ·易引起胃肠道反应，主要表现为恶心、呕吐，化疗当日宜少食多餐，清淡饮食，可以在床旁放置或食用柠檬和橙，以减轻不适感，若出现呕吐，立即用清水漱口，并告知医务人员，以便及时处理 ·可引起骨髓抑制，主要表现为白细胞减少、粒细胞减少、血小板减少、贫血，用药期间应注意监测血常规，若有发热、出血、瘀斑等不适，应高度重视
卡铂	·输注期间可引起过敏反应，如皮疹、荨麻疹、红斑、紫癜、瘙痒、低血压等，一般在注射后数分钟内发生，输注期间应密切监测相关症状 ·可导致恶心、呕吐，化疗当日宜少食多餐，饮食清淡，可以在床旁放置或食用柠檬和橙，以减轻恶心呕吐感，若出现呕吐，立即用清水漱口，并告知医务人员，以便及时处理 ·可引起骨髓抑制，主要表现为白细胞减少、粒细胞减少、血小板减少、贫血，用药期间应注意监测血常规，若有发热、出血、瘀斑等不适，应高度重视 ·可引起肾功能异常，主要表现为肌酐升高等，用药期间应注意监测肾功能、尿量

药物	用药关怀
奈达铂	・可导致恶心、呕吐，化疗当日宜少食多餐，饮食清淡，可以在床旁放置或食用柠檬和橙，以减轻不适感，若出现呕吐，立即用清水漱口，并告知医务人员，以便及时处理 ・可引起骨髓抑制，主要表现为白细胞减少、粒细胞减少、血小板减少、贫血，用药期间应注意监测血常规，若有发热、出血、瘀斑等不适，应高度重视 ・可引起肾功能异常，并主要由肾脏排泄，使用过程中须确保充分的尿量以减少尿中药物对肾小管的毒性损伤，必要时适当输液并使用甘露醇、呋塞米等利尿剂 ・可引起肝功能异常，主要表现为转氨酶升高、胆红素升高等，用药期间注意监测肝功能
培美曲塞	・开始用药前7日（至少5日）及治疗期间需口服叶酸（350～1 000 μg/d，常用400 μg/d），直至最后一次使用后21日 ・首次给药前1周内，肌内注射维生素B_{12} 1 000 μg，以后每3个周期注射1次，也可与培美曲塞同日注射 ・给药前1日、给药当日、给药后1日需口服地塞米松4mg，每日2次，以降低皮肤反应发生率及程度 ・用药后可能出现骨髓抑制，主要表现为白细胞减少、粒细胞减少、血小板减少、贫血，用药期间应注意监测血常规，若有发热等不适，应高度重视 ・用药后可能出现皮疹、脱屑、脱发、瘙痒，如能耐受可不处理，避免日光直晒，如出现严重皮肤及黏膜炎应及时就诊 ・用药后可能出现肝功能异常，主要表现为转氨酶升高、胆红素升高等，用药期间注意监测肝功能 ・用药后可能出现肾功能异常，主要表现为肌酐升高等，用药期间应注意监测肾功能、尿量

药物	用药关怀
紫杉醇	• 可引起过敏反应，主要表现为呼吸困难、荨麻疹，大多数发生在用药后最初10min内，用药期间应密切监测相关症状，为了防止发生严重的过敏反应，患者应进行预防性用药，通常在治疗之前6～12h口服地塞米松20mg，或在用药之前30～60min静脉滴注地塞米松20mg，在用紫杉醇之前30～60min静脉注射或深部肌内注射苯海拉明（或其同类药）50mg，以及在给药之前30～60min静脉滴注西咪替丁（300mg）或雷尼替丁（50mg）
紫杉醇脂质体	• 可引起骨髓抑制，主要表现为白细胞减少、粒细胞减少、血小板减少、贫血，用药期间应注意监测血常规，若有发热、出血、瘀斑等不适，应高度重视 • 可引起心脏不良反应，主要表现为心律失常，用药期间应注意监测心电图 • 可引起外周神经毒性，主要表现为手足麻木感 • 可引起骨关节疼痛，必要时可使用止痛药物对症处理 • 可引起肝功能异常，主要表现为转氨酶升高、胆红素升高等，用药期间注意监测肝功能
紫杉醇（白蛋白结合型）	• 可引起心脏不良反应，主要表现为心律失常，用药期间应注意监测心电图 • 可引起外周神经毒性，主要表现为手足麻木感 • 可引起骨关节、肌肉疼痛，通常为一过性的，在给药后2～3日出现，几日后可恢复，必要时可使用止痛药物对症处理 • 可引起骨髓抑制，主要表现为白细胞减少、粒细胞减少、血小板减少、贫血，用药期间应注意监测血常规，若有发热、出血、瘀斑等不适，应高度重视 • 可引起肝功能异常，主要表现为转氨酶升高、胆红素升高等，用药期间注意监测肝功能

药物	用药关怀
多西他赛	·接受治疗前必须口服糖皮质激素类药物，如地塞米松，在滴注1日前服用，每日16mg，持续至少3日，以预防过敏反应和体液潴留 ·应密切注意患者的过敏反应，特别是在第1次及第2次输注时，在开始输注的最初数分钟内可能发生过敏反应，若发生过敏反应应立即停止输注并进行对症治疗，对已发生重度过敏反应的患者不能再次使用 ·可引起骨髓抑制，主要表现为白细胞减少、粒细胞减少、血小板减少、贫血，用药期间应注意监测血常规，若有发热、出血、瘀斑等不适，应高度重视 ·可引起外周神经毒性，主要表现为手足麻木感 ·可引起骨关节疼痛，必要时可使用止痛药物对症处理 ·可引起肝功能异常，主要表现为转氨酶升高、胆红素升高等，用药期间注意监测肝功能 ·可引起皮肤反应，如肢体末端（手掌及脚趾）发生局部皮肤红斑伴水肿继而脱皮，为预防皮肤毒性，注意手足尽量不要出力，鞋子尽量选择轻便柔软鞋底的款式，注意皮肤防晒，早、晚用护手霜涂手足皮肤，如出现手足综合征，可尝试用莫匹罗星涂抹患处 ·可引起体液潴留，应密切注意并预防如胸腔积液、心包积液及腹水等症状的发生
吉西他滨	·可引起骨髓抑制，主要表现为白细胞减少、粒细胞减少、血小板减少、贫血，用药期间应注意监测血常规，若有发热、出血、瘀斑等不适，应高度重视 ·可引起肝功能异常，主要表现为转氨酶升高、胆红素升高等，用药期间注意监测肝功能 ·与放射治疗联合应用或治疗间隔≤7日可能发生严重肺及食管纤维样变性的危险

药物	用药关怀
长春瑞滨	・长春瑞滨注射剂只能静脉使用，若药物渗入周围组织可引起严重的局部刺激，一旦药物外渗，应立即停止给药，用生理盐水冲洗静脉，除去渗出的药物，余药从另一静脉输入，采用热敷促进药物扩散有助于减少蜂窝组织炎的风险，如果发生药液外渗，可立即静脉注射糖皮质激素，从而减少静脉炎的风险 ・长春瑞滨软胶囊须用水送服，禁止咀嚼或吮吸，如果胶囊表面融化或破损，里面的刺激性液体流出并接触皮肤、口腔黏膜或眼睛，会产生有害作用，所以表面被损坏的胶囊不能再被服用，同时避免接触流出的液体 ・可引起胃肠道症状，主要表现为恶心、呕吐、腹泻、便秘 ・可引起骨髓抑制，主要表现为白细胞减少、粒细胞减少、血小板减少、贫血，用药期间应注意监测血常规，若有发热、出血、瘀斑等不适，应高度重视 ・可引起肝功能异常，主要表现为转氨酶升高、胆红素升高等，用药期间注意监测肝功能
吉非替尼	・空腹或餐后服用均可，如有吞咽困难，可分散于半杯饮用水中（非碳酸饮料），无需压碎，搅拌至完全分散后服下，再以半杯水冲洗杯子饮下，如果漏服1次，应在记起后尽快服用，如果距离下次服药时间不足12h，则不应再服用漏服的药品，不可为了弥补漏服的剂量而服用加倍的剂量 ・可引起皮肤不良反应，主要表现为皮疹、痤疮、皮肤干燥和瘙痒，尽可能少晒太阳，外出建议穿长袖上衣和长裤，穿宽松、透气的鞋袜 ・可引起腹泻，应注意对症止泻治疗，补充液体并监测电解质 ・可引起间质性肺炎，主要表现为咳嗽、低热、呼吸道不适，如出现急性的呼吸困难，应立即就医 ・可引起肝功能异常，主要表现为转氨酶升高、胆红素升高等，用药期间注意监测肝功能 ・可引起口腔黏膜炎，注意口腔卫生，用软毛牙刷刷牙，餐后漱口 ・可引起乏力，用药期间应避免驾驶汽车或操作机械

药物	用药关怀
厄洛替尼	·应空腹（至少在进食前1h或进食后2h）服用，避免与葡萄柚、葡萄柚汁同时服用 ·可引起皮肤不良反应，主要表现为皮疹、痤疮、皮肤干燥和瘙痒，尽可能少晒太阳，外出建议穿长袖上衣和长裤，穿宽松、透气的鞋袜 ·可引起腹泻，应注意对症止泻治疗，补充液体并监测电解质 ·可引起间质性肺炎，主要表现为咳嗽、低热、呼吸道不适等症状，如出现急性呼吸困难，应立即就医 ·可引起口腔黏膜炎，注意口腔卫生，用软毛牙刷刷牙，餐后漱口 ·可引起肝功能异常，主要表现为转氨酶升高、胆红素升高等，用药期间注意监测肝功能 ·可引起眼部不良反应，包括异常睫毛生长、干燥性角膜结膜炎或疱疹性角膜炎，如出现急性眼科异常或加重，如眼睛疼痛，应中断或停用本品
埃克替尼	·空腹或餐后服用均可，高热量的食物可促进药物吸收 ·可引起皮肤不良反应，主要表现为皮疹、痤疮、皮肤干燥和瘙痒，尽可能少晒太阳，外出建议穿长袖上衣和长裤，穿宽松、透气的鞋袜 ·可引起腹泻，应注意对症止泻治疗，补充液体并监测电解质 ·可引起间质性肺炎，主要表现为咳嗽、低热、呼吸道不适等症状，如出现急性的呼吸困难，应立即就医 ·可引起口腔黏膜炎，注意口腔卫生，用软毛牙刷刷牙，餐后漱口 ·可引起肝功能异常，主要表现为转氨酶升高、胆红素升高等，用药期间注意监测肝功能 ·可引起乏力，用药期间应避免驾驶汽车或操作机械

药物	用药关怀
阿法替尼	・需空腹（餐后3h或餐前1h）服用，食物可能影响药物吸收。如果漏服1次，应在当日记起时尽快服用，但是如果距下次服药的时间不到8h，则不需要额外补充漏服的剂量 ・可引起皮肤不良反应，主要表现为皮疹、痤疮、皮肤干燥和瘙痒，尽可能少晒太阳，外出建议穿长袖上衣和长裤，穿宽松、透气的鞋袜 ・可引起腹泻，应注意对症止泻治疗，补充液体并监测电解质 ・可引起间质性肺炎，主要表现为咳嗽、低热、呼吸道不适等症状，如出现急性呼吸困难，应立即就医 ・可引起口腔黏膜炎，注意口腔卫生，用软毛牙刷刷牙，餐后漱口 ・可引起肝功能异常，主要表现为转氨酶升高、胆红素升高等，用药期间注意监测肝功能 ・可引起眼部不良反应（结膜炎、干眼症、角膜炎），主要表现为眼部炎症、流泪、光敏感、视力模糊、眼痛、红眼等症状，用药期间建议避免佩戴隐形眼镜
达可替尼	・可与食物同服，也可不与食物同服，每日在大致相同的时间服用，如果呕吐或漏服1剂，不应追加剂量或补充服用漏服剂量，而应在下一次的服药时间服用规定剂量 ・可引起皮肤不良反应，主要表现为皮疹、痤疮、皮肤干燥和瘙痒，尽可能少晒太阳，外出建议穿长袖上衣和长裤，穿宽松、透气的鞋袜 ・可引起腹泻，应注意对症止泻治疗，补充液体并监测电解质 ・可引起间质性肺炎，主要表现为咳嗽、低热、呼吸道不适等症状，如出现急性的呼吸困难，应立即就医 ・可引起口腔黏膜炎，注意口腔卫生，用软毛牙刷刷牙，餐后漱口

续表

药物	用药关怀
奥希替尼	·进餐或空腹服用均可，如有吞咽困难，可分散于半杯饮用水中（非碳酸饮料），无需压碎，搅拌至完全分散后服下，再用半杯水冲洗杯子饮下，尽可能按时服用，如漏服1次，立即补服1次，但如果发现漏服的时间距离下一次服用时间小于12h，则不应补服 ·可引起皮肤不良反应，主要表现为皮疹、痤疮、皮肤干燥和瘙痒，尽可能少晒太阳，外出建议穿长袖上衣和长裤，穿宽松、透气的鞋袜 ·可引起腹泻，应注意对症止泻治疗，补充液体并监测电解质 ·可引起间质性肺炎，主要表现为咳嗽、低热、呼吸道不适等症状，如出现急性的呼吸困难，应立即就医 ·可引起心脏不良反应，主要表现为QT间期延长、心律失常，注意定期监测心电图 ·可引起骨髓抑制，主要表现为白细胞减少、粒细胞减少、血小板减少，用药期间应注意监测血常规，若有发热等不适，应高度重视
阿美替尼	·空腹或餐后服用均可，建议每日大致同一时间服用，整片吞服，并用一整杯水送服，不要咀嚼或压碎，如果漏服本品1次，且距离下次服药时间大于12h，则应补服1次 ·可引起血肌酸磷酸激酶升高，若出现肌肉疼痛、肌肉压痛、肌肉抽搐或肌肉无力等肌肉症状，应报告医师 ·可引起心脏不良反应，主要表现为QT间期延长、心律失常，注意定期监测心电图 ·可引起皮肤不良反应，主要表现为皮疹、痤疮、皮肤干燥和瘙痒，尽可能少晒太阳，外出建议穿长袖上衣和长裤，穿宽松、透气的鞋袜 ·可引起腹泻，应注意对症止泻治疗，补充液体并监测电解质 ·可引起间质性肺炎，主要表现为咳嗽、低热、呼吸道不适等症状，如出现急性的呼吸困难，应立即就医

药物	用药关怀
克唑替尼	·进餐或空腹服用均可，应整粒胶囊吞服，避免与葡萄柚、葡萄柚汁同时服用，尽可能按时服用，如漏服1次，立即补服1次，但如果发现漏服的时间距离下一次服用时间小于6h，则不应补服，如服药后呕吐，则在正常用药时间服用下一剂量 ·可能引起视觉异常，主要表现为视觉损害、闪光感、视觉模糊、玻璃体浮游物、畏光和复视，通常是可逆的 ·可引起胃肠道反应，主要表现为恶心、呕吐、腹泻、便秘、胃肠道穿孔，若出现腹泻，应注意对症止泻治疗，补充液体并监测电解质 ·可引起心脏不良反应，主要表现为QT间期延长、心动过缓，注意定期监测心电图 ·可引起间质性肺炎，主要表现为咳嗽、低热、呼吸道不适等症状，如出现急性的呼吸困难，应立即就医 ·可引起肝功能异常，主要表现为转氨酶升高、胆红素升高等，用药期间注意监测肝功能
塞瑞替尼	·应每日在同一时间与食物同时服用，如果忘记服药，且距下次服药时间间隔12h以上时，应补服漏服的剂量，若治疗期间发生呕吐，不应服用额外剂量，但应继续服用下次计划剂量 ·可引起胃肠道反应，主要表现为恶心、呕吐、腹泻、便秘、胃肠道穿孔，应注意对症止吐、止泻治疗，补充液体并监测电解质 ·可引起肝功能异常，主要表现为转氨酶升高、胆红素升高等，用药期间注意监测肝功能 ·可引起间质性肺炎，主要表现为咳嗽、低热、呼吸道不适等症状，如出现急性的呼吸困难，应立即就医 ·可引起心脏不良反应，主要表现为QT间期延长、心动过缓，注意定期监测心电图 ·可能引起高血糖，患糖尿病和（或）同时使用糖皮质激素的患者血糖升高风险增加，使用塞瑞替尼治疗前及治疗期间应监测空腹血清葡萄糖，根据指征开始使用或优化降糖药物治疗 ·本品可能引起胰腺炎，使用前及治疗期间应监测脂肪酶和淀粉酶 ·由于可能出现疲劳或视觉障碍，治疗期间应谨慎驾驶或操作机器

药物	用药关怀
阿来替尼	・应随餐服用，整粒吞服，不应打开或溶解后服用，如果漏服1剂，应补服剂量，除非距离下一次服药的时间小于6h，如果服药后发生呕吐，应按计划时间服用下一剂药物 ・可引起肌痛和骨骼疼痛，用药期间注意监测肌酸激酶，如有任何原因不明的肌痛、触痛或虚弱感，应报告医师 ・可引起光过敏，用药期间和停药后至少7日内避免长时间暴晒，并采取适当的防晒措施 ・可引起肝功能异常，主要表现为转氨酶升高、胆红素升高，用药期间应注意监测肝功能 ・可引起间质性肺炎，主要表现为咳嗽、呼吸道不适等症状，应定期行肺功能、肺部影像学检查 ・可引起肾功能异常，用药期间注意监测肾功能 ・可引起心动过缓，用药期间定期监测心电图 ・可引起视觉障碍，用药期间避免驾驶或操作机械
贝伐珠单抗	・可引起血压升高，尤其对于合并高血压患者，用药期间应注意监测血压 ・可引起出血，包括咯血、胃肠道出血、中枢神经系统出血、鼻出血、阴道出血，若有瘀斑或出血倾向，应及时告知医师 ・可影响伤口的愈合，用药前应告知医师近期是否已进行手术治疗 ・可引起胃肠穿孔和瘘，若用药期间出现胃肠绞痛、腹痛等症状，应及时告知医师 ・可引起血栓栓塞性疾病，主要表现为局部肿胀，必要时行彩超检查 ・可引起蛋白尿，应留意小便是否出现浑浊、泡沫增多等异常，并注意监测尿常规 ・可引起心脏不良反应，主要表现为心律失常、心力衰竭，用药期间注意监测心电图，必要时查左心室射血分数 ・输注过程中，可出现超敏反应或输液反应，主要表现为心慌、四肢厥冷、呼吸困难等症状，故首次用药时应密切观察

续表

药物	用药关怀
重组人血管内皮抑制素	·过敏体质或对蛋白类生物制品有过敏史者慎用，过敏反应表现为全身斑丘疹，伴瘙痒，此不良反应为可逆，暂停使用药物后可缓解，发热、乏力多为轻中度 ·用药初期少数患者可出现轻度疲乏、胸闷、心慌，绝大多数对症处理后可有好转，如出现不适应及时与医师沟通，使用过程中应定期监测心电图，出现心脏不良反应者应进行心电监护 ·偶见腹泻、肝功能异常，主要包括无症状性转氨酶升高、黄疸，一般为轻度及中度，轻度患者无需对症处理，中、重度经减缓滴注速度或暂停药物使用后适当对症处理可缓解
安罗替尼	·应早餐前口服，避免高脂饮食，避免同时服用柑橘、杨桃、葡萄柚，用药期间如出现漏服，若距下次用药时间短于12h，则不再补服 ·可引起血压升高，用药期间应注意监测血压，必要时服用降压药 ·可引起手足皮肤反应，应加强皮肤护理，保持皮肤清洁，避免按压、摩擦、继发感染 ·可增加出血风险，主要表现为咯血、便血、鼻出血、牙龈出血、血尿等，应注意有无出血倾向，如瘀斑、黑便等 ·可引起肝功能异常，主要表现为转氨酶升高、胆红素升高，用药期间应注意监测肝功能 ·可引起蛋白尿，应留意小便是否出现浑浊、泡沫增多等异常，并注意监测尿常规、肾功能 ·可引起甲状腺功能减退，主要表现为乏力、畏寒、食欲下降和水肿等，用药期间应定期监测甲状腺功能 ·可引起腹泻，若出现腹泻，应注意补充液体，避免严重腹泻导致脱水，并同时监测电解质 ·可引起甘油三酯和胆固醇升高，高脂血症患者建议低脂饮食，必要时服用降血脂药物治疗 ·可增加血栓风险，注意监测是否出现血栓栓塞相关症状，如局部肿胀，用药期间定期监测凝血指标 ·可能引起声音嘶哑

药物	用药关怀
帕博利珠单抗	
纳武利尤单抗	• 治疗前需告知医生既往自身免疫性疾病、器官特异性疾病、内分泌疾病和传染病情况，吸烟情况，家族史，妊娠状况，既往接受抗肿瘤治疗的情况和用药情况，既往排便习惯（频率和形状） • 治疗中如果出现皮疹、瘙痒、皮肤潮红或呼吸困难等不适，应立刻告知医护人员 • 治疗后若出现低热和（或）轻度肌肉疼痛等不适，可口服塞来昔布胶囊1粒，每12h服1次，或其他解热镇痛抗炎药，48h内未缓解需及时返院处理
卡瑞利珠单抗	• 可能会影响免疫系统，用药后如果出现下列或其他不适，应及时联系医师：高血糖，如三多一少（多饮、多食、多尿、体重减轻），呼吸气味像水果味；咳嗽、胸痛或呼吸困难；腹痛或腹泻；黄色的皮肤或眼睛，严重恶心或呕吐，容易瘀伤或出血；垂体炎，常表现为不寻常的头痛、头晕或昏厥，或视力改变；皮疹、肿胀、起水疱或脱皮 • 可能导致疲劳等不适，治疗期间禁止驾驶汽车或操作机械；出院2周后返院复查血常规及血生化等项目，并由医生评估是否继续治疗；用药期间和最后一次用药后4个月严格避孕，哺乳期妇女停止哺乳
阿替利珠单抗	

第二节 小细胞肺癌

【疾病简介】

小细胞肺癌占肺癌的13%～17%，与非小细胞肺癌相比，恶性程度更高，早期极易发生远处转移，确诊时多为晚期，预后极差；对放化疗高度敏感，但绝大多数患者最终死于疾病复发。小细胞肺癌发生的主要危险因素与非小细胞肺癌相同，几乎所有小细胞肺癌的病例均可归因于吸烟。

【临床表现】

小细胞肺癌的临床表现与非小细胞肺癌相似，而小细胞肺癌患者更易出现瘤旁综合征，临床上常表现为异位内分泌、骨关节代谢异常，部分可有神经肌肉传导障碍。

【用药特点及原则】

由于小细胞肺癌独特的生物学行为，治疗上除了少数早期病例外，主要采用放化疗结合的综合治疗。近年来，靶向PD-L1的免疫检查点抑制剂在小细胞肺癌治疗中显示了良好的临床活性，目前用于广泛期小细胞肺癌的治疗。安罗替尼是我国自主研发的一种新型小分子多靶点酪氨酸激酶抑制剂，具有抗肿瘤血管生成和抑制肿瘤生长的作用，用于广泛期小细胞肺癌的三线及以上治疗。

对于因小细胞肺癌所致体力状况较差［体力状况评分（PS评分）为3～4分］的患者，应充分综合考虑各种因素，谨慎选择化疗方案（单药方案或减量联合方案）。对于不是因小细胞肺癌所致PS评分为3～4分的患者，经对症支持治疗后，如果体力状况得到改善，PS评分能够达到2分以下，方可进行化疗。

【常用药物】

药理分类	药物	药理作用	用法用量
化疗药物	顺铂	参照本章第一节非小细胞肺癌	静脉、动脉或腔内给药，给药前2~16h和给药后至少6h内进行充分的水化且需用生理盐水或5%葡萄糖溶液稀释后静脉滴注 静脉滴注，每次60~80mg/m²，每3周重复，或每次25mg/m²，连用3日，每3~4周重复
	卡铂		一般按AUC为5~6计算剂量，计算公式及给药方法见本章第一节非小细胞肺癌
	洛铂		注射剂：静脉注射，每次30mg/m²，每3周重复，使用前用5mL注射用水溶解，于4h内应用（存放温度2~8℃），不能用氯化钠溶液溶解
	依托泊苷	为细胞周期特异性抗肿瘤药物，作用于DNA拓扑异构酶Ⅱ，形成药物-酶-DNA稳定的可逆性复合物，阻碍DNA修复	注射剂：静脉滴注，每次80~100mg/m²，连用3日，每3周重复，将本品需用量用氯化钠注射液稀释，浓度不超过0.25mg/mL，静脉滴注时间不少于30min 胶囊剂：口服，每日175~200mg，连续服用5日，停药3周为1个疗程；或每日50~75mg，连续服用21日，停药1周为1个疗程
	伊立替康	特异性地作用于拓扑异构酶Ⅰ，拓扑异构酶Ⅰ通过可逆地断裂DNA单链使DNA双链解旋，盐酸伊立替康和它的活性代谢产物SN-38结合到拓扑异构酶Ⅰ-DNA复合物上，阻止断裂的单链再连接，诱导DNA损伤，阻断DNA复制，导致细胞凋亡	静脉滴注，每次50~60mg/m²，第1、8、15日使用，每4周重复，或每次65mg/m²，第1、8日使用，每3周重复；使用时用5%葡萄糖或0.9%氯化钠注射液稀释，静脉滴注时间30~90min

续表

药理分类	药物	药理作用	用法用量
化疗药物	拓扑替康	为拓扑异构酶Ⅰ的抑制剂，与拓扑异构酶Ⅰ–DNA复合物结合可阻止拓扑异构酶Ⅰ所诱导DNA单链可逆性断裂后的重新连接，导致细胞死亡	注射剂：静脉注射，每次1.25mg/m²，连续5日，每3周重复；静脉输注时间30min 口服剂：口服，每次2.3mg/m²，每日1次，连续5日，每3周重复
	紫杉醇	参照本章第一节非小细胞肺癌	静脉滴注，每次135～175mg/m²，用生理盐水、5%葡萄糖注射液、葡萄糖氯化钠溶液或5%葡萄糖林格氏液稀释至终浓度0.3～1.2mg/mL，滴注时间大于3h，每3周重复
	多西他赛		静脉滴注，每次60～75mg/m²，滴注1h，每3周重复；用生理盐水或5%葡萄糖注射液稀释，终浓度不超过0.9mg/mL
	吉西他滨		静脉滴注，每次1 000～1 250mg/m²，第1、8日给药，每3周为1个周期，用生理盐水稀释，静脉滴注30min
	长春瑞滨		注射剂：静脉注射，每次25mg/m²，第1、8日给药，每3周为1个周期；用生理盐水或5%葡萄糖注射液稀释，于6～10min内静脉输入，然后输入至少250mL等渗溶液冲洗静脉 软胶囊：口服，每次60～80mg/m²，每周1次，每3周为1个疗程
靶向治疗	安罗替尼		早餐前口服，每次12mg，每日1次，连续服药2周，停药1周，即3周（21日）为1个疗程

续表

药理分类	药物	药理作用	用法用量
免疫治疗药物	度伐利尤单抗	是一种人免疫球蛋白G1kappa（IgG1 κ）单克隆抗体，可与PD-L1结合并阻断PD-L1与PD-1和CD80（B7.1）的相互作用，避免免疫抑制	与化疗联合：1 500mg，第1日，静脉输注1h，每3周重复，共4周期 维持治疗：1 500mg，第1日，静脉输注1h，每4周重复，直至疾病进展或毒性不可耐受
	阿替利珠单抗	参照本章第一节非小细胞肺癌	静脉注射，每次1.2g，每3周重复，首次静脉输注时间需至少持续60min，如果首次输注患者耐受性良好，则随后的输注时间可适当缩短，但至少持续30min
	帕博利珠单抗		静脉注射，每次200mg（固定剂量），静脉输注30min以上，每3周重复
	纳武利尤单抗		静脉注射，每次3mg/kg或240mg（固定剂量），每2周重复

 【用药关怀】

药物	用药关怀
顺铂	·参照本章第一节非小细胞肺癌
卡铂	
洛铂	·最常见和最严重的不良反应是骨髓抑制，主要表现为白细胞减少、粒细胞减少、血小板减少、贫血，用药期间应注意监测血常规，若有发热、出血、瘀斑等不适，应高度重视 ·可导致恶心、呕吐，化疗当日宜少食多餐，清淡饮食，可以在床旁放置或食用柠檬和橙，以减轻不适感，若出现呕吐，立即用清水漱口，并告知医务人员，以便及时处理 ·使用后可能出现感觉异常、视觉异常、神经痛等神经性疾病，可采取按摩、热敷等措施来减轻 ·可引起肝功能异常，主要表现为转氨酶升高、胆红素升高等，用药期间注意监测肝功能

药物	用药关怀
依托泊苷	·可引起骨髓抑制，主要表现为白细胞减少、粒细胞减少、血小板减少、贫血，用药期间应注意监测血常规，若有发热、出血、瘀斑等不适，应高度重视 ·滴注时不要随意调快滴速，静脉滴注过快可能会发生低血压、喉痉挛等过敏反应 ·可引起肝功能异常，主要表现为转氨酶升高、胆红素升高等，用药期间注意监测肝功能 ·可引起肾功能异常，主要表现为肌酐升高等，用药期间应注意监测肾功能、尿量 ·常在给药1个疗程后出现脱发，洗头时使用清水或不含碱洗头水，佩戴泳帽可减轻脱发，也可戴帽子或假发，停药后2个月会长出新发 ·化疗结束后3个月以内，不宜接种病毒疫苗
伊立替康	·使用当天可能出现多汗、多泪、多唾液、视力模糊、腹泻等不适（急性胆碱能综合征），及时告知医师使用药物治疗，同时加强保暖和补充水分，不适症状一般会很快消失 ·化疗结束出院后仍可能导致腹泻，这种腹泻发生在用药24h以后，平均在用药后第5日，当大便次数增多或不成形时则可能刚开始，患者应多喝水，尽早服用洛哌丁胺（易蒙停），首次2片（4mg），每2h服用1片，直到腹泻停止后的12h，如果48h内不能控制，及时联系医师 ·可引起骨髓抑制，主要表现为白细胞减少、粒细胞减少、血小板减少、贫血，用药期间应注意监测血常规，若有发热、出血、瘀斑等不适，应高度重视 ·可引起肝功能异常，主要表现为转氨酶升高、胆红素升高等，用药期间注意监测肝功能，在高胆红素患者中，本品清除率降低，因而血液毒性增高，应经常进行全血细胞计数，本品不能用于胆红素超过正常值上限3倍的患者 ·本品的代谢产物在尿中容易形成结晶，可引起肾功能损害，故用药期间多饮水并碱化尿液

药物	用药关怀
拓扑替康	·常见的不良反应是骨髓抑制，主要表现为白细胞减少、粒细胞减少、血小板减少、贫血，用药期间应注意监测血常规，若有发热、出血、瘀斑等不适，应高度重视 ·常在给药1个疗程后出现脱发，洗头时使用清水或不含碱洗发水，佩戴帽子或假发，停药后2个月会长出新发 ·静脉注射时，若药液漏在血管外可产生局部刺激、红肿 ·可引起肝功能异常，主要表现为转氨酶升高、胆红素升高等，用药期间注意监测肝功能 ·化疗结束后3个月以内，不宜接种病毒疫苗
紫杉醇 多西他赛 吉西他滨 长春瑞滨 安罗替尼	·参照本章第一节非小细胞肺癌
度伐利尤单抗	·治疗前需告知医生既往自身免疫性疾病、器官特异性疾病、内分泌疾病和传染病情况；吸烟情况、家族史、妊娠状况、既往接受抗肿瘤治疗的情况和基线用药情况；既往排便习惯（频率和形状） ·治疗中如果出现皮疹、瘙痒、皮肤潮红或呼吸困难等不适，应立刻告知医护人员 ·治疗后若出现低热和（或）轻度肌肉疼痛等不适，可口服塞来昔布胶囊1粒，每12h服1次，或其他解热镇痛抗炎药，48h内未缓解需及时返院处理 ·可能会影响免疫系统，用药后如果出现下列或其他不适，应及时联系医师：高血糖，如三多一少（多饮、多食、多尿、体重减轻），呼吸气味像水果味；咳嗽、胸痛或呼吸困难；腹痛或腹泻；黄色的皮肤或眼睛，严重恶心或呕吐，容易瘀伤或出血；垂体炎，常表现为不寻常的头痛、头晕或昏厥，或视力改变；皮疹、肿胀、起水疱或脱皮 ·可能导致疲劳等不适，治疗期间禁止驾驶汽车或操作机械；出院2周后返院复查血常规及血生化等项目，并由医生评估是否继续治疗；用药期间和最后一次用药后4个月严格避孕，哺乳期妇女停止哺乳

续表

药物	用药关怀
阿替利珠单抗	
帕博利珠单抗	· 参照本章第一节非小细胞肺癌
纳武利尤单抗	

第三节 乳腺癌

【疾病简介】

乳腺癌是全球最常见的恶性肿瘤之一，同时是女性发病率最高的恶性肿瘤，2020年全球乳腺癌新发病例数为226万，占所有肿瘤发病例数的11.7%。20余年来，环境恶化、生活节奏加快以及生活习惯的改变，可能是我国女性乳腺癌发病率呈现逐渐上升趋势的重要原因。

【临床表现】

乳腺癌常见的临床表现为乳房无痛性肿块，极少数可伴有疼痛，以单侧单发最为常见，80%的患者以此为主诉就诊。亦可表现为乳头出血性溢液、乳头凹陷、回缩、乳房"酒窝征"、乳房皮肤"橘皮样"改变等，当累及局部腋静脉、臂丛神经时可出现同侧上肢水肿和肩部酸痛等症状。

晚期肿瘤侵犯皮肤时出现乳房皮肤溃疡，当癌细胞沿淋巴管、腺管或纤维组织直接浸润内皮并继续生长，可在主癌灶周围的皮肤形成散在分布的质硬结节，即皮肤卫星结节，如果肿瘤侵犯胸壁神经，可出现明显的疼痛。

当肿瘤出现远处转移时则出现相应的症状，转移至内乳、肺门及其他淋巴结时可出现隆起、声嘶、Horner综合征、上肢水肿等局部压迫症状；肿瘤转移至肺部时可出现咳嗽、胸腔积液、呼吸困难等症状；肿瘤转移至肝脏时可出现黄疸、肝大、压痛等症状；肿瘤转移至骨皮质时可出现局部疼痛、活动障碍、骨折；转移至骨髓时可出现贫血、感染、瘀点等骨髓受侵症状；肿瘤转移至脑及脑膜时可出现恶心、呕吐等症状。

 【用药特点及原则】

按照乳腺癌相关激素受体表达中雌激素受体（ER）、孕激素受体（PR）是否阳性，以及人表皮生长因子受体2蛋白（HER-2）受体是否阳性，可将乳腺癌患者分为4类亚型。可以选择手术、放疗、药物治疗等手段，所涉及的治疗药物包括化疗、内分泌治疗和靶向治疗三类。具体方案的选择综合考虑分型、肿瘤分期、患者基础情况和治疗意愿而决定。

1. Luminal A型（定义为ER/PR阳性且PR高表达，HER-2阴性，增殖分数（ki67）低表达），常用治疗方案为卵巢功能抑制药物联合雌激素功能抑制剂，治疗至少持续5年。晚期则将戈舍瑞林等卵巢功能抑制药物去掉或替换成CDK4/6抑制剂，如哌柏西利。

2. Luminal B型（定义为ER/PR阳性，无论HER-2状态，PR低表达/ki67高表达），其早期治疗方案分两个方向：HER-2阴性患者，需进行内分泌治疗+化疗；HER-2阳性患者，还需要联合抗HER-2治疗。晚期患者可以选择既往使用过有效的药物，或作用机制相异的药物。

3. HER-2阳性型（定义为ER/PR均为阴性，HER-2为阳性），常用治疗方案为化疗与抗HER-2治疗结合。

4. 三阴性乳腺癌（定义为ER、PR、HER-2均为阴性），由于对内分泌治疗和现有的靶向治疗均不敏感，化疗是其全身治疗的重要手段。

【常用药物】

药理分类	药物	药理作用	用法用量
内分泌 治疗药物	戈舍瑞林	本品是天然促性腺激素释放激素（GnRH）的一种合成类似物，长期使用可抑制垂体促性腺激素的分泌，可以引起血清雌二醇的下降	皮下注射，每次3.6mg，每4周1次
	他莫昔芬	结合靶组织（乳腺、子宫）细胞中的胞浆内雌激素受体，抑制内源性雌激素的作用	口服，每日20mg，最多不超过40mg，日剂量可单次服用，也可分成两个相等剂量服用
	来曲唑	绝经后的激素依赖型乳腺癌患者，其体内雌激素主要由芳香化酶催化雄烯二酮而产生，来曲唑是芳香化酶系统的一种非激素竞争性抑制剂，可以抑制该转化过程	口服，每次2.5mg，每日1次
	阿那曲唑	绝经后的激素依赖型乳腺癌患者，其体内雌激素主要由芳香化酶催化雄烯二酮而产生，阿那曲唑是芳香化酶系统的一种选择性非激素竞争性抑制剂，可以抑制该转化过程	口服，每次1mg，每日1次
	哌柏西利	本品是细胞周期蛋白依赖性激酶（CDK）4和6的抑制剂，该激酶位于细胞增殖通路的下游，对其进行抑制后可以阻止细胞从G1期进入S期，从而减少雌激素受体阳性乳腺癌细胞增殖，联用雌激素受体抑制剂或芳香化酶抑制剂后作用增强	口服，起始剂量为每次125mg，每日1次，应与食物同服，连续服用21日，停药7日，每28日为1个周期

药理分类	药物	药理作用	用法用量
化疗药物	多柔比星	·本品的作用机制尚未完全明确，在临床治疗浓度下，可以引起拓扑异构酶Ⅱ裂解DNA，从而破坏DNA的三级结构，亦可形成自由基或与细胞膜上的脂结合影响细胞功能 ·在远高于药理浓度时，本品结构中的平面环插入碱基对之间，从而与DNA结合形成复合物，严重干扰DNA的合成	静脉注射，2~3min内注入 每3周1次方案：①单药，每次60~75mg/m^2；②多药，每次30~40mg/m^2 每周方案：每次20mg/m^2
	表柔比星	·本品的抗肿瘤机制尚未完全明确，可能存在多种机制，其平面环插入碱基对之间，从而抑制核酸（DNA和RNA）和蛋白质的合成，这种嵌入还可引发拓扑异构酶裂解DNA，产生细胞毒性 ·本品可以抑制DNA解链酶的活性，阻止酶引起的DNA双链解链，干扰复制和转录，还可以产生细胞毒性自由基	单独用药时，成人：每次60~120mg/m^2；用来辅助治疗腋窝淋巴阳性的乳腺癌患者联合化疗时，静脉注射，推荐的起始剂量为每次100~120mg/m^2，每14日或每21日为1个疗程，每个疗程的总起始剂量可以1次单独给药或者连续2~3日分次给药
	环磷酰胺	·本品属于烷化剂类的细胞毒性药物，在体外环磷酰胺无活性，在体内被肝微粒体酶激活，部分转变成活性代谢物（4-羟基环磷酰胺），其细胞毒作用基于与DNA交联形成烷化物，导致了DNA链断裂及与DNA-蛋白交联的联结，使细胞周期中G2被延迟	静脉滴注，每次500~600mg/m^2，每14日1次，或者每21日1次

药理分类	药物	药理作用	用法用量
化疗药物	氟尿嘧啶	在体内转化为5-氟-2脱氧嘧啶核苷酸，与TS酶的嘧啶结合部位结合，抑制DNA的生物合成	静脉注射，每日500mg/m²，每21日1次
	卡培他滨	口服后在肝脏转化为5-氟尿嘧啶，药理作用同氟尿嘧啶	常用量：口服，每次1 250mg/m²，餐后30min内整片用水吞服，治疗2周后停药1周；3周为1个疗程
	多西他赛	参照本章第一节非小细胞肺癌	静脉滴注，单药：每次80～100mg/m²；联合方案：每次75mg/m²，每21日1次
	紫杉醇		静脉滴注，每次175mg/m²，每14日或每21日1次；或每次80mg/m²，每周1次
	紫杉醇（白蛋白结合型）		静脉滴注，每次260mg/m²，静脉滴注时间30min，每3周给药1次；每瓶（100mg）用生理盐水20mL溶解
	顺铂		静脉滴注，每次75mg/m²，连用3日，每21日重复1次
	吉西他滨		静脉滴注，每次1 000mg/m²，静脉滴注30min，第1、8日给药，每21日重复1次

药理分类	药物	药理作用	用法用量
靶向药物	曲妥珠单抗	在原发性乳腺癌患者中观察到有25%～30%的患者HER-2过度表达，HER-2的基因扩增的结果是这些肿瘤细胞表面HER-2增加，导致HER-2受体活化，本品是一种重组DNA衍生的人源化单克隆抗体，特异性地作用于HER-2的细胞外部位，本品是抗体依赖的细胞介导的细胞毒性作用（ADCC）的潜在介质	3周给药方案：静脉滴注，首次用药8mg/kg，后续用药6mg/kg，每3周1次 每周给药方案：首次用药4mg/kg，后续用药2mg/kg，每周1次
	帕妥珠单抗	帕妥珠单抗靶向HER-2的细胞外二聚化结构域（子域Ⅱ），从而阻断HER-2与其他人表皮生长因子受体（HER）家族成员［包括人表皮生长因子受体（EGFR）、人表皮生长因子受体-3（HER-3）和人表皮生长因子受体-4（HER-4）］生成配体依赖型异源二聚体 帕妥珠单抗通过两种主要信号通路，即促分裂原活化蛋白（MAP）激酶和磷脂酰肌醇3激酶（PI3K）来抑制配体启动的细胞内信号转导，抑制这些信号通路可导致细胞生长停滞和细胞凋亡 帕妥珠单抗还可介导ADCC	静脉滴注，首次用药，840mg，每21日1次；后续用药，420mg，每21日1次
	拉帕替尼	拉帕替尼是小分子4-苯胺基喹唑啉类受体酪氨酸激酶抑制剂，抑制EGFR和HER-2，在多种动物均能抑制表皮因子驱动的肿瘤生长，拉帕替尼对曲妥单抗耐药的肿瘤细胞株有效	口服，每次1 250mg，每日1次，连续服用21日，停用7日，如此为1个疗程

药理分类	药物	药理作用	用法用量
靶向药物	吡咯替尼	吡咯替尼是一种不可逆的酪氨酸激酶抑制剂，同时具有抗EGFR、HER-2以及HER-4的活性	口服，每次400mg，每日1次
	贝伐珠单抗	参照本章第一节非小细胞肺癌	静脉滴注，每次10mg/kg，第1日和第15日给药，每28日为1个周期

 【用药关怀】

药物	用药关怀
戈舍瑞林	• 可能引起骨密度下降，本身存在骨代谢异常的患者需要注意监测 • 注射后需要观察注射部位是否出现出血症状，有无出现生命体征（呼吸、脉搏、血压）的改变，针对低身体质量指数或正在接受抗凝治疗的患者，需要格外留意出血症状 • 注射后的多汗、皮疹、潮热、关节痛均是常见反应
他莫昔芬	• 长期治疗时，需要定期检测血常规、血生化、电解质，开始治疗时每6个月1次，3年后每年1次，妇科检查、盆腔B超每6~12个月1次 • 在服药期间若出现异常的阴道出血症状，应立即就医，排查出血原因 • 骨转移患者、联用降低肾脏钙排泄药物时，注意高血钙的发生 • 联合细胞毒药物时，发生血栓风险增加
来曲唑	• 可降低循环系统中雌激素水平，导致骨密度下降，治疗期间每隔6个月（最长不超过1年）监测全身骨骼状况，需要对骨质疏松进行预防和治疗 • 偶有胃肠不适、皮肤过敏反应、关节/肌肉痛、潮热

药物	用药关怀
阿那曲唑	·可降低循环系统中雌激素水平，导致骨密度下降，应在治疗期间每隔6个月（最长不超过一年）监测全身骨骼状况，需要对骨质疏松进行预防和治疗 ·本品含有乳糖，遗传性半乳糖不耐受症、先天性乳糖酶缺乏症或葡萄糖-半乳糖吸收障碍综合征患者禁用
哌柏西利	·可引起骨髓抑制，严重者易诱发感染，应在每个治疗周期前、前2个周期第15日时和出现临床症状时（如发热、寒战、头晕、气短、无力、出血和（或）瘀伤倾向加重）监测血常规，出现粒细胞下降时通知主治医师，按说明书提示方法调整用法用量 ·如有需要合并使用其他药物，先咨询医生或药师
多柔比星 表柔比星	·骨髓抑制和心脏毒性是最常见的不良反应，出院1周后复查血常规、肝功能 ·给药后1~2日，尿液呈红色，为正常现象，不必担心 ·给药后5~10日可出现口腔炎，症状表现为痛性溃疡，主要发生在舌侧及舌下黏膜，其发生频率及严重程度与重复给药有关，注意保持口腔清洁 ·常在给药1个疗程后出现脱发，洗头时使用清水或不含碱洗发水，停药后2个月会长新发 ·多补充含优质蛋白质的食物（如鱼、肉、蛋）、纤维素高的食物（如蔬果），少食油腻、辛辣、刺激性的食物
环磷酰胺	·治疗前需要确保患者不存在活动性感染、尿流动力梗阻、水电解质紊乱 ·每次治疗前后需要对血常规进行检测，治疗结束后5~7日1次，出现血常规异常需要报告医师 ·该药品的代谢物对泌尿系统具有刺激性，治疗需要同时给予保护剂，患者注意多喝水，多排尿，减少本品毒性代谢物在膀胱停留时间，若出现血性尿液应报告医师 ·接受高剂量本品治疗、曾在心脏区域放疗及老年患者，本品用药后出现心脏毒性的风险增加

药物	用药关怀
氟尿嘧啶	·化疗前体温必须正常，没有感冒、发热等症状，化疗当日比平时少吃一些，宜少食多餐，清淡饮食，少食甜食，准备些干性食物（如饼干） ·可引起口腔黏膜炎、口腔溃疡，治疗期间注意保持口腔卫生，进食后用清水漱口，使用软毛牙刷刷牙，如出现口腔黏膜炎、口腔溃疡可使用喉风散或西瓜霜喷剂及碘甘油涂抹 ·可能引起腹泻，当大便次数增多或不成形时可能是服用该药所引发的腹泻，应多补水，并尽早服用洛哌丁胺（易蒙停），首次2片（4mg），每4h服用1片，直到腹泻停止后的12h，腹泻严重时可每2h服用1片，如果48h内不能控制，应立即就医 ·如出现心悸、胸闷及心脏不适等症状应及时告知医师，便于医师调整后续治疗方案 ·用药期间不宜服用非甾体类解热镇痛药物 ·出院后定期（每周）检查血常规、肝肾功能 ·回家后应加强营养补给，多补充含丰富优质蛋白质的食物（如鱼、肉、蛋）、纤维素高的食物（如蔬果），少食油腻、辛辣、刺激性的食物，不要暴饮暴食，定期（2~3周）返院继续下一周期治疗
多西他赛	
紫杉醇	
紫杉醇（白蛋白结合型）	·参照本章第一节非小细胞肺癌
顺铂	

药物	用药关怀
卡培他滨	· 饭后0.5h内用水吞服，早餐后和晚餐后分别服用，如果发现忘记服药，禁止随意补服，应继续按照原定时间和剂量服药，注意不要1次服用2次的药量，若1次误服过量药，应立即就医 · 出院1周后复查血常规、肝功能，如果出现白细胞、中性粒细胞及血小板减少及时联系医师 · 如出现每日腹泻4~6次，应立即就医，可能需要推迟服药或者降低服药剂量，并多饮水；如便秘，多食用含有纤维的食物如蔬菜水果，多喝水 · 如出现口腔溃疡，多喝水，并注意保持口腔卫生，使用软毛牙刷刷牙，若口疮或者溃疡较严重需告知医师，开具口腔清洗液或者有效的药品，预防口腔感染 · 日常生活中尽量避免手部和足部的摩擦及与高温物品的接触，如患者不要穿紧而不合脚的鞋，要避免手和足的摩擦和受压，避免剧烈的运动和体力劳动，坐着或躺着的时候将手和脚放在较高的位置，可以预防手足综合征 · 避免在阳光下暴晒，以免加重色素沉着 · 抵抗力降低，服药期间不要接种疫苗 · 可能出现疲乏、发热、虚弱、嗜睡等症状，用药期间禁止驾驶汽车及操作机械
吉西他滨	· 参照本章第一节非小细胞肺癌
曲妥珠单抗	· 用药前及用药后每3个月监测心功能 · 用药前30~60min，可以使用一些止痛药（如对乙酰氨基酚）、抗过敏药（如苯海拉明） · 治疗期间如出现胸闷、呼吸困难、心悸、心动过速等情况，应及时向主治医师寻求帮助
帕妥珠单抗	· 用药前及用药后每3个月监测心功能 · 治疗期间如出现胸闷、呼吸困难、心悸、心动过速等情况，应及时向主治医师寻求帮助

续表

药物	用药关怀
拉帕替尼	·服药期间每日1次，饭前1h或饭后2h服用，如出现漏服，第2日不必加倍 ·用药期间的合并用药应咨询医师，禁止擅自服用其他药物 ·治疗期间关注排便状况变化，发现大便不成形后，应尽早开始抗腹泻治疗，可选用洛哌丁胺或蒙脱石散等药物 ·治疗前、治疗期间注意监测心功能
吡咯替尼	·餐后30min内口服，每日同一时间服药，连续服用，每21日为1个周期，如果患者漏服了某一日的吡咯替尼，不需要补服，下一次按计划服药即可 ·治疗期间关注排便状况变化，发现大便不成形后，尽早开始抗腹泻治疗，可选用洛哌丁胺或蒙脱石散 ·治疗前若存在低血钾，低血镁，应先进行纠正 ·治疗前、治疗期间注意监测心功能、肝肾功能指标，频率约为每2个治疗周期1次

第四节　胃癌

 【疾病简介】

据《2018年世界癌症报告》统计，胃癌的发病率居全球恶性肿瘤的第5位，在恶性肿瘤死亡病因中高居第3位。目前关于胃癌的发病原因及高危因素仍未完全明确。胃癌发病有明显的地域性差别，饮食、吸烟、幽门螺杆菌感染、既往胃息肉、慢性萎缩性胃炎、胃部分切除病史及遗传等因素与胃癌发病有一定关系。

【临床表现】

早期胃癌多数患者无明显症状，少数人有恶心、呕吐或类似于溃疡病的上消化道症状。疼痛与体重减轻是胃癌进展期最常见的临床症状。患者常有较为明显的上消化道症状，如上腹不适、进食后饱胀。随着病情进展上腹部疼痛加重、食欲下降、乏力。晚期胃癌患者常可出现贫血、消瘦、营养不良，甚至恶病质等表现。

 【用药特点及原则】

胃癌治疗的总体策略是以外科为主的综合治疗，目前针对胃癌的治疗药物主要包括化疗药物、分子靶向药物和免疫治疗药物。

1. 胃癌的化疗分为姑息化疗、辅助化疗、新辅助化疗和转化治疗，应当严格掌握临床适应证，排除禁忌证，并在肿瘤内科医师的指导下施行。氟尿嘧啶类、铂类和紫杉类药物是胃癌的主要化疗药物。

2. 靶向治疗用于晚期胃癌患者的姑息治疗，包括抗人表皮生长因子受体2（HER2）的一线治疗（曲妥珠单抗）和抗血管生成通路的三线治疗（阿帕替尼）。

3. 免疫检查点抑制剂抗PD-1单抗目前被批准用于晚期胃癌的三线治疗，而抗PD-1单抗对比化疗或者联合化疗等一线治疗转移性胃癌的临床研究也正在开展。

此外，胃是重要的消化器官，因此在整个抗肿瘤治疗过程中，需要特别关注患者营养状况的维持、并发症的积极预防和及时处理。

【常用药物】

药理分类	药物	药理作用	用法用量
化疗药物	氟尿嘧啶	参照本章第三节乳腺癌	本品作静脉注射或静脉滴注所用剂量相差甚大 单药静脉注射剂量一般为按体重每日10～20mg/kg，连用5～10日，每疗程5～7g（甚至10g） 若为静脉滴注，通常按体表面积每日300～500mg/m²，连用3～5日，每次静脉滴注时间不得少于6～8h，静脉滴注时可用输液泵连续给药维持24h
	亚叶酸	是叶酸的衍生物，可促进5-氟尿嘧啶的代谢产物5-氟尿嘧啶脱氧核苷酸与胸苷酸合成酶形成三元复合物，从而强化5-氟尿嘧啶的抗肿瘤活性	静脉滴注，第1日200～500mg/m²，每2周重复
	替吉奥	由替加氟（FT）、吉美嘧啶（CDHP）和奥替拉西钾（OXO）组成，口服后FT在体内逐渐转化为氟尿嘧啶；CDHP选择性可逆抑制存在于肝脏的氟尿嘧啶分解代谢酶，从而提高来自FT的氟尿嘧啶浓度，增强抗肿瘤疗效；OXO口服后分布于胃肠道，可选择性抑制氟尿嘧啶转化为5-氟核苷酸，从而在不影响抗肿瘤活性的同时减轻胃肠道毒副作用	体表面积<1.25m²，每次40mg 体表面积≥1.25m²且<1.5m²，每次50mg 体表面积≥1.5m²，每次60mg 每日2次，早晚餐后30min内口服，连续给药28日，休息14日，为1个治疗周期

药理分类	药物	药理作用	用法用量
化疗药物	卡培他滨	参照本章第三节乳腺癌	常用量：口服，每次1 250mg/m²，餐后30min内整片用水吞服，治疗2周后停药1周；3周为1个疗程
	顺铂	参照本章第一节非小细胞肺癌	常用量：口服，每次1 250mg/m²，餐后30min内整片用水吞服，治疗2周后停药1周；3周为1个疗程
	奥沙利铂	属非周期特异性抗肿瘤药，为左旋反式二氨环己烷草酸铂，在体液中通过非酶反应取代不稳定的草酸盐配体，转化为具有生物活性的一水合和二水合1,2-二氨基环己烷铂衍生物。这些衍生物可以与DNA形成链内和链间交联，抑制DNA的复制和转录	每次85～130mg/m²，每2～3周1次，溶于5%葡萄糖溶液250～500mL中，持续静脉滴注2～6h

药理分类	药物	药理作用	用法用量
化疗药物	伊立替康	参照本章第二节小细胞肺癌	单药治疗：350mg/m²，静脉滴注30～90min，每3周1次 联合用药治疗：伊立替康180mg/m²静脉滴注30～90min，第1天；亚叶酸钙400mg/m²应该在伊立替康输注后立即给予，滴注时间相同，之后再立即给予5-氟尿嘧啶（5-FU），第1天和第2天；5-FU 400mg/m²静脉推注，然后600mg/m²持续静脉输注22h，第1天和第2天；每2周重复 伊立替康180mg/m²静脉滴注30～90min，第1天；亚叶酸钙400mg/m²应该在伊立替康输注后立即给予，滴注时间相同，第1天；5-FU 400mg/m²静脉推注，第1天，然后每天1 200mg/m²持续2天静脉输注（总量2 400mg/m²，输注46～48h）；每2周重复
	表柔比星	参照本章第三节乳腺癌	单独用药时，成人剂量为按体表面积每次60～90mg/m²；联合化疗时，每次50～60mg/m²，静脉注射，根据患者血象可间隔21日重复使用
	紫杉醇	参照本章第一节非小细胞肺癌	静脉滴注，每次135～175mg/m²，用生理盐水、5%葡萄糖注射液、葡萄糖氯化钠溶液或5%葡萄糖林格氏液稀释至终浓度0.3～1.2mg/mL，滴注时间＞3h，每3周重复
	多西他赛		静脉滴注，每次60～75mg/m²，滴注1h，每3周重复；用生理盐水或5%葡萄糖注射液稀释，终浓度不超过0.9mg/mL

续表

药理分类	药物	药理作用	用法用量
分子靶向药物	曲妥珠单抗	参照本章第三节乳腺癌	初始负荷剂量为8mg/kg，随后6mg/kg，每3周给药1次，首次输注时间约为90min，如果耐受良好，后续输注可改为30min
	阿帕替尼	为小分子血管内皮细胞生长因子受体2（VEGFR-2）酪氨酸激酶抑制剂，可抑制肿瘤血管生成	每次850mg，每日1次，口服，餐后30min以温开水送服，疗程中漏服的剂量不能补充 应密切监测不良反应，根据需要进行剂量调整
免疫治疗药物	纳武利尤单抗	参照本章第一节非小细胞肺癌	静脉注射，每次3mg/kg或240mg（固定剂量），每2周重复

【用药关怀】

药物	用药关怀
氟尿嘧啶	·参照本章第三节乳腺癌
亚叶酸	·亚叶酸只能与叶酸拮抗剂（如甲氨蝶呤）或者氟嘧啶（如氟尿嘧啶）一起使用，并在具有使用肿瘤化疗药物经验的临床医生的直接监督指导下进行 ·可能会增加氟尿嘧啶的毒性反应 ·不推荐与叶酸拮抗剂同时治疗，因为会降低或抑制叶酸拮抗剂的疗效

药物	用药关怀
替吉奥	·出院1周后复查血常规、肝肾功能，之后至少每2周进行1次检查，如出现咳嗽、气短、呼吸困难和发热等异常，须停药并进行胸部X线检查 ·如出现每日腹泻≥4次，应立即就医，可能需要推迟服药或者降低服药剂量，并多饮水；如便秘，多食用含有纤维的食物例如蔬菜水果 ·如出现口腔溃疡，多喝水或其他饮料，并注意保持口腔卫生，使用软毛牙刷刷牙，口疮或者溃疡较严重需告知医师，开具口腔清洗液或者有效的药品，预防口腔感染 ·日常生活中尽量避免手部和足部的摩擦及与高温物品的接触，如不要穿紧而不合脚的鞋，避免手和足的摩擦和受压，避免剧烈的运动和体力劳动，坐着或躺着的时候将手和脚放在较高的位置，可以预防手足综合征 ·避免在阳光下暴晒，以免加重色素沉着
卡培他滨	·参照本章第三节乳腺癌
顺铂	·参照本章第一节非小细胞肺癌
奥沙利铂	·可出现急性四肢外周神经毒性，发生在给药的数小时或1～2日内，在14日内消退，进一步给药会频繁复发 ·患者通常表现为手、脚、口周围或咽喉一过性感觉异常、感觉迟钝和感觉减退，暴露于低温或接触冰冷物体可使这些症状加速或恶化，故输注本品时应避免使用冰（黏膜炎预防措施） ·持续性外周神经毒性（＞14日）常见特征为感觉异常、感觉迟钝、感觉减退，也可能因本体感觉缺失导致某些日常生活技能的丧失（如书写、解扣纽扣、吞咽，并因本体感觉损害导致步行困难） ·感觉障碍的部位需要防止烫伤、冻伤和挤压，不要用无感觉的部位直接接触危险的物体 ·治疗周期之间每周检查血常规、肝肾功能和电解质，以便医生调整剂量

药物	用药关怀
紫杉醇	• 参照本章第一节非小细胞肺癌
多西他赛	
伊立替康	• 参照本章第二节小细胞肺癌
表柔比星	• 参照本章第三节乳腺癌
曲妥珠单抗	
阿帕替尼	• 有可能增加出血的风险，一旦发生出血迹象，应及时停药 • 慎用于已知有QT间期延长病史的患者、服用抗心律失常药物的患者或有相关基础心脏疾病、心动过缓和电解质紊乱的患者 • 可引起一过性转氨酶升高或总胆红素升高，原有血清转氨酶和总胆红素升高的患者应慎用本品，重度肝功能不全患者禁用 • 可引起血压升高，一般为轻到中度，多在服药后2周左右出现，如有需要应在专科医师指导下进行降压治疗或调整本品剂量 • 手足综合征是最常见的皮肤不良反应，如果发生，可在医师指导下采取一些必要的对症支持治疗 • 腹泻患者服用本品可能会影响吸收，应积极治疗，好转后可在医师指导下服用 • 育龄期男性和育龄期女性在用药期间及停药后8周内应注意避孕 • 出现胃肠道穿孔、需要临床处理的伤口裂开、瘘、肾病综合征的患者，发病期间应停用本品 • 可引起蛋白尿，肾功能不全患者应谨慎使用并密切监测自身状况，用药期间建议定期检查尿常规及肾功能
纳武利尤单抗	• 参照本章第一节非小细胞肺癌

第五节 大肠癌

【疾病简介】

大肠癌是最常见的消化道肿瘤之一。在我国，大肠癌发病率与病死率的地理分布特征为：东部沿海地区比西北内陆地区发病率高，其中发病率最高的是长江中下游地区，也就是经济发达地区发病率高，城市较农村高，大城市又较小城市高。在国内患者年龄以40~60岁最多，较欧美患者提前12~18年，男性多于女性，直肠癌比结肠癌多见。大肠癌的病因与其他肿瘤一样，至今尚未明确，但推测与环境因素、生活习惯和饮食方式有关，而与种族关系不大。

【临床表现】

大肠癌早期无明显症状，病情发展到一定程度才出现临床症状，主要有以下五个方面的表现。

1. 肠刺激症状和排便习惯改变：便频、腹泻或便秘，有时便秘和腹泻交替、里急后重、肛门坠胀，并常有腹隐痛。

2. 便血：肿瘤破溃出血，有时鲜红或较暗，一般出血量不多，有时为黏液血便，间歇性出现。

3. 肠梗阻：肠梗阻是结肠癌晚期的表现，先出现腹胀、腹部不适，然后出现阵发性腹痛、肠鸣音亢进、便秘或粪便变细（铅笔状、羊粪状）以致排气、排便停止。

4. 腹部肿块：肿瘤长到一定程度，腹部即可扪及肿块，肿块初期可推动，侵袭周围后固定。

5. 贫血、消瘦、发热、无力等全身中毒症状：由于肿瘤生长消耗体内营养，长期慢性出血会引起患者贫血、肿瘤继发感染、发热和中毒症状。

【用药特点及原则】

目前药物治疗在大肠癌治疗中的作用主要有两个方面：

1．与手术和放射治疗结合使用，可分为新辅助治疗与辅助治疗。

（1）新辅助治疗的目的在于提高手术切除率，提高保肛率，延长患者无病生存期，推荐以氟尿嘧啶类药物为基础的单药方案或联合奥沙利铂等方案，对于可能转化的患者应选择高反应率的化疗方案或联合靶向治疗方案。

（2）辅助治疗可以减少复发，达到长期生存的目的，应根据患者原发部位、病理分期、分子指标及术后恢复状况来决定。推荐在身体恢复后尽快开始辅助化疗，一般在术后3周左右（体质差者适当延长），不应迟于术后2个月，化疗时限为3~6个月。

2．晚期患者的姑息治疗。对一些在初诊时已经出现远处转移的患者进行化疗可以延长生存期、提高生活质量。推荐对临床确诊为复发或转移性结直肠癌患者进行*KRAS*、*NRAS*、*BRAF* V600E基因突变检测，以对预后进行分层，指导肿瘤靶向治疗。

推荐对所有结直肠癌患者进行错配修复（mismatch repair，MMR）蛋白表达或微卫星不稳定（microsatellite instability，MSI）检测。在转化治疗或姑息性治疗中可考虑使用PD-1抑制免疫治疗。

【常用药物】

药理分类	药物	药理作用	用法用量
化疗药物	氟尿嘧啶	参照本章第三节乳腺癌	第1日静脉推注400mg/m²；第2日起1 200mg/m²，持续静脉滴注，每日1 200mg/m²，连续2日（总量2 400mg/m²，输注46~48h）
	卡培他滨		常用量：口服，每次1 250mg/m²，每日2次；联合奥沙利铂：每次1 000mg/m²，每日2次；餐后30min内整片用水吞服，治疗2周后停药1周，3周为1个疗程

药理分类	药物	药理作用	用法用量
化疗药物	奥沙利铂	参照本章第四节胃癌	辅助治疗转移性结直肠癌：静脉滴注，推荐剂量为每次85mg/m²，每2周重复
	亚叶酸	参照本章第四节胃癌	静脉滴注，第1日200～500mg/m²，每2周重复
	伊立替康	参照本章第二节小细胞肺癌	静脉滴注，每次180mg/m²，静脉滴注时间30～90min，每日1次，每2周重复
	曲氟尿苷替匹嘧啶	三氟胸苷（FTD）与盐酸替匹嘧啶（TPI）以1∶0.5的摩尔比组成的口服复方制剂，主要作用机制是三氟胸苷（FTD）在DNA复制的过程中取代胸腺嘧啶掺入DNA双链，导致DNA功能障碍发挥抗肿瘤作用；同时盐酸替匹嘧啶（TPI）可以抑制胸苷磷酸化酶（TPase）活性，阻止FTD迅速降解，从而使血浆中的活性药物成分维持在有效水平	口服，每次35mg/m²，每日2次，于每个疗程的第1～5日和第8～12日服用，每28日为1个疗程；每次剂量不超过80mg
	雷替曲塞	特异性的抑制胸苷合成酶，导致DNA的断裂和细胞凋亡，其由还原叶酸载体摄入细胞内，被叶酰聚谷氨酸盐合成酶转化成聚谷氨酸盐形式储存于细胞中，增强抑制性T细胞（Ts）的抑制能力	静脉注射，每次3mg/m²，给药时间15min，若未出现毒性，每3周给药1次

药理分类	药物	药理作用	用法用量
靶向药物	西妥昔单抗	靶向诱导细胞毒免疫效应细胞作用于表达EGFR的肿瘤细胞；EGFR信号途径参与控制细胞的存活、增殖，血管生成、细胞运动、细胞的入侵及转移等；本品以高出内源配体约5到10倍的亲和力与EGFR特异结合，阻碍内源性EGFR配体的结合，从而抑制受体的功能，进一步诱导EGFR内吞，从而导致受体数量的下调	静脉滴注，初始剂量为$400mg/m^2$，其后每周给药剂量为$250mg/m^2$，每周给药1次
	贝伐珠单抗	参照本章第一节非小细胞肺癌	静脉注射，每次7.5mg/kg，每3周给药1次
	瑞戈非尼	本品是细胞膜结合的和细胞内的多种激酶的小分子抑制剂，这些激酶参与正常细胞功能及肿瘤发生、肿瘤血管生成、肿瘤转移和肿瘤免疫等病理过程	口服，推荐每日最低剂量80mg，最高剂量160mg，每日1次，于每个疗程的前21日口服，28日为1个疗程
	呋喹替尼	一种具有高度选择性的肿瘤血管生成抑制剂，主要作用靶点为VEGFR激酶家族VEGFR1、VEGFR2及VEGFR3	口服，起始剂量每次5mg，每日1次；连续服药3周，随后停药1周（每4周为1个治疗周期）

【用药关怀】

药物	用药关怀
氟尿嘧啶	• 参照本章第三节乳腺癌
卡培他滨	
奥沙利铂	• 参照本章第四节胃癌
亚叶酸	
伊立替康	• 参照本章第二节小细胞肺癌
曲氟尿苷替匹嘧啶	• 治疗周期之间每周检查血常规、肝肾功能和电解质，出现检查结果异常需要联系主治医师进行处理 • 少数患者会出现腹泻，一旦发现大便变稀，需要联系主治医师，按照医嘱处理
雷替曲塞	• 与其他细胞毒性药物一样，造血功能低下、一般状况差、既往经放疗者慎用 • 最常见的不良反应为恶心、呕吐，老年患者更易出现毒性反应，尤其是胃肠道毒性（腹泻或黏膜炎），应严格监护 • 本药部分经由粪便排泄，因此轻度到中度的肝功能损害者应慎用，而重度肝功能损害者不推荐使用 • 需要注意保持口腔卫生，进食后用清水漱口

续表

药物	用药关怀
西妥昔单抗	• 皮肤反应，发生率约80%以上，主要表现为痤疮样皮疹和（或）较少出现的如瘙痒、皮肤干燥、皮肤脱屑、多毛症或者指甲异常（如甲床炎），大多数皮肤反应发生在治疗的前3周内，通常在中断治疗后皮肤症状可以自行消退，并无后遗症发生 • 约超过10%的患者发生低镁血症，建议检测血清中镁的水平，需要时应补充镁 • 10%以上患者发生轻到中度的输液反应，1%以上的患者会发生重度输液反应 • 如患者出现轻中度输液反应，应减慢本品的滴注速率，建议在此后的所有滴注过程均采用该调整后的速率 • 重度输液反应在罕见的情况下会导致致命的结果，一般发生在首次滴注期间或者滴注后1h内，但也有可能发生在输液结束后的几个小时或者后续的输液治疗中，一旦发生重度输液反应，应立即并永久停用本品，并进行紧急处理
贝伐珠单抗	• 参照本章第一节非小细胞肺癌
瑞戈非尼	• 超过10%的患者会发生肝功能异常，常表现为胆红素升高、转氨酶升高，临床研究中表明亚洲人群发生重度肝功能异常概率较西方人群高，应注意监测肝功能，刚开始治疗的2个月内应每2周1次，此后应每月1次，结果异常时需要咨询主治医师并按需调整剂量 • 超过半数患者会出现手足皮肤反应、掌跖红肿疼痛综合征和皮疹，亚洲人群发生概率超过西方人群，可以通过预防胼胝，使用鞋垫和手套，防止对足底和手掌的压迫来预防，若出现该症状，可以局部使用含尿素、水杨酸等成分的乳膏，若未好转则需咨询主治医师 • 应在每日同一时间，在低脂早餐后用水将整片吞服 • 患者不应通过在同一日服用2剂药物弥补（前一日）漏服的剂量 • 如果服用瑞戈非尼后出现呕吐，同一日内患者不得继续服药

续表

药物	用药关怀
呋喹替尼	·用药后90%以上的患者都有可能出现不良反应，最常见（发生率≥20%）的为高血压、蛋白尿、手足皮肤反应、发声困难、出血、转氨酶升高、甲状腺功能检查异常、腹痛/腹部不适、口腔黏膜炎、疲乏/乏力、腹泻、感染、血胆红素升高以及食欲下降 ·用药前需要由医生评估患者的肝肾功能、出血风险、是否存在活动性感染和血压水平 ·可与食物同服或空腹口服，需整粒吞服 ·建议每日同一时段服药，如果服药后患者呕吐，无需补服；如果漏服，不应在次日加服，应按常规服用下一次处方剂量

第六节　食管癌

 【疾病简介】

食管癌是常见的消化道肿瘤，全世界每年约有30万人死于食管癌。其发病率和病死率在各国差异很大，发病率有明显的地理特征，我国是世界上食管癌高发地区之一，据估计，世界上一半以上的食管癌患者都是中国人。我国河南林县、江苏苏北地区等处发病率较高。

食管癌的发生可能与多方面因素相关，如饮食习惯（包括摄入含亚硝胺类的食物、长期饮用烈性酒、摄入食物过硬或过热，以及进食过快引起的慢性刺激、炎症、创伤或口腔不洁、龋齿等）、遗传易感因素、真菌感染、免疫功能低下、接触某些化学药品及放射线、环境污染等。按照组织学分型，我国90%的患者为鳞状细胞癌。

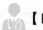 **【临床表现】**

早期症状常不明显，但在吞咽粗硬食物时可能有不同程度的不适感觉，哽噎停滞症状时轻时重，进展缓慢。中晚期典型的症状为进行性咽下困难，先是难咽干的食物，继而是半流质食物，最后水和唾液也不能咽下。常吐黏液样痰，为下咽的唾液和食管的分泌物。患者逐渐消瘦、脱水、无力，最后出现恶病质状态。持续胸痛或背痛提示为晚期症状，表现为癌已侵犯食管外组织，预示有穿孔可能。若癌肿侵犯头颈交界处神经，可出现声音嘶哑或Horner综合征等；若侵入气管、支气管，可形成相应瘘口，出现吞咽水或食物时剧烈呛咳，并发呼吸系统感染，若有肝、脑等脏器转移，可出现黄疸、腹腔积液、昏迷等症状。

 【用药特点及原则】

临床上食管癌的治疗采取综合治疗的原则，Ⅰ/Ⅱ期患者可以选择手术治疗，若不适宜手术（心肺功能差、患者不愿手术）可行根治性的放化疗或放疗。术前化疗可以提高肿瘤局部的无瘤率，降低胸外淋巴结转移率和血行转移率，同期放化疗与单纯放疗相较可以提高五年生存率，围手术期可以选择的方案有FOLFOX（氟尿嘧啶+奥沙利铂+亚叶酸，针对胃食管交界处腺癌）、FOLFOX+多西他赛、CapeOx（卡培他滨+奥沙利铂）、氟尿嘧啶+顺铂、紫杉醇+顺铂（针对鳞癌）。术前接受过新辅助同步放化疗后达R0切除，并有病理证实的残存病灶，即术后分期≥yPT1或yPN1，术后可考虑使用纳武利尤单抗。晚期食管癌常用药物包括：氟尿嘧啶类，如氟尿嘧啶、卡培他滨、替吉奥；紫杉类，如紫杉醇、多西他赛；铂类，如顺铂；伊立替康。针对腺癌患者，经过免疫组化和荧光原位杂交进行HER-2检测后，若是HER-2高表达，则可以加用曲妥珠单抗+氟尿嘧啶+顺铂方案治疗。

【常用药物】

药理分类	药物	药理作用	用法用量
化疗药物	氟尿嘧啶	参照本章第三节乳腺癌	第1日静脉推注400mg/m²，第2日起每日1 200mg/m²，持续静脉滴注，连续2日（总量2 400mg/m²，输注46～48h），每2周重复；或第1日24h持续静脉滴注2 600mg/m²，每2周重复；或第1～2日持续48h静脉滴注1 000mg/m²；或第1～4日每日持续24h静脉滴注750～1 000mg/m²，每28日重复
	卡培他滨		常用量：口服，每次1 250mg/m²，餐后30min内整片用水吞服，治疗2周后停药1周；3周为1个疗程
	替吉奥	参照本章第四节胃癌	体表面积＜1.25m²，每次40mg 体表面积≥1.25m²且＜1.5m²，每次50mg 体表面积≥1.5m²，每次60mg 每日2次，早晚餐后30min内口服，连续给药28日，休息14日，为1个治疗周期
	奥沙利铂		每次85～130mg/m²，每2～3周1次，溶于5%葡萄糖溶液250～500mL中，持续静脉滴注2～6h
	亚叶酸		静脉滴注，第1日200～500mg/m²，每2周重复
	伊立替康	参照本章第二节小细胞肺癌	每次180mg/m²，静脉滴注30～90min，第1日，每2周1次

药理分类	药物	药理作用	用法用量
化疗药物	多西他赛	参照本章第一节非小细胞肺癌	静脉滴注，每次60～75mg/m²，滴注1h，每3周重复；用生理盐水或5%葡萄糖注射液稀释，终浓度不超过0.9mg/mL
	紫杉醇		静脉滴注，每次135～175mg/m²，用生理盐水、5%葡萄糖注射液、葡萄糖氯化钠溶液或5%葡萄糖林格氏液稀释至终浓度0.3～1.2mg/mL，滴注时间大于3h，每3周重复
	顺铂		静脉注射，每次40～100mg/m²，每21日重复1次
靶向药物	曲妥珠单抗	参照本章第三节乳腺癌	初始负荷剂量为8mg/kg，随后6mg/kg，每3周给药1次，首次输注时间约为90min，如果耐受良好，后续输注可改为30min

 【用药关怀】

药物	用药关怀
氟尿嘧啶	·参照本章第三节乳腺癌
卡培他滨	
替吉奥	·参照本章第四节胃癌
奥沙利铂	
伊立替康	·参照本章第二节小细胞肺癌
多西他赛	·参照本章第一节非小细胞肺癌
紫杉醇	
顺铂	
曲妥珠单抗	·参照本章第三节乳腺癌

【疾病简介】

胰腺导管腺癌是常见的胰腺肿瘤，恶性程度极高，近年来，发病率在国内外均呈明显的上升趋势。中国国家癌症中心2017年统计数据显示，胰腺癌位列我国男性恶性肿瘤发病率的第7位，女性的第11位，病死率位居恶性肿瘤中的第6位。

胰腺癌的病因尚未完全明确，流行病学调查显示胰腺癌发病与多种危险因素有关。长期吸烟、高龄、高脂饮食、体重指数超标、慢性胰腺炎或伴发糖尿病等是胰腺癌可能的非遗传性危险因素。家族遗传也是胰腺癌的高危因素，大约10%的胰腺癌病例具有家族遗传性。

【临床表现】

胰腺癌早期症状不典型，临床就诊时大部分患者已属于中晚期。多数胰腺癌患者首发症状仅表现为上腹部不适或腹痛等，易与胃肠和肝胆疾病的症状混淆，部分患者进食后可出现疼痛或不适感加重。80%～90%胰腺癌患者在疾病初期即消瘦、乏力、体重减轻，常出现消化不良症状或腹泻。中晚期肿瘤可出现持续性剧烈腹痛。晚期胰腺癌可导致消化道梗阻或出血。黄疸是胰头癌最主要的临床表现，可伴有皮肤瘙痒、深茶色尿和陶土样便。部分患者可伴有持续性或间歇性低热。部分患者还可出现血糖异常。

【用药特点及原则】

多学科综合诊治是任何分期胰腺癌治疗的基础，根据不同患者的身体状况、肿瘤部位、侵及范围、临床症状，合理应用现有的诊疗手段综合治疗。

胰腺癌的治疗主要包括手术治疗、放射治疗、化学治疗、介入治疗和最佳支持治疗等。

胰腺癌化学治疗疗效有限，但可以改善患者的生存质量，同时改善疼痛、提高生存质量。化疗包括术后辅助化疗、新辅助化疗、姑息性化疗。辅助化疗常用方案包括以吉西他滨或氟尿嘧啶类药物（替吉奥）为主的单药治疗和5-氟尿嘧啶/亚叶酸钙或吉西他滨+卡培他滨的联合化疗。新辅助化疗常用方案包括FOLFIRINOX（奥沙利铂+伊立替康+亚叶酸钙+5-氟尿嘧啶）、吉西他滨+白蛋白结合型紫杉醇、吉西他滨+替吉奥、吉西他滨。姑息性化疗一线方案包括吉西他滨+白蛋白结合型紫杉醇、奥沙利铂+伊立替康、吉西他滨+替吉奥、吉西他滨、替吉奥、吉西他滨+厄洛替尼。

 【常用药物】

药理分类	药物	药理作用	用法用量
化疗药物	吉西他滨	参照本章第一节非小细胞肺癌	静脉注射，每次1 000mg/m^2，第1、8日给药，每次滴注30min，每21日重复1次
	氟尿嘧啶	参照本章第三节乳腺癌	5-氟尿嘧啶：静脉注射，每次400mg/m^2，第1日2.4g/m^{2}静脉泵注射48h
	卡培他滨		口服，每日2 500mg/m^2，第1～14日服用，每3周重复，共6个周期
	替吉奥	参照本章第四节胃癌	口服，每日80～120mg，第1～14日服用，每3周重复，给药至6个月
	奥沙利铂		静脉滴注，每次68～85mg/m^2，第1日使用，每2周重复
	伊立替康	参照本章第二节小细胞肺癌	静脉滴注，每次135～185mg/m^2，第1日使用，每2周重复
	白蛋白结合型紫杉醇	参照本章第一节非小细胞肺癌	静脉滴注，每次100～125mg/m^2，第1、8日使用，每3周重复

续表

药理分类	药物	药理作用	用法用量
协同药物	亚叶酸	参照本章第四节胃癌	静脉滴注，第1日200～500mg/m²，每2周重复
靶向药物	厄洛替尼	参照本章第一节非小细胞肺癌	口服，每日150mg，每3周重复

【用药关怀】

药物	用药关怀
吉西他滨	• 参照本章第一节非小细胞肺癌
氟尿嘧啶	• 参照本章第三节乳腺癌
卡培他滨	
替吉奥	• 参照本章第四节胃癌
伊立替康	• 参照本章第二节小细胞肺癌
奥沙利铂	• 参照本章第四节胃癌
白蛋白结合型紫杉醇	• 参照本章第一节非小细胞肺癌
亚叶酸	• 参照本章第四节胃癌
厄洛替尼	• 参照本章第一节非小细胞肺癌

第八节 肝癌

 【疾病简介】

原发性肝癌是指肝细胞或肝内胆管上皮细胞发生的恶性肿瘤，主要包括肝细胞癌、肝内胆管癌和混合型3种不同的病理学类型，其中肝细胞癌占85%～90%。原发性肝癌目前在我国常见恶性肿瘤排名第4位也是我国第二大肿瘤致死病因，严重威胁我国人民的生命和健康。对肝癌高危人群的筛查，有助于肝癌的早期发现、早期诊断、早期治疗，是提高肝癌疗效的关键。

 【临床表现】

起病隐匿，早期缺乏典型症状。临床症状明显者，病情大多已进入中晚期。中晚期临床表现如下：肝区疼痛、肝大、黄疸、肝硬化征象、进行性消瘦、食欲不振、乏力、营养不良和恶病质等。

 【用药特点及原则】

肝癌对化疗和放疗不敏感，常用的治疗方法包括肝切除术、肝移植术、局部消融治疗、肝动脉化疗栓塞术（TACE）、放射治疗、全身治疗等多种手段。对于晚期肝癌患者，有效的系统治疗可以减轻肿瘤负荷，改善肿瘤相关症状，提高生活质量，延长生存时间。

1．一线治疗包含靶向药物索拉非尼、仑伐替尼、多纳非尼及含奥沙利铂的系统化疗，以及阿替利珠单抗联合贝伐珠单抗。

2．二线治疗包含靶向药物瑞戈非尼、阿帕替尼，以及免疫检查点抑制剂PD-1单抗等。

3．其他治疗。

（1）中医中药治疗：包括传统辨证论治、服用传统汤剂、现代中药制剂（如槐耳颗粒、康莱特、康艾、华蟾素、肝复乐、榄香烯、鸦胆子油、金龙胶囊等）以及中医特色疗法（如针灸）。中医中药治疗能改善临床症状，提高机体抵抗力，减轻放化疗不良反应，提高患者生活质量。

（2）抗病毒治疗和其他保肝治疗：合并有乙型肝炎病毒感染特别是复制活跃的肝癌患者，口服核苷类似物抗病毒治疗应贯穿治疗全过程，宜选择强效低耐药的药物（如恩替卡韦、替诺福韦酯或丙酚替诺福韦等）。对于丙型肝炎相关肝癌，如果有肝炎活动建议应行抗病毒药物或聚乙二醇干扰素α联合利巴韦林抗病毒治疗。出现肝功能异常者，应及时适当使用具有抗炎、降酶、利胆、肝细胞膜修复保护作用的保肝药。

（3）对症支持治疗：包括积极镇痛、纠正贫血、加强营养支持及处理并发症等。

 【常用药物】

药理分类	药物	药理作用	用法用量
化疗药物	奥沙利铂	参照本章第四节胃癌	每次85～130mg/m²，每2～3周1次，溶于5%葡萄糖溶液250～500mL中，持续静脉滴注2～6h
	氟尿嘧啶	参照本章第三节乳腺癌	静脉注射剂量一般为按体重每日10～20mg/kg，连用5～10日，每疗程5～7g（甚至10g） 若为静脉滴注，通常按体表面积每日300～500mg/m²，连用3～5日，每次静脉滴注时间不得少于6～8h，静脉滴注时可用输液泵连续给药维持24h
	亚叶酸	参照本章第四节胃癌	静脉滴注，第1日200～500mg/m²，每2周重复

药理分类	药物	药理作用	用法用量
化疗药物	卡培他滨	参照本章第三节乳腺癌	常用量：口服，每次1 250mg/m²，餐后30min内整片用水吞服，治疗2周后停药1周；3周为1个疗程
靶向治疗药物	索拉非尼	作用于肿瘤细胞的靶部位CRAF、BRAF、FLT-3、c-Kit等和肿瘤血管靶部位的CRAF、VEGFR2、VEGFR3、PDGFRβ，抑制肿瘤细胞增殖和抗血管生成	口服，每次400mg，每日2次；空腹或伴低脂、中脂饮食服用，以温开水吞服；如当天漏服可以补服，如第2日发现前1日漏服则不要加倍服用
	仑伐替尼	可抑制血管内皮生长因子（VEGF）受体VEGFR1、VEGFR2和VEGFR3的激酶活性，还可以抑制其他促血管生成和肿瘤发生通路相关的RTK，包括成纤维细胞生长因子（FGF），受体FGFR1、FGFR2、FGFR3和FGFR4，血小板衍生生长因子（PDGF）受体PDGFRα、KIT和RET	口服，体重＜60kg的患者：每次8mg，每日1次；体重≥60kg的患者：每次12mg，每日1次；空腹或与食物同服，应每日固定时间服用，整粒吞服，也可以将本品（不能将其打开或压碎）与一汤匙水或苹果汁在玻璃杯中混合，形成混悬剂；胶囊必须在液体中停留至少10min，搅拌至少3min以溶解胶囊壳，然后吞服混悬剂，饮用后，必须将相同量的水或苹果汁（一汤匙）加入玻璃杯中，搅拌数次，然后喝完玻璃杯中所有的液体 如果患者遗漏1次用药且无法在12h内服用，无需补服，应按常规用药时间进行下一次服药
	瑞戈非尼	参照本章第五节大肠癌	口服，推荐每日最低剂量80mg，最高剂量160mg，每日1次，于每个疗程的前21日口服，28日为1个疗程

药理分类	药物	药理作用	用法用量
免疫治疗药物	阿替利珠单抗	参照本章第一节非小细胞肺癌	口服，推荐每日最低剂量80mg，最高剂量160mg，每日1次，于每个疗程的前21日口服，28日为1个疗程
	帕博利珠单抗		静脉注射，每次200mg（固定剂量）或2mg/kg，静脉输注30min以上，每3周重复
	纳武利尤单抗		静脉注射，每次3mg/kg或240mg（固定剂量），每2周重复
	卡瑞利珠单抗		静脉注射，每次200mg，每3周1次

 【用药关怀】

药物	用药关怀
奥沙利铂	• 参照本章第四节胃癌
亚叶酸	
氟尿嘧啶	• 参照本章第三节乳腺癌
卡培他滨	
索拉非尼	• 最常见的不良反应为腹泻、体重下降、手足综合征、皮疹、心肌缺血以及高血压等，一般发生在治疗开始后的2~6周内 • 服药期间穿软底鞋或网球鞋，穿棉袜或者软垫以防止足部受压，不宜长时间站立，减少手足接触热水的次数，坐着或躺着时将手和脚放在较高的位置 • 出现皮疹时，可应用润肤霜保护病变皮肤 • 避免在阳光下暴晒 • 可增加出血机会，如出血严重，甚至考虑永久停用

药物	用药关怀
仑伐替尼	·常见不良反应为高血压、腹痛、腹泻、食欲下降、疲劳、手足综合征、蛋白尿、恶心、体重降低、关节痛/肌痛、掌跖红肿综合征以及甲状腺功能减退等 ·有生育能力的女性在仑伐替尼治疗期间和末次剂量后至少30日内采取有效的避孕措施，哺乳期间禁用仑伐替尼，停药1周后再开始哺乳 ·应谨慎使用已知具有较窄治疗指数的CYP3A4酶底物（如阿司咪唑、西沙比利、匹莫齐特、奎尼丁、苄普地尔或麦角生物碱） ·治疗期间应监测血压、肝肾功能、尿常规、心电图、甲状腺功能、血钙等，如有不适，及时随诊
瑞戈非尼	·参照本章第五节大肠癌
阿替利珠单抗	·参照本章第一节非小细胞肺癌
帕博利珠单抗	
纳武利尤单抗	
卡瑞利珠单抗	

第九节 恶性淋巴瘤

【疾病简介】

恶性淋巴瘤（malignant lymphoma，ML）是一大类淋巴造血系统恶性肿瘤的总称，分为霍奇金淋巴瘤（Hodgkin lymphoma，HL）和非霍奇金淋巴瘤（non-Hodgkin lymphoma，NHL）两大类。ML可发生于任何年龄，男女比例为（1~2）：1。病毒和细菌感染、免疫缺陷、环境致癌物、电离辐射和遗传倾向可能是ML的病因，但其确切的病因及发病机制并未完全阐明。HL为单一疾病，经过合理治疗后的预后相对较好。而NHL具有高度异质性，由属于不同病理类型和恶性程度的疾病组成，其各个类型在临床表现、自然病程、治疗效果和预后等方面差别很大。

 【临床表现】

NHL病变是主要发生在淋巴结、脾脏、胸腺等淋巴器官，也可发生在淋巴结外的淋巴组织和器官的淋巴造血系统的恶性肿瘤。依据细胞来源将其分为三种基本类型，即B细胞NHL、T细胞NHL和NK/T细胞NHL。临床大多数为B细胞NHL，占总数的70%～85%。NHL虽然发于淋巴结，但依据淋巴系统的分布特点，使得NHL基本属于全身性疾病。NHL的局部表现有淋巴结肿大，特点为无痛性、渐进性增大。淋巴结外器官主要表现为胃肠道、皮肤、骨髓、中枢神经系统等部位受侵犯。鼻腔病变原发在鼻腔的淋巴瘤大多数是NHL。NHL的全身表现有发热，多数NHL患者有发热症状，但发热持续的时间、温度、发热周期性变化均可不同。患者常出现多汗、夜间的盗汗、体重的进行性下降、皮肤瘙痒和皮肤病变，常见的皮肤表现为糙皮病样丘疹、带状疱疹、全身性疱疹样皮炎、皮肤色素性改变、结节红斑等。腹部表现根据受累部位常表现为腹部饱胀感、腹痛、消化不良、腹部包块、消化道出血等，易出现肠梗阻、肠穿孔等急腹症表现。

 【用药特点及原则】

（一）ML的治疗

ML的治疗以化疗为主，近年来放射治疗虽然在ML治疗中所占的比例有所下降，但仍是局限期患者重要的治疗手段之一。HL已经成为可治愈的疾病，NHL的总体长期无病生存率也超过了50%。局限期HL的治疗原则是化放疗联合，进展期则以全身化疗为主，最常用的一线化疗方案是ABVD、增加剂量的BEACOPP方案，二线化疗方案的选择则应根据复发的类型和既往治疗时的用药情况决定，高剂量化疗联合自体造血干细胞移植是一种可供选择的方案。一线诱导化疗失败或首次缓解后短时间内复发的患者，其解救方案不应含有既往使用过的药物。

（二）NHL的治疗

NHL为全身性疾病，治疗上多数患者应以联合化疗为主。NHL分为不同的类型：惰性、侵袭性和高度侵袭性，应该采取不同的治疗策略，均采用国际预后指数（IPI）判断预后及指导治疗方案的选择。惰性淋巴瘤：根据疾病分期，可采用放疗、单药化疗、联合化疗、利妥昔单抗、放射活性单克隆抗体、姑息性放疗、干扰素α；侵袭性淋巴瘤：联合化疗CHOP方案是一线基础治疗方案，还可以采用放疗、免疫及靶向治疗；高度侵袭性淋巴瘤：需要根据患者情况，选择强效化疗方案，如Hyper-CVAD、HD-MTX。目前，分子靶向药物与化疗联合营养也是NHL的一种治疗选择。

【常用药物】

药理分类	药物	药理作用	用法用量
化疗药物	多柔比星	参照本章第三节乳腺癌	静脉注射，每日10mg/m^2，第1~4日使用，每21日重复（DA-EPOCH方案） 静脉注射，每日25mg/m^2，第1、15日使用，每28日重复（ABVD方案） 静脉注射，每日35mg/m^2，第1日使用，每21日重复（BEACOPP方案） 静脉注射，每日50mg/m^2，第1日使用，每21日重复（CHOP方案） 静脉注射，每日50mg/m^2，第4日使用，每21日重复（Hyper-CVAD A方案）
	博来霉素	本品与铁的复合物嵌入DNA，引起DNA单链和双链断裂，不引起RNA链断裂	静脉注射，每日10mg/m^2，第1、15日使用，每28日重复（ABVD方案） 静脉注射，每日10mg/m^2，第8日使用，每21日重复（DA-BEACOPP方案）

续表

药理分类	药物	药理作用	用法用量
化疗药物	长春新碱	主要抑制微管蛋白的聚合而影响纺锤体微管的形成，使有丝分裂停止于中期，还可干扰蛋白质代谢及抑制RNA多聚酶的活力，并抑制细胞膜类脂质的合成和氨基酸在细胞膜上的转运	静脉注射，每日0.4mg/m²，第1～4日使用，每21日重复（EPOCH方案） 静脉注射，每次1.4mg/m²，第1、15日使用，每28日重复（ABVD方案） 静脉注射，每次1.4mg/m²，第8日使用，每21日重复（BEACOPP方案） 静脉注射，每次1.4mg/m²，第1日使用，每21日重复（CHOP方案） 静脉注射，每日2mg/m²，第4、11日使用，每21日重复（Hyper-CVAD A方案） 一次剂量不超过2mg
	达卡巴嗪	本品是一种嘌呤类生物合成的前体，能干扰嘌呤的生物合成；进入体内后由肝微粒体去甲基形成单甲基化合物，具有直接细胞毒作用；主要作用于G2期，抑制嘌呤、RNA和蛋白质的合成，也影响DNA的合成	静脉注射，每日375mg/m²，第1、15日使用，每28日重复（ABVD方案）
	依托泊苷	参照本章第二节小细胞肺癌	静脉注射，每日50mg/m²，第1～4日使用，每21日重复（DA-EPOCH方案） 静脉注射，每日65mg/m²，第1～3日使用，每28日重复（MINE方案） 静脉注射，每日100mg/m²，第1～3日使用，每21日重复（CHOEP方案） 静脉注射，每日200mg/m²，第1～3日使用，每21日重复（BEACOPP方案）

药理分类	药物	药理作用	用法用量
化疗药物	环磷酰胺	参照本章第三节乳腺癌	静脉注射，每次300mg/m²，第1～3日使用，每28日重复（FC方案） 静脉注射，每次300mg/m²，每12h 1次，第1～3日使用，每21日重复（Hyper-CVAD A方案） 静脉注射，每次750mg/m²，第1日使用，每21日重复（CHOP方案） 静脉注射，每次750mg/m²，第5日使用，每21日重复（DA-EPOCH方案） 静脉注射，每次1 200mg/m²，第1日使用，每21日重复（BEACOPP方案）
	异环磷酰胺	属于氧氮磷环类家族的细胞生长抑制剂，是环磷酰胺的一种合成类似物，其烷化代谢产物和DNA的相互作用产生细胞毒作用	静脉注射，每次1.33mg/m²，第1～3日使用，每28日重复（MINE方案）
	氟达拉滨	主要是通过影响DNA、RNA和蛋白质的合成而抑制细胞生长，其中抑制DNA的合成是其主要作用	静脉注射，每日25mg/m²，第1～3日使用，每28日重复（FC、FND方案）
	米托蒽醌	为蒽醌类抗肿瘤药，通过与DNA反应而产生抗肿瘤作用，但其作用机制尚未完全阐明	静脉注射，每日8mg/m²，第1日使用，每28日重复（MINE方案） 静脉注射，每日10mg/m²，第1日使用，每28日重复（FND方案）
	阿糖胞苷	主要作用于细胞S增殖期的嘧啶类抗代谢药物，通过抑制细胞DNA的合成，干扰细胞的增殖	静脉注射，每次3g/m²，每12h给药1次，第2～3日使用，每21日重复（Hyper-CVAD B方案） 鞘内注射，每日100mg，第7日使用，每21日重复（Hyper-CVAD方案）

续表

药理分类	药物	药理作用	用法用量
化疗药物	苯达莫司汀	本品为含有类嘌呤苯并咪唑环的双功能氮芥衍生物，氮芥及其衍生物可形成亲电的碱性基团，可与富电子的亲核基团形成共价键，造成DNA链间交联，这种双功能的共价联结可通过多种途径导致细胞死亡	静脉注射，推荐每次给药剂量为120mg/m^2，静脉输注60~120min，每个周期的第1日及第2日给药，每21日为1个治疗周期，最长至8个周期
单克隆抗体	利妥昔单抗	本品为鼠/人的嵌合型单克隆抗体，与B淋巴细胞表面的CD20受体结合，通过补体依赖性细胞毒和抗体依赖性细胞毒效应引起B淋巴细胞溶解，从而引起肿瘤细胞死亡	静脉滴注，每次375mg/m^2，每个化疗周期的第1日使用
	本妥昔单抗	本品为新型靶向抗体-药物偶联物，由抗CD30单克隆抗体、蛋白酶可裂解连接物和细胞毒物甲基奥瑞他汀组成，在血液中是稳定的，其结合到癌细胞表面的CD30受体上面之后，会被癌细胞胞吞，从而在癌细胞内部释放甲基奥瑞他汀，甲基奥瑞他汀可破坏癌细胞内的微管网络，继而使癌细胞有丝分裂周期受阻，启动细胞凋亡；此外，甲基奥瑞他汀还会通过旁观者效应进入相邻的癌细胞中，继续杀灭其他的癌细胞	静脉注射，每次1.8mg/kg，30min内静脉输注给药，每3周给药1次

续表

药理分类	药物	药理作用	用法用量
单克隆抗体	纳武利尤单抗	参照本章第一节非小细胞肺癌	静脉注射，每次3mg/kg，每2周1次
	帕博利珠单抗		静脉注射，每次2mg/kg，每3周1次
小分子靶向制剂	依鲁替尼	小分子的BTK抑制剂，可与BTK活性位点上的半胱氨酸残基（Cys-481）选择性地共价结合，不可逆地抑制BTK的活性，进而抑制BCR信号通路的激活，有效阻止肿瘤从B细胞迁移至适宜肿瘤生长的淋巴组织，减少B细胞恶性增殖并诱导细胞的凋亡，从而发挥治疗套淋巴细胞瘤的作用	口服，推荐剂量为每日560mg
	克唑替尼	参照本章第一节非小细胞肺癌	口服，每次250mg，每日2次，胶囊应整粒吞服，与食物同服或不同服均可
	库潘尼西	本品为磷脂酰肌醇-3-激酶（PI3K）的抑制剂，其主要抑制恶性B细胞中表达的PI3K-α和PI3K-δ异构体，通过凋亡和抑制原发性恶性B细胞系的增殖，诱导肿瘤细胞死亡	静脉滴注，推荐剂量为每次60mg，在28日治疗周期的第1、8、15日进行间歇性静脉滴注1h（治疗3周，休息1周）

药理分类	药物	药理作用	用法用量
蛋白酶体抑制剂	硼替佐米	可抑制哺乳动物细胞26s蛋白酶体，从而抑制泛蛋白酶体的水解，使细胞内环境不稳定，导致细胞死亡	静脉注射，每次1.3mg/m²，每周1次或2次
信号传导抑制剂	依维莫司	本品为mTOR的选择性抑制剂，mTOR是一种关键丝氨酸-苏氨酸激酶，在一些人体肿瘤中活性上调，mTOR信号通路的抑制可导致转录调节因子S6核糖体蛋白激酶（S6K1）和真核生物延伸因子4E-结合蛋白（4E-BP）的活性降低，从而干扰细胞周期、血管新生、糖酵解等相关蛋白的翻译和合成	口服，推荐剂量为10mg，每日1次
免疫调节剂	来那度胺	通过抑制骨髓基质细胞支援、抗血管生成和抗破骨细胞生成，直接和间接诱导肿瘤细胞凋亡效应和免疫调节活性	口服，推荐起始剂量为25mg，在28日治疗周期里的第1～21日，每日口服25mg，直至疾病进展

【用药关怀】

药物	用药关怀
多柔比星	·参照本章第三节乳腺癌
博来霉素	·10%～23%的用药患者可出现肺毒性，表现为呼吸困难、咳嗽、胸痛、肺部啰音等 ·可引起手指、脚趾、关节处皮肤肥厚和色素沉着，引起趾甲变色脱落、脱发 ·可能引起心电图改变、心包炎症状，但可自然消失，无长期的心脏后遗症 ·治疗期间可出现肿瘤坏死引起出血，应特别注意 ·约1/3患者于用药后3～5h可出现发热，一般38℃左右，个别有高热，常在几小时后体温自行下降
长春新碱	·本品可使血钾、血及尿的尿酸升高 ·防止药液溅入眼内，一旦发生应立即用大量生理盐水冲洗，以后应用地塞米松眼膏保护 ·用药期间应定期监测周围血象、肝肾功能，注意观察心率、肠鸣音及肌腱反射等 ·主要引起外周神经症状，如四肢麻木、腱反射迟钝或消失、外周神经炎等
达卡巴嗪	·使用本品时可引起血清尿素氮、碱性磷酸酶、丙氨酸氨基转移酶及门冬氨酸氨基转移酶、乳酸脱氢酶暂时性升高，对诊断有所干扰 ·用药期间禁止活性病毒疫苗接种 ·有致畸、致突变作用，可能有致癌作用，妊娠期妇女禁用本品 ·哺乳期妇女用药期间应停止哺乳 ·用药期间应定期检查血清尿素氮、肌酐、尿酸、血清胆红素、丙氨酸氨基转移酶、门冬氨酸氨基转移酶、乳酸脱氢酶
依托泊苷	·参照本章第二节小细胞肺癌
环磷酰胺	·参照本章第三节乳腺癌

药物	用药关怀
异环磷酰胺	• 中枢神经系统发生率为20%，典型症状为嗜睡、昏睡、定向力障碍及幻觉，个别可出现昏迷 • 由于西柚中有某种物质可能影响本品的活化而减弱其治疗效果，因此患者应避免食用西柚或饮用西柚汁 • 因本品对免疫系统产生抑制，所以有可能减弱患者对疫苗的反应，接种活性疫苗时会加剧疫苗引起的损害 • 具有遗传毒性，患者或其配偶应避免在接受治疗期间及治疗后6个月内受孕 • 糖尿病患者应定期检查糖代谢以在必要时及时调整抗糖尿病治疗 • 本品的代谢产物对尿路有刺激性，用药时患者应多饮水
氟达拉滨	• 接受本品治疗期间不得哺乳，治疗前已开始哺乳的患者应停止哺乳 • 有生育能力的女性在接受治疗期间和治疗停止后至少6个月必须采取有效的避孕措施 • 治疗期间或治疗后，应该避免接种活疫苗 • 如果溶液接触到皮肤或黏膜，应该用水和肥皂彻底清洗该部位，如果接触到眼睛，应该用大量的水彻底清洗，应避免吸入引起的暴露
米托蒽醌	• 主要为消化道反应，如恶心、呕吐，少数有腹泻，个别患者有发热、烦躁、呼吸困难、口腔炎等 • 有心脏疾病、用过蒽环类药物或胸部照射的患者，应密切注意心脏毒性的发生，用药过程中，注意有无咳嗽、气促、水肿等提示心力衰竭的症状 • 本品由尿排出，可使尿呈蓝色，不需处理
阿糖胞苷	• 本品综合征多出现于用药后6~12h，有骨痛或肌痛、咽痛、发热、全身不适、皮疹、眼睛发红等表现 • 可引起血清丙氨酸氨基转移酶、血及尿中尿酸量的增高 • 有生育能力的女性在接受治疗期间和治疗停止后至少6个月必须采取有效的避孕措施 • 接受本品治疗的患者应该避免接种活疫苗，可以接种死疫苗或者灭活疫苗，但是对这些疫苗的免疫应答可能会降低

药物	用药关怀
苯达莫司汀	·最常见的副作用包括恶心、呕吐、腹泻、便秘、咳嗽、头痛、体重增加、皮疹和肠胃不适等 ·如果皮肤接触到本品，应立即用肥皂和水彻底清洗皮肤；如果黏膜接触到本品，应用水彻底冲洗 ·一旦出现呼吸急促、显著疲乏、出血、发热以及其他感染症状，应立即报告 ·使用本品治疗期间可能发生轻度皮疹或瘙痒，一旦出现严重或恶化的皮疹或瘙痒，应立即报告
利妥昔单抗	·定期进行全血细胞计数检查 ·乙型肝炎病毒携带者和具有乙型肝炎病史的患者在使用本品治疗期间和治疗后几个月内，应密切监测活动性乙型肝炎病毒感染的临床体征和实验室指标 ·应用于儿童的有效性和安全性尚未确定 ·使用本品治疗的患者可以接受非活疫苗的接种，但对非活疫苗的应答率可能会下降
本妥昔单抗	·常见的副作用有中性粒细胞减少、周边感觉神经病变、疲乏、恶心、贫血、上呼吸道感染、腹泻、发热、皮疹、血小板减少、咳嗽和呕吐 ·药物性周围神经病是累积性的，患者需要做好监测神经病变的症状（例如感觉不足、感觉亢进、感觉异常、不适、烧灼感、神经性疼痛、无力） ·每次用药前检测全血细胞计数
纳武利尤单抗 帕博利珠单抗	·参照本章第一节非小细胞肺癌
依鲁替尼	·最常见的不良反应为中性粒细胞减少症、血小板减少症、腹泻、贫血、肌肉骨骼疼痛、皮疹、恶心、瘀伤、疲劳、出血和发热 ·会引起血压升高，治疗期间定期监测血压，必要时进行降压治疗 ·发生心律失常症状（例如心悸，头晕）或新发呼吸困难的患者应进行心电图监测

续表

药物	用药关怀
克唑替尼	• 参照本章第一节非小细胞肺癌
库潘尼西	• 在治疗期间，至少每周监测1次全血细胞计数 • 糖尿病患者只有在适当的血糖控制下，才能用本品治疗，并应密切监测 • 每次在开始本品输注前，应达到最佳血压控制程度，监测输液前后的血压
硼替佐米	• 对本品、硼或者甘露醇过敏的患者禁用 • 在使用本品的过程中频繁地监测全血细胞计数 • 使用过程中可能会出现神经病变的症状，如灼烧感、感觉过敏、感觉减退、感觉异常、不适感或神经痛 • 可能引起恶心、腹泻、便秘和呕吐，必要时可使用止吐药和止泻药治疗；如果脱水，应及时补充体液和电解质；如果出现眩晕、头晕或虚脱应咨询医生
依维莫司	• 在每日同一时间服用，可与食物同服或不与食物同时服用 • 用一杯水整片送服本品片剂，不应咀嚼或压碎，对于无法吞咽片剂的患者，用药前将本品片剂放入一杯水中（约30mL）轻轻搅拌至完全溶解（大约需要7min）后立即服用，用相同容量的水清洗水杯并将清洗液全部服用，以确保已服用完整剂量 • 在正常服用时间后6h内均可补服遗漏剂量，超过6h后应跳过该剂量，次日按正常时间服用本品，不可通过剂量翻倍弥补遗漏剂量 • 同时使用血管紧张素转化酶抑制剂的患者，可能发生血管性水肿（如气管或舌肿胀，伴有或不伴有呼吸道损害）的风险升高 • 如果发生口腔炎，建议使用局部治疗，但含酒精、过氧化物、碘或百里香的漱口液会加重病情，应避免使用 • 建议在开始本品治疗前以及治疗后定期检查空腹血糖、血胆固醇和甘油三酯 • 在本品治疗期间应避免接种活疫苗，避免与接种过活疫苗的人密切接触

药物	用药关怀
来那度胺	·应于每日大致相同的时间服用，不应打开、破坏和咀嚼胶囊，应将胶囊完整吞服，最好用水送服，可与食物同服也可空腹服用，若某次错过规定的服药时间小于12h，患者可补服该次用药，若某次错过规定的服药时间大于12h，则患者不应再补服该次用药，而应在第2日的正常服药时间服用下一剂量，不要因为漏服而同时服用2日的剂量 ·最常见不良反应包括腹泻、贫血、便秘、外周水肿、中性粒细胞减少、疲乏、背痛、恶心、乏力和失眠等 ·如果出现症状（如气短、胸痛、手臂或大腿肿胀等）应寻求医疗救治 ·密切观察出血的体征和症状，包括瘀斑和鼻出血，尤其是伴随使用可能增加出血风险的药物 ·建议所有患者在首次出现感染症状（如咳嗽、发热等）时立即就医，及早治疗以减轻严重程度 ·推荐定期监测患者视力 ·在治疗期间和停药后1周内，患者不应献血

第十节 宫颈癌

 【疾病简介】

宫颈癌是女性生殖系统中最常见的恶性肿瘤，在我国近20多年来发病率呈下降趋势，但年轻患者发病率上升。大多数患者为鳞状上皮癌，肿瘤在局部生长，多向宫旁组织和盆腔脏器浸润及盆腔淋巴结转移，手术和放射治疗是目前根治宫颈癌的主要手段。早期病例预后良好。

 【临床表现】

外生型宫颈癌可见息肉状、菜花状赘生物，常伴感染，肿瘤质脆易出血；内生型宫颈癌表现为宫颈肥大、质硬、宫颈管膨大；晚期癌组织坏死脱落，形成溃疡或空洞伴恶臭。早期宫颈癌常无明显症状和体征，随病变发展，可出现接触性阴道出血，阴道流血的频度和每次的出血量随病情的发展逐渐增加；由于宫颈腺体受癌灶刺激或伴有炎症导致白带增多，合并感染时伴有恶臭或呈脓性。中、晚期患者或合并感染者常出现下腹、臀部、下肢或骶尾部疼痛；可出现尿频、尿急、尿痛症状，若侵犯膀胱可出现血尿、脓尿；宫颈癌灶可压迫直肠，造成排便困难，肿瘤侵犯直肠时可产生血便。

 【用药特点及原则】

宫颈癌的治疗方法有手术、放疗、化疗、分子靶向治疗等方法。早期宫颈癌的治疗包括单纯根治性手术和根治性放疗，二者疗效基本相当。中、晚期患者的初始治疗以放射治疗为主，主要采用盆腔放疗、含铂类药物的同步化疗后放疗。目前化疗主要应用于中、晚期患者的治疗。临床上常用的化疗药物有顺铂、卡铂、环磷酰胺、氟尿嘧啶、阿霉素、博来霉素、异环磷酰胺、紫杉类、伊立替康等。目前，以含铂类的联合方案效果较好，有效率可达80%。靶向治疗用于晚期宫颈癌患者的治疗，包括抗血管内皮生长因子抗体贝伐珠单抗和PD-1单抗帕博利珠单抗。

 【常用药物】

药理分类	药物	药理作用	用法用量
抗肿瘤药物	顺铂	参照本章第一节非小细胞肺癌	作为单药治疗，成人与儿童：常用剂量为50～75mg/m², 每3～4周静脉滴注1次
	卡铂		以AUC=5计算给药剂量，静脉滴注，每3周重复1次

续表

药理分类	药物	药理作用	用法用量
抗肿瘤药物	环磷酰胺	参照本章第三节乳腺癌	静脉滴注，每次400mg/m²，每3周重复1次
	氟尿嘧啶		静脉滴注，每次750mg/m²，第1～5日使用，每3周重复1次
	多柔比星		静脉滴注，每次50mg/m²，每3周重复1次
	博来霉素	参照本章第九节恶性淋巴瘤	静脉滴注，每次20mg/m²，第1～3日使用，每3周重复1次
	异环磷酰胺		静脉滴注，每次1mg/m²，第1～5日使用，每3周重复1次
	紫杉醇	参照本章第一节非小细胞肺癌	静脉滴注，每次175mg/m²，每3周重复1次
	伊立替康	参照本章第二节小细胞肺癌	静脉滴注，每次60mg/m²，第1、8和15日使用，每4周重复1次

【用药关怀】

药物	用药关怀
顺铂	·参照本章第一节非小细胞肺癌
卡铂	
环磷酰胺	·参照本章第三节乳腺癌
氟尿嘧啶	
多柔比星	
博来霉素	·参照本章第九节恶性淋巴瘤
异环磷酰胺	
紫杉醇	·参照本章第一节非小细胞肺癌
伊立替康	·参照本章第二节小细胞肺癌

第十一节 卵巢癌

 【疾病简介】

在我国，卵巢癌年发病率居女性生殖系统肿瘤第3位，占女性常见恶性肿瘤的2.4%~5.5%。其发病率仅次于子宫颈癌和子宫内膜癌，但病死率高，居妇科常见恶性肿瘤之首，是严重威胁女性健康的恶性肿瘤。卵巢恶性肿瘤包括多种病理类型，最常见的是上皮性癌，约占卵巢恶性肿瘤的80%~90%，其次是恶性生殖细胞肿瘤和性索间质肿瘤。早期诊断困难，患者的五年生存率在50%左右。

 【临床表现】

卵巢癌上皮性癌难以进行早期诊断，约2/3的卵巢上皮性癌患者诊断时已是晚期。早期通常无症状，或仅有轻度非特异性的症状，如食欲不振、腹胀、腹痛等，患者最多见的主诉是腹胀不适，易误诊为消化不良。晚期时除上述症状外，部分患者表现为短期内腹围迅速增大，伴有乏力、消瘦等症状。也可因肿块压迫出现大小便次数增多的症状。出现胸腔积液者可有气短、难以平卧等表现。卵巢恶性生殖细胞肿瘤常见于年轻女性。60%~70%的患者就诊时属早期。在病理分型早期即出现症状，除腹部包块、腹胀外，常可因肿瘤内出血或坏死感染而出现发热，或因肿瘤扭转、肿瘤破裂等而出现急腹症的症状。

 【用药特点及原则】

手术和化疗是卵巢恶性肿瘤治疗的主要手段。极少数患者可经单纯手术而治愈，但绝大部分患者均需手术联合化疗等综合治疗，根据其组织学类型和临床分期，选择不同的治疗方案。

化疗是卵巢上皮性癌治疗的主要手段，在卵巢癌的辅助治疗、复发治疗中占有重要的地位。一线化疗包括术后辅助化疗和新辅助化疗，新辅助化疗以紫杉醇联合卡铂为首选，术后辅助化疗方案为紫杉类/铂类的联合化疗，多柔比星脂质体联合卡铂亦为可选的一线方案之一。卵巢生殖细胞肿瘤的化疗方案包括BEP方案（博来霉素+依托泊苷+顺铂）、紫杉醇+铂类、依托泊苷+卡铂等。靶向治疗主要有二磷酸腺苷核糖多聚酶（PARP）抑制剂奥拉帕利；抗血管生成药物贝伐珠单抗。奥拉帕利用于末线含铂方案化疗有效的铂敏感复发卵巢癌的维持治疗，对于有 *BRCA*1、*BRCA*2突变的铂耐药复发患者也可以行奥拉帕利单药治疗。贝伐单抗在卵巢癌的一线治疗、铂敏感复发、铂耐药复发的治疗中应用广泛。

 【常用药物】

药理分类	药物	药理作用	用法用量
化疗药物	紫杉醇	参照本章第一节非小细胞肺癌	未化疗过的患者：采用每3周1次方案 （1）静脉滴注，175mg/m²，时间＞3h，并予顺铂75mg/m² （2）静脉滴注，135mg/m²，时间＞3h，并予顺铂75mg/m² 已化疗过的患者：静脉滴注135mg/m²或175mg/m²，每3周滴注1次，时间＞3h
	多西他赛		静脉滴注，推荐剂量为60～75mg/m²，静滴1h，每3周重复
	顺铂		静脉滴注，每次20mg/m²，连用5日，每3周重复
	卡铂		以AUC为5～6计算剂量，静脉注射，每3周重复

药理分类	药物	药理作用	用法用量
化疗药物	多柔比星脂质体	通过抑制细胞DNA的复制，从而杀死肿瘤细胞，达到抗肿瘤的效果，将多柔比星封装于聚乙二醇化的脂质体内，使药物的亲脂性增加，减少了心脏的毒性作用，同时还延长了药物在血液中循环的时间，即延长了药物的半衰期，多柔比星脂质体与多柔比星原药相比，具有心脏毒副作用小，抗肿瘤作用强等优点	静脉滴注，每次30mg/m²，每4周重复
	依托泊苷	参照本章第二节小细胞肺癌	静脉滴注，每次100mg/m²，第1～5日使用，每3周重复
	博来霉素	参照本章第九节恶性淋巴瘤	静脉注射，每次30单位，每周1次
靶向药物	奥拉帕利	本品为多聚腺苷二磷酸酯核糖聚合酶（PARP）强抑制剂，通过抑制基因同源重组缺陷，合成杀灭突变的癌细胞，可用于治疗有特异性DNA修复缺陷的癌症，是治疗2种易感基因 *BRCA*1、*BRCA*2缺损的晚期卵巢癌药物	口服，推荐剂量为300mg，每日2次
	贝伐珠单抗	参照本章第一节非小细胞肺癌	静脉滴注，每次7.5mg/kg，持续30～90min，在开始化疗的第1日使用，每3周重复；或每次15mg/kg，持续30～90min，持续开始化疗的第1日使用，每3周重复

【用药关怀】

药物	用药关怀
紫杉醇	·参照本章第一节非小细胞肺癌
多西他赛	
顺铂	
卡铂	
多柔比星脂质体	·心脏损害，所有接受治疗的患者均应经常进行心电图监测，当累积剂量超过450mg/m²时必须在每次用药前考虑评定左室射血分数 ·用药期间应经常检查全血细胞计数，至少在每次用药前作检查
依托泊苷	·参照本章第二节小细胞肺癌
博来霉素	·参照本章第九节恶性淋巴瘤
奥拉帕利	·在既往抗肿瘤治疗引起的血液学毒性未恢复之前（血红蛋白、血小板和中性粒细胞水平应恢复至≤1级），患者不应开始以本品治疗，在治疗最初的12个月内，推荐在基线进行全血细胞检测，随后每月监测1次 ·恶心通常发生在治疗的极早期，大多数患者的首次恶心发生在治疗开始后的第1个月内；呕吐通常发生在治疗早期，大多数患者的首次呕吐发生在治疗开始后的2个月内，绝大多数患者的恶心和呕吐报告为间歇性，并且可通过中断治疗、减量和（或）止吐药治疗控制，无需服用预防性止吐药 ·接受本品单药治疗的患者中骨髓增生异常综合征/急性髓系白血病（MDS/AML）的发生率<1.5%
贝伐珠单抗	·参照本章第一节非小细胞肺癌

第十二节 鼻咽癌

【疾病简介】

鼻咽癌具有明显的地区性差异，根据WHO的粗略估计，世界上80%左右的鼻咽癌发生在我国。鼻咽癌又被称为"广东癌"，在广东省以珠江三角洲和西江流域的各县市，特别是肇庆、佛山、广州等地高发。鼻咽癌可发生在各个年龄组，以30~60岁多见，占75%~90%。男女比例为（2~3.8）∶1。鼻咽癌虽然不属于遗传性肿瘤，但它在某一人群的易感现象比较突出，并有家族聚集现象。目前鼻咽癌的病因仍不清楚，可能与EB病毒（EBV）感染有关。

【临床表现】

鼻咽癌常见的症状有涕血与鼻出血、鼻塞、耳鸣与听力减退、头痛、颅神经损害、颈淋巴结肿大等。约70%的患者有涕血症状，其中约23%的患者以此为首发症状就诊，严重时可致较大量的鼻出血。鼻塞常为单侧性，逐渐性加重。颅神经的损害常表现为复视、内斜视，甚至眼球半固定状态，伴有眼睑下垂，瞳孔散大对光及调节反应消失；也有部分患者侧面部感觉障碍，进食时易发生呛咳，伸舌时舌尖偏向患侧等。颈深上淋巴结融合，是约80%患者最常见的体征，固定并侵犯皮肤；也有患者先出现下颈部和锁骨上窝淋巴结转移。晚期鼻咽癌患者，特别是颈部淋巴结大的患者，易出现肝、骨、肺等脏器的远处转移。

【用药特点及原则】

（一）治疗原则

鼻咽癌的病理类型中90%以上是低分化鳞癌和未分化癌，对放射治疗比较敏感，因此放射治疗是最主要的治疗方法。早期病例放射治疗为根治性标准治疗手段，但对于一些较晚期的患者，综合运用化疗、靶向治疗、免疫治疗、手术治疗等手段可提高疗效，控制局部复发率，减少远处转移率，提高患者生存质量，延长生存期。

（二）用药特点

鼻咽癌的用药主要包括化疗、靶向治疗、免疫治疗药物。鼻咽癌的化疗分为诱导化疗、辅助化疗、同期放化疗和姑息化疗。常用的化疗方案有DPF方案（多西他赛+顺铂+氟尿嘧啶）、GP方案（吉西他滨+顺铂）、PF方案（顺铂+氟尿嘧啶）、CF方案（卡铂+氟尿嘧啶）、DP方案（多西他赛+顺铂）等。同期放化疗常选用顺铂单药同期放疗。对于复发、不可切除、转移性鼻咽癌患者可选择的靶向治疗药物有西妥昔单抗、尼妥珠单抗；免疫治疗药物有纳武利尤单抗、帕博利珠单抗等。

 【常用药物】

药理分类	药物	药理作用	用法用量
化疗药物	顺铂	参照本章第一节非小细胞肺癌	同期放化疗：草药方案，第1日100mg/m^2，每3周1次；或第1日40mg/m^2，每周1次 诱导/辅助化疗：第1日75mg/m^2，每3周1次
	多西他赛		静脉注射，推荐剂量为75mg/m^2，每3周1个疗程
	氟尿嘧啶	参照本章第三节乳腺癌	单药：静脉注射，剂量一般为每日10～20mg/m^2，连用5～10日，每疗程5～7g（甚至10g） 静脉滴注，通常为每日300～500mg/m^2，连用3～5日，每次静脉滴注时间不得少于6～8h，静脉滴注时可用输液泵连续给药维持24h

药理分类	药物	药理作用	用法用量
化疗药物	吉西他滨	参照本章第一节非小细胞肺癌	本品与顺铂联合治疗3周疗法：本品的推荐剂量为1 000mg/m²，静脉滴注30min，21天治疗周期的第1日和第8日给药
靶向药物	西妥昔单抗	参照本章第五节大肠癌	静脉滴注，初始剂量为400mg/m²，其后每周给药剂量为250mg/m²，每周给药1次
免疫治疗药物	纳武利尤单抗	参照本章第一节非小细胞肺癌	静脉注射，每次3mg/kg或240mg（固定剂量），每2周重复
	帕博利珠单抗		静脉注射，每次200mg（固定剂量）或2mg/kg，静脉输注30min以上，每3周重复
	卡瑞利珠单抗		静脉注射，每次200mg，每3周1次

【用药关怀】

药物	用药关怀
顺铂	·充分水化：在用药前及用药24h内患者应充分水化，以保证良好的尿排出量，并减少肾毒性，水化必须达到2h内静脉输入2L的0.9%氯化钠静脉注射液或葡萄糖盐水；在用药前水化的最后30min或水化之后，可通过侧臂滴入375mL的10%甘露醇注射液，特殊个体应用时应注意监测心电指标；在静脉滴注顺铂后24h内，也应保持适量的水化及排尿量；曾有学者建议治疗后继续静脉水化，目标是在6～12h内应用2L的0.9%氯化钠静脉注射液或葡萄糖盐水 ·监测肾功能：肾毒性是本品主要的剂量依赖性毒性，在肾功能上最常见的改变是肾小球滤过率下降，这点反映在血清肌酐上升，在给下一剂量之前，肾功能必须恢复到可接受的限度 ·几乎所有患者使用本品后会引起严重的恶心、呕吐，恶心及呕吐一般从治疗后1～4h开始，并可维持到治疗后1周；用药前，依据指南推荐使用止吐药

药物	用药关怀
多西他赛	· 在接受本品治疗前必须口服糖皮质激素类药物，如地塞米松在本品滴注1日前服用，每日16mg，持续至少3日，以预防过敏反应和体液潴留 · 中性粒细胞减少是用本品治疗时最常见的不良反应，中性粒细胞减少至最低点的中位时间为7日，此间隔在多次治疗的患者中会缩短，对所有用本品治疗的患者应经常进行全血细胞计数监测，本品治疗期间如果发生重度的中性粒细胞减少（＜500/mm^{3}并持续7日或以上），推荐在下一个疗程中减少剂量或采用适当的对症处理手段 · 应密切注意患者的过敏反应，特别是在第1次及第2次输注时，在本品开始输注的最初数分钟内有可能发生过敏反应，因此，应准备好治疗低血压及支气管痉挛的设备，发生重度过敏反应，如全身皮疹/红斑、重度低血压、支气管痉挛或罕见的致命的过敏性反应，应立即停止输注并进行对症治疗，对已发生重度过敏反应的患者不能再次应用本品
氟尿嘧啶	· 参照本章第三节乳腺癌
吉西他滨	· 给药后贫血、白细胞减少和血小板减少症都有可能出现，发热性中性粒细胞减少症较为常见，需定期监测血常规 · 肝功能异常非常常见，但是往往只是轻度和非进展性的，注意监测肝功能 · 约1/3患者表现出恶心或恶心伴有呕吐现象，极少需要减少药物剂量，并且很容易用抗呕吐药物控制
西妥昔单抗	· 参照本章第五节大肠癌
纳武利尤单抗	· 参照本章第一节非小细胞肺癌
帕博利珠单抗	
卡瑞利珠单抗	

第十三节　恶性黑色素瘤

【疾病简介】

恶性黑色素瘤（malignant melanoma，MM）简称恶黑，是一种由异常黑色素细胞过度增生引发的恶性肿瘤，多发于30岁以上成人，男性多于女性，常见部位有皮肤、黏膜及内脏器官。黑色素瘤在我国虽然是少见恶性肿瘤，但病死率高，发病率也在逐年增加，其预后较差，晚期可有淋巴及血行转移。其病因尚未完全阐明，可能有关的危险因素包括痣细胞痣恶变、阳光紫外线的照射、种族及遗传、外伤与刺激、病毒感染及免疫反应。病理分为表浅蔓延型、结节型、雀斑型、肢端色斑型及其他分型。

【临床表现】

黑色素瘤好发部位依次为下肢足部、躯干、头颈部及上肢。主要临床症状为迅速长大的黑色素结节，初始阶段可在正常皮肤发生黑色素沉着，或色素痣色素增多、黑色加深，随着损害扩大，可出现硬度变化及痛感。晚期可出现区域淋巴结转移肿大，甚至血行转移至肺、肝、骨及脑等器官。病变部位活检病理学检查是确诊标准。

【用药特点及原则】

1．黑色素瘤恶性程度高，活检时应规范操作减少直接刺激，将病灶连同周围0.3～0.5cm的正常皮肤和皮下脂肪整块切除送检，确诊后再决定是否需行广泛切除手术，大部分早期黑色素瘤通过外科治疗可以治愈。

2．局部晚期或者出现淋巴结转移时应接受术后辅助治疗（大剂量的干扰素α-2b），转移性黑色素瘤的治疗则以达卡巴嗪（DTIC）和大剂量白细胞介素-2为主；达卡巴嗪是化疗药物当中的金标准，其他可选择的化疗药物有卡莫司汀、紫杉醇、白蛋白紫杉醇、顺铂和卡铂等。

3．在靶向治疗方面，维莫非尼是唯一获得中国食品药品监督管理局批准治疗晚期*BRAF* V600E突变的黑色素瘤的分子靶向药物。

4．随着基础免疫学和肿瘤生物学的迅速发展，针对恶性黑色素瘤的免疫治疗正进入一个新时期，目前免疫治疗主要围绕PD-1单克隆抗体、CTLA-4单克隆抗体和免疫联合治疗展开。帕博利珠单抗、纳武利尤单抗、伊匹木单抗单用，纳武利尤单抗联合伊匹木单抗以及溶瘤病毒（talimogene laherparepvec）均已被证明是有效和安全的，已被FDA批准用于恶性黑色素瘤的治疗。

 【常用药物】

药理分类	药物	药理作用	用法用量
化疗药物	达卡巴嗪	参照本章第九节恶性淋巴瘤	静脉注射，每次200～400mg/m²，每日1次，连用5～10日为1个疗程，一般间歇3～6周重复给药 静脉滴注，每次250mg/m²，每日1次，连用5日，每3～4周重复给药；或第1日850mg/m²，每3～4周重复 动脉灌注，位于四肢的恶性黑色素瘤，可用同样剂量进行动脉注射
	卡莫司汀	本品能与DNA发生共价结合，破坏DNA的结构和功能，还可抑制DNA聚合酶，抑制DNA与RNA的合成	静脉注射，每次100mg/m²，每日1次，连用2～3日（或每次200mg/m²，每日1次，每6～8周重复）

药理分类	药物	药理作用	用法用量
免疫调节剂	重组人干扰素α-2b	具有广谱抗病毒、抗肿瘤、抑制细胞增殖以及提高免疫功能等作用，干扰素与细胞表面受体结合，诱导细胞产生多种抗病毒蛋白，抑制病毒在细胞内繁殖，提高免疫功能包括增强巨噬细胞的吞噬功能，增强淋巴细胞的细胞毒性和天然杀伤性细胞的功能	大剂量用药应按医嘱皮下注射或肌内注射，第1～5日，每日1 500万IU/m²，重复4周；然后每次900万IU，每周3次，重复48周，共治疗1年
靶向治疗药物	重组人白细胞介素-2	本品是一种淋巴因子，可使细胞毒性T细胞、自然杀伤细胞和淋巴因子活化的杀伤细胞增殖，并使其杀伤活性增强，还可以促进淋巴细胞分泌抗体和干扰素，具有促进机体免疫反应等作用	静脉输注或皮下注射，每日20万～40万IU/m²（每次50万～100万IU），每日1次，每周连用5日，4周为1个疗程 癌性胸、腹水腔内注射：应尽量排出胸、腹水后，每次注射40万～60万IU/m²（每次50万～100万IU），每周1～2次，注射2～4周，或根据患者情况按医嘱使用
	维莫非尼	是*BRAF* V600E的口服小分子抑制剂，*BRAF*基因突变体（包括V600E）可产生结构性激活的BRAF蛋白，这种蛋白在细胞增殖通常所需的生长因子缺乏时也可引起细胞增殖	口服，推荐剂量为960mg（片剂，规格：240mg），每日2次，首剂药物应在上午服用，第2剂应在此后约12h，即晚上服用，每次服药均可随餐或空腹服用
免疫治疗药物	纳武利尤单抗	参照本章第一节非小细胞肺癌	静脉注射，每次3mg/kg或240mg（固定剂量），每2周重复

药理分类	药物	药理作用	用法用量
免疫治疗药物	帕博利珠单抗	参照本章第一节非小细胞肺癌	静脉注射，每次200mg（固定剂量），静脉输注30min以上，每3周重复
	伊匹木单抗	本品为抗CTLA-4抗体，CTLA-4表达于T细胞表面，CTLA-4在T细胞活化阶段发挥抑制功能；T细胞活化后，CTLA-4在T细胞表面上调表达，一方面与CD28竞争性结合共刺激分子B7，另一方面传导抑制性信号来终止细胞活化，从而杀伤肿瘤细胞	静脉注射，每次1mg/kg，每3周1次
其他	溶瘤病毒	本品为经过基因修饰的1型单纯疱疹病毒（HSV-1），它可以在肿瘤细胞内复制并表达免疫激活蛋白粒细胞-巨噬细胞集落刺激因子（GM-CSF），将其直接注射到黑色素瘤病灶中可造成肿瘤细胞的溶解，从而使肿瘤细胞破裂，并释放出肿瘤源性抗原和GM-CSF，加速抗肿瘤的免疫应答	瘤内注射：第1天注射10^6pfu（斑块形成单位）/mL，3周后进行第2次注射，注射剂量为10^8pfu/mL，随后每2周注射1次，每次的注射剂量为10^8pfu/mL 注射体积：注射量取决于肿瘤的大小，①肿瘤长径<0.5cm时，注射量≤0.1mL；②肿瘤长径为0.5~1.5cm时，注射量≤0.5mL；③肿瘤长径为1.5~2.5cm时，注射量≤1.0L；④肿瘤长径为2.5~5.0cm时，注射量≤2.0mL；⑤肿瘤长径＞5.0cm时，注射量≤4.0mL。注射顺序遵循新的或最大的病灶优先，无需对所有病灶进行注射，不同的病灶可在不同的就诊时间段中进行注射

【用药关怀】

药物	用药关怀
达卡巴嗪	• 参照本章第九节恶性淋巴瘤
卡莫司汀	• 有对本品过敏史的患者、妊娠期妇女及哺乳期妇女禁用 • 可抑制身体免疫机制，使疫苗接种不能激发身体抗体产生，化疗结束后3个月内不宜接种活疫苗 • 皮肤意外接触本品可导致受累区域暂时性色素沉着，若皮肤或黏膜接触本品，应立即用肥皂水或清水冲洗 • 用药期间应注意检查血常规、血小板、肝肾功能、肺功能 • 不良反应：①迟发性骨髓抑制是本品的剂量限制性毒性；②长期治疗可产生肺间质或肺纤维化；③本品可抑制睾丸或卵巢功能，引起闭经或精子缺乏；④其他不良反应包括视网膜色素沉着、视网膜炎、皮肤瘙痒、脱发、血栓性静脉炎等
重组人干扰素 α-2b	• 对本品过敏者、严重心血管病史者、癫痫和其他中枢神经系统功能紊乱者禁用 • 过敏体质特别是对抗生素过敏的患者、妊娠期及哺乳期妇女慎用 • 使用本品时应慎用镇静催眠药 • 使用本品常见有发热、头痛、寒战、乏力、肌痛、关节痛等症状，常出现在用药的第1周，不良反应多在注射48h后消失
重组人白细胞介素-2	• 对本品成分过敏、高热、严重心脏病、低血压、严重心肾功能不全者，及肺功能异常或进行过器官移植者禁用 • 各种不良反应中最常见的是发热、寒战，肌肉酸痛，与用药剂量有关，一般是一过性发热（38℃左右），亦可有寒战高热，停药后3~4h体温多可自行恢复到正常 • 个别患者可出现恶心、呕吐、皮疹、类感冒症状

药物	用药关怀
维莫非尼	· 用1杯水送服药物，服药时整片吞下本品片剂，不应咀嚼或碾碎维莫非尼片剂 · 如果漏服1剂药物，可在下1剂服药4h以前补服漏服的药物，以维持每日2次的给药方案，不应同时服用2剂药物 · 如果服药后发生呕吐，患者不应追加剂量，而应按常规剂量继续治疗 · 在服用时避免日光暴露，建议穿戴防护性服装，并在室外使用广谱UVA/UVB防晒霜和润唇膏（SPF≥30），做好防晒 · 若发生不良反应及时向医生咨询是否需要调整剂量
纳武利尤单抗 帕博利珠单抗	· 参照本章第一节非小细胞肺癌
伊匹木单抗	· 不会加重细胞毒药物的不良反应（如骨髓抑制、脱发等），但其在抗肿瘤反应的同时也会造成机体的病理损害，即免疫相关的不良反应 · 变态反应主要为输液相关症状，表现为寒战和（或）发热、恶心、头痛、眩晕，严重者可出现低血压、血管神经性水肿、呼吸困难等 · 用药过程密切观察生命体征的变化，有任何不适及时联系主治医师
溶瘤病毒	· 最常见的副作用是疲乏、寒战、发热、恶心、流感样疾病和注射部位疼痛 · 最常见的严重副作用有疾病进展、蜂窝组织炎和发热 · 使用期间应做好避孕措施，终止哺乳 · 暴露于该药物可能会发生致命性的疱疹病毒感染和传播，应避免与被注射的病变部位、敷料或被治疗患者的体液直接接触

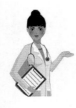

第十六章
传染性疾病用药

 第一节 流行性感冒

【疾病简介】

　　流行性感冒简称流感，多为病毒感染引起的急性呼吸道传染病。该病多发生于冬春季节；有高度传染性，传染源是患者和隐性感染者，病毒主要通过打喷嚏和咳嗽等进行飞沫传播，经口腔、鼻腔、眼睛等黏膜直接或间接接触感染。人群普遍易感。

【临床表现】

　　流感起病急，主要以发热、头痛、肌痛和全身不适起病，体温可达39～40℃，可有畏寒、寒战，多伴全身肌肉关节酸痛、乏力、食欲减退等全身症状，常有咽喉痛、干咳，可有鼻塞、流涕、胸骨后不适、颜面潮红、眼结膜充血等。部分患者症状轻微或无流感症状。虽然大多为自限性，但有一定的病死率，部分患者因出现肺炎等并发症或基础疾病加重发展成重症病例，少数危重症病例病情进展快，可因急性呼吸窘迫综合征（ARDS）、急性坏死性脑病或多器官功能不全等并发症而死亡。

【用药特点及原则】

（一）一般对症治疗

多饮水，充分休息，饮食应当易于消化和富有营养。咽痛严重时可行流质或半流质饮食，进食后以温开水或温盐水漱口，保持口鼻清洁。密切观察、监测、预防并治疗并发症。

（二）合理用药原则

流感是一种常见的病毒感染性疾病，针对病原采用抗流感病毒的药物治疗。尽早抗病毒治疗可减轻症状，减少并发症，缩短病程，降低病死率。儿童用药剂量与成人不同，但疗程相同。在紧急情况下，对于＞3个月婴儿可以使用奥司他韦。即使时间超过48h，也应进行抗病毒治疗。接种流感疫苗可有效预防相应亚型/系的流感病毒感染。

对于流感病毒的治疗，抗生素是没有作用的，因此在没有合并细菌感染的情况下不得使用抗生素，否则易引起二重感染或耐药菌的产生。存在继发细菌感染时及时使用抗生素。

高热者可进行物理降温，或应用解热镇痛药物。咳嗽、咳痰严重者给予止咳祛痰药物。根据缺氧程度采用适当的方式进行氧疗。

要坚持预防隔离与药物治疗并重、对因治疗与对症治疗并重的原则。基本原则包括及早应用抗流感病毒药物，避免盲目或不恰当使用抗菌药物，加强支持治疗，预防和治疗并发症，以及合理应用对症治疗药物等。

【常用药物】

药理分类	药物	药理作用	用法用量
抗病毒药	奥司他韦	通过抑制神经氨酸酶，可以抑制成熟的流感病毒脱离宿主细胞，从而改变流感病毒在感染细胞内的聚集和释放，抑制流感病毒在人体内的传播	用于治疗：口服，成人和13岁以上青少年，每次75mg，每日2次，共5日；1岁以上儿童，体重≤15kg，每次30mg，每日2次；体重为15～23kg，每次45mg，每日2次；体重为23～40kg，每次60mg，每日2次；体重＞40kg，每次75mg，每日2次 用于预防：每次75mg，每日1次，至少10日 肾功能不全者用药：肌酐清除率为30～60mL/min，用于治疗和预防时，每次30mg，每日2次；肌酐清除率为10～30mL/min，用于治疗时，每次30mg，每日1次，用于预防时，每次30mg，隔日1次
	扎那米韦		经口吸入，每次2吸（2×5mg），每日2次，连续5日，每日的总吸入剂量为20mg
	帕拉米韦		单次静脉滴注，成人：一般用量为300mg，滴注时间不少于30min；严重并发症的患者：每次600mg，滴注时间不少于40min；症状严重者：可每日1次，1～5日连续重复给药；另外可以根据年龄和症状等酌情减量；儿童：通常情况下可以每次10mg/kg，每日1次，30min以上单次静脉滴注，也可以根据病情，采用连日重复给药，不超过5日，单次给药量的上限为600mg

药理分类	药物	药理作用	用法用量
抗病毒药	阿比多尔	通过干扰网格蛋白依赖型内吞作用来抑制病毒进入；抑制病毒脂膜-内吞囊泡膜的融合，发挥膜融合抑制作用；通过激活2、5-寡聚腺苷酸合成酶，诱导干扰素生成，降解病毒mRNA，阻止病毒复制 具有强烈的诱生干扰素作用，在呼吸道局部形成广谱抗病毒状态；提高机体免疫功能和吞噬病毒的能力；激活吞噬细胞，增强非特异性免疫	口服，成人每次0.2g（2片），每日3次，服用5日
流感疫苗	灭活疫苗（流感病毒株类型根据每年WHO推荐）	采用WHO公布的北半球流感疫苗成分，包括裂解疫苗和亚单位疫苗，可用于≥6月龄的人群接种	6～35月龄婴幼儿：每次0.25mL（含每种组分血凝素7.5μg），在大腿前外侧肌内注射 ＞36月龄儿童和成人：每次0.5mL（含每种组分血凝素15μg），在上臂三角肌处肌内注射或深部皮下注射
	减毒活疫苗（流感病毒株类型根据每年WHO推荐）	采用WHO公布的北半球流感疫苗成分，也可采用甲型H1N1单价减毒活疫苗，减毒疫苗病毒在鼻咽部复制，诱导机体产生保护性免疫反应	5～9岁未接种过流感疫苗者：每侧鼻腔0.25mL，6～10周后重复接种 5～9岁曾接种过流感疫苗和9～49岁未接种过流感疫苗者：每侧鼻腔0.25mL单次接种

【用药关怀】

药物	用药关怀
奥司他韦	• 可能会出现恶心、呕吐、失眠、头痛、头晕、疲乏。少见发红、皮疹、皮炎和大疱疹、肝炎和AST及ALT升高、胰腺炎、血管性水肿、喉部水肿、支气管痉挛、面部水肿、嗜酸性粒细胞升高、白细胞下降和血尿 • 部分病例应警惕可能会出现精神障碍并发症，可能会有突发呼吸困难加重 • 慎用于1岁以下婴儿、健康状况差、伴有免疫抑制、合并慢性心脏和（或）呼吸道疾病的患者；妊娠期妇女、哺乳期妇女，以及13岁以下儿童用于预防时，应谨慎给药 • 在无磷酸奥司他韦颗粒可用的紧急情况下，吞咽胶囊困难者可用本品胶囊配制急用口服混悬剂
扎那米韦	• 用于成人和7岁及以上儿童的甲型和乙型流感治疗，本产品为吸入粉雾剂，仅供吸入使用 • 可能出现胃肠道反应、头晕、头痛、皮疹，可能会诱发支气管痉挛，慢性呼吸系统疾病患者用药后发生支气管痉挛的风险较高，应慎用 • 妊娠期妇女及哺乳期妇女慎用 • 用药期间如出现支气管痉挛或呼吸衰竭，应停药
帕拉米韦	• 可能出现胃肠道反应、支气管炎、咳嗽、眩晕、头痛、失眠、疲劳等不良反应 • 特殊个体应用时应注意监测心电指标
阿比多尔	• 可能出现恶心、腹泻、头晕和血清转氨酶增高等不良反应 • 有报道服药3h后出现心动过缓的情况（心率小于60次/min，且心率降低至2~24次/min） • 妊娠期妇女及哺乳期妇女、严重肾功能不全者慎用或遵医嘱 • 本品对于有窦房结病变或心功能不全的患者的意义尚不明确，建议该类人群服用本品时慎重考虑

续表

药物	用药关怀
灭活疫苗（流感病毒株类型根据每年WHO推荐）	·全身反应（如发热、无力、肌痛）较常见于既往未接触过流感病毒抗原者，轻度局部反应持续1~2日 ·有急性炎症性脱髓鞘性多发性神经病病史者禁用本品
减毒活疫苗（流感病毒株类型根据每年WHO推荐）	·一般接种后24h内，可出现流涕、鼻塞、咳嗽、发热、注射部位红肿、瘙痒、呕吐、腹痛、肌痛、疲劳等反应，多数情况下可自行消失 ·出现过敏性紫癜反应时应及时就诊，应用皮质固醇类药物给予抗过敏治疗，治疗不当或不及时有可能并发紫癜性肾炎 ·一般在接种疫苗后1h内可能发生过敏性休克。应及时通过注射肾上腺素等抢救措施进行治疗 ·有急性炎症性脱髓鞘性多发性神经病病史者禁用本品

第二节 传染性非典型肺炎

【疾病简介】

传染性非典型肺炎是由SARS冠状病毒（SARS-CoV）引起的一种具有明显传染性、可累及多个器官系统的特殊肺炎。2002年首次暴发流行。WHO将其命名为严重急性呼吸综合征（severe acute respiratory syndrome，SARS）。其主要临床特征为急性起病、发热、干咳、呼吸困难，白细胞不高或降低、肺部浸润和抗生素治疗无效。人群普遍易感，易在家庭和医院等场所聚集性发病，多见于青壮年，儿童感染率较低。

【临床表现】

潜伏期2~10日。起病急骤，多以发热为首发症状，体温>38℃，可有寒战、咳嗽、少痰等症状，偶有血丝、心悸、呼吸困难甚至呼吸窘迫，可伴有肌肉关节酸痛、头痛、乏力和腹泻。患者多无上呼吸道卡他症状。肺部体征不明显，部分患者可闻及少许湿啰音，或有肺实变体征。

【用药特点及原则】

（一）一般对症治疗

一般治疗：住院隔离，卧床休息，注意水、电解质平衡，适当补充液体和维生素。密切观察病情变化（多数患者在发病14日内都有可能属于进展期），应定期复查胸片（病情未稳定时1～2日复查1次，稳定后2～4日复查1次），监测心、肝、肾功能等。给予氧疗，一般给予持续性鼻导管或面罩给氧，流量为3～5L/min；对伴有胸闷、呼吸困难或达到重症诊断标准者，应进行末梢血SaO_2监测。

对症治疗：体温＞38.5℃时，应使用解热镇痛药；咳嗽患者在干咳频繁的情况下，应给予镇咳药；腹泻为水泻时，应给予蒙脱石散口服止泻。

（二）合理用药原则

肾上腺糖皮质激素：肾上腺糖皮质激素应用不当可引起严重后果，包括抑制机体免疫功能、引起病情加重和严重的继发性感染。重症患者可考虑使用肾上腺糖皮质激素，减轻肺的渗出、损伤和后期的肺纤维化。应用指征为有严重中毒症状，高热不退。达到重症病例诊断标准者，可根据病情选择相当于甲基泼尼松龙80～320mg/d的剂量，待病情缓解或胸片有吸收后逐渐减量停用，切忌减量过快，否则易引起病情反复。儿童患者慎用。

抗病毒治疗：目前尚无肯定疗效的抗新型冠状病毒的药物，根据具体病情可选用利巴韦林等。体外研究发现甘草甜素具有很强的抗新型冠状病毒的作用。

继发感染治疗：传染性非典型肺炎病程中可发生继发感染，如衣原体、支原体、细菌等，可采用大环内酯类、喹诺酮类药物治疗，并可根据获得的细菌和药敏试验结果调整用药。

　　免疫制剂的应用：因为传染性非典型肺炎的发病机制不清楚，目前没有明确证据表明免疫调节剂在传染性非典型肺炎患者的治疗中具有肯定作用。恢复期患者血清可能有助于病情的恢复。

　　防治真菌及二重感染：合理应用抗生素及肾上腺糖皮质激素；定期监测尿常规和痰、粪培养及真菌涂片，加强口腔护理。

 【常用药物】

药理分类	药物	药理作用	用法用量
肾上腺糖皮质激素	注射用甲泼尼龙琥珀酸钠	甲泼尼龙抗炎作用较强，钠潴留作用较弱，其抗炎作用为可的松的7倍 甲基泼尼松龙琥珀酸酯钠为水溶性泼尼松龙衍生物，在体内转化为甲基泼尼松龙，可以注射，具有速效作用，维持时间程度中等，是治疗炎症和变态反应的优选药 甲泼尼龙为中效糖皮质激素 甲泼尼龙作用与泼尼松龙相同，其抗炎作用为后者的3倍，糖代谢作用较氢化可的松强10倍，而水、钠潴留作用较弱，无排钾的副作用	作为对生命构成威胁的情况的辅助药物时，推荐剂量为30mg/kg，应至少用30min静脉注射，根据临床需要，此剂量可在医院内于48h内每隔4～6h重复1次；冲击疗法用于疾病严重恶化和（或）对常规治疗（如非甾体抗炎药，金盐及青霉胺）无反应的疾病 本品可通过静脉注射、肌内注射或静脉滴注给药，紧急情况的治疗应使用静脉注射，静脉注射和肌内注射时，按指导方法配制溶液

药理分类	药物	药理作用	用法用量
抗病毒	利巴韦林	药物进入被病毒感染的细胞后迅速磷酸化，其产物作为病毒合成酶的竞争性抑制药，抑制肌苷单磷酸脱氢酶、流感病毒RNA多聚酶和mRNA鸟苷转移酶，从而引起细胞内三磷酸鸟苷的减少，损害病毒RNA和蛋白合成，使病毒的复制与传播受抑 对呼吸道合胞病毒也可能具有免疫作用及中和抗体作用	用氯化钠注射液或5%葡萄糖注射液稀释成1mg/mL的溶液后静脉缓慢滴注 成人：一次0.5g，每日2次 小儿：每日10~15mg/kg，分2次给药 每次滴注20min以上，疗程3~7日

 【用药关怀】

药物	用药关怀
注射用甲泼尼龙琥珀酸钠	·用药数日后，必须逐量递减用药剂量或逐步停药，长期治疗的患者应定期做常规实验室检查，如尿常规、饭后2h血糖、血压和体重、胸部X线检查，有溃疡史或明显消化不良的患者应行上消化道X线检查，中断长期治疗的患者也需要做医疗监护 ·儿童长期、每日分次给予糖皮质激素会抑制其生长，这种治疗方法只可用于非常危重的情况 ·可引发潜在的糖尿病或增加糖尿病患者对胰岛素和口服降糖药的需求 ·糖皮质激素对心血管系统具有不良反应，如血脂异常和高血压，如果高剂量且长期使用，可能会使原有心血管危险因素的患者易于发生心血管不良反应，应谨慎用于高血压患者、充血性心脏衰竭病和已患有或可能患上血栓栓塞疾病的患者 ·已有的情绪不稳和精神病倾向可能会因服用肾上腺皮质激素类药物而加重，应谨慎用于癫痫患者

续表

药物	用药关怀
注射用甲泼尼龙琥珀酸钠	·肾上腺皮质激素类药物可能会增加感染者的易感性，可能掩盖感染的一些症状，而且在肾上腺皮质激素类药物的使用过程中可能会出现新的感染 ·可能会发生过敏反应，特别是对有任何药物过敏史的患者，应采取适当的预防措施 ·可能会引起角膜穿孔，所以肾上腺皮质激素类药物应谨慎用于眼部单纯疱疹患者 ·糖皮质激素治疗可能会掩盖消化性溃疡的症状，以至于发生穿孔或者出血而无明显的疼痛。非特异溃疡性结肠炎患者，如果有即将穿孔、脓肿，或其他化脓性感染、憩室炎、新近肠吻合术，或者活跃的或潜在的消化性溃疡的可能，应谨慎使用肾上腺皮质激素类药物 ·高剂量肾上腺皮质激素类药物的使用会引发急性肌肉病，最常发生在患有神经肌肉传递障碍（例如重症肌无力）的患者身上，或者发生在正在同时接受抗胆碱药（如神经肌肉阻断药泮库溴铵）治疗的患者身上；急性肌肉病是全身性的，可能累及眼部和呼吸系统的肌肉，并可能导致四肢瘫痪 ·骨质疏松症是一种常见的但不常被识别的副作用，与长期大剂量应用糖皮质激素有关，骨质疏松症患者慎用糖皮质激素 ·本品40mg规格含有牛源性乳糖作为辅料，对牛乳蛋白过敏的患者在使用本品时曾发生严重变态反应，包括支气管痉挛和严重过敏反应，已知或疑似对牛乳过敏的患者不得使用本品40mg规格 ·本品使用苯甲醇作为溶媒，禁止用于儿童肌内注射 ·使用肾上腺皮质激素类药物治疗后可能出现不良反应，例如，头晕、眩晕、视觉障碍和疲劳感，患者如果受到影响不应驾驶汽车或操作机械
利巴韦林	·有严重贫血、肝功能异常者慎用 ·对诊断的干扰：口服本品后引起血胆红素增高者可高达25%，大剂量可引起血红蛋白下降 ·尽早用药，呼吸道合胞病毒性肺炎病初3日内给药一般有效，本品不宜用于未经实验室确诊为呼吸道合胞病毒感染的患者 ·长期或大剂量服用会影响肝功能，导致血象异常，并产生不良反应

第三节 流行性腮腺炎

 【疾病简介】

　　流行性腮腺炎是由腮腺炎病毒引起的呼吸道传染病。临床以单侧或双侧耳下腮部漫肿、疼痛为特征，一年四季均可发病，4—7月和11月至次年1月为发病高峰期，多见于学龄期及学龄前期儿童，在聚集性场所中可见暴发流行。

 【临床表现】

　　发病初期可有发热、头痛、咽痛。腮腺以耳垂为中心非化脓性肿大，向前、后、下方扩大，边缘不清，表面皮肤不红，触之疼痛，有弹性感。常在一侧先肿大，对侧亦可出现肿大。同侧腮腺管口可见红肿，或同时有颌下腺、舌下腺肿大。腮腺局部胀痛和感觉过敏，张口或咀嚼时更明显。可并发脑膜脑炎、睾丸炎、卵巢炎、胰腺炎等。

 【用药特点及原则】

（一）一般对症治疗

　　卧床休息，避免饮用酸性饮料，注意口腔卫生。头痛及腮腺胀痛可用镇痛药。对并发睾丸炎者，可托起肿大睾丸，早期可冷敷，以减轻疼痛。

（二）合理用药原则

　　并发脑膜脑炎、心肌炎患者，可应用地塞米松5～10mg，静脉滴注5～7日。出现剧烈头痛、呕吐、疑为颅压增高患者，可应用20％甘露醇1～2g/kg，静脉推注，每4～6h给药1次，直至症状好转。症状较重及合并睾丸炎者，亦可用肾上腺皮质激素治疗。

【常用药物】

本病为自限性疾病，目前尚无抗腮腺炎特效药物，抗生素治疗无效。主要对症治疗，隔离患者使之卧床休息直至腮腺肿胀完全消退。

第四节　狂犬病

【疾病简介】

狂犬病又名恐水症，是由狂犬病毒所致，以侵犯中枢神经系统为主的急性人兽共患传染病。狂犬病通常由病兽以咬伤方式传给人，病死率几乎达100%。预防措施主要包括犬的管理、人被咬伤后伤口的正确处理和及时预防注射狂犬病疫苗。

【临床表现】

狂犬病潜伏期无任何征兆，高风险动物暴露后，立即开展暴露后处置是唯一有效的预防手段。狂犬病的最初症状是发热，伤口部位常有疼痛或有异常、原因不明的颤痛、刺痛或灼痛感。随着病毒在中枢神经系统的扩散，患者出现典型的狂犬病临床症状，即狂躁型与麻痹型，表现为特有的恐水、怕风、恐惧不安、咽喉肌痉挛、进行性瘫痪等，最终死因多为咽肌痉挛导致窒息或呼吸循环衰竭。

【用药特点及原则】

（一）一般对症治疗

本病发病后无特效治疗方法，而且病死率极高，故重点在于预防发病。狂犬病的治疗以对症和支持治疗为主。

1．以单室严格隔离患者，防止唾液污染，尽量使患者保持安静，减少光、风、声等刺激。

2．狂躁时用镇静剂，如地西泮、苯巴比妥等。

3．加强监护治疗，包括给氧，必要时切开气管，纠正酸中毒，维持水、电解质平衡。有心动过速、心律失常、高血压等症状，可用β受体阻滞剂或强心剂。有脑水肿时给予脱水剂。

（二）合理用药原则

1．疫苗接种。国内主要采用狂犬病毒的地鼠肾细胞疫苗，咬伤后应尽早进行狂犬病毒地鼠肾细胞疫苗的预防注射。疫苗共接种5次，每次2mL，于被咬伤后0、3、7、14和30日完成。如严重咬伤，可全程注射10针，于当日至第6日每日1针，随后于被咬伤后10、14、30、90日各注射1针。

2．免疫球蛋白注射。包括人抗狂犬病毒免疫球蛋白（HRIG）和免疫血清，以HRIG最佳，HRIG用量为20IU/kg；马抗狂犬病毒免疫血清（简称马抗血清）为40IU/kg，总量一半在伤口进行局部浸润注射，剩余剂量做臀部肌内注射。为避免马血清的过敏反应，注射前应做皮肤过敏试验，过敏者可用脱敏注射。

3．预防破伤风及细菌感染。

 【常用药物】

药理分类	药物	药理作用	用法用量
疫苗	人用狂犬病疫苗（Vero细胞）	接种本疫苗后，可刺激机体产生抗狂犬病病毒免疫力，用于预防狂犬病	按标示量加入所附灭菌注射用水，待疫苗复溶并摇匀后注射 于上臂三角肌肌内注射，幼儿可在大腿前外侧区肌内注射 暴露后免疫程序：本品免疫程序分为2-1-1免疫程序和五针免疫程序，两种免疫程序均具有相同的免疫效果

药理分类	药物	药理作用	用法用量
疫苗	人用狂犬病疫苗（Vero细胞）	接种本疫苗后，可刺激机体产生抗狂犬病病毒免疫力，用于预防狂犬病	2-1-1免疫程序：一般咬伤者于被咬伤后0日（第1日，当日）在左右上臂三角肌肌内各注射1剂（共2剂），幼儿可在左右大腿前外侧区肌内各注射1剂（共2剂），7日（第8日，以下类推）、21日各注射本疫苗1剂，全程免疫共注射4剂，儿童用量相同 五针免疫程序：一般咬伤者于被咬伤后0日（第1日，当日）、3日（第4日，以下类推）、7日、14日、28日各注射本疫苗1剂，全程免疫共注射5剂，儿童用量相同 有下列情形之一的，建议首剂狂犬病疫苗剂量加倍给予：①注射疫苗前1日或更早些时间注射过免疫球蛋白或抗狂犬病血清的慢性患者；②先天性或获得性免疫缺陷患者；③接受免疫抑制剂（包括抗疟疾药物）治疗的患者；④老年人；⑤于暴露后48h或更长时间后才注射狂犬病疫苗的人员

【用药关怀】

药物	用药关怀
人用狂犬病疫苗（Vero细胞）	• 有以下情况者慎用：家族和个人有惊厥史者、患慢性疾病者、有癫痫史者、过敏体质者、哺乳期妇女、妊娠期妇女 • 疫苗瓶有裂纹、标签不清或失效、疫苗复溶后出现浑浊等外观异常均不得使用 • 应备有肾上腺素等药物，以备偶有发生严重过敏反应时急救用，接受注射者在注射后应在现场观察至少30min • 疫苗开启后应立即使用 • 忌饮酒、浓茶等刺激性食物及剧烈运动等 • 禁止臀部注射，不能进行血管内注射 • 抗狂犬病毒免疫血清或抗狂犬病毒免疫球蛋白不得与狂犬病疫苗使用同一支注射器，不得在同侧肢体注射 • 暴露后免疫应遵循及时、足量、全程的原则，发生过敏者，可到医院就诊，进行抗过敏治疗，完成全程疫苗的注射 • 使用肾上腺皮质激素类药物或免疫抑制剂治疗时可干扰抗体产生，并导致免疫接种失败 • 严禁冻结 • 使用前注意检查包装容器、标签、外观、有效期是否符合要求 • 运动员慎用

第五节 登革热

 【疾病简介】

登革热是由登革病毒引起的急性传染病，是全球传播最广泛的蚊媒传染病之一，主要是经媒介伊蚊叮咬吸血传播。在我国传播媒介主要为白纹伊蚊和埃及伊蚊。登革热患者、隐性感染者、带病毒的非人灵长类动物是登革热的主要传染源。人群普遍易感。登革热的主要预防措施是防蚊与灭蚊。

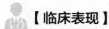 **【临床表现】**

登革热的潜伏期一般为1～14日，多数为5～9日。登革热分为普通登革热和重症登革热两种临床类型。多数患者表现为普通登革热。临床表现如下：

1．急性起病，突发高热，有明显疲乏、厌食、恶心等不良反应，常伴有较剧烈的头痛、眼眶痛、全身肌肉痛、骨关节痛等症状，可伴面部、颈部、胸部潮红、结膜充血等。

2．皮疹：于病程第3～6日在颜面四肢出现充血性皮疹或点状出血疹。典型皮疹为见于四肢的针尖样出血点及"皮岛"样表现等。皮疹分布于四肢躯干或头面部，多有痒感，不脱屑，持续3～5日。

3．出血倾向：部分患者可出现不同程度的出血表现，如皮下出血、牙龈出血、鼻衄等，甚至严重出血。

4．严重脏器损伤：急性心肌炎、急性呼吸窘迫综合征、急性肝损伤、急性肾功能不全、中枢神经系统损伤等表现。

【用药特点及原则】

治疗原则是早发现、早诊断、早防蚊、早隔离、早治疗。目前登革热尚无特效的抗病毒治疗药物，主要采取对症支持治疗、一般处理及预防性治疗等措施。

1．退热。以物理降温为主，可以用温水擦浴，高热患者不能耐受时可给对乙酰氨基酚治疗。慎用乙酰水杨酸（阿司匹林）和非甾体抗炎药物，避免加重胃炎或出血。

2．补液。出汗较多或腹泻者，根据患者脱水程度给予补液治疗，以口服补液为主。口服补液盐或汤和果汁均可以防止电解质失衡。慎饮用碳酸饮料，避免引起生理应激相关的高血糖。对频繁呕吐、进食困难或血压低的患者，应及时静脉输液。

3．镇静止痛。

4．根据患者意愿给予中医药辨证治疗。

第六节 结核病

 【疾病简介】

结核病是由结核分枝杆菌复合群感染引起的慢性传染病。结核菌可以侵害人体的各个器官，如肺、肝、肾、骨骼、脑膜和胃肠道等脏器。结核菌主要侵犯肺，引起的疾病称肺结核。中国作为全球第二大结核高负担国家，其肺结核疫情十分严重。我国呈现感染人数多、患病人数多、新发患者多、死亡人数多、农村患者多和耐药患者多"六多"的特点。结核病防控工作任重而道远，因此必须坚持不懈地加强结核病防控工作。

 【临床表现】

肺结核的临床表现不尽相同，但有共同之处。咳嗽、咳痰两周以上或痰中带血是肺结核的常见呼吸系统症状。约1/3患者有咯血。结核累及胸膜时可有胸痛。发热为最常见全身症状，多为长期午后潮热，即下午或傍晚开始升高，翌晨降至正常。部分可伴乏力、盗汗、食欲减退和体重减轻等。

【用药特点及原则】

肺结核化学治疗原则是早期、规律、全程、适量、联合。整个治疗方案分强化和巩固两阶段。化疗方案的确定需根据患者痰中是否排菌、既往是否有过抗结核治疗、治疗多长时间及现阶段的病情而定。服药方式有每日用药方案和间歇用药方案。

在抗结核治疗中应选用高效、敏感、低毒的药物，方案中应至少包含3种杀菌药物，异烟肼和利福平是最重要的基本药物，再加吡嗪酰胺和其他药物联用，达到杀菌和减少复发的作用，成为标准的抗结核短程化疗方案。根据患者不同情况，在治疗中也有延长治疗阶段的做法。由于抗结核药物血中高峰浓度的杀菌作用要优于经常性维持较低药物浓度水平的情况，故采用每日剂量一次顿服的方式。

 【常用药物】

药理分类	药物	药理作用	用法用量
抗结核药	异烟肼	本品是一种具有杀菌作用的合成抗菌药，只对分枝杆菌，主要是生长繁殖期的细菌有效，其作用机制尚未阐明，可能抑制敏感细菌分枝菌酸的合成而使细胞壁破裂	用于预防：成人每日0.3g，顿服；儿童每日10mg/kg，每日总量不超过0.3g，顿服 用于治疗：与其他抗结核药合用，口服，成人每日5mg/kg，最高0.3g，或每日15mg/kg，每日最大剂量为900mg，每周2～3次；儿童每日10～20mg/kg，每日不超过0.3g，顿服
	利福平	利福平为利福霉素类半合成广谱抗菌药，对多种病原微生物均有抗菌活性；该药对结核分枝杆菌和部分非结核分枝杆菌（包括麻风分枝杆菌等）在宿主细胞内外均有明显的杀菌作用 利福平对需氧革兰阳性菌具有良好抗菌作用，对需氧革兰阴性菌如脑膜炎奈瑟球菌、流感嗜血杆菌、淋病奈瑟球菌亦具高度抗菌活性，利福平对军团菌属作用亦良好，对沙眼衣原体、性病淋巴肉芽肿及鹦鹉热等病原体均具抑制作用	抗结核治疗：口服，成人每日0.45～0.60g，空腹顿服，每日不超过1.2g；1个月以上小儿：每日10～20mg/kg，空腹顿服，每日不超过0.6g；应于餐前1h或饭后2h服用，清晨空腹一次服用吸收最好

续表

药理分类	药物	药理作用	用法用量
抗结核药	利福喷汀	利福喷汀为半合成的利福霉素类抗生素，与DNA依赖性RNA多聚酶的β亚单位牢固结合，防止该酶与DNA模板的结合，抑制细菌RNA的合成，阻断了转录过程，达到杀菌效果	口服，成人每次600mg（体重小于55kg或有不良反应出现者应酌减），一次性顿服，每周服药1～2次；需与其他抗结核药联合应用
	吡嗪酰胺	本品对人型结核杆菌有较好的抗菌作用，吡嗪酰胺渗透入吞噬细胞后进入结核杆菌菌体内，菌体内的酰胺酶使其脱去酰胺基转化为吡嗪酸而发挥抗菌作用 另吡嗪酰胺在化学结构上与烟酰胺相似，通过取代烟酰胺而干扰脱氢酶，阻止脱氢作用，妨碍结核杆菌对氧的利用，而影响细菌的正常代谢，造成死亡	与其他抗结核药联合，口服，成人：每日15～30mg/kg，顿服，或每日50～70mg/kg，每周2～3次；每日服用者最高每日2g，每周3次者最高每次3g，每周服2次者最高每次4g
	乙胺丁醇	为合成抑菌药，作用机制尚未完全阐明，该药只对生长繁殖期的细菌有效，可渗入分枝杆菌体内干扰RNA合成，从而抑制细菌繁殖	与其他抗结核药合用 成人常用量： 1．结核初治：每次15mg/kg，每日1次，顿服；或每次口服25～30mg/kg，最高2.5g，每周3次；或50mg/kg，最高2.5g，每周2次 2．结核复治：每次25mg/kg，每日1次，顿服，连续60天，而后每次15mg/kg，每日1次，顿服 3．非典型分枝杆菌感染：每日15～25mg/kg，1次顿服，如发生胃肠道反应，可以与食物同服 小儿常用量： 13岁以下儿童不宜应用本品，13岁以上青少年用量与成人相同

药理分类	药物	药理作用	用法用量
抗结核药	链霉素	本品是氨基糖苷类的抗生素，主要通过作用于细菌体内的核糖体来抑制细菌蛋白质的合成，从而起到控制细菌的作用，与其他抗结核药联合用于结核分枝杆菌所致各种结核病的初治病例，或其他敏感分枝杆菌感染	肌内注射，每次0.5g，每12h给药1次，或每次0.75g，每日1次；与其他抗结核药合用；如采用间歇疗法，即每周给药2~3次，每次1g；老年患者：肌内注射，每次0.5~0.75g，每日1次
	对氨基水杨酸钠	对氨基水杨酸钠对结核菌的对氨基苯甲酸的合成起抑制作用，可抑制其生长，仅对分枝杆菌有效，单独应用时结核杆菌对本品能迅速产生耐药性，因此必须与其他抗结核药合用，链霉素和异烟肼与本品合用时能延缓结核杆菌对前二者耐药性的产生，本品对不典型分枝杆菌无效，主要用作二线抗结核药物	口服，成人每次2~3g，每日4次；儿童每日200~300mg/kg，分3~4次服用，儿童每日不超过12g

【用药关怀】

药物	用药关怀
异烟肼	·常见不良反应有步态不稳或麻木针刺感、烧灼感或手指疼痛等周围神经炎表现；食欲不佳、乏力或软弱；恶心或呕吐可能为肝毒性的前驱症状，应引起重视；偶可因神经毒性引起抽搐 ·肝功能不正常者、精神病患者和癫痫患者禁用 ·如疗程中出现视力模糊或视力下降等视神经炎症状，应立即进行眼部检查，并定期复查 ·饮酒易诱发肝脏毒性反应，并加速异烟肼的代谢，故服药期间避免酒精饮料 ·含铝制酸药可延缓并减少异烟肼的吸收，使血药浓度降低，故应避免两者同时服用，或在口服制酸剂前至少1h服用异烟肼 ·可使抗凝药的抗凝作用增强 ·异烟肼为维生素B_6的拮抗剂，可增加维生素B_6经肾排出量，因而可能导致周围神经炎，服用异烟肼时维生素B_6的需要量增加 ·与环丝氨酸同服时可增加中枢神经系统不良反应（如头昏或嗜睡），需调整剂量，并密切观察中枢神经系统毒性征象，尤其对于从事需要灵敏度较高的工作的患者 ·异烟肼可使酮康唑或咪康唑的血药浓度降低，故不宜合用 ·与苯妥英钠或氨茶碱合用时可抑制二者在肝脏中的代谢，而导致两者的血药浓度增高 ·与对乙酰氨基酚合用时，可增加肝毒性及肾毒性 ·与卡马西平同时应用时，异烟肼可抑制其代谢，使卡马西平的血药浓度增高，从而引起毒性反应；卡马西平可诱导异烟肼的微粒体代谢，导致具有肝毒性的中间代谢物增加 ·本品不宜与其他神经毒性药物合用，以免增加神经毒性

续表

药物	用药关怀
利福平	・常见药物不良反应：可出现厌食、恶心、呕吐、上腹部不适、腹泻等胃肠道反应，但均能耐受；肝毒性亦常见，多发生在疗程最初数周内，少数患者可出现血清氨基转移酶升高、肝肿大和黄疸，大多为无症状的血清氨基转移酶一过性升高，在疗程中可自行恢复 ・患者服用本品后，大小便、唾液、痰液、泪液等可呈橘红色 ・肝功能严重不全、胆道阻塞者和3个月以内妊娠期妇女禁用 ・可能引起白细胞和血小板减少，并导致齿龈出血和感染、伤口愈合延迟等 ・此时应避免拔牙等手术，并注意口腔卫生，刷牙及剔牙均需慎重，直至血象恢复正常；用药期间应定期监测周围血象 ・用药期间建议戒酒 ・与对氨基水杨酸盐联合用药时，两者服用间隔至少6h ・不宜与咪唑类药物合用 ・可促进雌激素的代谢或减少其肠肝循环，降低口服避孕药的作用，所以患者服用利福平时，应改用其他避孕方法 ・肾上腺皮质激素、抗凝药、氨茶碱、环孢素、维拉帕米、普罗帕酮、甲氧苄啶、口服降血糖药、促皮质素、氨苯砜、洋地黄苷类、丙吡胺、奎尼丁、地西泮、苯妥英钠、左旋甲状腺素、美沙酮、美西律、丙磺舒等与利福平合用时，因药物相互作用需调整剂量
利福喷汀	・本品应在空腹时（餐前1h）用水送服 ・应用本品过程中，应经常监测血象和肝功能的变化情况，肝功能减退的患者即使每周仅用1～2次，也必须密切观察肝功能的变化 ・服药期间应戒酒 ・利福喷汀引起白细胞和血小板减少者，应避免进行拔牙等手术，并注意口腔卫生，剔牙需谨慎 ・应用口服激素避孕药患者使用本品应改换成非激素的避孕方法
吡嗪酰胺	・发生率较高的药物不良反应有关节痛（高尿酸血症引起，常轻度，有自限性）；发生率较低的有食欲减退、发热、乏力或软弱、眼或皮肤黄染、畏寒等 ・应用本品疗程中可出现血尿酸常增高，可引起急性痛风发作，须进行血清尿酸测定 ・本品具有较大毒性，儿童不宜应用 ・环孢素与吡嗪酰胺同用时前者的血浓度可能降低，建议监测血药浓度，适时调整剂量

药物	用药关怀
乙胺丁醇	• 常见不良反应为视力模糊、眼痛、红绿色盲、视力减退、视野缩小；偶见畏寒、关节肿痛、病变关节表面皮肤发热和拉紧感；偶可发生皮疹、发热和关节痛等过敏反应，以及麻木、针刺感、烧灼感或手足无力等 • 痛风、视神经炎、肾功能减退者慎用 • 与氢氧化铝同用可减少乙胺丁醇吸收 • 与神经毒性药物合用可增加神经毒性
链霉素	• 该药不良反应主要为耳、肾毒性，用药期间注意有无血尿、排尿次数减少或尿量减少、食欲减退、口渴等肾毒性症状，以及步履不稳、眩晕、听力减退、耳鸣、耳部饱满感等耳毒性症状；部分患者可出现面部或四肢麻木、针刺感等周围神经炎症状。偶可发生视力减退，嗜睡、软弱无力、呼吸困难等神经肌肉阻滞症状，以及皮疹、瘙痒、红肿等过敏症状 • 用药期间应注意定期进行下列检查：尿常规和肾功能测定；听力检查或听电图（尤其高频听力）测定；有条件时应监测血药浓度 • 该药品有危害人类胎儿的明确证据，FDA妊娠分类为D级
对氨基水杨酸钠	• 常见不良反应包括食欲不振、恶心、呕吐、腹痛、腹泻等胃肠道反应；瘙痒、皮疹、药物热、哮喘、嗜酸性粒细胞增多等过敏反应，偶可引起胃溃疡、血尿、蛋白尿、肝功能损害及粒细胞减少等 • 下列情况应慎用：充血性心力衰竭、胃溃疡、葡萄糖-6-磷酸脱氢酶（G6PD）缺乏症、严重肝功能损害、严重肾功能损害 • 不宜与对氨基苯甲酸、抗凝药、乙硫异烟胺、丙磺舒或苯磺唑酮合用 • 氨基水杨酸类可能影响利福平的吸收，导致利福平的血药浓度降低，服用上述两药时，至少相隔6h • 氨基水杨酸盐和维生素B_{12}同服时可影响后者从胃肠道的吸收，因此维生素B_{12}的需要量增加

第七节　艾滋病

【疾病简介】

艾滋病，即获得性免疫缺陷综合征（AIDS），其病原体为人类免疫缺陷病毒（HIV），亦称艾滋病病毒。目前，艾滋病已成为严重威胁我国公众健康的重要公共卫生问题。

【临床表现】

从初始感染HIV到终末期是一个较为漫长而复杂的过程，在这一过程的不同阶段，与HIV相关的临床表现也是多种多样的。HIV感染后的相关症状及体征主要表现为：持续1个月以上的发热、盗汗、腹泻；体重减轻10%以上。部分患者表现为神经精神症状，如记忆力减退、精神淡漠、性格改变、头痛、癫痫及痴呆等。另外，还可出现持续性全身性淋巴结肿大。

【用药特点及原则】

治疗目标包括降低HIV感染的发病率和感染率、减少非艾滋病相关疾病的发病率和病死率；最大限度地抑制病毒复制使病毒载量降低至检测下限并减少病毒变异；重建或者改善免疫功能；减少异常的免疫激活；减少HIV的传播、预防母婴传播。截至2017年底，全球有2 170万艾滋病病例正在接受高效联合抗反转录病毒治疗（HAART，俗称"鸡尾酒疗法"，现在又称抗反转录病毒治疗）。目前国际上共有6大类30多种药物（包括复合制剂），国内的抗反转录病毒治疗药物有核苷类反转录酶抑制剂（NRTIs）、非核苷类反转录酶抑制剂（NNRTIs）、蛋白酶抑制剂（PIs）、整合酶抑制剂（INSTIs）和膜融合抑制剂（FIs）等5大类。

【常用药物】

药理分类	药物	药理作用	用法用量
核苷类反转录酶抑制剂	齐多夫定	在体外对逆转录病毒包括人免疫缺陷病毒具有高度活性。在受病毒感染的细胞内被细胞胸苷激酶磷酸化为三磷酸齐多夫定，后者能选择性抑制HIV逆转录酶，导致HIV链合成终止从而阻止HIV复制	口服，成人：每次300mg，每日2次；儿童：每次160mg/m²，每日3次；新生儿/婴幼儿：每次2mg/kg，每日4次
	拉米夫定	对HIV-1及HIV-2是有效的选择性抑制剂，可被细胞内激酶逐渐代谢为相应的5′-三磷酸盐（TP），拉米夫定-TP，是HIV逆转录酶的底物竞争性抑制剂，其主要抗病毒活性是通过单磷酸盐的形式掺入病毒的DNA链，从而导致病毒DNA链的终止	口服，成人：每次150mg，每日2次或每次300mg，每日1次；儿童：每次4mg/kg，每日2次；新生儿：每次2mg/kg，每日2次
	阿巴卡韦	阿巴卡韦是HIV-1及HIV-2的有效的选择性抑制剂，被细胞内激酶逐渐代谢为相应的5′-三磷酸（TP），阿巴卡韦的活性三磷酸盐部分是HIV逆转录酶的底物竞争性抑制剂，主要抗病毒活性是通过单磷酸盐的形式掺入病毒的DNA链，从而导致病毒DNA链的终止	口服，成人：每次300mg，每日2次；儿童：每次8mg/kg，每日2次，最大剂量为300mg；新生儿/婴幼儿：不建议用本药

药理分类	药物	药理作用	用法用量
蛋白酶抑制剂	洛匹那韦/利托那韦	本品为含有两种蛋白酶抑制剂的复方制剂，可与HIV蛋白酶上的活性位点相结合，进而破坏酶的正常功能，最终导致形成不成熟的无感染性的病毒体 本品的抗病毒活性完全归功于洛匹那韦，洛匹那韦（LPV）经肝CYP3A4酶代谢，利托那韦（RTV）为强效CYP3A4酶抑制剂，能可逆性地抑制CYP3A4酶，使洛匹那韦的代谢受抑制，从而增加洛匹那韦的血浆药物浓度，使之大大超过对多株HIV毒株的抑制浓度，包括对其他蛋白酶抑制剂（PI）耐药的某些毒株	口服，成人：每次2片，每日2次（每粒含量：LPV为200mg，RTV为50mg）；儿童：体重为7～15kg，LPV为12mg/kg，RTV为3mg/kg，每日2次；体重为15～40kg，LPV为10mg/kg，RTV为2.5mg/kg，每日2次
整合酶抑制剂	多替拉韦	多替拉韦通过与整合酶活性位点结合并阻碍HIV复制周期中关键的逆转录病毒脱氧核糖核酸（DNA）整合链转移步骤而抑制HIV整合酶	口服，成人和12岁以上儿童：每次50mg，每日1次，服药与进食无关
膜融合抑制剂	注射用艾博韦泰	艾博韦泰为HIV-1融合抑制剂，以gp41病毒膜蛋白为靶点，抑制病毒包膜与人体细胞膜的融合	静脉滴注，每针160mg，每次2针（320mg），每周1次

【用药关怀】

药物	用药关怀
齐多夫定	·常见不良反应有：骨髓抑制、严重的贫血或中性粒细胞减少症，恶心、呕吐、腹泻等胃肠道不适，磷酸肌酸肌酶和转氨酶升高；本品不能与司他夫定合用
拉米夫定	·不良反应少且较轻微，偶有头痛、恶心、腹泻等不适
阿巴卡韦	·可能出现高敏反应，一旦出现高敏反应应终身停用本药 ·服用后可引起恶心、呕吐、腹泻等 ·有条件时应在使用前查$HLA-B*5701$基因，如阳性不推荐使用
洛匹那韦/利托那韦	·主要不良反应为腹泻、恶心、血脂异常，也可出现头痛和转氨酶升高
多替拉韦	·常见失眠、头痛、头晕、异常做梦、抑郁等精神和神经系统症状，以及恶心、腹泻、呕吐、皮疹、瘙痒、疲乏等不良反应；偶见超敏反应，包括皮疹、全身症状及器官功能损伤（包括肝损伤） ·依非韦伦、依曲韦林、奈韦拉平、利福平、卡马西平、替拉那韦/利托那韦与本品联用，显著降低了多替拉韦的血浆浓度，因此需要把多替拉韦的剂量调整为50mg，每日2次
注射用艾博韦泰	·常见的不良反应为腹泻、头痛、头晕和皮疹，可出现血甘油三酯和胆固醇升高 ·与其他药物相互作用小

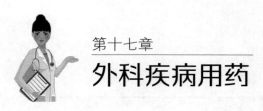

第十七章
外科疾病用药

第一节 烫伤

【疾病简介】

烫伤是由无火焰的高温液体（沸水、热油、钢水）、高温固体（烧热的金属等）或高温蒸气等所致的组织损伤。常见低热烫伤（又可称为低温烫伤），是皮肤长时间接触高于体温的低热物体而造成的烫伤。接触70℃的温度持续1min，皮肤可能就会被烫伤；而当皮肤接触近60℃的温度持续5min以上时，也有可能造成烫伤，这种烫伤就叫作低温烫伤。

【临床表现】

烫伤的严重程度主要根据烫伤的部位、面积大小和烫伤的深浅程度来判断，一般分为3度，Ⅰ度烫伤：只损伤皮肤表层，局部轻度红肿、无水疱、疼痛明显。Ⅱ度烫伤：是真皮损伤，局部红肿疼痛，有大小不等的水疱。Ⅲ度烫伤：是皮下、脂肪、肌肉、骨骼都有损伤，并呈灰或红褐色。低温烫伤常发生在人体下肢，创面疼痛感不十分明显。仅在皮肤上出现红肿、水疱、脱皮或者发白的现象，面积也不大，烫伤皮肤从表面看不太严重，但创面深，严重者甚至会造成深部组织坏死，如果处理不当，甚至会发生溃烂，长时间都无法愈合。

【用药特点及原则】

（一）一般治疗

Ⅰ度烫伤应立即脱去衣袜，然后将无破损创面放入冷水中浸洗30min。Ⅱ度烫伤大水疱可用消毒针刺破水疱边缘放水，涂上烫伤膏后包扎，松紧要适度。Ⅲ度烫伤应使用干净布包住创面并及时送往医院。切不可在创面上涂甲紫溶液或膏类药物，以免影响疾病情况观察与处理。

需要注意的是如烫伤严重，不能用生冷水冲洗或者浸泡伤口，否则会引起肌肤溃烂，加重伤势，大大增加留疤的概率。严重烫伤者，在转送途中可能会出现休克或呼吸、心跳停止，应立即进行心肺复苏。伤员烦渴时，可给予其少量的热茶水或淡盐水服用，绝不可以在短时间内饮服大量的开水，而导致伤员出现脑水肿。

低温烫伤，特别是儿童，由于缺乏安全意识，容易因好动、好奇心重而被烫伤，其皮肤娇嫩，烫伤后程度往往较重，需及时进行护理，以免错过最佳治疗时机，延误病情。

创面深且严重的低温烫伤，通过局部换药的方法很难治愈，须采用手术方法把坏死组织切除，依烫伤的程度而异，必要时接受外科治疗。

（二）合理用药原则

对于Ⅰ度及浅Ⅱ度烫伤患者，可以在冷疗后自行使用局部外用药物护理。对感染性创面，可局部或全身联合使用抗生素，亦可联合使用磺胺嘧啶银乳膏。烫伤应避免使用刺激性药物如75%酒精、碘酒、双飞人等涂抹创面。烫伤局部用药一定要注意创面的清洁干净。

【常用药物】

药理分类	药物	药理作用	用法用量
中成药	京万红软膏	由地榆、当归、桃仁、紫草、金银花、五倍子、白芷等组成，活血解毒，消肿止痛，去腐生肌	外用
	紫花烧伤膏	由紫花、花椒、地黄、黄连、冰片等组成，具有活血化瘀、去腐生肌、清热解毒、止痛抗菌等功效	外用
	湿润烧伤膏	由黄连、黄柏、黄芩、地龙、罂粟壳组成，清热解毒，止痛，生肌	外用
	烧烫伤膏	由獾油、地榆、大黄、冰片、虫白蜡、无水羊毛脂、蜂蜡、茉莉香精、白凡士林组成，清热解毒，消肿止痛	外用
	烫伤油	由马尾连、黄芩、紫草、大黄、地榆、冰片组成，可消炎，止痛，去腐生肌	外用
皮肤科用药	磺胺嘧啶银乳膏	具有磺胺嘧啶和银盐的双重作用，碘胺磷啶对多数革兰阳性菌和革兰阴性菌均有抗菌作用；银盐具有收敛作用，可促进创面愈合	外用
	复方磺胺嘧啶锌涂膜	由磺胺嘧啶银和磺胺嘧啶锌组成，局部用于烧、烫伤所致的Ⅰ度、Ⅱ度、深Ⅱ度清洁创面及外伤性创面，能有效预防、治疗创面继发感染及损伤性皮肤感染	外用
	复方维生素 B_{12} 溶液（贯新克）	由维生素 B_{12} 和硫酸庆大霉素组成，可促进溃疡面愈合并防治感染，用于放射性Ⅱ～Ⅲ度皮肤灼伤合并创面感染	外用

续表

药理分类	药物	药理作用	用法用量
皮肤科用药	重组牛碱性成纤维细胞生长因子凝胶	通过吸引炎性细胞，诱导角质细胞的增殖和发育，调节成纤维细胞的表型，促进伤口修复，缩短创面愈合时间，用于烧伤创面（包括浅Ⅱ度、深Ⅱ度、肉芽创面）、慢性创面（包括体表慢性溃疡等）和新鲜创面（包括外伤、供皮区创面、手术伤等）	外用
	重组人表皮生长因子溶液（金因肽）	能在创伤表面形成一层透气具弹性的定位药膜，能主动刺激上皮细胞和成纤维细胞的增生，明显加快创面的愈合，适用于烧伤创面（包括浅Ⅱ度和深Ⅱ度烧伤创面）、残余小创面、各类慢性溃疡创面（包括血管性、放射性、糖尿病性溃疡）以及供皮区新鲜创面等	外用

 【用药关怀】

药物	用药关怀
湿润烧伤膏	·换药时应注意环境清洁，避免外界污染，同时应特别注意不能用有损创面的消毒剂清洁创面 ·夏季高温或反复挤压、碰撞会使该膏体变稀，但这种改变并不影响药效，如出现这种情况，可拧紧软管盖于开水中热浸数分钟，取出后倒置，自然冷却至室温，即可恢复原状 ·本品为无菌制剂，开封后1次使用
磺胺嘧啶银乳膏	·本品可自局部部分吸收，其注意事项同磺胺嘧啶全身应用 ·缺乏葡萄糖-6-磷酸脱氢酶、卟啉症、失水、休克、艾滋病和老年患者应慎用；对一种磺胺药过敏的患者对其他磺胺药可能交叉过敏，对呋塞米、砜类、噻嗪类利尿药、磺脲类、碳酸酐抑制药过敏的患者对磺胺药亦可过敏，此类患者应慎用

续表

药物	用药关怀
磺胺嘧啶银乳膏	・应用本品期间多饮水，保持高尿流量，以防结晶尿的发生，必要时亦可服药碱化尿液 ・妊娠期妇女及哺乳期妇女慎用 ・避免接触眼睛和其他黏膜（如口、鼻等） ・本品可能引起新生儿贫血和黄疸，故新生儿及2个月以下婴儿不宜使用 ・用药部位如有烧灼感、瘙痒、红肿等情况应停药，并将局部药物洗净，必要时向医师咨询 ・肝肾功能减退者慎用 ・不宜大面积使用，以免增加吸收引起中毒 ・对本品过敏者禁用，过敏体质者慎用 ・本品性状发生改变时禁止使用 ・本品应放在儿童不能接触的地方 ・儿童必须在成人监护下用药 ・如正在使用其他药品，使用本品前应咨询医师或药师
复方磺胺嘧啶锌涂膜	・肾功能不全者慎用 ・创面较大时应遵医嘱使用 ・每支打开后，应及时使用
重组牛碱性成纤维细胞生长因子凝胶	・本品为无菌包装，用后应立即盖紧，操作过程中，尽量保持无污染 ・勿将本品置于高温或冰冻环境中 ・高浓度碘酒、酒精、过氧化氢溶液、重金属等蛋白变性剂可能会影响本品活性，建议常规清创后用生理盐水冲洗后再使用本品
重组人表皮生长因子溶液（金因肽）	・操作过程中应避免污染 ・避免在高温环境长期存放

第二节 冻疮

 【疾病简介】

寒冷是冻疮发病的主要原因。其发病原因是冻疮患者的皮肤在遇到寒冷（0～10℃）、潮湿或冷暖急变时，局部小动脉发生收缩，久之导致动脉血管麻痹而扩张、静脉淤血、局部血液循环不良而发病。患者自身的皮肤湿度、末梢微血管畸形、自主神经功能紊乱、营养不良、内分泌障碍等因素也可能参与发病。此外，缺乏运动、手足多汗潮湿、鞋袜过紧及长期户外低温下工作等因素均可使冻疮发生。

 【临床表现】

冻疮好发于初冬、早春季节，以儿童、妇女和末梢血液循环不良者多见，这些患者常伴有肢体末端皮肤发凉、肢端发绀、多汗等表现。皮损好发于手指、手背、面部、耳郭、足趾、足缘、足跟等处，常两侧分布。一般情况下，根据冻疮的严重程度，可分为3度。

Ⅰ度（红斑型）：损伤在表皮层，皮肤红肿充血，自觉热、痒或灼痛。症状多在数日后消失，不遗留瘢痕。

Ⅱ度（水泡型）：损伤达真皮层，除皮肤红肿充血以外，可有水疱、疼痛较剧烈，但感觉迟钝，1～2日后水泡可吸收，形成痂皮，2～3周后愈合，不留瘢痕。

Ⅲ度（坏疽型）：损伤达全皮层，严重者也可达深层皮下组织、肌肉、骨骼，甚至整个肢体坏死。皮肤开始变白，以后逐渐变褐、变黑，组织坏死。坏死组织脱落后，可留有长期不愈的溃疡。

【用药特点及原则】

（一）局部用药

对于Ⅰ度冻疮，可选用10%樟脑软膏、1%肌醇烟酸酯软膏、10%氧化锌软膏涂敷患部。

对于Ⅰ~Ⅱ度冻疮者，可涂敷10%辣椒软膏、10%氧化锌软膏或冻疮膏等。

对于局部发生水疱和糜烂者，可涂敷10%氧化锌软膏或乳酸依沙吖啶氧化锌糊剂。

对于发生溃疡而感染者，局部以0.02%高锰酸钾溶液浸泡后清除溢出的黏液后涂敷溃疡膏、1%红霉素软膏、0.5%林可霉素软膏，以控制细菌感染。

（二）口服药物

口服烟酸或维生素E，对瘙痒严重者可加服抗过敏药，如氯苯那敏或赛庚啶。

 【常用药物】

药理分类	药物	药理作用	用法用量
维生素类	烟酸	为维生素B族，在体内与核糖、磷酸、腺嘌呤形成烟酰胺腺嘌呤二核苷酸和烟酰胺腺嘌呤二核苷酸磷酸，为脂质代谢、组织呼吸的氧化作用和糖原分解所必需	口服，每次50~100mg，每日不超500mg
	维生素E	维生素E可促进肌肉生长	口服，每次50~100mg，每日1~3次，连续3个月
皮肤科用药	10%樟脑软膏	为皮肤刺激药，可增进局部血液循环以缓解肿胀，并有止痛、止痒作用	外用，每日2次

药理分类	药物	药理作用	用法用量
皮肤科用药	1%肌醇烟酸酯软膏	能选择性地使病变部位和受寒冷刺激敏感部位的血管扩张，解除血管痉挛，改善末梢血液循环	外用，每日2次
	冻疮膏	所含樟脑具有促进局部皮肤血液循环、止痛、止痒作用，所含硼酸具有轻度抗菌消炎作用	外用
	10%氧化锌软膏	对皮肤有弱收敛、滋润和保护作用，又有吸附及干燥功能	外用，每日2次

【用药关怀】

药物	用药关怀
维生素E	·长期服用大量（每日量400~800mg），可引起视力模糊、乳腺肿大、腹泻、头晕、流感样综合征、头痛、恶心及胃痉挛、乏力软弱 ·长期服用超量（一日量大于800mg），对维生素K缺乏病人可引起出血倾向，改变内分泌代谢（甲状腺、垂体和肾上腺），改变免疫机制，影响性功能，并有出现血栓性静脉炎或栓塞的危险 ·降低或影响脂肪吸收的药物如考来烯胺、新霉素以及硫糖铝等，可干扰本品的吸收，不宜同服 ·口服避孕药可以加速维生素E代谢，导致维生素E缺乏 ·雌激素与本品并用时，如用量大、疗程长，可诱发血栓性静脉炎
10%氧化锌软膏	·避免接触眼睛和其他黏膜（如口、鼻等） ·用药部位如有烧灼感、红肿等情况应停药，并将局部药物洗净，必要时向医师咨询 ·对本品过敏者禁用，过敏体质者慎用 ·本品性状发生改变时禁止使用 ·请将本品放在儿童不能接触的地方 ·儿童必须在成人监护下使用 ·如正在使用其他药品，使用本品前请咨询医师或药师

药物	用药关怀
烟酸	· 症状消失后应停药 · 妊娠期妇女及哺乳期妇女应在医师指导下使用 · 糖尿病、青光眼、痛风、高尿酸血症、肝病、溃疡病、低血压等患者慎用 · 如服用过量或出现严重不良反应，应立即就医 · 对本品过敏者禁用，过敏体质者慎用 · 本品性状发生改变时禁止使用 · 本品应放在儿童不能接触的地方 · 儿童必须在成人监护下使用 · 如正在使用其他药品，使用本品前应咨询医师或药师
1%肌醇烟酸酯软膏	· 对合并感染的冻疮应向医师咨询 · 避免接触眼睛和其他黏膜（如口、鼻等） · 用药部位如有烧灼感、瘙痒、红肿等情况应停药，并将局部药物洗净，必要时向医师咨询 · 对本品过敏者禁用，过敏体质者慎用 · 本品性状发生改变时禁止使用 · 本品应放在儿童不能接触的地方 · 儿童必须在成人监护下使用 · 如正在使用其他药品，使用本品前应咨询医师或药师
10%樟脑软膏	· 不得用于皮肤破溃处 · 避免接触眼睛和其他黏膜（如口、鼻等） · 用后拧紧瓶盖 · 用药部位如有烧灼感、红肿等情况应停药，并将局部药物洗净，必要时向医师咨询 · 妊娠期妇女及哺乳期妇女慎用 · 对本品过敏者禁用，过敏体质者慎用 · 本品性状发生改变时禁止使用 · 本品应放在儿童不能接触的地方 · 儿童必须在成人监护下使用 · 如正在使用其他药品，使用本品前应咨询医师或药师

续表

药物	用药关怀
冻疮膏	・用药部位如有烧灼感、红肿等情况应停药，并将局部药物洗净，必要时向医师咨询 ・避免接触眼睛和其他黏膜（如口、鼻等） ・不得用于皮肤破溃处 ・避免长期大面积使用 ・对本品过敏者禁用，过敏体质者慎用 ・本品性状发生改变时禁止使用 ・本品应放在儿童不能接触的地方 ・儿童必须在成人监护下使用 ・如正在使用其他药品，使用本品前应咨询医师或药师 ・避免用于3岁以下儿童

第三节 痔疮

 【疾病简介】

痔疮是一种位于肛门部位的常见疾病，任何年龄都可发病，但随着年龄增长，发病率逐渐增高。只有肛垫组织发生异常并合并有症状时才能称为痔，才需要治疗，治疗目的是解除症状，而非消除痔体。痔的诱发因素很多，其中便秘、长期饮酒、进食大量刺激性食物和久坐久立是主要诱因。痔按发生部位的不同分为内痔、外痔、混合痔。

 【临床表现】

主要表现为便血，便血的性质可为无痛、间歇性、便后鲜血，便时滴血或手纸上带血，便秘、饮酒或进食刺激性食物后加重。单纯性内痔无疼痛仅有坠胀感，可出血，发展至脱垂，合并血栓形成、嵌顿、感染时才出现疼痛。内痔分为4度：Ⅰ度，排便时出血，便后出血可自行停止，痔不脱出肛门；Ⅱ度，常有便血；排便时脱出肛门，排便后自动还纳；Ⅲ度，痔脱出后需手辅助还纳；Ⅳ度，痔长期在肛门外，不能还纳。其中，Ⅱ度以上的内痔多形成混合痔，表现为内痔和外痔的症状同时存在，可出现疼痛不适、瘙痒，其中瘙痒常由于痔脱出时有黏性分泌物流出。外痔平时无特殊症状，发生血栓及炎症时可有肿胀、疼痛。

 【用药特点及原则】

无症状的痔不需治疗；有症状的痔无需根治。治疗方法分为手术和非手术，以非手术治疗为主。

（一）一般治疗

适用于绝大部分的痔，包括血栓性和嵌顿性痔的初期。注意饮食，忌酒和辛辣刺激食物，增加纤维性食物摄入，多摄入果蔬、多饮水，改变不良的排便习惯，保持大便通畅，必要时服用缓泻剂，便后清洗肛门。对于脱垂型痔，注意用手轻轻托回痔块，阻止再脱出。避免久坐久立，进行适当运动，常做提肛运动，睡前行温热水（可含高锰酸钾）坐浴等。

（二）局部用药治疗

已被广泛采用，药物包括栓剂、膏剂和洗剂，多数含有中药成分。

（三）口服药物治疗

一般采用治疗静脉曲张的药物。

（四）特殊治疗

对Ⅰ度、Ⅱ度出血性内痔可进行注射疗法，效果较好，对于Ⅱ度、Ⅲ度内痔，特别是巨大的内痔及纤维化内痔更适合胶圈套扎。物理疗法较少用。

【常用药物】

药理分类	药物	药理作用	用法用量
血管保护剂	地奥司明	降低静脉扩张性和静脉血瘀滞，用于急性痔发作的各种症状	口服，前4日每日6片，以后3日每日4片
中成药	迈之灵	马栗种子提取液，治疗痔静脉曲张引起的内、外痔急性发作的症状	口服，每次1~2片，每日2次
	草木犀流浸膏	改善动静脉血流量，预防和治疗静脉曲张	口服，每次4片，每日3次
	马应龙痔疮膏	清热燥湿，活血消肿，用于湿热瘀阻所致的痔疮、肛裂	外用
	化痔栓	清热燥湿，收涩止血，用于大肠湿热所致的内外痔、混合痔疮	外用
皮肤科用药	多磺酸黏多糖软膏	静脉曲张外科和硬化术后的辅助治疗	外用
强氧化剂	高锰酸钾	对各种细菌、真菌等致病微生物有杀灭作用	外用，1:4 000溶液，大便后坐浴

【用药关怀】

药物	用药关怀
地奥司明	・急性痔发作时，本药不能替代处理其他肛门疾病所需的特殊治疗，本方法必须是短期的 ・如果症状不能迅速消除，应进行肛肠病学检查并对本治疗方案进行重新审查
迈之灵	・胃溃疡患者慎用 ・药片应完整服下 ・勿置于儿童可及之处
草木犀流浸膏	・勿置于儿童可及之处 ・有胃肠疾病者改为饭后服用 ・使用本品期间，如出现任何不良事件或反应，应咨询医师
马应龙痔疮膏	・勿置于儿童可及之处 ・用毕洗手，切勿接触眼睛、口腔等黏膜处 ・忌烟酒及辛辣、油腻、刺激性食物 ・保持大便通畅 ・内痔出血过多或原因不明的便血应去医院就诊 ・用药3日症状无缓解应去医院就诊 ・本品性状发生改变时禁止使用 ・运动员慎用

药物	用药关怀
化痔栓	·本品为直肠给药，禁止内服 ·忌烟酒及辛辣、油腻、刺激性食物 ·保持大便通畅 ·儿童、妊娠期妇女、哺乳期妇女及年老体弱者应在医师指导下使用 ·有严重肝肾疾患及糖尿病或血液病患者慎用 ·肛裂患者不宜使用。内痔出血过多或原因不明的便血，或内痔脱出不能自行还纳，均应去医院就诊 ·药品宜存放在阴凉干燥处，防止受热变形，若因温度过高等致使药栓变软、熔化，但稍有变形、变软并不影响疗效，仍可将药栓冷冻后再撕开使用 ·严格按用法用量使用，本品不宜长期使用 ·用药3日症状无缓解，应去医院就诊 ·对本品过敏者禁用，过敏体质者慎用 ·本品性状发生改变时禁止使用 ·儿童必须在成人监护下使用 ·本品应放在儿童不能接触的地方 ·如正在使用其他药品，使用本品前应咨询医师或药师 ·老年患者慎用 ·本品含洋金花，应严格按用法用量使用，不宜过量或长期使用，用药后如出现说明书描述的不良反应或其他不适时应停药，症状严重者应及时去医院就诊
多磺酸黏多糖软膏	·对肝素过敏、易出血体质以及已知肝素诱导的血小板减少症患者禁用 ·应避免接触眼睛、黏膜、伤口或破损的皮肤 ·对于血栓形成和血栓栓塞患者，禁止用力涂抹浸润皮肤 ·使用过程中如出现过敏反应，应停止治疗

续表

药物	用药关怀
高锰酸钾	·仅供外用，切忌口服 ·本品水溶液易变质，故应临用前用温水配制，并立即使用 ·配制时不可用手直接接触本品，以免被腐蚀或染色，切勿将本品误入眼中 ·应严格按用法与用量使用，如浓度过高可损伤皮肤和黏膜 ·长期使用，易使皮肤着色，停用后可逐渐消失 ·用药部位如有灼烧感、红肿等情况，应停止用药，并将局部药物洗净，必要时向医师咨询 ·对本品过敏者禁用，过敏体质者慎用 ·本品性状发生改变时禁止使用 ·本品应放在儿童不能接触的地方 ·儿童必须在成人监护下使用 ·如正在使用其他药品，使用本品前应咨询医师或药师